全国高等卫生职业教育
护理专业"十三五"规划教材

供护理、助产、康复治疗技术等相关专业使用

康复护理

主　编　蔡　涛　帕丽达·买买提

副主编　汪玉娇　聂玉琴　廖　浪　唐金华

编　者　（以姓氏笔画为序）

王　娟　重庆城市管理职业学院

方福如　湖南环境生物职业技术学院

尹红果　湖南环境生物职业技术学院

许菊芳　新疆医科大学第二临床医学院

汪玉娇　武汉民政职业学院

沈智华　杭州绿康老年康复医院

帕丽达·买买提　新疆医科大学护理学院

聂玉琴　新疆医科大学第二临床医学院

夏　晗　湖北省钟祥市中医院

徐　玲　四川卫生康复职业学院

唐金华　杭州绿康老年康复医院

陶新玲　新疆医科大学第二临床医学院

曹建平　湖南环境生物职业技术学院

蔡　涛　湖南环境生物职业技术学院

蔡丽叶　湖北省钟祥市人民医院

廖　浪　咸宁职业教育（集团）学校

廖世燕　重庆城市管理职业学院

U0333866

华中科技大学出版社
http://www.HUSTP.com
中国·武汉

内 容 简 介

本书为全国高等卫生职业教育护理专业"十三五"规划教材。

为践行特色学科教材建设,提高服务意识,进行立体化开发,本书由国内长期从事康复医学教学和工作的专家、学者编写。全书共分为六个项目,内容包括概述、康复护理评定方法、康复治疗技术、常见疾病的康复护理、常见并发症的康复护理和实训指导。

本书主要供高职高专护理、助产、康复治疗技术等相关专业学习使用,也可作为医药行业培训和自学用书。

图书在版编目(CIP)数据

康复护理/蔡涛·帕丽达·买买提主编. —武汉:华中科技大学出版社,2017.8(2023.1重印)
全国高等卫生职业教育护理专业"十三五"规划教材
ISBN 978-7-5680-2970-4

Ⅰ.①康… Ⅱ.①蔡… ②帕… Ⅲ.①康复医学-护理学-高等职业教育-教材 Ⅳ.①R47

中国版本图书馆 CIP 数据核字(2017)第 100470 号

康复护理
Kangfu Huli

蔡　涛　帕丽达·买买提　主编

策划编辑：周　琳
责任编辑：汪飒婷　谢贤燕
封面设计：原色设计
责任校对：张　琳
责任监印：周治超
出版发行：华中科技大学出版社(中国·武汉)　　电话：(027)81321913
　　　　　武汉市东湖新技术开发区华工科技园　　邮编：430223
录　　排：华中科技大学惠友文印中心
印　　刷：武汉邮科印务有限公司
开　　本：787mm×1092mm　1/16
印　　张：22.5
字　　数：585 千字
版　　次：2023 年 1 月第 1 版第 3 次印刷
定　　价：59.00 元

全国高等卫生职业教育
护理专业"十三五"规划教材
编委会

委　员（按姓氏笔画排序）

随着我国经济的持续发展和教育体系、结构的重大调整,职业教育办学思想、培养目标随之发生了重大变化,人们对职业教育的认识也发生了本质性的转变。我国已将发展职业教育作为重要的国家战略之一,作为高等职业教育重要组成部分的高等卫生职业教育也取得了长足的发展,为国家输送了大批高素质技能型、应用型医疗卫生人才。

为了更好地顺应我国高等卫生职业教育教学与医疗卫生事业的新形势,贯彻落实《国家中长期教育改革和发展规划纲要(2010—2020年)》中"以服务为宗旨,以就业为导向"的思想精神,以及国家《职业教育与继续教育 2017 年工作要点》的要求,充分发挥教材建设在提高人才培养质量中的基础性作用,同时,也为了配合教育部"十三五"规划教材建设,进一步提高教材质量,在认真、细致调研的基础上,在教育部高职高专医学类及相关医学类专业教学指导委员会专家和部分高职高专示范院校领导的指导下,我们组织了全国近 40 所高职高专医药院校的近 300 位老师编写了这套以工作过程为导向的全国高等卫生职业教育护理专业"十三五"规划教材,并得到了参编院校的大力支持。

本套教材充分体现新一轮教学计划的特色,强调以就业为导向、以能力为本位、以岗位需求为标准的原则,按照技能型、服务型高素质劳动者的培养目标,坚持"五性"(思想性、科学性、先进性、启发性、适用性)和"三基"(基本理论、基本知识、基本技能)要求,着重突出以下编写特点:

(1)紧扣新专业目录、新教学计划和新教学大纲,科学、规范,具有鲜明的高等卫生职业教育特色。

(2)密切结合最新高等职业教育护理专业课程标准,紧密围绕执业资格标准和工作岗位需要,与护士执业资格考试相衔接。

(3)突出体现"工学结合"的人才培养模式,以及课程建设与教学改革的最新成果。

（4）基础课教材以"必需、够用"为原则，专业课程重点强调"针对性"和"适用性"。

（5）内容体系整体优化，注重相关教材内容的联系和衔接，避免遗漏和不必要的重复。

（6）探索案例式教学方法，倡导主动学习。

这套新一轮规划教材得到了各院校的大力支持和高度关注，它将为新时期高等卫生职业教育的发展作出贡献。我们衷心希望这套教材能在相关课程的教学中发挥积极作用，并得到读者的青睐。我们也相信这套教材在使用过程中，通过教学实践的检验和实际问题的解决，能不断得到改进、完善和提高。

全国高等卫生职业教育护理专业"十三五"规划教材
编写委员会

康复护理是从基础护理中发展起来的一门专科护理技术,可为患者提供身心全面护理,同时,注重引导、鼓励、帮助和训练患者进行"自我护理",提高其活动能力和生活自理能力,为患者重返社会创造积极条件。随着人们对健康认识的提高,护理工作者在扎实掌握护理知识的同时,还需要有丰富的康复护理知识和康复训练方法,才能在职业生涯中为广大患者群体提供更为完善的医疗保健服务。为践行特色学科教材建设,提高服务意识,进行立体化开发,我们组织了国内长期从事康复医学教学和工作的专家、学者,编写了适用于高职高专医药院校护理专业的康复医学教材——《康复护理》。

根据高职教育的特点,参考近年来国内外康复护理教科书与专著,以及在吸收广大师生意见或建议的基础上,本次《康复护理》的编写具有以下鲜明特点:①指导思想上,力求符合高素质、创新性康复医学专业人才的培养目标;②编写原则上,以现代医学模式为出发点,力求体现"三基",即基本概念、基本理论和基本技能,坚持理论与实践结合、知识与技能并重;③编写内容上,力求做到知识新颖、全面,可操作性强,既切实结合康复护理的实际需要,又充分反映康复护理发展的新观点和新技术;④编写方法上,力求框架简明,深浅适宜,概念统一,知识更新,重点突出。

本教材共分为六个项目,内容包括概述、康复护理评定方法、康复治疗技术、常见疾病的康复护理和常见并发症的康复护理、实训指导。项目一主要阐述了康复医学、康复护理、康复治疗以及神经功能恢复的理论基础;项目二、项目三重点概括了康复护理中常用的评定方法和治疗技术;项目四、项目五主要介绍了疾病的康复护理,每个任务分别选定了几个代表性的常见疾病和常见并发症进行了详细介绍,使学生对疾病的康复评定、治疗和护理有较为完整的认识;项目六为实训指导。

本教材的编写得到了各编者所在院校的大力支持和帮助,也花费了出版社工作人员大量的时间与精力,在此,特别感谢所有对本教材进行推荐、评审,参与撰写和提过宝贵意见的同行和读者。

康复护理是一门新兴学科,同时涉及多个学科、多个专业,囿于编者的学识、水平和专长,加之编写时间仓促,书中难免存在错误和疏漏,恳请广大师生在教学过程中给予批评和指正。

编　者

Contents 目 录

项目 六 实训指导

项目一 概　　述

任务一　绪　　论

子任务一　康 复 医 学

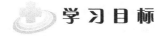 学 习 目 标

1. 掌握康复、康复医学的定义。
2. 熟悉康复医学与临床医学的联系和区别。
3. 了解康复医学的内容和工作方式。

一、康复医学的地位及意义

（一）当代疾病谱发生变化

慢性非传染性疾病成了影响人类健康的主要原因。20世纪初，威胁人类健康的主要是各种急性和慢性传染性疾病，以及营养不良性疾病、寄生虫病等；20世纪后半叶，占人类疾病谱前三位的是心血管疾病、恶性肿瘤和脑血管疾病。

自然灾害和人为灾害频发。近二十余年来，全球进入自然灾害和人为灾害的高发时期，灾难救助催生了康复需求，促进了康复医学的发展和进步。

（二）医学模式进化

医学产生后，医学模式也随之产生，兴盛于20世纪的生物医学模式强调医者的操作和指令，而鲜有患者的主动参与。到20世纪70年代，美国精神病专家恩格尔提出生物-心理-社会的新医学模式，并成为了现代医学的指导思想。新的医学模式强调整体医学观，不仅从生物、生理、病理上考虑伤病者的医疗，还从相关的内部因素（个人因素）和外部因素（环境因素）考虑，而随着康复医学的发生和发展，其内涵与新医学模式的一致，也必将推动康复医学的进步。再者，生物-心理-社会医学模式对健康和伤病进行了重新定位，不仅医学的基本理论在变，健

康观、疾病观、预防观、诊断治疗观和康复观都发生了变化,医疗卫生服务内涵也随之变化。

(三)人类对健康的认识提高

世界卫生组织(WHO)提出健康的概念:"健康乃是一种躯体上、心理上和社会上的完满状态,而不是没有疾病或虚弱"。它包含三个层面的内容:生物学层面要求解剖结构的完整和生理功能的正常;心理层面要求热爱生活、积极向上和情绪稳定;社会层面要求在社会和生活角色的适应度良好。

康复医学的目标与人类追求健康的目标一致,能够更好地满足人们对健康的需求。

(四)医院职能和医患关系

医院职能:WHO给现代医院的功能定位是预防、治疗、康复与保健功能。康复功能是医院管理者都能意识到的重要方面,然而实际上许多大医院的康复医学科非常薄弱,尤其是地市级医院,很多甚至没有真正意义上的康复医学科。社区康复医疗服务虽然近年有所发展,但由于受到政策、人才、设备和场地的局限,发展缓慢。因此,完善的医学体系需要医院在康复医学的发展上花大精力。

医患关系:现代医学临床参与者的主体是患者,主导是医生,更多地要求医务人员弘扬医学人道主义精神,尊重患者的生命价值、尊严、地位和自主权,平等对待每一位患者,塑造并维护医患之间的平衡、平等的关系。对患者而言,他们也需要在疾病得到有效治疗的同时,获得医生的尊重并追求身心的健康和社会关系的和谐。这种新型医疗关系的建立,需要康复医学更多地参与。

(五)政府公共卫生职能

以前,政府将更多的公共卫生资金用在了疾病的治疗,导致公共卫生资金高昂,而实际人民群众健康水平并未提高。如今政府的目标从治疗向疾病的预防和康复方向转变,在康复上投入更多的精力和资金,这些为康复医学的发展提供了政策上的依据。

(六)未来医学发展的趋势

1. 多学科合作　康复医学强调以预防为主,强调早期介入,强调临床、康复、预防和保健的有机结合,强调"治未病",使康复预防的观念贯穿疾病的发生、发展和转变,促使患者早日回归社会。

2. 新技术凸现　移植技术的发展大大增加了晚期、重症、疑难患者恢复功能的机会;微创技术的应用大大地减小了手术风险,提高手术效果,增加手术适应证;基因工程为疾病的防治提供解决问题的途径;干细胞技术为组织修复提供新的途径和思路;组织工程为器官和组织移植奠定了重要基础;康复工程则可以在多种情况下,帮助代偿放大伤病者减弱的功能,或者替代伤病者消失的功能或者缺失的组织。但是,上述技术进步都需要康复医疗协助,使患者达到最高程度的恢复,并可能开辟新的治疗途径。

3. 康复医学　康复医学与急救医学一起,被视为21世纪最有发展潜力的学科。在我国,康复医学与中医学以及其他学科结合,有望在新的途径突破,从而赶超世界先进水平。

二、康复和康复医学

(一)康复的定义

1969年WHO对康复的定义:康复是指综合地和协调地应用医学的、社会的、教育的和职业的措施,对患者进行训练和再训练,使其活动能力达到尽可能高的水平。

随着社会的发展,康复事业也得到了长足的进步。除了应用医学、教育、社会和职业措施外,人们还通过医学心理学、康复工程学等措施改善了残疾者的功能。此外,人们还发现仅仅提高患者的活动能力已无法满足患者的需要,难以达到使患者恢复原来的权利、财产、名誉、地位等。这时人们就感到原来的康复定义已不能精确地反映康复的内涵,因此,WHO康复专家委员会于1981年给康复下了新的定义:"康复是指应用各种有用的措施以减轻残疾的影响和使残疾者重返社会。康复不仅是指训练残疾者使其适应周围的环境,而且也指调整残疾者周围的环境和社会条件以利于他们重返社会。在拟订有关康复服务的实施计划时,应有残疾者本人、家属以及他们所在的社区的参与。"

新的康复定义其目标更侧重于使残疾者能够重返社会。对康复措施的提供较过去的定义有了明显的扩展,对残疾者本人及其家属的权利给予了充分的尊重,也对全社会的参与提出了更高的要求。到了20世纪90年代WHO给康复下的定义是"康复是指综合、协调地应用各种措施,最大限度地恢复和发展病、伤、残者的身体、心理、社会、职业、娱乐、教育及其与周围环境相适应方面的潜能"。

(二)康复医学的定义

康复医学(rehabilitation medicine)从广义上说是应用医学科学及其有关技术,使功能障碍者的潜在能力和残存功能得到充分发挥的医学科学。WHO的定义是"康复医学是对身残者和精神障碍者,在身体上、精神上和经济上使其尽快恢复所采取的全部措施"。康复医学贯穿于疾病康复治疗的全过程,如此大范围的康复在实际工作中要完成常常是不现实的。因此,目前国际上通常所指的康复医学是狭义的概念,即康复医学是以功能为导向,以全面康复为目的,应用医学和康复工程的技术,研究有关功能障碍的预防、评定和处理(治疗、训练)的一门医学科学,其服务对象主要是躯体残疾者以及各种有功能障碍的慢性病人和老年病人,改善其生理和心理的整体功能,在精神上和职业上得到康复,为其重返社会创造条件。

三、康复医学的诊疗对象

康复医学的诊疗对象与人类疾病结构的变化相吻合,也就是从过去的急性感染和急性损伤占优势转变为"慢性化、障碍化、老年化",其诊疗对象主要是残疾者,包括由于损伤所致的伤残,急性病、慢性病、老年病所致的病残,以及先天性发育障碍和异常的先天性残疾。

(一)躯体病残者

骨关节、肌肉和神经系统的疾病和损伤,如截瘫、偏瘫、脑瘫(脑性瘫痪)及各种关节功能障碍,是康复治疗最早的和最重要的适应证。近年来,心脏康复、肺科康复、癌症和慢性疼痛的康复也在逐渐开展。按照目前国内外康复医学科或中心所开展的项目看,通常精神、智力和感官方面的残疾不列入处理范围,而是分别由精神病科、儿科、耳鼻喉科或口腔科的医师处理,随着"大康复"概念的传播,康复医师也越来越多地配合其他专科医师处理上述残疾。

(二)老年病人

老年病人因存在不同程度的退变,行动上常有不同程度的限制,为使他们能参加力所能及的活动,就需要康复医学的帮助。特别是当代社会,独生子女政策造就了很多四个老年人加两个年轻人的特殊家庭,许多老年病人处于独居状态,生理机能上的退化造成了很多行为能力上的不足,因此老年病人需要定期进行康复评估及康复治疗。

（三）各种慢性病人

慢性病人由于早期处于"患病状态"，活动能力和心理均受到不同程度的影响，对这类病人采用康复治疗，可减少并发症的发生，避免其功能进一步损害。对于像糖尿病、心肺功能不全的慢性病患者，制订合理的康复及运动计划，对于疾病的恢复具有十分重要的作用。

四、康复医学与临床医学的联系和区别

（一）康复医学与临床医学的联系

康复医学与临床医学的关联不仅在于康复治疗过程中经常需要同时进行临床治疗，而且临床治疗过程也需要康复治疗积极介入。在综合性医院，康复医师经常会有和骨伤科、神经内科、神经外科、老年病科、重症医学科、呼吸科、风湿免疫科等科室的合作，康复医学在医疗中的作用地位越来越得到显现。

美国纽约大学著名学者 Howard A. Rusk 强调指出："应当使康复医学的观点和基本技术成为所有医院医疗计划中的一个组成部分，同时，还应当使之成为所有医师的医疗手段的一个组成部分。康复不仅仅是康复医学专科医师的事，而且也是每个临床医师的事。"在近代康复医学早期，康复医学是临床医学的延续，被称之为后续医学。随着康复医学进一步发展，尤其自 20 世纪 80 年代以来，世界各国医学专家都纷纷指出康复医学与临床医学相互结合，相互渗透，相辅相成。康复医学与临床医学的联系主要表现在：从临床处理的早期就引入康复治疗、训练、护理措施，康复医学介入越早，往往临床治疗效果越好，可减少后遗症，缩短治疗时间，节约医疗费用；把康复护理列入临床常规护理内容，以利于患者身心功能障碍的防治；利用临床手段矫治或预防残疾，如小儿麻痹后遗症的手术矫治等；倡导各个医院的有关临床科室都要积极开展康复医学工作，开展专科康复治疗，使康复医学贯穿在各个临床学科的整个防病治疗工作中；临床医师与康复医务人员共同组成协作组，对具体的残疾进行跨科性协作。

（二）康复医学与临床医学的区别

临床医学是以疾病为主导，以诊断为核心，以治愈为目标，侧重于祛除病因，挽救生命，逆转病理过程；康复医学是以功能障碍为主导，侧重于改善实际功能，以最大限度恢复潜能、回归家庭及社会为目标。

康复医学与临床医学虽然都是医学的重要组成部分，但侧重点不同，存在明显的区别。一般来说，临床医学是以器官和治疗方法来分科的，着眼于抢救生命、治愈疾病，对疾病所致的功能障碍和残疾的功能恢复有一定的局限性，治疗对象是临床各个学科的各种疾病。而康复医学的治疗对象是慢性病、老年病和伤残者，是疾病所引起的功能障碍。二者的另一个区别是临床医学应用医学的技术、方法和手段，其目的在于逆转疾病的病理过程，并创造机体康复的必要条件；康复医学则是大量使用专门的康复技术，进行功能的训练、补偿和替代，强调机体的整体性和主动性，重点放在疾病的功能障碍改善上，训练患者利用潜在能力、残余功能或应用各种辅助设备以达到最有利的状态、最大限度恢复其功能，使其重返社会。训练在康复医学实践中是一项非常重要的治疗手段，这是临床医学所不具备的。

（三）现代康复医学的特征

现代康复医学具有以下特征：以躯体残疾者（如骨关节、肌肉和神经系统的疾病和损伤的截瘫、偏瘫、各种关节功能障碍等）以及伴有功能障碍而影响正常生活、工作的慢性病人和老年病人为主要的康复对象；按照"功能训练、全面康复、重返社会"三项原则指导康复工作；康复医

学涉及多个学科,需要多个学科的配合来实现全面康复的目标,采用由多专业、多学科组成的康复治疗协作组的工作方式对患者进行康复;采用各种技术与方法,包括所有能消除或减轻患者身心功能障碍的措施;大量使用功能方面的评定、训练、补偿、增强等技术和心理学、社会学等方面的技术与方法。强调了康复医学的综合性、全面性和社会性。

五、康复医学的内容和工作方式

(一) 康复医学的内容

康复医学是一门跨学科的应用学科,涉及医学、心理、工程、教育、社会等学科。主要内容包括以下五个部分。

1. 康复医学基础 康复医学基础有解剖学(包括运动学)、生理学(包括神经生理学、生物力学)、环境改造学等。对解剖学的要求是既要具有基本的解剖学知识,即某一肌肉的起止点,神经、血管的分布,器官的构造等,还要了解某一关节的肌肉群及其相互间的功能关系,也就是说以运动学为目标的解剖学、生理学和病理学。

2. 康复机能评定 康复机能评定是对功能障碍程度进行分级,包括肌肉、骨骼、神经的各种功能障碍,内脏器官功能障碍,神经、心理障碍和为测定障碍程度的各种机能评定的理论和技术。运动学测定:如肌力测定、关节活动范围的测量、步态分析等;电生理学测定:如肌电图检查、诱发电位测定、神经传导速度测定等;心肺功能检查:包括心电图检查、运动试验、肺功能测定等;代谢及有氧活动能力测定:如利用功率车或活动平板检查运动的做功量、能量消耗、最大吸氧量等;医学心理学测定:如精神状态、心理和行为表现、智能等;语言交流能力测定:特别是对失语症(aphasia)的检查等;日常生活活动能力和就业能力的检查和鉴定等。

3. 康复治疗学

(1) 运动疗法和理疗:包括各种主动的、助动的和被动的治疗训练方法,常用的各种体育运动方法,有氧训练、改善和增加关节活动度及增强肌力的方法;牵引,生物反馈(biofeedback),电、光、磁、传导热、水疗等。在我国广泛应用具有传统特色的气功、按摩、各种保健操和拳术等以及针灸和中西医结合的理疗方法如电针、穴位磁疗、中药离子导入等。

(2) 作业治疗(occupational therapy):① 日常生活活动能力(activity of daily living,ADL):如衣、食、住、行、个人卫生等的基本技能。②工艺劳动:如泥塑、编织、绘画等。③职业性劳动:如修理钟表、缝纫、木工、车床劳动等。④文娱治疗(recreation therapy):如园艺、各种娱乐和琴棋书画等。这些技能训练对改善肌肉、关节功能,增强独立生活能力,增进手的精细动作能力具有重要作用,有利于适应家庭生活、社会活动和参加工作的需要。作业治疗还负责向残疾者提供、选择日常生活的辅助工具,以弥补功能缺陷的不足。

(3) 言语训练(speech training):对因听觉障碍所造成的言语障碍,构音器官的异常,脑血管意外或颅脑外伤所致的失语症、口吃等进行治疗,以尽可能恢复其听、说、理解的能力。

(4) 假肢及矫形支具的装配和应用(即康复工程):有的残疾者需借助假肢或依靠某些支具或辅助器具及特殊用具、轮椅等来弥补、替代其生活能力的不足。

(5) 康复心理治疗:对心理、精神、情绪和行为有异常的患者进行个别或集体的心理治疗。对慢性病患者也常需针对其特殊的心理状态进行有针对性的心理治疗,以鼓励其建立与疾病相抗争的积极心理,促进患者的康复。

4. 康复临床学 康复临床学是主要研究对各类伤残、病残和疾病的患者根据功能障碍的特点进行有针对性的综合康复治疗的学科。例如,对脊髓损伤的康复治疗,因各种因素而致关节功能障碍的康复治疗等。也可针对某一疾病进行相应的康复治疗,例如,风湿类疾病病人、冠心病病人的康复治疗等。近年来,随着康复医学的发展,根据病人的需要,临床康复治疗趋于分科化,有肿瘤康复、老年病康复、儿科康复、神经科康复、心脏病康复、关节或器官置换术后的康复、盲人和聋哑人康复,以及为了研究残疾的原因、发生率、分布和预防等的预防性康复等。

5. 康复护理学 康复护理学是康复医学的重要组成部分,在总的康复医疗计划下,为达到全面康复的目标,与护理专业人员共同协作,对残疾者、老年病及慢性病伴有功能障碍者进行适合康复医学要求的专门护理和各种专门的功能训练,以预防残疾的发生、发展及继发性残疾,减轻残疾的影响,以达到最大限度的康复并使之重返家庭及社会。

(二)康复医学的工作方式

通过多专业的联合组成康复治疗小组,以患者为中心,由专科医师、康复医师、康复治疗师、康复护士及护工(或照顾者)共同参与致力于患者功能恢复。

六、社区康复的概念及作用

(一)概念

1994 年,世界卫生组织、联合国教科文组织、国际劳工组织联合发表的《关于残疾人社区康复的联合意见书》对社区康复的含义进行了界定:社区康复是社区发展计划中的一项康复策略,其目的是使所有残疾人享有康复服务,实现机会均等、充分参与的目标。社区康复的实施要依靠残疾人、残疾人亲友、残疾人所在的社区以及卫生、教育、劳动就业、社会保障等相关部门的共同努力。

目前,我国对社区康复所下的定义为:社区康复是社区建设的重要组成部分,社区康复是指在政府领导下,相关部门密切配合,社会力量广泛支持,残疾人及其亲友积极参与,采取社会化方式,使广大残疾人得到全面康复服务,以实现机会均等、充分参与社会生活的目标。

(二)作用

1. 为更多需要康复的人群提供康复治疗 在社区中 $60\% \sim 70\%$ 的残疾人可以通过社区康复而得到身体功能的改善,甚至得到不同程度的全面康复,重返社会,这就解决了残疾人"康复无门""康复难"的问题,使广大得不到城市医院和康复中心治疗的残疾人,就地得到有效的康复服务。

2. 可以减轻家庭和社会负担 社区康复使用简单、实用而方便的方法,花钱不多。据统计,残疾人在社区康复所需费用,平均起来只相当于医院或康复中心进行康复治疗所需费用的五十分之一,甚至百分之一,而往返路费、住宿费更可免掉,因此,社区康复能大大减轻残疾人家庭和社会的经济负担。

3. 可以让更多的人重返并参与社会实践 过去实行残疾人长期住院疗养、收容,使残疾人长期与社会和家庭分离开来,不利于残疾人与社会相结合,实行社区康复后,在社区解决残疾人就业和参加社会生活的问题,促进残疾人与社区内非残疾人互相交流,方便残疾人重返社会。

4. 有利于全社会参与康复事业 社区康复建立后,可以广泛依靠社会人员(义工)的力量、群众的支持,加上残疾人和他们的家属的努力,调动各方面的积极因素,依靠社会办康复,康复工作就能事半功倍,做得更全面,效果也更好。

5. 有利于落实残疾预防工作 社区的保健医疗部门、卫生院等也参与社区康复,便于落实各项预防措施,减少或避免残疾的发生。

知识链接

潜力巨大的养老康复产业

　　老年人是受疾病困扰最严重、康复护理需求最旺盛的群体,我国超过2亿的老年人中,失能老人达到3300万,完全失能老人达1080万。同时受到人口老龄化、国家政策对养老的倾斜、我国老年人的实际生存情况、居民对养老护理认识的提高等几个因素影响,养老康复产业即将进入一个快速成长时期。《中国老龄产业发展报告》推算2020年全国老年人潜力消费将达到76000亿元,占GDP比重上升至9%。

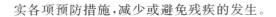 练习题

一、名词解释

康复医学

二、选择题

1. 20世纪70年代,美国精神病专家恩格尔提出的新医学模式是指(　　)。

A.神灵主义的医学模式　　　　B.生物-心理-社会医学模式

C.自然哲学的医学模式　　　　D.生物医学模式

E.医院-家庭-个人模式

2. 下列不属于现代康复医学特征的是(　　)。

A.以躯体残疾者及伴有功能障碍而影响正常生活、工作的慢性病人和老年病人为康复对象

B.按照"提高功能,全面康复,重返社会"三项原则指导康复工作

C.康复医学涉及多个学科,需要多个学科的配合来实现全面康复的目标

D.并未强调康复医学的综合性、全面性和社会性

E.康复医学和医院有关和社会无关

三、填空题

1. 康复医学强调以预防为主,强调早期介入,强调_____、_____、_____和_____的有机结合,强调"治未病"。

2. 康复医学以_____为主导,侧重于改善实际功能,以最大限度恢复潜能、回归社会为目标。

四、判断题

1. WHO提出健康的概念:健康乃是一种躯体上、心理上和社会上的完满状态,而不是没有疾病或虚弱。(　　)

2. 康复医学的内容包括:康复医学基础、康复机能评定、康复治疗学、康复临床学四个方面。(　　)

五、问答题

简述康复医学与临床医学的联系和区别。

(蔡　涛)

子任务二　康复护理

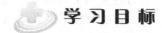 学习目标

1. 掌握康复护理的发展简史。
2. 熟悉康复护理的概念、特点、内容、专业技术。
3. 了解康复护理中护士的作用。

一、康复护理的概念

康复护理是一门旨在研究伤病者与伤残者身体康复和精神康复的护理理论、知识、技能的科学。为了康复目的,研究有关功能障碍的护理预防、评定和处理方法(协助治疗、训练的护理措施),是护理学的第四个方面,与预防、保健和临床护理共同组成全面护理。

二、康复护理的发展简史

康复护理伴随着护理学的发展而来,是护理学在专业技术上的细分,和护理学一样,它也经历了一个不断发展的过程:第一阶段是以疾病为中心开展护理活动;第二阶段是以患者为中心开展护理活动;第三阶段是以健康为中心开展护理活动。如今康复护理步入专业化的发展道路,随着康复医学的发展,康复护理在康复中的地位进一步提高。

三、康复护理的特点

康复医学与基础医学、预防医学和临床医学共同组成全面医学,是一个新的医学领域,对护理有更高的和特殊的要求,康复护理有别于一般临床护理。

（一）护理对象

康复护理的护理对象主要是残疾者、老年病和慢性病者。他们存在着各种生活、工作和社会交往等方面的能力障碍,且这种身体状况处于相对稳定状态。

（二）护理目的

临床医学的重点是解除病因和症状以治疗疾病,增进和恢复身体健康。康复护理的最终目的是使残疾者(或患者)的残存功能和能力得到恢复,重建患者身心平衡,最大限度地恢复其生活自理能力,以平等的资格重返社会。

（三）康复护理的原则

1. "自我护理"和"协同护理"　一般基础护理采取的是"替代护理"的方法照顾患者,患者被动地接受护理人员喂饭、洗漱、更衣、移动等生活护理。康复护理则侧重于"自我护理"和"协同护理",即在病情允许的条件下,通过耐心地引导、鼓励、帮助和训练残疾患者,充分发挥其潜能,使他们部分或完全照顾自己,同时鼓励家属参与,以适应新的生活,为重返社会创造条件。

2. 功能训练贯穿于康复护理的始终　保存和恢复机体功能,是整体康复的中心。早期的功能锻炼,可以预防残疾的发生与发展及继发性残疾的发生。后期的功能训练可最大限度地保存和恢复机体的功能。护理人员应了解患者残存机能的性质、程度和范围,在总体康复治疗

计划下,结合护理工作特点,坚持不懈、持之以恒地对患者进行康复功能训练,从而促进机能的早日恢复。

3. 重视心理护理　康复患者突然面对因伤病致残所造成的生活、工作和活动能力的障碍和丧失,从而产生悲观、气馁、急躁乃至绝望的情绪,心理状态严重失常;老年人因离开工作岗位,加上老年病的折磨,往往具有不良心理状态。康复治疗效果不显著,住院时间长,要求患者和护理人员有足够的耐心和信心,坚持不懈地、长期地进行训练。只有当患者正视疾病、摆脱了悲观情绪、建立起生活的信心,才能使患者心理、精神处于良好状态,有效地安排各种功能训练和治疗,使各种康复措施为患者所接受。

4. 协作是取得良好效果的关键　康复护理人员应充分地与康复治疗小组的其他成员合作,保持其经常性的联系,严格执行康复治疗、护理计划,共同实施对患者的康复指导,对患者进行临床护理和预防保健护理,更重要的是注重患者的整体康复,促使其早日回归社会。

四、康复护理的内容

(一) 评价患者的残疾情况

评价内容包括患者失去的和残存的机能、康复训练过程中残疾程度的变化和功能恢复的情况,认真做好记录,并向其他康复医疗人员提供信息。

(二) 预防继发性残疾和并发症的发生

协助和指导长期卧床或瘫痪患者进行康复训练,如适当的体位变换技术,良肢位的摆放、体位转移技术、呼吸功能、排泄功能、关节活动能力及肌力训练等技术,以预防发生压疮,消化道、呼吸道、泌尿系统感染,关节畸形及肌肉萎缩等并发症。

(三) 功能训练的护理

学习和掌握综合治疗计划的各种有关的功能训练技术与方法,有利于评价康复效果、配合康复医师和其他康复技术人员对患者进行康复评定和残存机能的强化训练,协调康复治疗计划的安排,并使病房的康复护理工作成为康复治疗的重要内容之一。

(四) 日常生活活动能力的训练

指导和训练患者进行床上活动、就餐、洗漱、更衣、整理仪容、入浴、排泄、移动、使用家庭用具,以训练患者的日常生活自理能力。

(五) 心理护理

针对残疾者心理比一般护理对象复杂的特点,对不同心理状态患者进行相应的心理护理。通过护士与患者的密切接触,观察他们在各种状态下的情绪变化及了解患者的希望和忧虑等心理状况,并对其进行记录。经常分析和掌握患者的精神、心理动态,对已发生或可能发生的各种心理障碍和异常行为,进行耐心细致的心理护理。了解患者对出院的顾虑和困难,反映给家属或单位,尽可能帮助其解决。通过良好的语言、态度、仪表、行为去影响患者,帮助他们改变异常的心理和行为,正视疾病与残疾。对心理上否认残疾的患者,耐心地劝解和疏导患者摆脱非健康心理的影响,鼓励其参加各种治疗和活动,使其情绪得到缓解。对有依赖心理的患者,要耐心地讲明康复训练的重要性,鼓励其积极训练,力争做到生活自理或部分自理,使护士真正成为康复教育和心理辅导的实施者。

(六) 假肢、矫形器、自助器、步行器的使用指导及训练

护士必须熟悉和掌握其性能、使用方法和注意事项,根据不同功能障碍者指导选用合适的

支具和利用支具进行功能训练,指导患者在日常生活中的使用和功能训练的方法。

（七）康复患者的营养护理

根据患者疾病、体质或伤残过程中营养状况的改变情况,判断造成营养缺乏的不同原因、类型,并结合康复功能训练中基本的营养需求,制订适宜的营养护理计划。应包括有效营养成分的补充、协助患者进食、指导饮食动作、训练进食,配合治疗性的实施和训练吞咽机能,使康复患者的营养得到保障。

五、康复护理的专业技术

（一）良肢位的摆放

注意纠正卧位姿态,不得压迫患侧肢体,一般采取仰卧位或健侧卧位。肢体关节保持于功能位,如肩外展 50°、内旋 15°、屈 40°。将整个上肢放在一个枕头上,防止肩内收;肘稍屈曲;腕背屈 30°～45°;手指轻度屈曲,可握一直径 4～5 cm 的长方形物;伸髋、膝、足下放置垫袋,使踝背屈 90°。

（二）体位变换技术

掌握对不同性质、程度和类别的残疾者采取不同的体位处理及体位变换技术。

卧位到坐位训练:开始时先将床头摇起 30°～60°,如无头晕、眼花、恶心、面色苍白、出汗等症状,1 周内可以坐起。最初由他人扶助坐起,以后患者借助绳带（宽 12～18 cm,分三头缚在床尾）坐起,患侧予以支撑,1 周后能坐稳,可两腿下垂坐在床边,再 1 周后可下地坐椅。

（三）排泄功能训练

1. 膀胱功能训练 目的是维持膀胱正常的收缩和舒张功能,重新训练反射性膀胱。必须注意的是在无严重输尿管膀胱逆流且泌尿系统感染得到控制时,才能进行此训练。

（1）留置导尿管法:采用定期开放导尿管,让膀胱适当地充盈和排空的方法,促进膀胱壁肌肉张力的恢复。操作步骤:①定时开放导尿管,日间视饮水量多少,每 3～4 h 开放导尿管 1 次,在开放的同时,嘱患者做排尿动作,主动增加腹压或用手按压下腹部,使尿液排出,睡眠后导尿管持续开放。②训练时应注意下列预兆式信号,如脸红、寒战、起鸡皮疙瘩或出冷汗等,如有上述征兆,应及时放尿。③指导排尿动作,教会患者做收缩肛门括约肌及仰卧位抬起臀部动作,这些训练有利于重建排尿功能。④拔管指征:经膀胱容量检测、冰水试验、球海绵体肌反射和肛门括约肌张力试验等检查,证实排尿机能恢复,才可试行拔管。⑤拔管试验:换导尿管时,排空膀胱的尿液,用 0.02% 呋喃西林灌注膀胱,检测其容量,若容量＞150 mL,再进行冰水试验。方法是先排空膀胱,用注射器注入 4℃ 无菌生理盐水 50 mL,立即拔除导尿管,若尿液随之排出,证明膀胱括约肌和逼尿肌协调功能恢复,可拔除导尿管;若达到容量,而冰水试验失败者,按原计划饮水,拔管 2～3 h 后,试行排尿或用手压下腹部,如无尿,于半小时后重复一次;4 h 后无尿或只排出少量尿液,为了刺激排尿,可肌内注射卡巴可（氨甲酰胆碱）0.25 g,如无效则需再留置导尿管。以后每隔 7～10 天,即相当于更换导尿管的同一时间,重新试验。如能排尿,需测定残余尿量,其方法是于拔管前开放导尿管,使膀胱排空,然后饮水 500 mL,1 h 后让患者试行排尿,分别测定排尿量及残尿量。当患者自解尿量与残尿量之比接近 3∶1 时,称为平衡膀胱,此时可拔除导尿管。1 周内每日测残尿量,如果都达到 3∶1 的比例,即为膀胱功能训练成功。

（2）清洁间歇导尿法:清洁间歇导尿法是较好的治疗方法,泌尿系统感染率较低,合并症少。应注意以下几点：① 每 4～6 h 导尿 1 次,睡前导尿管留置开放;② 每次导尿前半小时,让患者试行自解,一旦开始排尿,需测定残尿量;③ 如果残尿量越来越少,可适当延长导尿间隔时间,以至逐渐停止导尿。

（3）排尿训练：即使完全处于昏迷状态的患者,留置导尿管也应该定期开放,以利于逼尿肌功能恢复。排尿训练时需注意以下几方面：①不知有尿失禁或尿污染时,尽量不用尿垫,男性患者可将特殊的塑料排尿器用纱布固定在会阴部;②能够保持坐位的患者,最好使用坐式便盆,在厕所内排尿;③为方便偏瘫患者乘轮椅活动,厕所的门要宽大,入口处用拉帘,坐式便盆周围装扶手并备有卫生纸等。

2. 肠道护理

（1）鼓励自行排便：有排便意识的患者应当给予鼓励,最初应训练患者排便的习惯和方法,如期达到自理的目的。

（2）排便训练：避免急躁,指导患者正确运用腹压或腹部按摩的方法,并口服缓泻剂或经肛门用药。卧位排便时,使用橡皮囊式便盆,可随患者体位变化发生变形而密切接触皮肤,刺激性小;患者能坐位排便时,则使用坐式便盆。

（四）关节活动度的练习

关节活动度有主动运动、被动运动、助力运动以及关节功能牵引法。可根据情况,选用适合的关节活动器械进行练习。

（五）沟通技术

1. 失语症患者　言语障碍并不等于就有听力障碍,因此不必高声讲话。如果经过训练仍不能说话时,可用发音方法加以诱导,待其理解后再改变话题;对语言理解力非常差的患者,可用简单的"是"或"不"来回答提出的问题,也可用图片或卡片示意。若患者能够正确应答,应给予鼓励。

2. 失认患者　对日常生活中的物品要反复加以说明,直至患者理解。对穿衣不能区分表里、左右、上下的患者,应标以不同的颜色或符号。

3. 痴呆、精神异常患者　精神症状因病灶部位、年龄、性格等的不同而不同。患者的企求往往与现实有很大的差距,常因此而焦虑不安。患者一旦出现腹泻、便秘、失眠、排尿困难,就会呈现出假性忧郁症症状。可借助书、报、杂志及日常会话,促进患者思考问题,并消除一切不良精神因素,也可让患者做一些自己喜欢而又可以缓和精神紧张的手工操作,以便恢复其自信心。痴呆者不会述说自己的症状,常常是把几种症状都混在一起,对此应该认真地加以分析,制订正确的治疗、护理方案。

（六）吞咽技能与饮食指导

1. 协助患者进食　经口进食时,抬高床头,从偏瘫的一侧喂入,嘱患者一口一口地下咽。开始时用半流食,而后根据患者下咽情况改变饮食性状。若出现噎食等现象,应随时观察并记录,以便调整饮食。切勿发生误饮或窒息。

2. 指导饮食动作　患者如患侧手麻痹而又不易恢复时,则训练其健侧手功能;麻痹症状轻的患侧手,开始训练时使用叉或匙,而后逐渐改用筷子;对不能完成精细动作的患侧手,可用健侧手辅助之;若单靠健侧手吃饭,应备有一个装放餐具的小盒,或在食具下垫上金属板、硬纸板或毛巾等,使之稳固易于持拿;患者尽可能不在床上吃饭,如果患者能够在轮椅上持续端坐 30 min,则应在轮椅上吃饭;生活可以自理的患者应去食堂吃饭。

3. 治疗性饮食的制作　根据患者往日的饮食习惯和吞咽功能改善情况,可逐渐增加所进食物种类,不同温度、不同口味的流质食物、软食,以增加患者的食欲,使其得到所需的营养成分,根据病情的恢复情况随时调整饮食,逐渐给予难度更大的饮食(如软饭、面包等),最后进普通饮食。

(七) 呼吸功能训练和排痰方法

1. 呼吸功能训练　掌握最有效的呼吸方法,增大换气量;增强耐久力,促进肺内分泌物的排出;加强膈肌和辅助呼吸肌的活动;改善脊柱和胸廓的活动状态,维持正确姿势。种类和方法:通常是利用吹气囊、吹蜡烛的方法和胸廓向上抬举、上肢外展扩大胸廓的辅助性呼吸运动以增加肺活量、防止肺功能下降和肺栓塞;有胸式呼吸训练法、吸气呼吸训练法和腹式呼吸训练法。

2. 排痰方法　体位排痰法:借助于重力和震动协助患者排痰的方法。摆好体位,用机械刺激,结合叩打或震动促进咳嗽排痰。催痰法:术后患者因伤口疼痛不能咳痰时,用手紧压疼痛部位,在呼气瞬间,压迫胸廓,用力咳痰。

(八) 各种康复操和医疗体操

医疗体操主要是肌力训练,对未瘫痪的肌肉施以充分的训练,着重于肩、背部和上肢的肌肉,最多采用的是徒手体操,还有利用哑铃、弹簧等进行抗阻力练习。医疗体操每天 2 次,每次 $10 \sim 15$ min,以后逐渐增加下列练习,每次练习时间可加至 $30 \sim 60$ min(视患者体力和健康情况而定)。

(1) 在俯卧位下进行发展背肌力量的练习。

(2) 在俯卧位下进行运动躯体的练习。

(3) 在四肢着地体位下进行用两短腋杖活动的练习。

(4) 坐起训练,进行坐位平衡练习。

(5) 离开床,进行坐在椅子上扶双杠支撑身体的练习。

(6) 用两手帮助,进行从地上爬起并坐到不同高度椅子上的练习。

(7) 进行垫上体操等。

(九) 日常生活活动能力训练

包括饮食、洗漱、更衣、个人卫生和家务劳动及室外活动等,是康复护理工作的重要内容。辅助康复治疗师进行作业治疗,在日常生活中,根据康复医师制订的康复计划,着重开展生活能力的训练。学会利用辅具进食、夹菜的活动,合理利用残留的肢体活动能力;练习在患侧手配合下拧毛巾、刷牙、洗脸的活动;练习运用双手配合的穿衣技巧,帮助患者适当改造衣物,改造个人清洁用具,使患者逐步做到日常生活自理。

(十) 假肢、矫形器、辅助器具的使用指导及训练技术

护士必须熟悉和掌握其性能、使用方法和注意事项,才能做好指导和训练工作。在病房管理及巡查中,指导患者使用必要的康复辅助用具。例如:如何独立使用轮椅;如何使用轮椅上坡、下坡、过坎等;如何使用各种不同类型的助行器,独角的、四角的、滑轮的等;如何正确穿戴矫形器及假肢,包括其清洗、保养等技术。

(十一) 康复综合治疗的有关技术

护士只有康复护理的知识是不够的,还必须学习和掌握并能实际应用运动疗法、作业疗

法、心理疗法、言语矫治等方面的知识。

六、护士在康复医疗中的作用

护士在康复医疗中是患者日常生活的服务者和管理者、各种活动的组织者、功能训练的指导者及实施者、病室环境的设计师以及健康和安全的保卫者。

（一）实施者的作用

护士根据康复治疗计划完成大量的预防和治疗措施，许多功能训练的实施也是在护士的帮助、监督和具体指导下完成的。要求护士为患者提供良好的环境、科学的训练和精心的护理，按康复治疗计划的实施来维持患者最佳的身体和精神健康，预防并发症和畸形的发生，训练患者的日常生活自理能力。

（二）协调者的作用

整体康复是由康复医师、康复护士和其他康复专业人员共同协作完成的。康复过程中患者需接受理疗、运动、作业、言语、心理治疗及支具装配等多种治疗训练。作为康复治疗小组的重要成员，护士必须与有关科室人员沟通情况、交流信息、协调工作，使康复过程得到统一完善。

（三）教育者的作用

做好康复教育工作，帮助和指导患者进行清洁卫生、排泄、压疮预防、保持营养等训练，并坚持自理日常生活活动；组织患者及其家属共同制订康复计划，负责监督实施，并提供有关知识咨询和资料。为患者出院做好精神、物质、技术等方面的准备工作，以便使康复目标全面实现。

（四）观察者的作用

在康复医疗体系中，护士与康复对象接触最多，加上由护理工作的性质所决定，护士对患者伤残程度、心理状态、功能训练和恢复情况了解最深。护士的观察为康复评定、治疗计划的制订和修改以及实施提供可靠的客观依据。

（五）心理康复的先导作用

心理康复是整体康复的先导，大量的心理康复工作是靠护士的语言、态度和行为来完成的。护士像亲人一样护理患者的身体，在精神上给予鼓励和引导，在社交上给予支持和帮助。护士具有帮助患者克服身体上的障碍、精神上的压抑和社会上的压力的技能，因此在恢复患者心理平衡中，护士起到了关键的作用。

（六）康复病房管理者的作用

周围环境包括生活环境、社会环境，其对患者的康复有重要作用，护士不仅要保持病房美好的生活环境，而且要进行大量的组织工作，协调好医患之间、患者之间、患者与家属之间以及其与他人的关系，使患者逐渐适应社会。有时护士是患者利益和要求的维护者和表达者，当他们受到不公正的待遇甚至人格受到凌辱时，护士能够主持公道。

七、康复护理与临床护理

（1）康复护理与临床护理因护理的对象和目的不同，故采用的护理模式也不同。临床护理采用的是"替代护理"，而康复护理则更注重于"自我护理"，注重于改善功能，使患者变被动为主动。"自我护理"是指在患者病情允许的情况下,通过护理人员的引导、鼓励、帮助和训练,帮助患者发挥其身体残余功能和潜在功能,以替代丧失的部分能力,使患者最终能部分或完全照顾自己,为患者重返社会创造积极条件。

(2)护理人员是康复工作的主要成员之一,护理人员24 h连续给患者提供护理服务,扮演了一个协调、联络的角色,帮助残障、疾病患者解决精神、生理、心理、社会、职业、经济等各方面的问题和困难。康复护理的发展将使护理人员不仅是一个护理者,而且是康复的促进者、教育者、组织者、咨询辅导者和信息提供者。康复护理的实践将使人们越来越深刻地认识到临床护理中早期介入康复知识技能是实现残疾预防和康复的主要措施,这不仅对患者个人,而且对患者家属及社会均具有积极意义。

(3)康复护理在整个护理学体系中占有十分重要的位置,尤其是在人类物质文明、精神文明建设中。随着生活、文化、经济、技术的提高,人们对生活质量的要求也相应提高。康复护理的"提高功能,全面康复,重返社会"的三大指导原则,正是符合社会康复护理的这种要求。

八、康复护理全过程

康复的过程是残疾者、慢性病患者再学习的过程,是将康复的技能和方法教授给患者,使其提高生活活动、职业等能力,最终达到回归社会目的的过程。康复护理是采用特殊的方法来完成这样的目标,按照Rusk提出的康复护理程序分成调查、计划、实施和评定等阶段。

(一)调查阶段(收集资料阶段)

通过对患者及其家属等的询问、观察和体检,了解病史、生活习惯、家庭情况、患病(致残)过程、治疗经过、康复经历、现在功能残存情况、日常生活活动能力、心理状态及有无并发症等。

(二)计划阶段

根据全面、细致地了解,找出个体不同的护理问题,确定护理目标,制订康复护理计划,以落实康复治疗计划。

(三)实施阶段

实施阶段是护理人员艰苦劳动的阶段,也是患者能否取得康复效果的关键阶段。依靠每个护理人员的聪明才智、专业知识和熟练的技术能力,根据计划,采用适当方法,逐项落实,以达到预期的目的。

(四)评定阶段

(1)经过一定疗程的实施后,对护理效果给以评定,总结成绩,找出差距。总结之后,根据现在的功能和心理等情况,制订出新的护理计划,再实施,再评价,如此循环,直到患者出院前,指导其制订出家庭护理计划。

(2)护理人员及照顾者日夜操劳在病床之侧,与患者接触最多,对其了解最深,也最能掌握患者的心理动态。在具体康复护理过程中,发现新问题或病情有变,应及时与康复医师、各专业人员联系,必要时可以改变原计划和实施手段。

(3)以上程序的每一步骤均应记录在案,即书写康复护理病历。病历书写要及时、清晰,描述要准确、全面,要有系统性和连续性。亦可设计康复护理表格,便于填写。

知识链接

整体康复护理

　　整体护理是一种护理行为的指导思想或称护理观念,是以人为中心,以现代护理观为指导,以护理程序为基础框架,并且把护理程序系统化地运用到临床护理和护理管理中去的指导思想,整体护理的目标是根据人的生理、心理、社会、文化、精神等多方面的需要,提供适合人的最佳护理。在整体护理的过程中,运用专业的康复技术与理念称为整体康复护理。

练习题

一、名词解释

康复护理

二、选择题

1. 下列哪项不属于康复护理的原则?（　　　）

A. 功能训练贯穿于康复训练的始终

B. 重视心理护理

C. 协助是取得良好效果的关键

D. 一般采取的是"替代护理"的方法照顾患者

E. 一定要"一对一"服务

2. 下列哪一项是整体康复的先导?（　　　）

A. 心理康复　　B. 伤残程度　　C. 心理状态　　D. 功能训练　　E. 持之以恒

三、填空题

1. 康复护理的三大指导原则是:_____、_____和_____。

2. 康复护理程序分成:_____、_____、_____和_____。

四、问答题

1. 试述康复护理与临床护理的区别。

2. 试述护士在康复医疗中的作用。

（蔡　涛）

任务二　康复治疗的理论基础

子任务一　康复治疗的生物力学基础

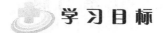
学习目标

1. 掌握生物力学与运动生物力学的概念。
2. 熟悉人体力学的基础。

一、概述

（一）生物力学与运动生物力学

1. 生物力学　生物力学是应用力学原理和方法对生物体中的力学问题进行定量研究的生物物理学分支。其研究范围从生物整体到系统、器官（包括血液、体液、脏器、骨骼等），从鸟飞、鱼游、鞭毛和纤毛运动到植物体液的运输等。生物力学的基础是能量守恒、动量定律、质量守恒三定律并加上描写物性的本构方程。生物力学研究的重点是与生理学、医学有关的力学问题。依研究对象的不同可分为生物流体力学、生物固体力学和运动生物力学等。生物力学的研究，不仅涉及医学、体育运动，而且已深入交通安全、宇航、军事科学的有关方面。

2. 运动生物力学　运动生物力学是用静力学、运动学和动力学的基本原理结合解剖学、生理学研究人体运动的学科。例如，在人体运动中，应用层动学和动力学的基本原理、方程去分析、计算运动员跑、跳、投掷等多种运动项目的极限能力，其结果与奥林匹克运动会的纪录非常相近；在创伤生物力学方面，以动力学的观点应用有限元法，计算头部和颈部受冲击时的频率响应并建立创伤模型，从而改进头部和颈部的防护并可加快创伤的治疗。

（二）生物力学与康复治疗

康复治疗的目标是实现功能上的康复，必须以功能训练为主，运动疗法是其最主要的治疗手段，运动的形式、方法必须符合功能解剖与力学原则，才能合理运用人体内力与外力，获得满意的康复治疗效果。因此，只有掌握运动器官基本的功能解剖与力学知识，才能确保检测评估结果的准确性，正确制订康复训练计划（运动处方），指导训练实施和学科间的交流。

二、人体力学的基础

（一）骨与关节

骨骼是运动的基础之一，其主要机能为支持软组织。关节是相邻骨骼或软骨相接合的部位。所有的关节运动都是可以分解为环绕三个相互垂直的轴心、沿着三个相互垂直平面的运动,即环绕额状轴在矢状面上的运动、环绕矢状轴在额状面上的运动、环绕垂直轴在水平面上的运动。

1. 关节分类 根据关节面的形状可将关节分为以下几种类型:

(1)单轴关节,包括滑车关节、圆柱关节。

(2)双轴关节,包括椭圆关节、鞍状关节。

(3)三轴关节,包括球窝关节、平面关节。

2. 影响关节稳定性与灵活性的因素 关节的功能取决于关节的稳定性与灵活性。稳定性大的关节灵活性较差,稳定性小的关节灵活性强。一般上肢关节有较大的灵活性,而下肢关节有较大的稳定性。

影响关节稳定性与灵活性的因素有:

(1)构成关节的两个关节面积差的大小:面积差越大,灵活性越大;面积差越小,灵活性就越小。

(2)关节囊的厚薄与松紧度。

(3)关节韧带的强弱与数量。

(4)关节周围肌肉的强弱和伸展性:肌肉多而强,则关节稳定性强;肌肉伸展性好,则关节灵活性大。

(二)肌肉

1. 运动单位 每块肌肉由许多肌纤维组成。一个运动神经元的轴突分支支配数量不等的肌纤维,最少的如眼肌可支配5条肌纤维,最多的如腓肠肌可支配3037条肌纤维。一个运动神经元连同其支配的肌纤维称为一个运动单位。由于横纹肌功能不同,有两种不同特性的肌纤维:Ⅰ型或慢肌纤维(红肌)、Ⅱ型或快肌纤维(白肌)。每个运动单位所含的肌纤维都属同一类型,Ⅱ型运动单位的最大张力比Ⅰ型运动单位大,Ⅰ型运动单位的耐力比Ⅱ型运动单位好。

2. 决定肌力大小的因素

(1)神经系统功能状态:运动神经冲动的强度、频率适宜时,可募集更多的运动单位投入收缩。较弱的刺激只能动员较少的运动单位,但每个运动单位还是以最大限度发生反应。刺激频率越高,激活的运动单位越多,肌张力也越大。同样,刺激强度大时,动员的运动单位也多。

(2)肌肉的生理横断面:肌力的大小同肌纤维的数量和粗细成正比。在活体上,肌肉是成群活动的,所以,只能测定完成一个动作的肌群的力量,而无法测定单块肌肉的力量。但通过对离体肌肉的研究,发现最大肌力与肌肉的横断面积成正比,肌肉横断面是横切所有肌纤维所得到的横断面,即生理横断面。在活体上,只能根据肌肉的内部结构和肌肉的围度及长度大致计算出来。许多学者对每平方厘米生理横断面的肌纤维力量做过研究,男性为 $9.2\ \text{kg/cm}^2$,女性为 $7.12\ \text{kg/cm}^2$。

(3)肌肉初长度:肌肉是有弹性的物质,收缩前在生理条件限度内被拉到适宜的长度,收缩时肌力就大。当肌肉被牵伸到静息长度的 1.2 倍时肌力最大。

(4)肌力做功时的力臂长度:即肌肉拉力线与关节轴心间的垂直距离。距离越长,力矩越大,所产生的肌力也越大。

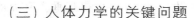

（三）人体力学的关键问题

1. 肌肉-骨骼系统的杠杆作用

（1）第一类杠杆（支点位于作用点与阻力点之间）用于保持平衡。可用小的作用力克服大的阻力,它的机械效率可以大于或小于1,枕环关节、骨盆大腿关节属于此类。如颈后肌牵拉为作用力,头重为阻力,枕环关节为支点,作用力及阻力在支点两侧,并与支点支持力方向相反,可借此种杠杆来调整人体姿态,以维持头部姿态平衡。

（2）第二类杠杆（阻力点位于作用点与支点之间）是省力杠杆,机械效率大于1,人以脚尖站立时构成此类杠杆。踝关节跟腱为作用力,其重力（阻力）落在踝关节上,以踇趾底为支点来调整并保持走、跑、跳等动作的平衡。

（3）第三类杠杆（作用点位于阻力点与支点之间）是费力杠杆,动力臂短于阻力臂。膝关节、肩关节、肘关节属于此类。如手持重物时肘关节弯曲,肱二头肌作为作用力,手部为重力,关节滑车为支点。当肱二头肌收缩时,使肘关节弯曲以保持上肢的稳定姿态。

2. 关节活动方向与角度　人体各活动部位（主要以关节为核心）的方向与角度,取决于关节的表面形态,它可决定关节移位的自由度。由于骨骼处于固定状态,关节的自由度不多于3个（少于机器人）。不同的关节具有不同的自由度。具有一个以上自由度的关节,可以使关节完成其最大可能的活动方向。如有3个自由度的骨盆和下颌关节,可以完成上下、左右、前后方向的动作。肩关节可完成人体坐标系上的3个方向活动:在矢状面上的弯曲与伸展;在前额面上的内收与外展;沿着垂直轴旋转。人体各活动部位具有各自不同的活动方向与范围。

3. 肌肉力与能量　肌肉活动（收缩、舒张、保持紧张度三种形态）时,消耗能量。活动量（强度）越大,参与活动的肌肉块就越多,消耗能量也越多。例如,与安静状态相比,人体维持站立姿势参与的肌群多,能量代谢率有时高于安静状态的22%。能量代谢率的升高伴随一系列生理功能（呼吸循环与产热等）的增加。当超负荷或人体活动严重受阻（如压力服处于加压状态）时,肌肉力与能量消耗过度增加,还会产生物质代谢障碍,促使疲劳（机器人不具备）。因此,省力、节能是重要的人体力学预防对策。

4. 姿态（或体位）的调节控制　在正常状态下,大脑调节、控制肌肉-骨骼系统的工作状态（有关肌肉群参与活动）,完成各种随意动作;与此同时,在大脑-小脑-平衡器官联合调整、控制之下,通过各有关肌肉群的工作稳定体位或姿态。如人体在坐、立、步行或跑步时,通过复杂的神经-肌肉-骨骼系统与平衡器官的协同工作,保持人体不偏离重心（动物的重心不同于人体）,实现人体应有的体位或姿态。在进行力学作业时,只有采取有效的人体力学作业方式或防护措施,才可以通过上述机理取得满意效果。显然,机器人不具备、生物不完全具备这种复杂的、灵敏的调节、控制系统。

三、运动控制

（一）正常运动控制的决定因素

1. 大脑皮质的信号　进行运动前必须有运动的思想、动力和计划,在大脑皮质形成神经信号。

2. 各级中枢的整合、调节　在运动过程中,大脑皮质控制各级中枢的整合、调节,使参与运动的各骨骼肌有序地协同收缩,形成有目的的精确运动。

3. 运动器官有关成分的功能

（1）关节活动范围：适当的关节活动范围可以为运动提供足够的自由度。

（2）肌力：足够的肌力可以产生维持姿势、发动运动和控制运动的能力。

（3）肌张力：适当的肌张力可以提供控制运动的能力，保证运动控制的效率与准确性。

（4）感觉：正常的深浅感觉可以保证运动控制的效率与准确性。

（5）机体的适应性：人能适应各种客观环境条件，才能产生恰当的、有效的随意运动。

（二）异常运动控制的有关因素

1. 知觉与认知障碍　记忆障碍妨碍患者的运动功能再学习，失用症使患者不能计划运动或不能安排适当的运动模式。

2. 各级中枢的整合协调障碍　神经系统各级中枢功能障碍使运动的各种骨骼肌不能有序地协同收缩，不能形成精确的运动。

3. 运动器官有关成分的功能障碍

（1）关节活动范围减小：肢体制动后出现关节纤维性僵硬、挛缩、肌肉萎缩，以致运动时往往出现过度用力、运动模式改变、步态偏移、姿势不正确。

（2）肌力低下：肌肉萎缩、无力常导致运动时用力过度，不能协调运动的模式，使姿势不正确。

（3）肌张力异常：肌张力低下时肌肉松弛、收缩无力。肌张力增高时，运动的阻抗增高，出现异常的姿势和运动模式，动作僵硬、刻板。

（4）感觉障碍：躯体感觉与运动觉的障碍常导致不能维持肌肉收缩，运动发动缓慢，运动速度缓慢，效率低下，肌肉不能协调收缩，动作不准确，影响运动再学习的效果。

（5）机体的适应性降低：患者不能适应环境的改变而改变运动的计划，出现身体位置动作的异常，反应僵硬，不灵活，不能产生随意的功能运动和精细运动。

知识链接

运动控制的"神经预判机制"

相信大家在生活中一定有过这样的经历：当我们弯腰去搬一个我们认为很重的箱子时，如果恰好那个箱子是空的且很轻，那么我们可能就会一下向后晃倒，这个有趣的现象就涉及运动控制的"神经预判机制"。运动控制其实就是指我们肢体精确完成特定活动的能力，是我们上运动神经元体系对肢体运动的协调控制，它包括力量、精确及速度与稳定几个要素，并通过反射性运动、模式化运动、随意性运动三种形式实现大脑对运动的精确控制。

练 习 题

一、名词解释

运动生物力学

二、选择题

1. 以下属于单轴关节的是（　　　）。

A. 滑车关节　　　B. 指间关节　　　C. 肘关节　　　D. 腕关节　　　E. 髋关节

2. 下列关于影响关节稳定性与灵活性的因素不正确的一项是（　　　）。

A.关节囊的厚薄与松紧度

B.关节韧带的强弱与数量

C.关节周围肌肉的强弱和伸展性

D.构成关节的两个关节面积差的大小,面积差越大,灵活性越小

E.关节的大小和稳定性没有关系

三、填空题

1. 一个运动神经元连同其支配的肌纤维称为_____。

2. 决定肌力大小的因素有_____、_____、_____和_____。

四、判断题

1. 具有一个以上自由度的关节,可以使关节完成其最大可能的活动方向。（　　）

2. 正常运动控制的决定因素主要包括大脑皮质的信号和各级中枢的整合调节。（　　）

五、简答题

简述生物力学与康复治疗的关系。

（夏晗　曹建平）

子任务二　运动对机体功能的影响

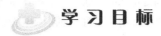

学习目标

1. 掌握适量运动的重要意义。
2. 熟悉运动对机体各系统的影响。

一、概述

没有运动,就没有人类的诞生,正是运动促进了进化,所以"生命在于运动"。在康复医学中更特指适量运动,运动量突然超过人体的承受能力,也能带来对机体的损害。运动对于机体的影响是多方面的,从生理层面来说,适量运动可以加速钙的吸收和沉积,骨骼因此变得更结实;可以增大肺活量,给血液带来更多的氧气。一方面抑制了人体癌细胞的生长和繁殖;另一方面因为心肌供氧增加,代谢加快,心肌纤维变粗,心收缩力增强,使得心脏工作能力进一步提高。从精神层面来说,一次挥汗如雨的运动,可以让情感尽情地发泄和释放,使人们获得精神上的轻松感、释放感、愉快感、成就感和心情的舒畅感。未来,随着物质生活水平的提高,运动将变得更加的重要。

二、运动对机体各系统的影响

(一) 对运动系统的影响

1. 运动对维持骨的结构起着重要的促进作用　不论是在幼年还是在成年期间,卧床 6 周以上即可使尿中钙排出量增加 1 倍以上,局部制动也可使局部脱钙。防止尿钙排出增多和局部脱钙的最有效的方法是运动和早期负重。运动同样对软骨组织起着维持营养的作用,软骨并无直接血管供应,其营养主要来自软骨下组织的血液和关节液,任何关节活动都可对关节软骨产生挤压效应,从而使软骨获得足够的营养,同时,运动还可保持关节液的营养成分。若长期不动,即可引起关节囊挛缩,关节液稀少,再加上缺少挤压效应,常可使软骨变薄破坏,最终使关节形态改变,造成关节功能障碍。

2. 对骨骼肌功能的影响　耐力训练可使骨骼肌慢肌纤维选择性肥大,线粒体毛细血管数量增多,有氧代谢酶活性增强,所以耐力运动者的Ⅰ、Ⅱα肌纤维非常相似,坐位运动者需要的Ⅱα和Ⅱβ肌纤维相似,速度训练可使快肌纤维呈选择性肥大,磷酸化酶等无氧代谢酶活性增强。

(二) 对心血管功能的影响

1. 运动使心脏形态、结构发生变化　心肌细胞能获得更充足的氧化及营养供应,因而心脏细胞产生营养性肥大(心肌细胞中的收缩蛋白和肌红蛋白增加),心肌纤维增粗,毛细血管增多,呈现出健康性心脏肥大,为心脏长时间有力地收缩提供了生理基础。

2. 运动使心脏功能提高　健康性心脏肥大使心脏重量增加,容积增大,搏动更有力(每搏输出量增加)。一般人每搏输出量为 50~70 mL,经常参加体育运动的人可达 90~120 mL。因为运动员每搏输出量大,安静时单位时间内仅用很少的收缩次数排出的血量就能满足身体的需要,因此心率较低,一般人心率为 60~85 次/分,经常锻炼的人为 45~60 次/分,长跑运动员为 35～45 次/分。我国大学生平均心率为男生 75.6 次/分,女生 77.3 次/分;平均血压为男生 116/60.2 mmHg,女生 105.8/57.8 mmHg。我们把这种由锻炼造成的心率变慢的现象称为"运动性心动徐缓"。锻炼使心脏功能加强的另一重要表现为剧烈运动时经常锻炼者比一般人能承担更大的运动量。极限负荷运动时,一般人的每搏输出量在心率达到 180 次/分时达到最大值,以后心率随着负荷量的增大而增大,而每搏输出量却随着心率的增加而减少,满足不了运动的需要就会出现气短、头晕、恶心、浑身无力等不良感觉,经常锻炼者心率达到 200 次/分以上,每搏输出量仍能保持最大值。

(三) 对呼吸的影响

1. 运动能促进胸廓和肺部的良好发育 经常锻炼者胸围和肺活量远远大于缺乏锻炼者。长跑等耐力性练习使人的肺泡和毛细血管网发达,增强了换气能力。

2. 运动能增强呼吸肌力量,提高肺通气量 经常参加体育运动可以明显增强膈肌、腰方肌、斜角肌、腹部肌等呼吸肌的力量,大大提高肺活量,改善肺的通气量。

3. 运动能增加呼吸深度,提高呼吸效率 一般人的呼吸肌力量弱,常呈现浅而快的呼吸形式。一般人安静时呼吸频率为 12～18 次/分,常锻炼者呼吸深而慢,安静时呼吸频率为 10～14 次/分。据统计,在通气量一样的情况下,采用深而慢的呼吸形式所获得的换气效率比浅而快的呼吸形式要高 10%～20%,无疑这是体育锻炼造成机能节省的又一表现。体育锻炼时由于肌肉活动需要更多的氧气,因而呼吸次数增多。

(四) 对代谢功能的影响

运动中的能量来源于有氧代谢和无氧代谢途径。运动过程中均有乳酸产生,但运动可以加速乳酸的清除。在任何时间内,运动强度愈大,肌糖原利用愈多。肌肉做功时脂肪酸是最重要的脂质原料,并且是安静和轻中度运动中有氧 ATP 形成的主要能源。运动可降低血脂,使高密度脂蛋白胆固醇的含量升高。一般情况下蛋白质不是人体能量的来源,但最近研究表明,在剧烈运动中蛋白质也分解提供能量。

(五) 对内分泌系统的影响

内分泌系统是由内分泌腺及其释放的激素和各种激素间靶细胞的受体组成,它协同神经系统控制和调节全身的运动和物质代谢,完成运动和维持身体内环境的稳定。应急运动时,下丘脑生长激素释放因子分泌增多,促使生长激素增多。剧烈运动大量出汗时,抗利尿激素释放增加,出现尿量减少。急性运动后血中甲状腺素浓度增加。运动时,血中肾上腺素明显增多。

(六) 对消化功能的影响

运动可使胃肠的蠕动增强,消化液的分泌增多,消化和吸收的能力提高,从而使食物的消化和营养物质的吸收进行得更加充分和顺利;运动能使呼吸加深,膈肌大幅度上下移动,腹肌大量活动,这对胃肠能产生一种特殊的按摩作用,对增强胃肠的消化功能有良好影响。研究表明,低运动强度对胃酸分泌或胃排空仅有轻微影响。随着运动强度的增加,胃酸分泌明显减少。运动有利于脂肪代谢及胆汁合成和排出,运动可降低肌肉中的胆固醇含量,增加粪便排出胆固醇,并且可减少胆石症的发生。

(七) 对神经功能的影响

大脑是神经系统的主要器官,大脑皮质是人类神经活动的主宰,它的机能状态对身体各器官生理、病理过程起决定性作用。通过运动锻炼可使中枢神经系统引导部分大脑皮质的兴奋性增强,抑制性加深,而使兴奋和抑制更加集中,从而改善神经过程的均衡性与灵活性。提高大脑的分析、综合能力,保证了机体适应外界环境变化的能力,同时促进了中枢神经系统对内脏器官的调节作用。如长期对中枢神经系统进行恶性刺激,会使兴奋、抑制失去平衡,诱发心脏病、高血压、癌症等。体育活动就是在神经系统的控制下进行的,长期的体育锻炼促进神经系统的调节机能,极大的提高神经系统的适应能力。

(八)对血液成分和功能的影响

1. 红细胞是具有血液运输功能的主要细胞,它能把人体生物氧化所需的氧气运送到组织,同时把组织代谢所排出的二氧化碳运送到肺部,然后排出体外。运动能使人的红细胞和血红蛋白明显增多。普通人血液中的红细胞数为男性$(4.5\sim5.5)\times10^{12}/L$;女性$(3.8\sim4.6)\times10^{12}/L$。经常锻炼者为$7.0\times10^{12}/L$。高原训练者达$(6.5\sim8.0)\times10^{12}/L$。一般人血液中的血红蛋白含量为男性$120\sim160$ g/L,女性$110\sim140$ g/L,优秀运动员可达$160\sim180$ g/L。血量占体重的8%,平时人体的循环血量仅占全身血量的$3/5\sim4/5$,其余部分储存在肝脏。

2. 运动中血液比重增加,运动后逐步下降并恢复正常。运动时血液温度可上升,有利于氧的解离,使组织获得更多的氧。运动中血液黏稠度增加,$24\sim48$ h后恢复正常。运动可使血液中红细胞增多,也可使白细胞、血小板增多,保持动态平衡。

(九)对免疫功能的影响

运动时外周血中白细胞数增多,增多的程度与运动强度、训练水平有关。轻度运动训练可提高机体的抗体水平,而剧烈运动会降低机体抵抗力。

(十)对心理的影响

不论有氧运动还是无氧运动都是提高和维持良好心态的手段,运动可以减轻压抑症状,其效果与有时限的心理治疗作用相同,有氧运动可明显减少焦虑状态。

(十一)对代偿功能的影响

运动由一系列的条件反射组成,正常动作是通过重复运动形成和熟练的。不运动可使复杂的条件反射减退,从而使动作生疏甚至遗忘。当由于伤病而导致肢体或功能丧失时,人类为了生存,必然需要产生各种代偿功能来弥补丧失的肢体和功能。对于代偿可能达到的极限往往和人的精神、意志、生活环境的压力是分不开的,有时甚至是常人难以想象的。反复的运动可以刺激大脑皮质功能的可塑性,提高机体的代偿能力。

知识链接

运动疗法与糖尿病

运动是糖尿病治疗的"五驾马车"(运动、饮食、药物、心理治疗和血糖监测)之一。运动疗法可改善神经系统对糖代谢的调节,促进机体对糖的利用,从而使血糖浓度降低,尿糖减少。

体育运动可以加强胰岛素对运动中葡萄糖的调节作用。一方面运动有助于抑制非运动组织对糖的利用,另一方面肌肉运动促进局部血流增加,强化了胰岛素与肌细胞膜上受体的结合能力,少量胰岛素就能使葡萄糖进入肌细胞,提高肌肉组织利用胰岛素的能力,减轻或消除"抗胰岛素"现象。

有规律的体育锻炼,使血胰岛素水平下降而血糖的波动较小。同时运动可降低血脂,预防血栓,促进脂肪代谢,增加全身抵抗力,防止或减少并发症的发生。

练习题

一、名词解释

运动

二、选择题

1. 运动对心血管功能的影响不包括（　　　）。

A. 体育锻炼使心脏形态结构发生变化，呈现出健康性心脏肥大

B. 体育锻炼使心脏功能提高

C. 长期锻炼可造成心率变慢

D. 长期锻炼可造成心率变快

E. 长期不运动会使心功能下降

2. 经常锻炼者的心率大概是（　　　）。

A. 40～50 次/分　　　　　　　B. 45～60 次/分

C. 60～85 次/分　　　　　　　D. 60～100 次/分

E. 20～40 次/分

三、填空题

1. 一般人每百毫升血中的血红蛋白含量为男性_____，女性_____，优秀运动员可达_____。

2. 糖尿病治疗的"五驾马车"是_____、_____、_____、_____和_____。

四、判断题

1. 运动时血液温度可上升，有利于氧的解离，使组织获得更多的氧。（　　　）

2. 急性运动后血中甲状腺素浓度会减少。（　　　）

五、简答题

简述适量运动的重要意义。

（夏晗　曹建平）

任务三　神经功能恢复的理论基础

学习目标

1. 掌握神经系统的结构和功能。

2. 熟悉神经损伤的反应和神经再生。

3. 了解神经元的代偿性修复。

一、神经系统的结构和功能

神经系统中存在两类不同的细胞,即神经细胞(神经元)和神经胶质细胞。典型的神经元由四部分组成:胞体、树突、轴突和突触前末梢。胞体是神经元的代谢中心,包括细胞膜、细胞核和细胞质。胞体发出两类突起:树突和轴突。树突的作用是接受来自其他神经元的出入信息,轴突是神经元的信号传递部分。轴突末端发出具有许多膨大部分的细分支,称为突触前末梢,通过突触前末梢神经元把其活动的信息传递到另一神经元的接受表面。

神经元胞质转运在神经功能方面起重要作用。神经元胞质转运是指神经活性物质以不同速度自胞体顺向转运到神经末梢释放或被末梢摄取后逆向转运到胞体以及在胞体与其他胞体之间的往返转运。神经活性物质包括活性离子、低分子物质、神经激素、递质、代谢酶、细胞结构分子、功能调节物质和其他外源性物质。多种物质的神经元胞质转运形成了神经系统中的分子信息传递,其生理意义是:①维持神经元的正常结构和极性,为神经元的生长发育、代谢更新提供物质基础;②形成神经系统中的分子信息传递,与跨膜的神经冲动和细胞内的信号传导在功能上相互整合,体现神经系统的调控作用;③使神经元和靶细胞、神经胶质细胞以及细胞外基质进行物质交换,协调神经系统功能的调节并维持内环境的稳定。

神经胶质细胞是神经组织中除神经元以外的另一类细胞,其数量是神经元的 10~50 倍。神经胶质细胞与神经元一样也具有细胞突起,与神经元不同的是其具有终生分裂增殖能力,其生理功能有:①支持作用:与神经元胶合在一起,为神经提供一定的支架,保持脑结构的硬度。②隔离与绝缘作用:中枢神经的少突胶质细胞和外周神经的施万细胞形成髓鞘,包绕神经纤维,起绝缘作用。③修复与再生作用:在神经元因损害或衰老而消失后,留下的空隙由分裂增殖的神经胶质细胞修复,主要由纤维性星形胶质细胞完成。增殖的神经胶质细胞又称反应性胶质细胞,有释放大量神经营养因子、刺激神经元及其突起生长的能力,并有利于脑损伤的再生与修复。④屏障作用:某些神经胶质细胞诱导脑毛细血管和静脉的内皮细胞之间形成无通透性的紧密连接,如血-脑屏障。⑤引导发育神经元迁移:在发育过程中,某些神经胶质细胞能引导神经元移行、指示轴突的生长。⑥调节神经元功能:有研究表明,神经胶质细胞可合成和分泌神经活性物质起神经营养作用,另外神经胶质细胞还参与神经递质的代谢。

二、神经损伤的反应

神经受损伤的因素有物理性创伤、化学物质中毒、感染、遗传性疾病以及老化、营养代谢障碍引起的神经退行性病变。神经系统对损伤的反应取决于损伤的性质、部位和损伤因素作用时间的长短。然而,无论是中枢神经系统还是外周神经系统,其神经轴突损伤后都发生以下反应:①受损轴突的近、远侧端肿胀;②损伤使 Ca^{2+} 内流,Ca^{2+} 或活化钙依赖蛋白酶,产生超氧化物样的自由基,这些产物使细胞骨架崩解及生长锥萎缩,从而介导神经毒性反应;③远端神经末梢退变及突轴传递消失;④胞体肿胀、胞核移位,胞核周围的尼氏体分散,染色质降解;⑤与受损神经元有突触联系的神经元也将变性,称跨神经元或跨突触变性;⑥血-脑或血-神经屏障不同程度破坏,引起炎症、免疫反应,这些反应有利于损伤细胞残屑的消除和受损神经的再生修复。

脑卒中常引起神经元供血障碍,导致脑细胞的缺血性损伤,其损伤的程度决定了神经元的存亡。脑缺血性神经元的死亡有坏死和凋亡两种方式。急性期神经元的死亡以坏死为主,多发生在缺血后较早的缺血中心,而继发性死亡或迟发性死亡则以凋亡为主,多发生在缺血以后的半暗区。脑缺血后若能及时采取脑保护措施,可预防或减轻神经元的损伤,减少脑细胞死亡。

三、神经再生

神经损伤后的再生修复是十分复杂的病理生理过程,涉及从分子、细胞到整体的各个层次的变化。无论中枢或外周,神经再生是指突起(主要是轴突)的再生,其再生的前提是必须有具备功能的胞体存在。有效再生应该是构筑、重建、代谢再现和功能修复的综合体现。

(一)再生过程

完整有效的再生过程包括再生轴突的出芽、生长和延伸,与靶细胞重建轴突联系,实现神经再支配而使功能修复。神经纤维的再生还赖于胶质细胞的参与,中枢和外周的胶质细胞和它们提供的微环境的不同,在很大程度上决定了再生的难易。轴突损伤后存活神经元的再生轴突必须穿过溃变的髓鞘和死亡细胞的残屑,以及由反应胶质细胞增生形成的瘢痕,这是很难逾越的屏障,所以达到靶细胞完成突触重建的可能性很小。另外,生长相关蛋白-43(GAP-43)在绝大多数成年的中枢神经系统中消失,但在某些受损后轴突发芽的神经元如海马神经元仍可得到表达,而且 GAP-43 还存在于许多成熟的外周神经元中。GAP-43 的作用尚不完全清楚,但中枢神经元不能合成 GAP-43 及其相似的其他蛋白成分,也是造成成熟的中枢神经系统神经元轴突再生能力差的原因。而在外周,虽然神经膜细胞的过度增殖也可形成类似的阻碍,但神经膜细胞及其分泌的层粘连蛋白、纤维粘连蛋白等细胞外基质对再生轴突有不可忽视的导向作用,加上血源性巨噬细胞、单核细胞对溃变的细胞残渣能更有效地清除,因此再生轴突可以抵达并支配其靶细胞,实现功能修复。

(二)神经发芽

神经发芽分为再生性发芽和侧枝发芽。前者是指当通向神经元或靶组织的传入末梢损伤时由受损轴突的残端向靶延伸的芽。在一块肌肉中有一部分肌肉纤维的运动神经被切断了,于是同一块肌肉中损伤附近的运动神经发出侧芽,生长到丧失支配的肌纤维上形成运动终板,使那些丧失功能的肌纤维重新恢复功能。哺乳类动物中枢神经在发育期具有很强的发芽能力,如破坏成年田鼠的上丘,可使视觉诱导时的旋转反应消失;但破坏新生田鼠的上丘,虽然可使其成年后视觉减弱,但不完全丧失视力。这说明了投射区具有选择性地转移到相关联的脑区的能力,而不是毫无目标地转移到别的靶区,神经元的投射数会尽量维持到本来视神经元应有的水平。

(三)可塑性

神经的可塑性是指一切有异于神经系统正常活动模式或特异性的情况,包括后天的差异、损伤、环境及经验对神经系统的影响,神经系统的可塑性决定机体对内外环境刺激发生行为改变的反应能力。部分神经元损伤后,可通过邻近完好神经元的功能重组,或通过较低级的中枢神经部分来代偿;除此之外,局部的损伤还可以通过失神经敏感和潜伏通路及突触发芽等机制来代偿。神经系统的可塑性不仅限于对损伤的适应,而且环境变化和个体经验也影响中枢神经系统的结构和功能。神经元受损后,突触在形态和功能上的改变称为突触的可塑性,具有可塑性潜力的突触多数为化学性突触。突触的可塑性表现为突触结合的可塑性和突触传递的可塑性,前者指突触形态的改变,及新的突触联系的形成和传递功能的建立,是一种持续时间较长的可塑性。突触传递的可塑性指突触的反复活动引起突触传递效率的增强(易化)或降低

（抑制）。这种活动依赖性的突触传递效率的增强和抑制可以发生在同一突触或不同突触之间，大致分为：①同突触增强，如长时程突触传递增强；②异突触增强，如敏感化；③联合型突触增强，强刺激和弱刺激分别通过两个输入通路传至同一神经元，强刺激的突触传入可以引起弱刺激的突触传入增强；④同突触抑制，如习惯化；⑤异突触抑制，如长时程突触传递抑制。

（四）影响神经再生的因素

神经再生是非常复杂的病理生理过程，它牵涉到神经元本身和有关神经元微环境的各个方面。

（1）中枢和外周神经的共同特点是损伤引起胶质细胞和施万细胞的增殖和分泌，这种增殖和分泌所产生的效应是双向性的，适当的增殖有利于再生轴突的生长，但过度的增殖所形成的瘢痕则阻碍再生轴突的生长和延伸，并使再生轴突再次退变。

（2）多数神经因子能促进神经元生长和存活，但能刺激神经元生长的很多活性物质并非都是神经因子。已知的细胞因子均为多元和多向性，如星形胶质细胞、施万细胞和唾液腺分泌的神经生长因子、成纤维细胞分泌的成纤维细胞生长因子等。促进神经突起生长的因子在发育的过程中其基因表达常出现时相变异，对不同种类的神经元还有明显的作用选择性。

（3）神经细胞黏附分子，它是质膜上的整合蛋白，通过粘连和导向作用不仅影响神经突起的生长、延伸和树突分支而调节神经元的形态，还可借此影响神经元细胞骨架蛋白的分配、聚合和细胞骨架的组装。施万细胞基底膜含有神经-胶质细胞粘连分子中的层粘连蛋白和纤维粘连蛋白，星形胶质细胞仅在胚胎期短暂表达层粘连蛋白和纤维粘连蛋白，成年后脑中层粘连蛋白消失。层粘连蛋白对发育和再生是不可或缺的，成年脑缺乏层粘连蛋白，可能是中枢神经再生困难的原因之一。

四、神经元的代偿性修复

神经元的修复是维持神经系统正常功能所必需的，脑内氧化异常引起中枢神经细胞的 DNA 损伤，由于神经元的修复障碍，得不到及时的修复，从而造成神经元的退变。神经元受到缺血损伤后会导致神经元 DNA 断裂，这种断裂具有其规律性。损伤的 DNA 本身具有激发神经元的自身修复机制，往往诱发一些新基因的表达，以及激活 DNA 修复酶等。研究表明 PARP（poly（ADP-ribose）polymerase）在 DNA 的修复中起重要作用。PARP 是一种核蛋白酶，当 DNA 受到氧化损伤时，损伤的 DNA 可刺激 PARP 活性增强，PARP 活性的变化对神经元存活的作用依赖于 NAD^+ 的量。在培养的神经元内加入兴奋性谷氨酸，导致 NO 形成量增加，后者通路之一是激活 PARP 的活性，加速 NAD^+ 的代谢，耗尽 ATP，导致细胞死亡。另有研究表明，在实验性脑缺血的动物模型中，小剂量应用 PARP 具有很强的脑保护作用，可明显的缩小脑缺血后的梗死灶，而大剂量则有脑损害作用，表现为脑缺血后梗死灶体积增大。由此可见，PARP 在神经元的损伤和修复过程中有双重调节作用。

知识链接

　　干细胞移植治疗是一门先进的医学技术，为一些疑难杂症的治疗带来了希望。干细胞移植治疗是把健康的干细胞移植到患者体内，以修复或替换受损细胞或组织，从而达到治愈的目的。干细胞移植治疗范围很广，一般能治疗神经系统疾病、免疫系统疾病，还有其他的一些内外科疾病。干细胞在医学界被称为"万用细胞"，它可以分化成多种功能的细胞或组织器官。

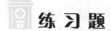 练习题

一、名词解释

神经再生性发芽

二、选择题

1. 典型的神经元由四部分组成:胞体、树突、轴突和( )。

A. 突触前末梢　　　　　　　B. 突触后末梢

C. 突触中间末梢　　　　　　D. 突触

E. 小体

2. 下列说法不正确的是( )。

A. 神经再生是非常复杂的病理生理过程,它牵涉到神经元本身和有关神经元微环境的各个方面

B. 神经发芽分为再生性发芽和侧枝发芽

C. 神经损伤后的再生修复是十分复杂的病理生理过程,涉及从分子、细胞到整体的各个层次的变化

D. 中枢神经再生是很容易的

E. 神经损伤后的修复有一定的时间区限

三、填空题

神经系统中存在两类不同的细胞,即_____和_____。

四、问答题

神经胶质细胞的生理功能有哪些?

(廖　浪)

项目二　康复护理评定方法

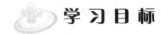

任务一　残疾评定

学习目标

1. 掌握残疾评定的基本概念、残疾评定的分类及评定的方法。
2. 熟悉残疾评定的意义、评定的作用、评定的流程。
3. 了解残疾的构成要素和预防措施。

案例引导

　　患者，周某，男，60岁，从小生长发育较同龄人差，因智能差一直未上学，但是沟通尚可。成年后不能参加工作，因父母双亡一直由社区负责照顾其生活。个人卫生极差，自己从不主动洗澡，一般由社区保安带去洗澡，喜欢穿破旧衣服，整日蓬头垢面，有时无故到社区吵闹，经常带一根木棒在身边，有冲动、伤人、毁物行为。

　　请问：1. 患者有哪几类残疾，需要做哪些方面的残疾评定？
　　　　　2. 对这几类残疾级别的评定分别是如何判定的？

　　残疾反映出损伤给器官功能和个人活动所造成的后果。狭义的残疾人主要指同时具备残疾三要素（病理要素、生理功能障碍要素、社会角色障碍要素）的或以社会角色障碍为主的人，他们是政府和社会关注的残疾对象。广义的残疾人实际上指生理功能残疾的人，广义的残疾也泛指生理功能残疾。残疾人应当得到社会的理解、尊重、关心和帮助。残疾人在家庭生活、教育、就业、住房、参加政治社团、利用公共设施、谋求经济自主等方面，有权充分参与并获得和健全人同等的机会。

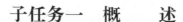

子任务一 概 述

残疾(disability)指一种心身状态,是由于残损的原因使人的能力受限或者缺乏,以至于不能在正常范围内和以正常方式进行活动。处于这种状态的人,由于躯体功能或精神心理的障碍,不能或难以适应正常社会的生活和工作。因病致残称病残,因伤致残称伤残。

所谓残疾评定,就是利用一些手段(访谈、量表等)对残疾人进行系统的分析,最后得出残疾的原因、内容、程度等结果。

一、残疾的构成及预防

(一)构成要素

构成残疾的要素主要有 3 个:①有由于疾病或外伤所导致的一种现代医学条件下尚无法使之完全"复原"的器官或组织的"终局状态"。这种状态的存在,是残疾的病理要素,又称病理损害,这是残疾的必备要素。②有病理损害导致的躯体生理功能或精神心理功能的低下或丧失,这是残疾的生理功能障碍要素。③有由于生理功能障碍或病理损害造成的在完成与其年龄、性别、文化相适应的社会角色方面的困难,这是残疾的社会角色障碍要素,又称社会功能障碍、社会环境障碍。

(二)预防措施

采取各种措施预防残疾的发生或使之在早期消除是联合国《关于残疾人的世界行动纲领(1983—1992)》中规定的首要任务和目标。首先要建立地方的致残原因流行学的动态分析和研究系统。对致残的 10 大原因(疾病、遗传变异和先天畸形、营养不良、药物毒物伤害、社会和家庭变革中的心理冲击、交通事故、职业病和职业劳动事故、环境污染、自然灾害、战争)进行有地区针对性的逐年的统计分析,为地区具体的预防决策提供依据。另外,从医疗卫生、行政管理两个方面,推行综合性的两级预防方案,并使之逐步落实。儿童残疾预防的关键是控制先天性及遗传性疾病。严格控制近亲结婚,有计划、有步骤地开展妊娠遗传学检查,是预防工作的中心。

二、评定的意义和作用

(一)评定的意义

通过评定,评定者可以准确地掌握现存障碍发生在哪个层面、障碍的种类以及障碍的严重程度等信息。

(1)通过评定,可以加深患者对自身疾病和活动能力的了解,帮助患者制订合适的治疗目标,增强信心,提高对治疗的积极性,促使患者更加努力地帮助自己、主动地参与治疗。对一些伴有慢性疾病的患者来说,将会鼓励其尽早地向康复医生反映有关情况,以预防和减缓疾病的恶化和功能的减退。

(2)通过全面、系统、准确地评定,可弥补病史和一般临床检查的不足,容易早期发现问题,具体了解患者在哪些方面需要帮助,如何才能提供和得到帮助,鼓励其制订更为合适的康复治疗计划,随时掌握患者的病情和功能状态,指导我们的康复医疗工作。最后,通过康复评定的结果,确定康复的后果,从而控制康复治疗的质量。

（3）通过评定，发现在社会康复方面存在的问题，如社会提供资助、改进服务质量、环境状况以及政策法规方面所存在的缺陷，为社会如何对残疾人提供帮助提供依据。此外，评定还可以就残障为政府相关部门提供新的发病资料。

（4）通过对伤者治疗后临床症状稳定时的器官损伤、功能障碍、日常生活、工作、学习和社会交往能力的丧失程度以及对医疗和护理依赖的程度进行评定，将伤残者的残疾程度划分等级。

（二）评定的作用

1. 掌握功能障碍的情况

（1）了解功能障碍的性质：寻找引起功能障碍的器官组织缺陷，包括：先天性的，如先天脊髓膜膨出、先天性心脏病；后天性的，如小儿脑瘫、脊髓灰质炎后遗症；继发性的，如骨折后长期卧床引起的关节挛缩等。

（2）了解功能的范围：明确功能障碍是哪一个或者哪几个方面受到限制，如颅脑损伤患者是单纯性躯体运动功能障碍，还是同时存在认知、言语及心理障碍等。

（3）了解功能障碍的程度：按照 WHO 标准，分清功能障碍是组织器官水平缺陷，或个体自身活动能力受到影响，还是个体与外界交往、发挥社会作用受到限制，区分损伤、活动受限及参与限制三个不同层次的障碍。

2. 帮助判断预后 由于病、伤、残的部位、范围、性质和程度不同，同一种疾病、相似的功能障碍的发展、变化不同，评定可以动态地观察残疾的进程，对其结局有一定的预见性，对预后的判断可给患者及家属以心理准备，可使制订的治疗计划更合理，以便充分利用各种资源，避免患者及其家属对治疗期望值过高或过低。

3. 分析卫生资源的使用效率 如何在最短的时间内消耗最低的费用、获得最佳的治疗效果一直是社会和患者共同追寻的目标。目前许多医疗机构和相关部门可通过功能独立性测量量表的使用，有针对性地选择治疗方案，确定住院时间，节约治疗费用。

（三）评定的流程

评定分为收集资料、整理分析资料和解释结果三个阶段（图 2-1）。此外，定期组织召开评定会也是评定过程中的重要内容。

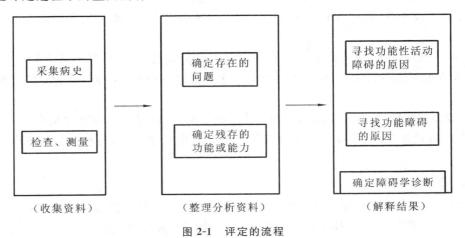

图 2-1 评定的流程

子任务二 残疾评定的分类及评定的方法

长时间以来,人们都在努力地寻找表达各种残疾的具体方法,并尽量尝试通过数据来显示评定的结果,但由于功能障碍的复杂性,至今仍有相当多的残疾状况无法通过定量的方法解释,只能用定性的方法进行分析。

一、残疾评定的分类

(一)视力残疾

视力残疾,是指由于各种原因导致双眼视力低下并且不能矫正或视野缩小,以致影响其日常生活和社会参与。视力残疾的分级见表2-1。

表 2-1 视力残疾的分级

类别	级别	最佳矫正视力
盲	一级	无光感~0.02;或视野半径<5度
	二级	0.02~0.05;或视野半径<10度
低视力	三级	0.05~0.1
	四级	0.1~0.3

(二)听力残疾

听力残疾,是指人由于各种原因导致双耳不同程度的永久性听力障碍,听不到或听不清周围环境声及言语声,以致影响其日常生活和社会参与。

听力残疾的分级:

(1)听力残疾一级:听觉系统的结构和功能极重度损伤,较好耳平均听力损失不小于91 dB HL,在无助听设备帮助下,不能依靠听觉进行言语交流,在理解和交流等活动上极度受限,在参与社会生活方面存在极严重障碍。

(2)听力残疾二级:听觉系统的结构和功能重度损伤,较好耳平均听力损失为81~90 dB HL,在无助听设备帮助下,在理解和交流等活动上重度受限,在参与社会生活方面存在严重障碍。

(3)听力残疾三级:听觉系统的结构和功能中重度损伤,较好耳平均听力损失为61~80 dB HL,在无助听设备帮助下,在理解和交流等活动上中度受限,在参与社会生活方面存在中度障碍。

(4)听力残疾四级:听觉系统的结构和功能中度损伤,较好耳平均听力损失为41~60 dB HL,在无助听设备帮助下,在理解和交流等活动上轻度受限,在参与社会生活方面存在轻度障碍。

(三)智力残疾

智力残疾,是指智力明显低于一般人水平,并伴有适应性行为的障碍。此类残疾是由于神经系统结构、功能障碍,使个体活动和社会参与受到限制,需要环境提供全面、广泛、有限和间歇的支持。

智力残疾包括:在智力发育期间(18岁之前),由于各种有害因素导致的精神发育不全或智力发育迟滞;或者智力发育成熟以后,由于各种有害因素导致智力损害或智力明显衰退。智力残疾的分级见表 2-2。

表 2-2　智力残疾的分级

级　　别	分 级 标 准			
	发展商(DQ) 0~6 岁	智商(IQ) 7 岁及以上	适应性行为(AB)	WHO-DAS II 分值 18 岁以上
一级	20~25	<20	极重度	≥116 分
二级	26~39	20~34	重度	106~115 分
三级	40~54	35~49	中度	96~105 分
四级	55~75	50~75	轻度	52~95 分

(四) 肢体残疾

肢体残疾,是指人体运动系统的结构、功能损伤造成四肢残缺或四肢、躯干麻痹(瘫痪)、畸形等而致人体运动功能不同程度的丧失以及活动受限或社会参与的局限。

肢体残疾的分级见表 2-3。

表 2-3　肢体残疾的分级

级　　别	功 能 障 碍
一级	四肢瘫;四肢运动功能重度丧失;截瘫:双下肢运动功能完全丧失;偏瘫:一侧肢体运动功能完全丧失;单全上肢和双小腿缺失;单全下肢和双前臂缺失;双上臂和单大腿(或单小腿)缺失;双全上肢或双全下肢缺失;四肢在不同部位缺失;双上肢功能极重度障碍或三肢功能重度障碍
二级	偏瘫或截瘫,残肢保留少许功能(不能独立行走);双大腿缺失;双上臂或双前臂缺失;单全上肢和单大腿缺失;单全下肢和单上臂缺失;三肢在不同部位缺失(除外一级中的情况);两肢功能重度障碍或三肢功能中度障碍
三级	双小腿缺失;单大腿及其以上缺失;单前臂及其以上缺失;双手拇指或双手拇指以外其他手指全缺失;两肢在不同部位缺失(除外二级中的情况);一肢功能重度障碍或两肢功能中度障碍
四级	单小腿缺失;双下肢不等长,差距在 5 cm 以上(含 5 cm);脊柱畸形,驼背畸形大于 70°或侧凸大于 45°;单手拇指以外其他四指全缺失;一肢功能中度障碍或两肢功能轻度障碍;单侧拇指全缺失;单足跗跖关节以上缺失;双足趾完全缺失或失去功能

(五) 言语残疾

言语残疾,是指由于各种原因导致的不同程度的言语障碍,经治疗 1 年以上不愈或病程超过 2 年者,而不能或难以进行正常的言语交往活动,以致影响其日常生活和社会参与(3 岁以下不定残)。

1. 失语　失语是指由于大脑言语区域以及相关部位损伤所导致的获得性言语功能丧失或受损。

2. 运动性构音障碍　运动性构音障碍是指由于神经肌肉病变导致构音器官的运动障碍,主要表现为不会说话、说话费力、发声和发音不清等。

3. 器官结构异常所致的构音障碍　器官结构异常所致的构音障碍是指构音器官形态结

构异常所致的构音障碍。其代表为腭裂以及舌或颌面部手术后造成的构音障碍,主要表现为不能说话、鼻音过重、发音不清等。

4. 发声障碍(嗓音障碍) 发音障碍是指由于呼吸及喉存在器质性病变导致的失声、发声困难、声音嘶哑等。

5. 儿童言语发育迟滞 儿童言语发育迟滞指儿童在生长发育过程中其言语发育落后于实际年龄的状态。主要表现为不会说话、说话晚、发音不清等。

6. 听力障碍所致的言语障碍 听力障碍所致的言语障碍指由于听力障碍所致的言语障碍,主要表现为不会说话或者发音不清。

7. 口吃 口吃是指言语的流畅性障碍,常表现为在说话的过程中拖长音、重复、语塞并伴有面部及其他行为变化等。言语残疾的分级见表2-4。

表2-4 言语残疾的分级

级　别	分 级 标 准
一级	无任何言语功能或语音清晰度≤10%,言语表达能力等级测试未达到一级测试水平,不能进行任何言语交流
二级	具有一定的发声及言语能力,语音清晰度为11%～25%,言语表达能力等级测试未达到二级测试水平
三级	可以进行部分言语交流,语音清晰度为26%～45%,言语表达能力等级测试未达到三级测试水平
四级	能进行简单会话,但用较长句或长篇表达困难,语音清晰度为46%～65%,言语表达能力等级测试未达到四级测试水平

(六) 精神残疾

精神残疾,是指各类精神障碍持续1年以上未痊愈,由于存在认知、情感和行为障碍,以致影响其日常生活和社会参与。

精神残疾的分级:18岁(含)以上的精神障碍患者根据《世界卫生组织残疾评定量表Ⅱ》(WHO-DASⅡ)分数和下述的适应性行为表现,18岁以下者依据下述的适应性行为的表现,把精神残疾划分为四级(表2-5)。

表2-5 精神残疾的分级

级　别	分 级 标 准
精神残疾一级	WHO-DASⅡ值≥116分,适应性行为严重障碍,生活完全不能自理
精神残疾二级	WHO-DASⅡ值为106～115分,适应性行为重度障碍,生活大部分不能自理
精神残疾三级	WHO-DASⅡ值为96～105分,适应性行为中度障碍,生活上不能完全自理
精神残疾四级	WHO-DASⅡ值为52～95分,适应性行为轻度障碍,生活上基本自理

二、评定的方法

(一) 观察法

观察法是观察者凭借感觉器官或其他辅助工具,对患者进行有目的、有计划的考查的一种方法。观察可以在实际环境和人为场所的情境中进行。观察法具有观察对象的自然性、观察的客观性和直接性等特点,而其最大优点是由于观察过程一般不被患者知晓,因而保持了被观察者表现的自然性而不附加人为的影响,方法简便易行。其缺点是只能了解表现的事实,不能直接解释其发生的原因。观察法属于定性分析法,因而具有一定的主观性。为弥补肉眼观察的不足,可用摄像机将观察内容记录下来,以便反复观察和进行再次评定时的比较。

（二）访谈法

通过与患者及其家属的直接接触,可以了解患者功能障碍发生的时间、持续的时间、发展的过程以及对日常生活、工作、学习的影响等大量的资料,也可以从患者周围的人了解其他有关的信息,如平常交往的人群、朋友和同事等。

（三）调查法

调查法是以提出问题的形式收集被检查者的有关资料的一种方法。按回答问题的形式是否预先设计,可分为结构性调查和非结构性调查。前者指所提问题为闭合式,即回答问题的形式以预先确定所有可能的答案和设计好的固定模式出现,被调查者只需要从中选择一个答案即可,如回答"是"或"否"等。后者指所提问题为开放式,即被调查的问题允许被调查者用自己的语言自由回答,不做范围的限制。

（四）量表法

量表法是通过运用标准化的量表对患者的功能进行评定的一种方法,在评定中应用较多的量表有以下几种。

1. 按照评定方式分为自评量表和他评量表　自评量表也叫客观量表,由被评定对象自己对照量表的项目及其要求,选择符合自己情况的答案。此类量表在心理学及社会学中应用较多,包括各类问卷和调查表,如症状自评量表、自评抑郁量表等。他评量表是由填表人作为评定者,评定者根据自己的观察和测量结果填表,如关节活动度测量;也可以询问被评者,如功能独立性测量等。这种他评量表又称为主观量表。

2. 按照量表的编排方式分为等级量表和总结性量表　等级量表是将功能按照某种标准排成顺序,故又称顺序量表。常采用数字或字母将功能进行定性分级,如按 A、B、C、D 或 1、2、3、4 进行分级,标准徒手肌力检查就是典型的例子。这种评定量表的主要缺点就是无法确切的将登记间隔均等划分,虽然评定比较粗糙,但可以对功能的特征进行一定程度的度量。总结性量表是由一系列技能或功能活动组成的,根据受试者完成活动时的表现进行评分,最后将分数相加得出结论,从而归纳出某种结论。

（五）设备检测法

设备检测法指借助于仪器设备对受试者的某一功能性变量进行直接测量,通过数据的记录反映患者的功能状况,如使用量角器测量关节活动度、通过肌电图机记录周围神经的传导速度以及在脑电生物反馈机上测量患者的注意力集中程度。

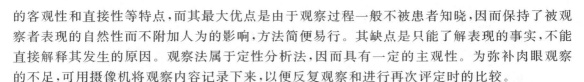 练 习 题

一、选择题

1. 视力残疾分为几级?（　　　）

A. 3 级　　　　　B. 4 级　　　　　C. 5 级　　　　　D. 6 级　　　　　E. 7 级

2. 以下四项中哪一项不是康复评定中的三个阶段?（　　　）

A. 收集资料 　　　　　　　　B. 整理分析资料

C. 解释结果 　　　　　　　　D. 制订治疗计划

3. 精神残疾分级中,如果 WHO-DASⅡ 值 100 分时是属于第几级?（　　　）

A. 1 级　　　　B. 2 级　　　　C. 3 级　　　　D. 4 级　　　　E. 5 级

4. 徒手肌力检查属于下列哪一种评定方法?（　　　）

A. 自评量表 　　　　　　　　B. 他评量表

C. 等级量表 　　　　　　　　D. 总结性量表

E. 分析性量表

5. 下列哪一项不属于肢体残疾中的第三级?（　　　）

A. 双小腿缺失;单大腿及其以上缺失

B. 单前臂及其以上缺失

C. 双手拇指或双手拇指以外其他手指全缺失

D. 脊柱畸形,驼背畸形大于 70° 或侧凸大于 45°

6. 较好耳平均听力损失为 81~90 dB HL 是几级听力残疾?（　　　）

A. 1 级　　　　B. 2 级　　　　C. 3 级　　　　D. 4 级　　　　E. 5 级

（唐金华）

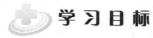

任务二　能力评定

子任务一　日常生活活动能力评定

 学习目标

1. 掌握日常生活活动能力的基本概念、评定方法和日常生活活动的分类。
2. 熟悉常用日常生活活动能力常用的评定量表。
3. 了解日常生活活动能力评定的注意事项及评定内容。

案例引导

　　患者褚某,男,65 岁,因自家盖房子不慎从楼上摔下,头部着地后昏迷伴右颅颞部出血,约 10 min 后苏醒但感头部剧痛,无恶心呕吐,不能自行活动,入当地医院就诊,立即行开颅手术减压清除血肿等治疗。目前患者记忆力呈渐进性减退,吃饭、洗澡、修饰等日常生活需要帮助,行走、转移需借助拐杖,患者及家属迫切希望改善目前状况。

请问:1. 该患者是否存在日常生活活动能力减退的问题?

2. 根据患者表现及家属期望,该患者急需解决的属于哪类日常生活活动能力?

3. 对该患者的日常生活活动能力评定适合采用哪种量表?

一、概述

日常生活活动(activity of daily living,ADL)是指人们为了维持生存以及适应生存环境而每天必须反复进行的、最基本的、最具有共同性的活动。广义的 ADL 是指个体在家庭、工作机构及社区自己管理自己的能力。除了包括基本的生活能力之外,还包括与他人交往的能力,以及在经济上、社会上和职业上合理安排自己生活方式的能力。

ADL 能力不是与生俱来的,而是个体在发育、成长过程中逐步习得,并通过反复实践而逐渐发展完善的,它是人们从事其他一切活动的基础。在 ADL 上受挫,常可损害个体形象,导致焦虑、抑郁、丧失自尊心,产生依赖感、幼稚感,影响其与他人的联系,亦可影响到整个家庭。

二、ADL 的分类

(1) 基本或躯体的 ADL(basic or physical ADL,BADL or PADL),是指患者在家或医院里每日所需的基本运动和自理活动。其评定结果反映了个体较粗大的运动功能,如仪表卫生、口腔卫生、洗澡、如厕、穿衣、进食、转移等。适用于较重的残疾,常在医疗机构应用。宜选用修改后的 Barthel 指数(modified Barthel index,MBI)量表,它除了能评定 PADL 外,尚可预测以后的恢复,该量表总分 100 分,60 分为是否能独立生活的分界点,60～100 分为轻度残疾;41～60 分为中度残疾,需要大量帮助;20～40 分为重度残疾;低于 20 分为完全残疾。

(2) 复杂性 ADL,是指人们在社区中独立生活所需的高级技能,如交流和家务劳动等,常需要使用各种工具,故又称之为工具性 ADL(instrumental ADL,IADL)。其评定结果反映了较精细的运动功能,适用于较轻的残疾,且在发现残疾方面较 PADL 敏感,故常用于调查,多在社区老年人和残疾人中应用。如打扫卫生、整理衣物、做饭、购物、理财、房屋维修、外出交通、照顾他人等。宜选用修订后的功能活动问卷(FAQ),评定后分数越高说明障碍越重,正常标准为低于 5 分,5 分及以上为异常。

(3) 当需全面评定 PADL 及 IADL 时,可采用功能独立性评定(FIM)量表。

三、ADL 能力评定的注意事项

(1) 评定时应该记录患者确实能做什么,而不是可能应该达到什么程度。

(2) 评定时,通常由评定者给患者一个总的动作指令,让患者完成某个具体动作,如请您坐起来,请将这件衣服穿起来,而不要告诉患者坐起来或穿衣的具体步骤。

(3) 在评定中,只有当患者需辅助器或支具时才可以提供,不能依赖和滥用。

(4) 除非评定表中有说明,否则使用辅助器、支具或采取替代的方法,均认为是独立完成活动,但应注明。

(5) 任何需要体力帮助的活动,都被认为是没有能力独立完成。

(6) 只有那些不需要任何说明即能独立完成的项目才可得满分。

（7）如不能顺利完成某项活动，可给予一定的体力帮助，然后继续评定下一项目。

（8）评定期间尽量不要让患者失败，但也不要提供太多的帮助，如果某项活动，患者显然是挣扎地完成，则可暂停或换下一项活动。

（9）评定过程中应该避免患者不明白评定者动作指令而导致的失败。

（10）应选择 ADL 能力评定量表中简单安全的项目开始，逐渐进行比较困难的项目。为避免患者疲劳，评定可分期进行。

（11）无论是在病房、治疗室还是在患者家里，评定时都要尊重患者个人的生活方式、习惯与隐私。

（12）评定中要考虑可能因不同国家、地区、民族、文化程度等所导致的评定内容上的差异。

（13）应在正常的生活过程中和适当的环境中评定某项活动，如评定穿衣技能，最好是在患者早晨穿衣的时间。

（14）评定过程中，评定者应观察患者完成活动所采用的方法，或完成某一活动试图去采用的方法，以便找出活动障碍的原因，为确定训练目标、训练程序、训练方法以及是否需要用辅助用具打下良好基础。

（15）完成某项活动的速度由评定者来掌握。

（16）在选择 ADL 能力评定量表时，应该考虑日常生活中实际功能的需要。

（17）患者过去的生活习惯、文化素养、工作性质、所在的社会环境、评定时的心理状态和合作程度，以及评定者的专业水平和环境等都会对 ADL 能力评定产生影响。

四、ADL 能力评定内容

ADL 能力的内容大致包括运动、自理、交流、家务劳动和娱乐活动 5 个方面。

（一）运动方面

1. 床上运动

（1）床上体位：保持在仰卧位、侧卧位、俯卧位时的良好体位。

（2）床上体位转换：仰卧位与侧卧位或俯卧位之间的相互转换，以及从卧位坐起和躺下。

（3）床上移动：向上、下、左、右移动。

2. 转移

（1）坐位之间转移：床与轮椅（或椅）之间的转移，轮椅与坐厕（椅）之间的转移。

（2）坐、站之间的转移等。

3. 室内、室外行走与上下楼

（1）室内行走：在地板、地毯或水泥路面上行走，上下楼梯。

（2）室外行走：在水泥路、碎石路或泥土路面上行走，上下台阶和楼梯（有扶手或无扶手）。

（3）借助助行器行走：使用助行架、手杖、腋杖，穿戴支架、支具或假肢行走及上下楼梯。

（4）公共或私人交通工具的使用：骑自行车及摩托车、乘公共汽车、驾驶汽车等。

4. 操纵轮椅

（1）对轮椅各部件的识别，轮椅的保养与维修。

（2）操纵轮椅进出厕所或浴室，户内外转移，上下斜坡、台阶等。

（二）自理方面

1. 更衣　包括穿脱内衣、内裤，穿脱套头衫、开衫，穿脱鞋袜，穿脱假肢或矫形器，扣纽扣，拉拉链,系腰带、鞋带,打领带。

2. 进食　包括使用餐具,如持筷夹取食物,用调羹舀取食物,用刀切开食物,用叉叉取食物,用吸管、杯或碗饮水、喝汤,对碗、碟的握持,包括端碗、持盘等,以及咀嚼和吞咽能力等。

3. 上厕所　包括使用尿壶、便盆或进入厕所大小便及便后会阴部清洁、衣物的整理、排泄物的冲洗等。

4. 洗漱　包括洗手、洗脸、洗头、刷牙、洗澡(淋浴、盆浴、擦浴)。

5. 修饰　包括梳头、剃须、修剪指(趾)甲、使用化妆品等。

(三) 交流方面

包括打电话、阅读、书写,使用电脑、电视机、收音机、录音机、DVD,打字,识别环境标记如厕所标志、街道指示牌、各种交通标志和安全警示等。

(四) 家务劳动方面

包括使用钱币,上街购物,备餐,清洗、晾晒、熨烫和整理衣物,照顾孩子,安全使用家用器具如厨具、炊具、洗衣机、刀、剪、电冰箱、水瓶、开罐器,使用扫帚、拖把、吸尘器等,使用环境控制器如电源开关、插头、水龙头、钥匙等的能力,以及收支预算等。

(五) 娱乐活动方面

如打扑克牌、下棋、摄影、旅游、社会活动等。

五、ADL 能力评定方法

1. 直接观察法　直接观察患者的实际操作能力然后进行评定,而不是通过询问进行评定。该方法的优点是能够比较客观地反映患者的实际功能情况,有效地避免患者夸大或缩小自己的能力,但缺点是费时费力,患者不易配合。

2. 间接评定方法　主要通过询问的方法进行评定,询问的对象可以是患者本人,也可以是其家人或照顾者。该方法的优点是简单、快捷,但缺点是缺乏可信性,故主要用于一些不便直接观察或演示的动作评定,如二便的控制、洗澡等。

六、常用的评定量表

常用的评定量表有 PULSES、Barthel 指数量表(表 2-6)、修订的 Kenny 自理评定量表和功能独立性评定(FIM)量表(表 2-7)等。

表 2-6　Barthel 指数量表

姓名		性别	年龄	床号	诊断		住院号	
项　目	评分		标　　准			评估日期		
大便	0		失禁或昏迷					
	5		偶有失禁(每周少于 1 次)					
	10		控制					
小便	0		失禁或昏迷或需由他人导尿					
	5		偶有失禁(每 24 h 少于 1 次)					
	10		控制					

续表

项 目	评分	标 准	评估日期		
修饰	0	需要帮助			
	5	自理(洗脸、梳头、刷牙、剃须)			
用厕	0	依赖他人			
	5	需部分帮助			
	10	自理(去和离开厕所、使用厕纸、穿脱裤子)			
进食	0	较大或完全依赖			
	5	需部分帮助(切面包、抹黄油、夹菜、盛饭)			
	10	全面自理(能进各种食物,但不包括取饭、做饭)			
转移	0	完全依赖他人,无坐位平衡			
	5	需大量帮助(1～2人,身体帮助),能坐			
	10	需少量帮助(言语或身体帮助)			
	15	自理			
活动	0	不能步行			
	5	在轮椅上能独立行动			
	10	需1人帮助步行(言语或身体帮助)			
	15	独立步行(可用辅助器,在家及附近)			
穿衣	0	依赖他人			
	5	需一半帮助			
	10	自理(自己系、开纽扣,关、开拉锁和穿鞋)			
上下楼梯	0	不能			
	5	需帮助(言语、身体、手杖帮助)			
	10	独立上下楼梯			
洗澡	0	依赖			
	5	自理(无指导能进出浴池并自理洗澡)			
总得分					
评估人					

评分结果:满分100分。<20分为极严重功能缺陷,生活完全需要依赖;21～40分为重度依赖,生活需要很大帮助;41～60为中度依赖,日常生活需要帮助;>60分,良,生活基本自理。Barthel指数量表得分40分以上者康复治疗的效益最大。

表 2-7 FIM 量表

姓名		性别		年龄		诊断		住院号	

项目		日期		
Ⅰ 自理 活动	1. 进食			
	2. 梳洗修饰			
	3. 洗澡			
	4. 穿上身衣			
	5. 穿下身衣			
	6. 如厕			
Ⅱ 括约肌控制	7. 排尿管理			
	8. 排便管理			
Ⅲ 转移	9. 床椅间转移			
	10. 转移至厕所			
	11. 转移至浴盆或淋浴室			
Ⅳ 行进	12. 步行/轮椅			
	13. 上下楼梯			
Ⅴ 交流	14. 理解			
	15. 表达			
Ⅵ 社会 认知	16. 社会交往			
	17. 解决问题			
	18. 记忆			
合计				

FIM 量表评定的得分标准见表 2-8。

表 2-8 FIM 量表评定的得分标准

功能独立(独立 完成所有活动)	7 分	完全独立	能独立完成所有活动,活动完成规范,无须矫正,不需要辅助设备和帮助,并在合理的时间内完成
	6 分	有条件的 独立(帮 助独立)	能独立完成所有活动,但活动需要辅助设备(假肢、支具、辅助器具),或超过合理的时间,或活动中不够安全

续表

功能依赖(需要有人监护或给予身体方面的帮助,或不能活动)	部分依赖:患者可以承担50%以上活动,并需要不同程度的帮助	5分	监护、准备或示范	患者在没有身体接触性帮助的前提下,能完成活动,但由于认知缺陷、平衡差等,需要他人监护、口头提示或诱导,或者需要他人准备或传递必要的用品如支具、衣物等
		4分	最小帮助	患者完成活动时,需最小的身体接触性帮助,其主动用力程度大于75%(帮助小于25%)
		3分	中等帮助	患者在活动中要求中等的身体接触性帮助,其主动用力程度为50%~74%(帮助达25%~50%)
	完全依赖:患者用力<50%,需要最大或全部的帮助	2分	大量帮助	患者在活动中要求中等的身体接触性帮助,其主动用力程度为25%~49%(帮助达50%~75%)
		1分	完全依赖	患者在活动中主动用力程度为0~25%,不能做任何活动

练习题

一、名词解释

日常生活活动

二、选择题

1. 下列不属于日常生活活动能力自理方面内容的是(　　　)。

A.更衣　　　　B.进食　　　　C.修饰　　　　D.家务劳动　　　E.上厕所

2. 下列内容属于FIM量表中区别于Barthel指数量表内容的是(　　　)。

A.排尿　　　　B.上下楼梯　　C.记忆　　　　D.转移　　　　　E.坐轮椅

3. 下列属于Barthel指数量表评定结果中中度残疾的是(　　　)。

A.60~100分　B.41~60分　　C.20~40　　　D.20分及以下　E.100分以上

(唐金华)

子任务二　认知功能评定

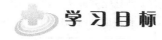 学习目标

1. 掌握认知的概念。

2. 熟悉认知功能包括哪些方面。

3. 了解注意力障碍、记忆障碍、思维障碍等内容及常用评定方法,认知功能综合评定。

案例引导

　　患者王某,女,84 岁,于 2 年前脑外伤后,出现昏迷,经治疗出院。除了肢体功能受到影响,2 年来患者还出现渐进性记忆力下降,不认识见过的亲戚朋友;用过的东西不知道放哪,出门找不到回家的路;与人交流总是走神;分不清上午和下午;进入厨房不会做原先熟悉的菜。

　　请问:1. 患者存在哪些认知问题?

　　2. 根据患者表现,宜选择哪种量表进行认知功能评定?

一、定义

　　认知是指大脑对感知信息的处理、储存、回忆和应用。认知是以感知信息为前提,以信息的使用为目的的。认知障碍也是大脑功能受损时的表现。诊断认知功能障碍时,也应排除感觉功能缺陷、智力衰退、意识不清、言语困难、以往不熟悉等情况。

二、认知的主要内容及相关评定

　　认知的主要内容:注意力、记忆、定向、思维、解决问题等能力方面,常用简易精神状态检查量表,也可选用韦氏智力量表和韦氏记忆量表。

(一) 注意力障碍

　　1. 定义　注意力是把心理活动指向和集中于某种事物的能力,这种能力的下降称为注意力障碍。注意力包括警觉、分配和选择。警觉指保持较长的注意时间,分配指同一时间内把注意指向不同的对象或活动上,选择指在多种信息中选择最关注的信息加以注意。注意力障碍者难以学习、听从指导或参加集体活动。

　　2. 评定

　　(1) 视跟踪和辨别:①视跟踪:让患者看到一束光源,医生将光源向患者左、右、上、下移动,观察患者随之移动的能力,每个方向评 1 分,正常为 4 分。②形状辨别:让患者复制一根垂线、一个圆、一个正方形和大写字母 A,每项评 1 分,正常为 4 分。③删字母:给患者一支铅笔,让他以最快速度准确地删去图中的 C 和 E(图 2-2)。注意在实际试验时图中字母应为正常大小的规格,删除中每行若需删去 18 个字母,100 s 内删错多于一个为注意力有缺陷。

```
BEIFHEHFEGICHEIC8DACBFBEDAC DAFCIHCFEBAEACFCHBDCFGEIE
CAHEFACDCFEHBFCAEHAEIEGDEHBCAGCIEHCIEFHICDBCGFDEBA
EBCAFCBEFAEFGCHGDEHBAEGDACHEBAEDGCDAFCBIFEADCBEACG
CDGACHEFBCAFEABFCHDEFCGACBE DCFAHEHEFDICHBIEBCAHCHEFB
ACBCGBIEHACAFCICABEGFBEFAEA BGCGFACDBEBCHFEADHCAIEFEG
EDHBCADGEADFEBEIGACGDACHGDCABAEFBCHDACGBEHCDFEHAIE
```

图 2-2　删字母

　　(2) 数或词的辨别:①医生在 60 s 内以每秒 1 个的速度念无规则排列的字母,其中有 10

个为指定的同一字母,让患者每听到此字母时举一下手,回应 10 次。②重复数字:医生以每秒 1 个的速度给患者念随机排列的数字,从 2 个开始,每念完一系列让患者重复一次,一直进行 到患者不能重复为止。复述不到 5 个数字为异常。③词辨认:向患者播放录音带,内有一段短文,其中有 10 个指定词,让患者每听到此词举一次手。例如:"昨晚我骑着我的红自行车回家时,晚霞将天边染得红彤彤的,我向红色的天边望了一眼,看见了些云彩。回家时,我妹妹小红在屋里穿着一件红毛衣和红运动裤,她告诉我她要和同学去红都餐厅吃晚饭,她骑上我的红自行车走了。我打开窗看见对面三层红房子的阳台上挂着三件红色的上衣。""红(色)"为指定词,举手少于 8 次为有注意力缺陷。

(3) 听跟踪:让患者闭目听铃,将铃在患者左、右、前、后和头上方摇动,让其指出铃之所在。每个位置评 1 分,少于 5 分为异常。

(4) 声辨认:① 声认识:向患者放一段录有嘤嘤声、电话铃声、钟表咔嗒声和号角声的录音带,让他每听到号角声时举一下手,号角声出现 5 次,举手不到 5 次为有缺陷。②在杂音背景中辨认词:向患者放一段有喧闹集市背景的短文,内容和安排类似前文中的词辨认,其中亦有 10 个指定的词,让患者每听到此词时举一下手,举手不到 10 次为有缺陷。

(二) 记忆障碍

1. 定义 记忆是过去感知过、体验过和做过的事物在大脑中留下的痕迹,是过去经验在人脑中的反映,记忆过程分为识记、存储和巩固、再认、再现等 4 个阶段。记忆障碍是指记忆的下降。

记忆障碍是脑受伤后最常见的主诉,表现为不能回忆或记住伤后所发生的事件,但对久远的事情回忆影响不大,虽然记忆随时间推移可逐步改善,但大多数人仍有严重问题。有些患者记忆障碍可在脑损伤后 2 年才出现,对个人重返工作岗位和独立生活能力逐步产生影响。记忆根据对信息巩固的时间长度,可分为瞬时记忆、近期记忆和远期记忆。

2. 评定 评定方法有韦氏记忆量表、记忆单项能力测定、Rivermead 行为记忆试验等。前两者较复杂,花费时间长,临床常用第三种方法,此法的内容和评分都不难,医生容易操作,患者易于完成。在此主要介绍 Rivermead 行为记忆试验。

(1) 记住姓和名:让患者看一张人的照片,并告知患者照片上人的姓和名。延迟一段时间后让他回答照片上人的姓和名,延迟期间让他看一些其他东西。评分:姓和名均答对记 2 分;仅答出姓或名记 1 分;否则 0 分。

(2) 记住藏起的物品:向患者借一些属于其个人的梳子、铅笔、手帕、治疗时间表等不贵重的物品,当着他的面藏在抽屉或柜橱内,然后让他进行一些与此无关的活动,结束前问患者上述物品放于何处。评分:正确指出所藏的地点记 1 分,否则 0 分。

(3) 记住预约的申请:告诉患者,医生将闹钟定于 20 min 后响铃,让他 20 min 后听到响铃时提出一次预约的申请,如向医生问"您能告诉我什么时候再来就诊吗?"评分:当响铃时能提出正确问题记 1 分,否则 0 分。

(4) 记住一段短的路线:让患者看着医生手拿一个信封在屋内走一条分 5 段的路线:椅子—门—窗前—书桌(并在书桌上放下信封)—椅子—从书桌上拿信封放到患者前面。然后让患者照样做。评分:5 段全记住记 1 分,否则 0 分。

(5) 延迟后记住一段短路线:方法同"(4)",但不立刻让患者重复,而是延迟一段时间再让其重复,延迟期间和他谈一些其他事。评分:全记住为 1 分,否则 0 分。

(6) 记住一项任务:观察"(4)"中放信封的地点是否正确。评分:立即和延迟后都正确记 1

分,否则 0 分。

(7) 学一种新技能:找一个可设定时间、月、日的计算器或大一些的电子表,让患者学习确定月、日、时和分(操作顺序可依所用工具的要求而定)。①按下设定(set)钮。②输入月份。③输入日。④按仪器上的日期(date)钮,通知仪器这是日期。⑤输入时间。⑥按下时间(time)钮,告诉仪器这是时刻。然后按复位钮,消除一切输入,让患者尝试 3 次。评分:3 次内成功评 1 分,否则 0 分。

(8) 定向:问患者下列问题:①今年是哪年? 本月是哪月? ②今天是星期几? ③今天是本月的几号? ④现在我们在哪里? ⑤现在我们在哪个城市? ⑥您多大年纪? ⑦您哪年出生? ⑧现在总理的名字是什么? ⑨谁是现任国家主席? 评分:①～⑦全对记 1 分,否则 0 分。

(9) 日期:问"(8)"中的第 4 题时记下错、对。评分:正确给 1 分,否则 0 分。

(10) 辨认面孔:让患者细看一些面部照片,每张看 5 s,一共看 5 张。然后逐张问所指照片中人物是男的还是女的;是不到 40 岁,还是大于 40 岁。然后给他 10 张面部照片,其中有 5 张是刚看过的,让患者挑出来。评分:全对记 1 分,否则 0 分。

(11) 认识图画:让患者看 10 幅用线条绘的物体画,每次 1 幅,每幅看 5 s,让其叫出每幅图中物体的名字。在延迟后让患者从 20 幅图画中找出刚看过的 10 幅。评分:全对记 1 分,否则 0 分。

评定结果:以上 11 题除第一题最高 2 分外,余最高分为 1 分,故满分为 12 分。正常人总分为 9～12 分;有脑损伤时至少 3 项不能完成,总分 0～9 分。对脑损伤患者最难的是第一、二、三、十题,第二题尤其困难。

(三) 定向障碍

定向力检查在一些量表中有涵盖,如 Rivermead 行为记忆试验、长谷川痴呆量表、蒙特利尔认知评估量表等。

1. 时间定向　问患者今年是哪年、现在是什么季节、本月是哪月、今天是本月的几号、今天是星期几,不看钟表估计当时的时间等。

2. 地点定向　问患者其所在地点、城市、楼层、家庭住址等。

(四) 思维障碍

1. 定义　思维障碍即问题解决障碍,是指由于颅脑外伤、脑卒中等脑损伤后引起的思维过程的紊乱。思维过程极为复杂,包括分析、综合、比较、抽象与概括、系统化、集体化等,其中分析与综合是最基本的。此处的思维障碍不包括精神病引起的思维障碍。

2. 评定

(1) 提供有关信息,让患者据此做出结论。a. 信息:如玉婷打开她的家门时,满屋的人都向她祝贺,房间里用彩纸、气球和灯装饰得很漂亮,桌上放着一块大蛋糕,蛋糕上插着很多蜡烛。问:这说明了什么? b. 到售票处买张票,找个座,看着屏幕。问:在什么情况下这样做?

(2) 在段落或故事中确定遗漏的部分或中心主题。让患者读完下面 a 和 c 句后,让他在后面的 A～D 句中选出 b 句。a. 老陈有一个 22 岁的女儿,她是翔华中学初一的教师。b. 待选。c. 因此老陈的女儿是翔华中学的教师协会会员。供选用句:A. 翔华中学的一些教师是各种职业协会的会员。B. 在翔华中学的教师都是教师协会的会员。C. 上中学的孩子的父母不能成为教师协会的会员。D. 教师在他任教的学校里不能有他的孩子上学。

2. 分散或求异思维的评定

（1）同形异义：给出"肩""范围"两个词,让患者各造两个字形相同而意义不同的句子。

（2）解释成语：让患者解释"一石二鸟""瓜田李下""邯郸学步"等的意义,依患者病情可选更浅的。

（3）说明一些事为何荒唐：a. 温度上升到 25 ℃,他破冰去游泳。b. 到饭店吃饭时,他看到一个妇女病了,他让侍者赶忙拿来点心。c. 一个年幼的小孩拔一根高的大树有困难,他诉苦说:从今以后我只拔矮的大树。

（4）解释谚语：让患者解释为什么"小鸡未孵完以前不要去点数""坐在玻璃房中的人不要扔石头"。

3. 多过程思维的评定

（1）判断自知力：向患者提出下列问题,如答得很切合患者现实的残疾情况为正确。a. 您要上街购物时:说出两样您必须购回的物品的名称。您将怎样到达那里？您能拿几个口袋？您要不要其他人陪您去？b. 您去看医生时:您迟到了,怎么办？半路上车子坏了,您怎么办？您不明白医生的指示,怎么办？c. 您要冲一杯咖啡时,您需要什么特殊用具？您将遵循什么样的步骤？您将做些什么以补偿您记忆的困难？

（2）判断为解决问题所需的信息是否充足：a. 您刚售出一件 7.9 元的物品,如果您需要顾客付给您的钱是整数,您要给他多少钱？b. 莉莉喜欢红、蓝和粉红色,她已有红和蓝的毛衣,但她的袜子和衬衣最好用红和蓝色,她刚在店里买了一件衬衣,看起来最好配上粉红色的毛衣,她要买什么颜色的毛衣呢？c. 丽珠体重为 95 kg,她要减掉 52 kg,她每日做三种锻炼:游泳、慢跑、自行车。游泳消耗 54.4 J/min（13 cal/min）；慢跑消耗 62.8 J/min（15 cal/min）；自行车 12.6 J/min（3 cal/min）。为减轻 5.5 kg,她要消耗 14644 J（3500 cal）,要减去 52 kg,她要锻炼多少日？

4. 归纳推理的评定

（1）比拟填空：医生口头说出下列句子,让患者填上合适的一个词。a. 女孩要上床就好像婴儿要进（　　　）一样。b. 笔对于作家就好像枪对于（　　　）一样。c. 27 对于 29 就好像 33 对于（　　　）一样。

（2）给出反义词：医生口述下述词汇,让患者说出其反义词:充满、抓住、弄坏了、野生的、消除、易脆的。

5. 演绎推理的评定

（1）在患者读完 a～d 后,让其决定所指是下列 5 个备选项中的哪一项？备选项:开罐头刀、熨斗、烤面包夹、打蛋器、茶壶。a. 它可以打开罐头么？不。b. 它是金属制的吗？是。c. 它会变热吗？是。d. 它是用来制作食品的吗？不。

小张　　摩托车
小李　　出租小汽车
小王　　拖拉机
小陈　　大卡车

图 2-3　连线题

（2）在患者读完 a～e 的句子后,让他将图 2-3 中车和车主对起来。句子:a. 小陈运大玻璃时,两边必须用垫子垫好。b. 小张上班时,必须用车拖大的容器。c. 小王通过一个有小路的森林去上班。d. 小李的车子后门已坏。e. 小张的车子一般不能到城中心去。

以上是对各种思维的单独评定,正常人一般十之八九能够答对。

（五）解决问题障碍

当患者存在推理、分析、综合、比较、抽象、概括等多种认知过程的障碍,常表现为解决问题能力的降低。

1. 指出报纸中的消息　取一张当地的报纸,首先问患者有关报纸首页的信息,如大标题、日期、报纸的名称等。若回答无误,再让其指出报纸中的专栏,如体育、商业、分类广告等。

2. 排列数字　给患者三张数字卡,让其由小到大按顺序排好,然后每次给一张数字卡,根据数值大小插进已排好的三张之间,正确后,再给几张数字卡,问患者其中有何不同(如有些是奇数、有些是偶数,有些可以互为倍数)。

3. 问题状况的处理　给患者纸和笔,纸上写有一个简单动作的步骤,如刷牙、将牙膏挤在牙刷上、清理牙膏和牙刷,问患者孰先孰后。更换几张简单动作,回答正确后再让其分析更复杂的动作,如煎鸡蛋、补自行车轮胎等。

4. 从一般到特殊的推理　从工具、动物、植物、国家、职业、食品、运动等内容中随便指出一项。如食品,让患者尽量多地想出与食品有关的细项,若回答顺利,可对一些项目给出一些限制条件,让患者想出符合这些条件的项目;如谈到运动时,可向患者提出哪些运动需要跑步、哪些需要球,逐步过渡到较复杂的推理问题。

5. 分类　给患者一张有 30 项物品名称的清单,并告诉患者 30 项物品分属于三类物品(如食品、家具、衣服),让患者对其进行分类。

6. 做预算　让患者假设一个家庭在房租、水、电、食品等方面的每月开支账目,然后问患者在一个月中哪一项花费最高或最低。

三、认知功能综合评定

洛文斯顿认知功能评定(LOTCA)成套测验是目前作业疗法中最系统的方法。LOTCA 包括定向、知觉、视运动组织和思维 4 个方面。定向包括多个关于时间、地点的问题;知觉包括多项测试,如物体识别、空间知觉等;视运动组织包括复制、连线和重绘等 7 项;思维包括 7 项,不仅有识别和分辨物体而且还有聚类排序、简单推理。

分类测试依照定向、知觉、视运动组织和思维 4 个方面分类计分(1~5 分),定向按地点和时间定向计分(1~8 分),其余项目的测验记分均为 1(最低分)~4(最高分)。

（一）定向

1. 地点定向　问患者当时所在地点、城市、家庭住址、入院前逗留之处。

2. 时间定向　问患者星期几、月份、年份、季节,不看钟表估计当时的时间,住院有多久。

（二）知觉

1. 视知觉

（1）物体识别:让患者通过命名、理解、近似配对、相同配对来识别 8 种日常用品的图片——椅子、茶壶、手表、钥匙、鞋、自行车、剪刀、眼镜。

（2）几何图形识别:让患者通过命名、理解、近似配对、相同配对来辨认 8 个不同形状的几何图形——正方形、三角形、圆形、长方形、菱形、半圆形、梯形和六边形。

（3）图形重叠识别:让患者辨认香蕉、苹果、梨或钳子、锯子、锄头三者重叠在一起的图形。

（4）物品一致性辨别:让患者辨别从特殊角度拍摄到的 4 幅物品的照片——汽车、铁锤、电话和餐叉。给出小汽车的前挡风玻璃、电话的后面、叉的侧面、锤子的侧面。

2. 空间知觉

（1）身体方向:让患者先后伸出右手、左脚;用手触摸对侧的耳朵、大腿。

（2）与周围物体的空间关系：让患者指出房间内前、后、左、右 4 个不同方向上的四个不同物体。

（3）图片中的空间关系：给患者看一幅图片，然后说出图片中人物前、后、左、右的物体名称。

3. 动作运用

（1）动作模仿：让患者模仿评定者的动作。

（2）物品使用：让患者示范如何使用 4 组物体：梳子、剪刀、纸、信封、纸、铅笔、橡皮。

（3）象征性动作：让患者示范如何刷牙，用钥匙开门，用餐刀切面包，打电话。

（三）视运动组织

1. 临摹几何图形　让患者临摹圆形、三角形、菱形、正方形和一个复合图形。

2. 复绘二维图形　让患者按照给定的图案绘出几何图形，包括一个圆形、一个矩形（正方形）、两个三角形以及一些相关的形状。

3. 插孔拼图　让患者按照给定的图案，用插钉在塑料插板上插出相应的图形。

4. 彩色方块拼图　让患者按照给的图案，用彩色方块拼出相应的立体图形。

5. 无色方块拼图　让患者按照给定的图案，用无色方块拼出相应的立体图形，并说出需要多少个方块。

6. 碎图复原　让患者按照给定的图案，用 9 块图案碎片拼出一个彩色蝴蝶。

7. 画钟面　让患者在一张画有一个圆形的纸上画出钟面，标明数字，并标出 10：15 时长短针的位置。

（四）思维

1. 物品分类　让患者根据提供的 13 种物品（铅笔帆船、直升飞机、飞机、自行车、轮船、火车、小汽车、锤子、剪刀、螺丝刀、缝纫机、锄头、靶子），按不同的原则分类，并命名。

2. Riska 无组织图形分类　让患者将 3 种不同的颜色（深褐色、浅褐色、奶油色）和 3 种不同的形状（箭头、椭圆、1/4 扇形）的塑料片（共 18 块）按一定的意图（如颜色或形状）分类。

3. Riska 有组织图形分类　与上条相仿，所不同的是患者按照评定者出示的分类方法对 18 块塑料片进行分类。

4. 图片排序 A　给患者 5 张顺序打乱但内容有联系的图片，让患者排成合乎逻辑的顺序，并描述故事情节。

5. 图片排序 B　给患者另外 6 张顺序打乱但内容有联系的图片，让患者排成合乎逻辑的顺序，并描述故事情节。

6. 几何图形排序推理　给患者看一组按一定规律变化的几何图形，让患者按照图形的排列规律，继续排列下去。

7. 逻辑问题　让患者看 4 个逻辑问题（每次看 1 题），然后回答。例如，"张明是 1930 年出生，在哪一年他应该 35 岁了？""小丽有 5 个苹果，小珊比小丽少 3 个，她们俩一共有几个苹果？"

（五）注意力及专注力

根据整个评定过程中患者的注意力及专注力情况评分。

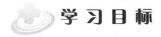

练习题

一、名词解释

认知

二、选择题

1. 下列评估属于定向力检查的是（　　）。

A. 问患者目前的季节　　　　B. 让患者删字母

C. 绘制几何图形　　　　　　D. 视跟踪

E. 视凝聚

2. 下列哪项注意力检查可运用于记忆评定？（　　）

A. 视跟踪　　B. 删字母　　C. 重复数字　　D. 词辨认　　E. 视凝聚

（唐金华）

子任务三　心 理 评 定

 学 习 目 标

1. 掌握康复心理学的概念、研究内容和任务。
2. 熟悉常见的心理异常的症状。
3. 了解常用的心理测试量表。

案例引导

　　患者，男，58岁，于2007年在家时无明显诱因突然出现头晕、恶心、呕吐，右下肢乏力伴麻木，左侧肢体活动障碍，跌倒在地，随即进入昏迷状态，有二便失禁，口吐白沫，无四肢抽搐及双目上视，遂立即送至市第三人民医院。头颅CT示脑干出血，给予脱水降颅内压等支持治疗后意识恢复，可进行简单对话，好转后出院，遗留有运动性失语，肢体活动障碍。先后在省人民医院、省残疾人康复医院行康复治疗。近几年来，为了进一步康复治疗，改善肢体功能，曾在我院反复住院治疗，今家属为方便照顾及康复治疗，再入我院，门诊拟"脑出血后遗症"收住我科。患者病程中常常反复向治疗人员询问病情，期待其通过治疗能够恢复至以前的运动功能水平。对治疗过程不满意，言辞激烈，质疑治疗人员没有用心对其进行治疗。

　　请问：1. 患者目前对于自身的残疾处于哪个心理接受阶段？

　　2. 患者目前有哪些非正常的心理活动？

一、概述

（一）心理的定义

心理是指生物对客观物质世界的主观反应，心理现象包括心理过程和人格。康复心理学（rehabilitation psychology）是一门运用心理学的理论和技术研究康复领域中有关心理问题的学科，是康复医学和心理学的交叉学科。

（二）康复心理学的研究内容

（1）揭示心理行为与慢性病及伤残的关系。

（2）对慢性病患者和伤残者开展综合性的临床咨询。

（3）各种心理行为治疗技术的应用。

（4）应用各种心理测量手段对康复患者进行心理评定。

（三）康复心理学的任务

（1）培养积极的情绪状态。

（2）动员心理的代偿功能。

（3）纠正错误认知功能，建立正确的求医行为。

（4）正确运用心理防御方式。

（5）提供心理咨询和心理治疗的帮助。

（6）发展社会福利事业。

（四）康复心理学的作用

（1）康复心理学在康复医学中的作用：康复心理学贯穿患者功能康复的整个过程，并且在患者心理社会适应能力的高层次康复中发挥重要的作用和影响；在运动疗法、作业疗法等方面，康复心理学也有积极的作用。

（2）心理康复与医学康复：患者的功能障碍同心理障碍通过神经、内分泌相互影响。

（3）心理康复与教育康复：通过心理康复，提高教育康复的效果。

（4）心理康复与职业康复：通过了解患者的心理特征，有的放矢地进行职业咨询。

（5）心理康复与社会康复：首先，心理康复是社会康复的重要措施；其次，心理康复是实现患者重返社会的关键环节；最后，提高患者的社会适应能力。

（6）康复心理学在高层次的功能康复中有重要的作用和影响。

二、心理评定

（一）目的

了解患者心理方面有无异常，确定其范围、性质和程度，为制订心理康复计划打下基础。预测其康复潜力及预后，制订康复计划；及时调整康复治疗方案，后期选择恰当的职业。

（二）评定对象

以肢体伤残为主，无脑损伤的患者（以心理会谈为主）；以各类脑损伤为主的患者。

（三）正常心理活动的功能

（1）保障人顺利地适应环境，健康地生存发展。

（2）保障人正常地进行人际交往，在家庭、社会团体、机构中正常地肩负责任，使社会组织正常运行。

（3）保障人正常地反映、认识客观世界的本质及规律。

（四）残疾人的心理特点

（1）心理的变化属于正常人处于危险境地时的基本心理状态。

（2）看问题易于走极端，往往把残疾的范围和影响扩大化，而忽视自己尚存的功能，误以为丧失了一切。

（3）习惯于看问题的视角，以自己的残疾与健康人比较，越来越丧失信心，有的残疾人陷入苦恼中难以自拔，以至于出现强烈的身心症状，甚至出现自杀行为。

（4）易于由于外表上的变化陷入自卑，忽略了自己理想、意志、学识、人格等方面宝贵的内在价值的存在。他们多数与社会隔离，信息封闭而感到孤独。

（五）对残疾承受的五个阶段

对残疾承受的五个阶段是休克期、否认期、混乱期、努力期、承受期。

三、常见的心理异常的症状

（一）感觉障碍

1. 感觉过敏　由于病理性或功能性感觉阈限降低而对外界低强度刺激产生过强反应。

2. 感觉减退　由于病理性或功能性感觉阈限增高而对外界刺激感觉迟钝。

3. 内感性不适　内感性不适指躯体内部性质不明确、部位不具体的不舒适感，或难以忍受的异常感觉。

（二）知觉障碍

1. 错觉　在特定条件下产生的、带有固定倾向的、对客观事物歪曲的知觉。

2. 幻觉　无对象性的知觉，感知到的形象不是由客观事物引起的，并且对此坚信不疑。

3. 感知综合障碍　患者在感知客观事物的个别属性（如大小、长短、远近等）时产生变形。

（三）思维障碍

1. 思维形式障碍

（1）思维奔逸：是一种兴奋性的思维联想障碍，主要指思维活动量的增加和思维联想速度的加快。患者表现为语量多，语速快，口若悬河，滔滔不绝，词汇丰富，诙谐幽默。

（2）思维迟缓：是一种抑制性的思维联想障碍，与思维奔逸相反，以思维活动显著缓慢、联想困难、思考问题吃力、反应迟钝为主要临床表现。

（3）思维贫乏：患者思想内容空虚，概念和词汇贫乏，对一般性的询问往往无明确的应答性反应或回答得非常简单。

（4）思维松弛或思维散漫：患者的思维活动表现为联想松弛、内容散漫。

（5）破裂性思维：患者在意识清楚的情况下，思维联想过程破裂，谈话内容缺乏内在意义上的连贯性和应有的逻辑性。

（6）思维不连贯：患者词语杂拌在意识障碍的情况下出现。

（7）思维中断：患者无意识障碍，又无明显的外界干扰等原因，思维过程在短暂时间内突然中断，常常表现为言语在明显不应该停顿的地方突然停顿。

（8）思维插入和思维被夺：患者在思考的过程中，突然出现一些与主题无关的意外联想，患者对这部分意外联想有明显的不自主感,认为这种思想不是属于自己的,而是别人强加给他的,不受其意志的支配,称思维插入。患者在思考过程中突然认为自己的一些思想(灵感或思想火花)被外界力量掠夺走了,称为思维被夺。

(9)思维云集:又称强制性思维,是指一种不受患者意愿支配的思潮,强制性地大量涌现在脑内,内容往往杂乱多变,毫无意义,毫无系统,与周围环境也无任何联系。

(10)病理性赘述:患者在与人交谈中,不能简单明了、直截了当地回答问题,在谈话过程中夹杂了很多不必要的细节。

(11)病理性象征性思维:患者能主动地以一些普通的概念、词句或动作来表示某些特殊的,不经患者解释别人无法理解的含义。

(12)词语新作:患者会自己创造一些文字、图形或符号,并赋予其特殊的含义。

(13)逻辑性倒错:以思维联想过程中逻辑性的明显障碍为主要特征。患者的推理过程十分荒谬,既无前提,又缺乏逻辑根据,尽管如此,患者却坚持己见,不可说服。

2. 思维内容障碍

(1)妄想:是一种脱离现实的病理性思维。

妄想的主要内容:①关系妄想:患者把现实中与他无关的事情认为与他本人有关系。②被害妄想:患者坚信周围某人或某些团伙对他进行跟踪、监视、打击、陷害,甚至进行在其食物和饮水中放毒等谋财害命活动。③特殊意义妄想:患者认为周围人的言行、日常的举动,不仅与他有关,并且有一种特殊的含义。④物理影响妄想:患者认为自己的思维、情绪、意志、行为受到外界某种力量的支配、控制和操纵,患者不能自主。⑤夸大妄想:患者常常夸大自己的财富、地位、能力、权力等。⑥自罪妄想:患者会毫无根据地认为自己犯了严重的错误和罪行,甚至觉得自己罪大恶极,死有余辜,应受惩罚,以致拒食或要求劳动改造以赎罪。⑦疑病妄想:患者会毫无根据地坚信自己患了某种严重躯体疾病或不治之症,因而到处求医,即使通过一系列详细检查和多次反复的医学验证都不能纠正其歪曲的信念。⑧嫉妒妄想:患者坚信配偶对其不忠,另有外遇。⑨钟情妄想:患者坚信某异性对自己产生了爱情,即使遭到对方的严词拒绝,也会认为对方是在考验自己对爱情的忠诚。

(2)内心被揭露感:患者认为其内心的想法或者患者本人及其家人之间的隐私,未经患者语言、文字的表达,别人就知道了。

(3)强迫观念:又称强迫性思维,是指某一种观念或概念反复地出现在患者的脑海中。患者自己知道这种想法是不必要的,甚至是荒谬的,并力图加以摆脱。

(4)超价观念:是一种在意识中占主导地位的错误观念。

(四)情绪障碍

1. 以程度变化为主的情绪障碍

(1)情绪高涨:患者经常面带笑容,自诉心里高兴,患者自我感觉良好,就像过节一样。因而精力充沛,内心充满幸福感,睡眠减少,爱管闲事。

(2)情绪低落:患者经常面带愁容,表情痛苦悲伤。患者自诉精力不足、失眠(睡眠过多)。

(3)焦虑:患者在缺乏充分的事实根据和客观因素的情况下,对其自身健康或其他问题感到忧虑不安,紧张害怕,顾虑重重,犹如大祸临头,惶惶不可终日,即使多方解劝也不能消除。

(4)恐怖:患者遇到特定的境遇(例如参加集会)或某一特定事物(例如看到家犬或剪刀等尖锐物品时),随即产生一种与处境不符的紧张、害怕的心情,明知没有必要,但却无法摆脱。

2. 以性质改变为主的情绪障碍

（1）情绪迟钝：患者对一般情况下，能引起鲜明情绪反应的事情反应平淡，缺乏相应的情绪反应。

（2）情绪淡漠：患者对一些能引起正常人情绪波动的事情以及与自己切身利益有密切关系的事物，缺乏相应的情绪反应。患者对周围的事情漠不关心，表情呆板，内心体验缺乏。

（3）情绪倒错：患者的情绪反应与现实刺激的性质不相称。

3. 脑器质性损害的情绪障碍

（1）情绪脆弱：患者常常因为一些细小或无关紧要的事情而伤心落泪或兴奋激动，无法克制。

（2）易激惹：患者很容易因为一些细小的事情而引起的强烈的情绪反应。

（3）强制性苦笑：患者在没有任何外界因素的影响下，突然出现不能控制、没有丝毫感染力的面部表情。

（4）欣快：是在痴呆基础上的一种"情绪高涨"，其患者经常面带单调并且刻板的笑容，连他自己都说不清高兴的原因，因此给人以呆傻、愚蠢的感觉。

（五）意志行为障碍

（1）意志增强：意志增强是指意志活动的增多。

（2）意志缺乏：患者缺乏应有的主动性和积极性，行为被动，生活极端懒散，个人及居室卫生极差。

（3）意志减退：患者的意志活动减少，表现为抑郁状态。

（4）精神运动性兴奋：常区分为协调性精神运动性兴奋和不协调性精神运动性兴奋两种。协调性精神运动性兴奋时，患者动作和行为的增多与思维、情绪活动协调一致，并且和环境协调一致。患者的动作和行为是有目的的、可理解的。不协调性精神运动性兴奋时，患者的动作、行为增多与思维及情绪不相协调。患者的动作杂乱无章，动机和目的性不明确，使人难以理解。

（六）精神运动性抑制

（1）木僵：患者表现为不言不语、不吃不喝、不动、言语活动和动作行为处于完全的抑制状态，大小便潴留。由于吞咽反射的抑制，大量的唾液积存在口腔内，侧头时顺着口角外流。

（2）违拗：患者对于别人要求他做的动作，不仅不执行，反而做出与要求完全相反的动作，称作主动性违拗，如果患者对别人的要求不做出任何行为反应，称作被动性违拗。

（3）蜡样屈曲：患者不仅表现为木僵状态，而且患者的肢体任人摆布，即使被摆放于一个很不舒服的姿势，也可较长时间内像蜡塑一样维持不动。

（4）缄默：表现为缄默不语，也不回答问题，但有时可以用手势或点头、摇头示意，或通过写字与别人进行交流。

（5）刻板动作：患者会机械、刻板地反复某一单调的动作，常与刻板语言同时出现。

（6）被动性服从：患者会被动地服从医生或其他人的命令和要求，即使是完成别人所要求的动作对他不利，患者也会绝对服从。

（7）意向倒错：患者的意向活动与一般常情相违背，导致其行为无法为他人所理解。

（8）模仿动作：患者会无目的地模仿别人的动作，常与模仿语言同时出现。

（9）强迫动作：患者会做出违反本人意愿且反复出现的动作。

（10）作态：患者会做出幼稚愚蠢、古怪做作的姿势、动作、步态与表情。

四、心理与行为问题评定

（一）评定方法

智力测试（观察力、记忆力、注意力、思维力、想象力、学习能力、言语表达及社会环境适应力等神经心理测试）。

（二）常用的心理测试量表

常用的心理测试量表有焦虑自评量表（表 2-9）、抑郁自评量表（表 2-10）、抑郁状态问卷（表 2-11）。

表 2-9　焦虑自评量表（self-rating anxiety scale, SAS）

姓名　　　　日期　　　　年龄

填表注意事项：请仔细阅读表中 20 条文字，把意思弄明白，然后根据您最近一周的实际感觉，在适当的数字上画"√"。每条有四项，"A"表示没有或很少时间，"B"表示少部分时间，"C"表示相当多时间，"D"表示绝大部分时间，"E"由工作人员填写。

	A	B	C	D	E
	1	2	3	4	
1.我觉得比平时容易紧张或着急					
2.我无缘无故感到害怕					
3.我容易心里烦乱或觉得惊恐					
4.我觉得我可能将要发疯					
5.我觉得一切都很好，也不会发生什么不幸					
6.我手脚发抖打战					
7.我因为头痛、颈痛和背痛而苦恼					
8.我感觉容易衰弱和疲乏					
9.我心平气和，并且容易坐着					
10.我觉得心跳得很快					
11.我因为一阵阵头痛而苦恼					
12.我有晕倒发作或觉得要晕倒似的					
13.我吸气呼气感到很容易					
14.我的手脚麻木和刺痛					
15.我因为胃痛和消化不良而苦恼					
16.我常常要小便					
17.我的手脚常常是干燥温暖的					
18.我脸红发热					
19.我容易入睡并且一夜睡得很好					
20.我做噩梦					

评定方法和注意事项：

（1）评定前告知患者指导语；一般在 10 min 内完成；每条只选一个答案。

（2）评定的时间应强调是"现在或过去一周"的实际感觉，评定后检查是否有漏项。量表作为研究应做治疗前后的两次评定。

表 2-10　抑郁自评量表（self-rating depression scale，SDS）

	从无	有时	经常	持续
1.我感到情绪沮丧,郁闷	1	2	3	4
*2.我感到早晨心情最好	4	3	2	1
3.我要哭或想哭	1	2	3	4
4.我夜间睡眠不好	1	2	3	4
*5.我吃饭像平时一样多	4	3	2	1
*6.我的性功能正常	4	3	2	1
7.我感到体重减轻	1	2	3	4
8.我为便秘烦恼	1	2	3	4
9.我的心跳比平时快	1	2	3	4
10.我无故感到疲劳	1	2	3	4
*11.我的头像往常一样清楚	4	3	2	1
*12.我做的事情像往常一样不感到困难	4	3	2	1
13.我坐卧不安,难以保持平静	1	2	3	4
*14.我对未来感到有希望	4	3	2	1
*15.我比平时更易激动	4	3	2	1
*16.我觉得决定事情很容易	4	3	2	1
*17.我感到自己是有用和不可缺少的人	4	3	2	1
*18.我的生活很有意义	4	3	2	1
19.假如我死了别人会过得更好	1	2	3	4
*20.我仍旧喜欢自己平时喜欢的东西	4	3	2	1

注:前注 * 者为反序记分。

表 2-11　抑郁状态问卷（DIS）

	从无	有时	经常	持续
1.您感到情绪沮丧、郁闷吗	1	2	3	4
2.您要哭或想哭吗	1	2	3	4
*3.您感到早晨心情最好吗	4	3	2	1
4.您夜间睡眠不好,经常早醒吗	1	2	3	4
*5.您吃饭像平时一样多吗,食欲如何	4	3	2	1
*6.您感到体重减轻了吗	4	3	2	1
*7.您的性功能正常吗,乐意注意有吸引力的异性,并和他/她一起说话吗	4	3	2	1
8.您为便秘烦恼吗	1	2	3	4
9.您的心跳比平时快吗	1	2	3	4

续表

	从无	有时	经常	持续
10.您无故感到疲劳吗	1	2	3	4
*11.您的头像往常一样清楚吗	4	3	2	1
12.您做事情像平时一样感到困难吗	1	2	3	4
13.您坐卧不安,难以保持平静吗	1	2	3	4
*14.您对未来感到有希望吗	4	3	2	1
*15.您比平时更易激动吗	4	3	2	1
*16.您觉得决定事情很容易吗	4	3	2	1
17.您比平时更容易激怒吗	1	2	3	4
*18.您仍旧喜欢自己平时喜欢的事情吗	4	3	2	1
*19.您感到自己是有用的和不可缺少的人吗	4	3	2	1
20.您曾经想到过自杀吗	1	2	3	4

注:注 * 者为反序记分。

评分方法:按 1~4 级评分,20 个条目中有 10 项(3、5、6、7、11、14、15、16、18、19)是用正性词陈述的,为反序记分,其余 10 项用负性词陈述,按 1~4 顺序评分。抑郁严重度指数=各条目累积分/80 分(最高总分)。指数范围为 0.25~1.0,指数越高,抑郁程度越重。0.5 以下者为抑郁;0.50~0.59 为轻微至轻度抑郁;0.60~0.69 为中度至重度抑郁;0.70 以上者为重度抑郁。

练习题

一、选择题

1. 以下哪项不属于对残疾承受的心理阶段?( )

A.休克期　　　B.否认期　　　C.混乱期　　　D.绝望期　　　E.代偿期

2. 以下哪项不属于以程度变化为主的情绪障碍?( )

A.情绪高涨　　B.焦虑　　　C.恐怖　　　D.忧郁　　　E.情绪低落

3. 哪项不是康复心理学的研究内容?( )

A.揭示心理行为与慢性病及伤残的关系

B.对慢性病患者和伤残者开展综合性的临床咨询

C.各种心理行为治疗技术的研究

D.应用各种心理测量手段对康复患者进行心理评定

E.各种心理行为治疗技术的应用

二、问答题

1. 心理评定的目的是什么?

2. 知觉障碍的种类及具体内容是什么?

(蔡丽叶)

子任务四　康复效果评定

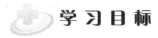 学习目标

1. 掌握康复治疗的服务对象。
2. 熟悉康复评定的作用。
3. 了解常用的评定内容及评定方法。

 案例引导

患者,男,80岁,于2012年1月无明显诱因下出现肢体乏力,活动轻度受限,后因突然晕倒在床由家属送往市第三人民医院,无明显呕吐、头痛症状,头颅CT示右侧大脑半球大面积脑梗死,脑干腔隙灶、右侧小脑半球可疑低密度斑片。经及时治疗后病情好转,住院期间胸部CT示右上肺陈旧性病灶,左肺上段少许炎性灶,左肺下叶肺大泡,左侧胸腔积液,经治而愈(具体不详)。一年前因左额颞顶慢性硬膜下血肿前往市三医院行引流手术治疗,术后恢复尚可,半年前患者肢体活动障碍再次出现加重趋势。今家属送患者来我院行康复治疗,门诊拟"脑梗死后遗症(偏瘫)"收治入院。

请问:从哪些方面对患者治疗效果进行评估?

一、康复效果评定的基本内容

(一) 康复效果评定

康复医学面对的是日常生活活动能力或(和)就业能力部分或完全丧失的患者,对此很难用痊愈、基本痊愈的标准来衡量。临床上常用康复评定的形式来对康复治疗的效果进行评估。

(二) 康复治疗的服务对象

康复治疗的服务对象有残疾者、老年人、慢性病患者和亚健康人群。

(三) 康复评定的定义

康复评定是收集评定对象的病史和相关资料,进行检查和测量,对结果进行比较、综合、分析、解释,最后形成结论和障碍诊断的过程。

1. 康复评定的作用　康复评定是正确的康复治疗的基础,是一个形成和实施康复治疗方案的临床决策过程。

2. 康复评定的工作内容

其主要内容包括:

(1) 躯体方面:上肢、下肢(包括步态),关节,肌肉(含痉挛),脊柱与脊髓、协调与平衡,感觉与知觉(含疼痛、失用症、失认症),反射,日常生活活动能力,呼吸系统功能,循环系统功能,泌尿系统功能,性功能。

（2）精神方面：智力测验，性格测验，情绪测验，神经心理测试。

（3）言语方面：失语症检查，构音障碍检查，言语失用检查，言语错乱检查，痴呆性失语检查。

（4）社会方面：社会活动能力，就业能力，生存质量等。

（四）常用的评定方法

1. 观察法 观察者凭借感觉器官或其他辅助工具，对患者进行有目的、有计划的考查的一种方法，可以在实际环境和任何场所的情境中进行。

2. 调查法 以提出问题的形式收集被检查者有关资料的一种方法。

3. 量表法 运用标准化的量表对患者的功能进行测定的一种方法。

4. 仪器测量法 借助仪器设备对被试者的某一生物或功能性变量（如关节活动度、运动时最大耗氧量等）进行实际、客观的直接测量而获得绝对的量化记录的方法。

5. 视觉模拟尺评定法 通过使用一条标有刻度的直线（长度为 10 cm、15 cm 或 20 cm）来定量评定某种障碍或症状的一种方法。

（五）康复评定的工作流程

（1）收集资料（采集病史、检查与测量）。

（2）分析资料（确定问题、确定残存功能或能力）。

（3）解释评定结果（分析障碍产生的原因、形成障碍学诊断、设定康复目标和探讨解决措施）。

（4）评定会制度。

（5）评定的时间（初期评定、中期评定、末期评定）。

二、常用的评定内容

（一）关节活动度检查

关节活动度检查是测量在特定体位下，关节的最大活动范围。其测量工具和方法有多种，如量角器测量、力矩-角度运动范围测量、电子角度计测量等，临床上应用最多的是量角器。常用关节活动度检查量表见表 2-12。

表 2-12　常用关节活动度检查量表

部位	检查项目	正常关节活动度	右侧主动	右侧被动	左侧主动	左侧被动	部位	检查项目	正常关节活动度	右侧主动	右侧被动	左侧主动	左侧被动
肩关节	前屈	0°～180°											
	后伸	0°～50°					指间关节	屈曲	0°～100°				
	外展	0°～180°											
	内旋	0°～90°						伸展	0°～100°				
	外旋	0°～90°											

续表

部位	检查项目	正常关节活动度	右侧主动	右侧被动	左侧主动	左侧被动	部位	检查项目	正常关节活动度	右侧主动	右侧被动	左侧主动	左侧被动
肘关节	屈曲	0°～150°					髋关节	屈曲	0°～125°				
								伸展	0°～15°				
	伸展	0°～150°						外展	0°～45°				
								内收	0°～45°				
前臂	旋前	0°～90°						内旋	0°～45°				
	旋后	0°～90°						外旋	0°～45°				
腕关节	掌屈	0°～70°					膝关节	屈曲	0°～150°				
	背伸	0°～70°											
	桡偏	0°～25°						伸展	0°				
	尺偏	0°～55°											
掌指关节	屈曲	0°～90°					踝关节	背屈	0°～20°				
								跖屈	0°～45°				
	伸展	0°～20°						内翻	0°～35°				
								外翻	0°～25°				

评定结果：

（二）肌力评定

临床上常采用徒手肌力评定，其是指在特定体位下让患者做标准动作，通过触摸肌腹、观察肌肉对抗肢体自身重力及由检查者用手法施加的阻力，观察患者完成动作的能力，从而评定患者的肌力。肌力分级标准见表2-13。

表 2-13　肌力分级标准

测 试 结 果	Lovett 分级	MRC 分级	Kendall 分级
能抗重力及正常阻力运动至测试姿势位或维持此姿势	正常(normal,N)	5	100
	正常$^-$(normal$^-$,N$^-$)	5$^-$	95
能抗重力及阻力运动至测试姿势位或维持此姿势，但仅能抗中等阻力	良$^+$(good$^+$,G$^+$)	4$^+$	90
	良(good,G)	4	80
能抗重力及阻力运动至测试姿势位或维持此姿势，但仅能抗小阻力	良$^-$(good$^-$,G$^-$)	4$^-$	70
	好$^+$(fair$^+$,F$^+$)	3$^+$	60

续表

测 试 结 果	Lovett 分级	MRC 分级	Kendall 分级
能抗肢体重力运动至测试姿势位或维持此姿势	好(fair,F)	3	50
抗肢体重力运动至接近测试姿势位,消除重力时运动至测试姿势位	好⁻(fair⁻,F⁻)	3⁻	40
在消除重力时运动至测试姿势位做中等幅度运动	差⁺(poor⁺,P⁺)	2⁺	30
在消除重力时运动至测试姿势位做小幅度运动	差(poor,P)	2	20
无关节活动,可触及肌肉轻微收缩	差⁻(poor⁻,P⁻) 微(trace,T)	2⁻ 1	10 5
无可测知的肌收缩	零(zero,Z)	0	0

注:测试结果又可用"＋"和"－"进一步细分。如测得的肌力比测试结果稍强时,可在该级右上角加"＋",稍差时则在右上角加"－",用以补充分级的不足。

(三)肌张力评定

1. 定义　肌张力是指人体在安静休息的情况下,肌肉保持一定紧张状态的能力。必要的肌张力是维持肢体位置,支撑体重所必需的,也是保证肢体运动控制能力、空间位置及进行各种复杂运动所必需的条件。临床上所谓的肌张力,是指医务人员对被检查者的肢体进行被动运动时所感觉到的阻力。

2. 肌张力异常的分类

(1)肌张力减低(迟缓):肌张力低于正常静息水平。

(2)肌张力增高(痉挛):肌张力高于正常静息水平。

(3)肌张力障碍:肌张力损害或障碍,如齿轮样强直和铅管样强直等。

3. 肌张力检查方法

(1)肌张力降低:①检查者拉伸患者肌群时几乎感受不到阻力;②患者不能自己抬起肢体,或当肢体运动时可感到柔软、沉重感;③当肢体下落时,肢体即向重力方向下落,无法保持原有的姿势;④肌张力显著降低时,肌肉不能保持正常肌的外形与弹性,表现为松弛、软弱。

(2)肌张力增高:①肌腹丰满、硬度增高;②患者在肢体放松的状况下,检查者以不同的速度对患者的关节做被动运动时,感觉有明显阻力,甚至无法进行被动运动;③检查者松开手时,肢体被拉向肌张力增高一侧;④长时间的肌张力增高可能会引起局部肌肉、肌腱的挛缩,影响肢体的运动;⑤痉挛肢体的腱反射常表现为亢进。

4. 痉挛

(1)定义:痉挛是肌张力增高的一种形式,是一种由牵张反射高兴奋性所致的,以速度依赖的紧张性牵张反射增强伴腱反射异常为特征的运动障碍。所谓痉挛的速度依赖是指伴随肌肉牵伸速度的增加,痉挛肌的阻力(痉挛的程度)也增加。

(2)评定方法:常采用手法检查时按对关节进行被动运动时所感受到的阻力来进行分级评定的,临床上常用改良 Ashworth 法(表 2-14)。

表 2-14　改良 Ashworth 法

分　　级	评 定 标 准
0 级	无肌张力增加
1 级	轻微增加,表现为在抓握中被动屈或伸时至最后有小阻力
1+ 级	轻度增加,表现为在抓握至一半 ROM 以上有轻度阻力增加
2 级	肌张力在大部分 ROM 中都有较大增加,但肢体被动运动容易
3 级	肌张力明显增加,被动运动困难
4 级	肢体僵硬,被动活动不能

(四) 平衡功能评定

人体平衡是指身体重心偏离稳定位置时,通过自发的、无意识的或反射性的活动,恢复重心稳定的能力。常用 Berg 平衡量表及评分标准(表 2-15)来进行评定。

表 2-15　Berg 平衡量表及评分标准

检 查 项 目	完 成 情 况	得分
1. 从坐位站起	不用手扶能够独立站起并保持稳定	4
	用手扶着能够独立站起	3
	几次尝试后自己用手扶着站起	2
	需要他人最小量的帮助才能站起或保持稳定	1
	需要他人中等量或最大量的帮助才能站起或保持稳定	0
2. 无支持站立	能够安全站立 2 min	4
	在监视下能够站立 2 min	3
	在无支持的条件下能够站立 30 s	2
	需要若干次尝试才能无支持站立达 30 s	1
	无帮助时不能站立 30 s	0
3. 无靠背坐位,但双脚着地或放在一个凳子上	能够安全地保持坐位 2 min	4
	在监视下能够保持坐位 2 min	3
	能坐 30 s	2
	能坐 10 s	1
	没有靠背支持,不能坐 10 s	0
4. 从站立位坐下	最小量用手帮助能安全地坐下	4
	借助于双手能够控制身体的下降	3
	用小腿的后部顶住椅子来控制身体的下降	2
	独立地坐,但不能控制身体的下降	1
	需要他人帮助坐下	0

续表

检 查 项 目	完 成 情 况	得分
5. 转移	稍用手扶着就能够安全地转移	4
	绝对需要用手扶着才能够安全地转移	3
	需要口头提示或监视才能够转移	2
	需要一个人的帮助	1
	为了安全,需要两个人的帮助或监视	0
6. 无支持闭目站立	能够安全地站 10 s	4
	在监视下能够安全地站 10 s	3
	能站 3 s	2
	闭目不能达 3 s,但站立稳定	1
	为了不摔倒而需要两个人的帮助	0
7. 双脚并拢无支持站立	能够独立地将双脚并拢并安全站立 1 min	4
	能够独立地将双脚并拢并在监视下站立 1 min	3
	能够独立地将双脚并拢,但不能保持 30 s	2
	需要别人帮助将双脚并拢,但能够双脚并拢站 15 s	1
	需要别人帮助将双脚并拢,双脚并拢站立不能保持 15 s	0
8. 站立位时上肢向前伸展并向前移动	能够向前伸出 25 cm 以上	4
	能够安全地向前伸出 12~25 cm	3
	能够安全地向前伸出 5~11 cm	2
	上肢可以向前伸出,但需要监视	1
	在向前伸展时失去平衡或需要外部支持	0
9. 站立位时从地面拾起东西	能够轻易地且安全地将鞋捡起	4
	能够将鞋捡起,但需要监视	3
	伸手向下达 2~5 cm 且独立地保持平衡,但不能将鞋捡起	2
	试着做伸手向下捡鞋的动作时需要监视,但仍不能将鞋捡起	1
	不能试着做伸手向下捡鞋的动作,或需要帮助以免失去平衡或摔倒	0
10. 站立位转身向后看	从左、右侧向后看,体重转移良好	4
	仅从一侧向后看,另一侧体重转移较差	3
	仅能转向侧面,但身体的平衡可以维持	2
	转身时需要监视	1
	需要帮助以防失去平衡或摔倒	0

检 查 项 目	完 成 情 况	得分
11. 转身360°	在4 s及4 s以下的时间内,安全地转身360°	4
	在4 s及4 s的时间内, 仅能从一个方向安全地转身360°	3
	能够安全地转身360°但动作缓慢	2
	需要密切监视或口头提示	1
	转身时需要帮助	0
12. 在无支持站立位时将 一只脚放在台阶或凳子上	能够安全且独立地站,在20 s的时间内完成8次	4
	能够独立地站,完成8次,时间大于20 s	3
	无需辅助在监视下能够完成4次	2
	需要少量的帮助能够完成2次以上	1
	需要帮助以防止摔倒或完全不能做	0
13. 一只脚向前的无支持站立	能够独立地将双脚一前一后地排列(无距离)并保持30 s	4
	能够独立地将一只脚放在另一只脚 的前方(有距离)并保持30 s	3
	能够独立地迈一小步并保持30 s	2
	向前迈步需要帮助,但需要保持15 s	1
	迈步或站立时失去平衡	0
14. 单腿站立	能够独立抬腿并保持大于10 s	4
	能够独立抬腿并保持5~10 s	3
	能够独立抬腿并保持3 s及3 s以上	2
	试图抬腿,不能保持3 s,但可维持独立站立	1
	不能抬腿或需要帮助以防摔倒	0
总分		
结果判定		

注:上肢向前伸展达水平位,检查者用一把尺子放在指尖末端,手指不要触及尺子。测量的距离是被检查者身体从垂直位到最大前倾位时手指向前移动的距离。如可能,要求被检查者伸出双臂以避免躯干的旋转。

结果判定标准:①0~20分:提示患者平衡功能差,需要乘坐轮椅。②21~40分:提示患者有一定平衡的能力,可在辅助下步行。③41~56分:提示患者平衡功能较好,可独立步行。④40分以下:提示有跌倒的危险。

(五) 协调功能评定

协调是指人体产生平滑、准确、有控制运动的能力,评定方法如下:

（1）指鼻试验：受试者肩关节外展 90°，肘关节伸直，然后用食指尖触及自己鼻尖。

（2）指-他人指试验：评测者将食指举在受试者面前，受试者用食指触及评测者食指尖，评测者改变食指距离、方向，受试者再用食指触及。

（3）指指试验：受试者双肩关节外展 90°，肘关节伸直，然后双手靠近，用一手食指触及另一手食指尖。

（4）指鼻和指-他人指试验：受试者用食指交替触及自己鼻尖和评测者食指尖，后者可改变方向和距离。

（5）对指试验：让受试者用拇指尖依次触及其他手指尖，并逐步增加对指速度。

（6）抓握试验：用力握拳、释放，并充分伸展各指，速度逐步增加。

（7）前臂旋转试验：上臂靠近躯干，肘屈 90°，掌心交替地向上和向下，速度逐步增加。

（8）反跳试验：受试者屈肘，检查者被动伸其肘，让受试者保持屈肘姿势，检查者突然释手，正常肱二头肌将控制前臂使之不向受试者头部冲击。

（9）轻叩手：屈肘，前臂旋前，在膝上轻叩手。

（10）轻叩足：受试者取坐位，足触地，用跖球轻叩地板，膝不能抬起，足跟不能离地。

（11）指示准确：受试者与评测者面对面站或坐，测评者屈肩 90°，伸肘，伸出食指，让受试者食指尖与测评者食指尖相触及，受试者充分屈肩，上肢指向天花板，然后返回原位与测评者食指相触及。

（12）交替的跟-膝、跟-趾试验：受试者仰卧，用对侧下肢足跟交替地触及同侧膝和𧿹趾。

（13）趾-他人指试验：受试者仰卧，然后用趾触及测评者手指，后者可改变方向和距离。

（14）跟-胫试验：受试者仰卧，一侧足跟在另一侧的胫骨前方上下滑动。

（15）绘圆或横 8 字试验：受试者用上肢或下肢在空气中绘圆或横 8 字，测评下肢时取仰卧位。

（16）肢体保持试验：将上肢保持在前上方水平位，将下肢膝关节保持在伸直位。

（六）吞咽障碍

吞咽障碍即吞咽困难，是由于下颌、双唇、舌、软腭、咽喉、食管上括约肌或食管功能受损所导致的进食障碍，包括口、咽或食管的吞咽困难。国际功能、残疾和健康分类（ICF）中对吞咽的定义：通过口腔、咽和食管把食物和饮料以适宜的频率和速度送入胃的功能。常用吞咽功能评分标准（表 2-16）及饮水试验评分标准（表 2-17）来指导评定。

表 2-16 吞咽功能评分标准

吞咽功能评分	能安全吞咽的食物稠度	吞咽困难分级
0	任何食物（包括唾液）都引起误咽	重度
1	唾液	重度
2	布丁、面糊	较重
3	甜质均一食物（浓稠液体营养物）	中度
4	甘甜饮料类食品（纯果汁）	中度
5	稀薄液体（汤、橘汁等）	轻度
6	水	正常

表 2-17　饮水试验评分标准

吞咽困难程度	评分
一饮而尽无呛咳为正常，若 5 s 以上喝完为可疑	1
两次以上喝完无呛咳为可疑	2
一次喝完无呛咳为异常	3
两次以上喝完有呛咳为异常	4
呛咳多次发生、不能将水喝完为异常	5

（七）认知功能障碍

各种原因引起的脑损伤可导致不同形式和程度的认知功能障碍，从而影响患者的日常生活活动能力。认知功能障碍的评定对象主要包括脑血管意外、脑外伤、痴呆、脑瘫、中毒性脑病等各种脑部损害的患者。认知功能障碍对日常生活活动能力的影响见表 2-18。

表 2-18　认知功能障碍对日常生活活动能力的影响

认知功能障碍的种类	日常生活活动能力障碍
注意障碍	不能执行指令和学习；无法参加集体活动
记忆障碍	失定向；忘记姓名、时间安排、学习或执行指令能力下降
问题解决障碍	日常自理和管理家务（如购物、计划一顿饭等）困难；行为不恰当；判断不准确；不能整理和运用信息，如安排时间或工作等
躯体构图障碍	穿衣失用、身体部位的识别和相对定位判断障碍、转移的安全性受到影响
左右分辨障碍	穿衣和理解方向有困难
躯体分辨障碍	不能根据指令移动身体的特定部位
手指失认	手的精细动作完成困难
疾病失认	功能活动的安全性下降；不能学习代偿技术
单侧忽略	刮一半脸、穿一侧袖子、吃盘中的半边食物、阅读时读半边内容；转移和功能移动不安全、行走时撞到一边的门框或物体上
空间定位障碍	不能在拥挤的地区穿行，穿衣困难，不能执行含有"上、下、前、后"等方向的指令
空间关系障碍	同上，不安全
地形定向障碍	找不到从一个房间走到另一个房间的路
图形背景分辨困难	不能做以下事情：在杂乱的抽屉中找出指定物品、在白床单上发现白毛巾、找到轮椅的手闸、在冰箱里取所需食品等
肢体失用	使用工具的活动完成有困难，不能使用或使用错误；手操纵笨拙；写字和编织困难
结构性失用	穿衣失用；不能做以下事情：饭前摆碗筷，裁制服装，包装礼品，做列竖式计算，利用工具箱进行装配
穿衣失用	前、后、内、外反穿；穿衣顺序错误或仅穿一只袖子

临床常用认知功能筛查量表（表 2-19）来进行评定。

表 2-19　认知功能筛查量表(CASL)

检查包括定向、注意、心算、瞬时记忆、短时记忆、结构记忆、语言(命名、理解、书写)、类聚流畅性、概念判读 9 个因子,检查耗时 15～20 min。

编号	测试内容	评分
1	今天是星期几?	
2	现在是哪个月?	
3	今天是几号?	
4	现在是哪一年?	
5	这是什么地方?	
6	请说出"8、7、2"这三个数字。	
7	请倒过来说刚才的三个数字。	
8	请说出"6、3、7、1"这四个数字。	
9	请听清"6、9、4"这三个数字,然后数 1～10,再重复说出"6、9、4"。	
10	请听清"8、1、4、3"这四个数字,然后数 1～10,再重复说出"8、1、3、4"。	
11	从星期日倒数至星期一。	
12	9 加 3 等于几?	
13	再加 6 等于几(在 9 加 3 的基础上)?	
14	18 减 5 等于几? 请记住这几个词:帽子、汽车、树、26,等一会儿我会问你。	
15	快的反义词是慢,上的反义词是什么?	
16	大的反义词是什么? 硬的反义词是什么?	
17	橘子和香蕉属于水果类,红和蓝属于哪一类?	
18	这是多少钱?	
19	我刚才让你记住的第一个词是什么?	
20	第二个词呢?	
21	第三个词呢?	
22	第四个词呢?	
23	110 减 7 等于几?	
24	再减 7 等于几?	
25	再减 7 等于几?	
26	再减 7 等于几?	
27	再减 7 等于几?	
28	再减 7 等于几?	
29	再减 7 等于几?	
30	再减 7 等于几?	

注:答对一题给 1 分,共 30 分,≤20 分为异常。

(八) 日常生活活动能力评定

参见本任务的子任务一。

练习题

一、选择题

1. 下列哪项不是康复评定的服务对象？（　　　）

A.残疾者　　　B.老年人　　　C.亚健康人群　D.急性病患者　E.慢性病患者

2. 下列哪项不属于康复评定的方法？（　　　）

A.观察法　　　B.调查法　　　C.量表法　　　D.统计法　　　E.视觉模拟尺评定法

3. 下列哪项不属于认知障碍？（　　　）

A.注意障碍　　B.记忆障碍　　C.单侧忽略　　D.吞咽障碍　　E.疾病失认

二、问答题

1. 认知功能筛查量表包括哪几个方面的内容？

2. 饮水试验评分标准是什么？

（唐金华　尹红果）

子任务五　生活质量评定

 学习目标

1. 掌握生活质量的概念和康复医学实践中进行生活质量评定的意义。

2. 熟悉生活质量评定的目的、内容和评定方法。

3. 了解生活质量评定量表选例和注意事项。

案例引导

　　患者，男，80岁，因直肠癌术后10个月，目前入住老年康复医院2个多月，长期使用造瘘口，碍于面子，不接受洗澡。患者长期服药，交流少，不愿参加活动，平时只对着天花板发呆，家属探望时，不理睬，关系紧张，进食需要帮忙，吃得少。目前四肢肌力4级，坐位平衡2级，Barthel指数50分，由于年轻时体力活动过多，导致腰部活动受限。

　　请问：1. 患者目前存在哪些生活质量问题？

　　2. 面对这样的患者，我们要怎样对其生活质量进行改善？

　　3. 现实生活中，肿瘤患者越来越多，我们要怎样去保证他们的生活质量？

一、概念

生活质量又称作生存质量、生命质量、生活素质等，它是在WHO提倡的健康新概念的基

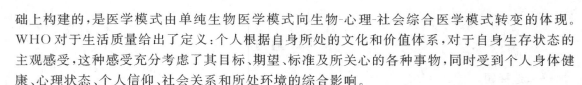

础上构建的,是医学模式由单纯生物医学模式向生物-心理-社会综合医学模式转变的体现。WHO对于生活质量给出了定义:个人根据自身所处的文化和价值体系,对于自身生存状态的主观感受,这种感受充分考虑了其目标、期望、标准及所关心的各种事物,同时受到个人身体健康、心理状态、个人信仰、社会关系和所处环境的综合影响。

生活质量的概念起源于20世纪30年代的美国,后来广泛应用于社会领域的研究,比如用于社会及其环境的客观条件指标来反映社会发展水平,如人口数量、出生率、病死率、收入与消费水平、就业率、卫生设施和应用程度等;也用于人对社会及其环境的主观感受,比如对生活中家庭、工作和休闲等方面的感受。到了20世纪70年代末,医学领域对生活质量进行了广泛的研究,以解决为适应疾病谱和医学发展引发的健康观和医学模式转变的需要,生活质量这一综合的评价指标比起单纯的疾病治愈率、生存率等,更能体现人在疾病转归过程中身体上、精神上和社会活动的真实状态。而在我国生活质量的研究开始于20世纪80年代中期,从翻译和综述国外的有关文献和研究进展开始,继而引进了一些普适量表和疾病专表,也根据不同的量表,进行了必要的文化调适,比如WHO-QOL100量表等。

二、康复医学实践中进行生活质量评定的意义

(一)生活质量评定是康复评定的重要内容

康复医学是一门最终以改善各类疾病患者生活质量为目标的医学学科。生活质量的评定涉及患者总体结局,全面反映疾病及其导致的躯体、心理和社会功能等方面在康复干预等作用下产生的影响,而且更着重于体现患者自身的主观感受。而不是像其他康复评定内容中,可能只关注、了解患者结构或功能上有无异常。

(二)生活质量评定有助于了解影响患者生活质量的主要因素

生活质量评定是制订康复措施的重要依据,借以了解疾病和功能受损对于患者生活质量的影响,以便有针对性地进行干预。通过生活质量的评定,有助于了解、分析影响患者康复的主要因素,阐明生活质量与损伤或三级程度之间的关系,从而有利于发现问题,提出针对不同疾病成因机制中全面且较客观的解释。

(三)有利于评价和比较各种康复干预措施的疗效

后期的康复评定中,生活质量评定的各项指标,为后续治疗提供更好的依据。国内外生活质量的研究提示,根据生活质量评定的结果,可以制订更加有效的康复干预方案及治疗措施,能够显著提高残疾人或慢性病、老年病患者的康复疗效,进而改善患者的生活质量。

三、评定的目的

了解康复患者的疾病程度,确定预后,以制订康复方案和评定治疗效果。

(一)用于对人群健康状况的测定

一些普通的生活质量表可用来评价人群的综合健康状况,甚至可以作为一种综合的社会经济和医疗卫生水平指标用于比较不同国家、不同地区、不同民族人民的生活质量和发展水平。

(二)用于对肿瘤及慢性病患者生活质量的评定

生活质量的研究始于对肿瘤患者的评定。目前,肿瘤与慢性病患者的生活质量评定是医

学领域生活质量研究的主流。

（三）评价与指导选择临床治疗方案

通过生活质量评定,可以看到不同的治疗方法或干预措施的治疗效果与患者的恢复情况,有助于做出更好的选择。

（四）用于对预防性干预及保健措施的评定

预防性干预及保健措施的效果可通过生活质量的指标进行综合评定,亦可通过事先的周密设计同时达到这两个目的。

（五）用于卫生资源的配置与利用

随着生活质量研究的深入和广泛开展,人们越来越倾向于用"质量调整生存年"这一指标来综合反映投资的效益。

四、评定的内容

（一）与生活质量有关的因素

WHO 提出的与生活质量有关的因素包括:①躯体功能;②心理状态;③自理能力;④社会关系;⑤生活环境;⑥宗教信仰与精神寄托。

（二）生活质量评定的内容

（1）躯体功能评定:包括睡眠、饮食、行走、大小便自我控制、自我料理、家务操持、休闲。

（2）精神心理功能评定:包括抑郁感、忧虑情绪、孤独感、自尊、记忆力、推理能力、应变能力。

（3）社会功能评定:包括家庭关系、社会支持、与他人交往、就业情况、经济状况、社会整合、社会角色等。

（4）疾病特征与治疗:包括疾病症状、治疗副作用等。

五、评定方法

目前常使用的生活质量评定标准,欧洲多使用 EQ5D 系统,其优越性在于简单易行;北美多使用 SF-36 系统,其优越性在于全面评估生活质量。主要包括日常生活活动(ADL)能力评定、功能独立性评定(FIM)、生活质量(QOL)评定,同时要全面评价患者的身体状况,进而为医生的治疗提供必要依据。

（一）ADL 能力评定

ADL 能力评定是完全从实用的角度来进行评定。它是对患者综合活动能力的测试。ADL 能力评定对确定患者能力,制订和修订训练计划,评定治疗效果,安排返家或就业等都十分重要。具体可参见本任务子任务一。

（二）FIM

FIM 是适用于独立生活上有功能缺陷患者的独立生活功能的测试指标,着重评定患者在独立生活方面的个体活动能力。FIM 已经过反复的效度和信度的研究,得到了国际康复医学界的普遍重视,正在全世界广泛推广,有可能成为评定患者功能状况的流行量表。它包括运动和认知两方面内容,所以可更敏感地度量患者的残疾状态。具体可参见本任务子任务一。

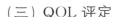

（三）QOL 评定

1. 世界卫生组织生活质量测定简表（WHOQOL-BREF）　由世界卫生组织制订,包括 5 个领域（躯体、心理、社会、环境及综合）、26 个项目,是运用于不同文化背景的、具有多种文字的评定量表。

2. SF-36 量表　此表是国际上以健康作为重点的综合评定表,包括 8 个领域、36 个项目,评定分为 5 个等级。

3. ESCROW Profile 量表　此表以社会水平的评定为重点,包括 6 个领域,没有包括健康和娱乐等方面,是客观评定 QOL 的代表性量表,分为 4 个等级。

4. 费城精神量表改良版　费城精神量表由费城老年医学中心缩写字母 PGC 命名,最初是管理者和军官为了能了解职员和士兵的状况,以便调动他们的积极性所研制的量表,现应用于康复医学中,并把原来的 22 个项目缩减为 17 个项目。主要包含心理上的动摇性、因孤独引起的不安感、对衰老的态度 3 个方面的要素,是主观评定 QOL 的代表性量表,适用于健康的老年人的心理调查,或是对患有疾病的老年人进行社会、心理特征的调查。

5. 功能性限制分布量表　此表是从步行、自我照顾、移动、娱乐、人际关系、疾病的心理负担、心理状况、睡眠与休息、沟通意图 9 个方面的消极方面进行评定。

6. 生活满意度指数 A 量表　生活满意度指数 A 量表是一种常用的主观的生活质量评定方法。

（四）评定结果分析

（1）生活质量影响因素的分析。对各种因素进行研究,明确分析各因素之间的相关性,发现重要的相关因素,找出问题,判断患者不能完成生活自理、回归社会和家庭的影响因素。例如,患者出院时能行走,但一年后不能行走,通过 QOL 调查结果的分析,发现患者人际关系、心理等方面存在问题,是主要的影响因素,是使患者生活质量下降的直接原因。

（2）根据研究分析结果,找出影响生活质量的重要因素,提出有针对性的治疗方案。如何把 QOL 的评定结果与治疗相结合,是一个重要的课题,必须分析医学的、躯体的、社会的以及精神的领域中存在的问题,探讨治疗方案和实际治疗的适用性。例如,对老年人的认知治疗是根据 QOL 评定结果,主要从园艺、环境、音乐、摄影、诗歌、回顾、感觉再认识等方面进行康复训练与治疗。

六、QOL 评定量表选例

SF-36 量表

说明:这项调查是询问您对自己健康状况的了解,此项数据记录您的自我感觉和日常生活的情况,请您按照说明回答下列问题。如果您对某一个问题不能做出肯定的回答,请按照您的理解选择最合适的答案。

1. 总体来讲,您的健康状况是:

①非常好　　　②很好　　　③好　　　　④一般　　　⑤差

（权重或得分依次为 5、4、3、2、1）

2. 跟 1 年以前比您觉得自己的健康状况是:

①比 1 年前好多了　　　　　　②比 1 年前好一些　　　　　　③与 1 年前差不多

④比 1 年前差一些　　　　　⑤比 1 年前差多了

（权重或得分依次为 5、4、3、2、1）

3. 以下这些问题都和日常活动有关。请您想一想，您的健康状况是否限制了这些活动？如果有限制，程度如何？

（1）重体力活动，如举重、参加剧烈运动等：

①限制很大　　　②有些限制　　　③毫无限制

（权重或得分依次为 1、2、3；下同）

（2）适度的活动，如移动一张桌子、扫地、打太极拳、做简单体操等：

①限制很大　　　②有些限制　　　③毫无限制

（3）手提日用品，如买菜、购物等：

①限制很大　　　②有些限制　　　③毫无限制

（4）上几层楼梯：

①限制很大　　　②有些限制　　　③毫无限制

（5）上一层楼梯：

①限制很大　　　②有些限制　　　③毫无限制

（6）弯腰、屈膝、下蹲：

①限制很大　　　②有些限制　　　③毫无限制

（7）步行 1500 米以上的路程：

①限制很大　　　②有些限制　　　③毫无限制

（8）步行 1000 米的路程：

①限制很大　　　②有些限制　　　③毫无限制

（9）步行 100 米的路程：

①限制很大　　　②有些限制　　　③毫无限制

（10）自己洗澡、穿衣：

①限制很大　　　②有些限制　　　③毫无限制

4. 在过去 4 个星期里，您的工作和日常活动有无因为身体健康的原因而出现以下这些问题？

（1）减少了工作或其他活动时间：

①是　　　　　②不是

（权重或得分依次为 1、2；下同）

（2）本来想要做的事情只能完成一部分：

①是　　　　　②不是

（3）想要干的工作或活动种类受到限制：

①是　　　　　②不是

（4）完成工作或其他活动困难增多（比如需要额外的努力）：

①是　　　　　②不是

5. 在过去 4 个星期里，您的工作和日常活动有无因为情绪的原因（如压抑或忧虑等）而出现以下这些问题？

（1）减少了工作或活动时间：

①是　　　　　　②不是

（权重或得分依次为 1、2；下同）

（2）本来想要做的事情只能完成一部分：

①是　　　　　　②不是

（3）做事不如平时仔细：

①是　　　　　　②不是

6. 在过去 4 个星期里，您的健康或情绪不好在多大程度上影响了您与家人、朋友、邻居或集体的正常社会交往？

①完全没有影响　　　　　　②有一点影响　　　　　　③中等影响

④影响很大　　　　　　⑤影响非常大

（权重或得分依次为 5、4、3、2、1）

7. 在过去 4 个星期里，您有身体疼痛吗？

①完全没有疼痛　　　　　　②有一点疼痛　　　　　　③中等疼痛

④严重疼痛　　　　　　⑤很严重的疼痛

（权重或得分依次为 6、5.4、4.2、3.1、2.2、1）

8. 在过去 4 个星期里，您的身体疼痛影响了您的工作和家庭吗？

①完全没有影响　　　　　　②有一点影响　　　　　　③中等影响

④影响很大　　　　　　⑤影响非常大

（如果在过去 4 个星期里完全没有身体疼痛且对工作和家庭完全没有影响，则权重或得分依次为 6、4.75、3.5、2.25、1.0；如果在过去 4 个星期里有身体疼痛，但对工作和家庭完全没有影响，则为 5、4、3、2、1）

9. 以下这些问题是关于过去 1 个月里您自己的感觉，对每一条问题所说的事情，您的情况是什么样的？

（1）您觉得生活充实：

①所有的时间　　　　　　②大部分时间　　　　　　③比较多时间

④一部分时间　　　　　　⑤小部分时间　　　　　　⑥没有这种感觉

（权重或得分依次为 6、5、4、3、2、1）

（2）您是一个敏感的人：

①所有的时间　　　　　　②大部分时间　　　　　　③比较多时间

④一部分时间　　　　　　⑤小部分时间　　　　　　⑥没有这种感觉

（权重或得分依次为 1、2、3、4、5、6）

（3）您的情绪非常不好，什么事都不能使您高兴起来：

①所有的时间　　　　　　②大部分时间　　　　　　③比较多时间

④一部分时间　　　　　　⑤小部分时间　　　　　　⑥没有这种感觉

（权重或得分依次为 1、2、3、4、5、6）

（4）您的心里很平静：

①所有的时间　　　　　　②大部分时间　　　　　　③比较多时间

④一部分时间　　　　　　⑤小部分时间　　　　　　⑥没有这种感觉

（权重或得分依次为 6、5、4、3、2、1）

（5）您做事精力充沛：

①所有的时间　　　　　　②大部分时间　　　　　　③比较多时间

④一部分时间　　　　　　⑤小部分时间　　　　　　⑥没有这种感觉

（权重或得分依次为 6、5、4、3、2、1）

（6）您的情绪低落：

①所有的时间　　　　　　②大部分时间　　　　　　③比较多时间

④一部分时间　　　　　　⑤小部分时间　　　　　　⑥没有这种感觉

（权重或得分依次为 1、2、3、4、5、6）

（7）您觉得筋疲力尽：

①所有的时间　　　　　　②大部分时间　　　　　　③比较多时间

④一部分时间　　　　　　⑤小部分时间　　　　　　⑥没有这种感觉

（权重或得分依次为 1、2、3、4、5、6）

（8）您是个快乐的人：

①所有的时间　　　　　　②大部分时间　　　　　　③比较多时间

④一部分时间　　　　　　⑤小部分时间　　　　　　⑥没有这种感觉

（权重或得分依次为 6、5、4、3、2、1）

（9）您感觉厌烦：

①所有的时间　　　　　　②大部分时间　　　　　　③比较多时间

④一部分时间　　　　　　⑤小部分时间　　　　　　⑥没有这种感觉

（权重或得分依次为 1、2、3、4、5、6）

10. 不健康影响了您的社会活动（如走亲访友等）：

①所有的时间　　　　　　②大部分时间　　　　　　③比较多时间

④一部分时间　　　　　　⑤小部分时间　　　　　　⑥没有这种感觉

（权重或得分依次为 1、2、3、4、5）

11. 请看下列每一条问题,哪一种答案最符合您的情况？

（1）我好像比别人容易生病：

①绝对正确　　②大部分正确　　③不能肯定　　④大部分错误　　⑤绝对错误

（权重或得分依次为 1、2、3、4、5）

（2）我跟周围人一样健康：

①绝对正确　　②大部分正确　　③不能肯定　　④大部分错误　　⑤绝对错误

（权重或得分依次为 5、4、3、2、1）

（3）我认为我的健康状况在变坏：

①绝对正确　　②大部分正确　　③不能肯定　　④大部分错误　　⑤绝对错误

（权重或得分依次为 1、2、3、4、5）

（4）我的健康状况非常好：

①绝对正确　　②大部分正确　　③不能肯定　　④大部分错误　　⑤绝对错误

（权重或得分依次为 5、4、3、2、1）

SF-36 量表生活质量评分统计可在表 2-20 中进行。

表 2-20　SF-36 量表生活质量评分统计

题号	计分	题号	计分	题号	计分	题号	计分
1		3-9		7		9-9	
2		3-10		8		10	
3-1		4-1		9-1		11-1	
3-2		4-2		9-2		11-2	
3-3		4-3		9-3		11-3	
3-4		4-4		9-4		11-4	
3-5		5-1		9-5			
3-6		5-2		9-6			
3-7		5-3		9-7			
3-8		6		9-8		合计	

七、注意事项

（1）全面性与针对性结合，适当选择评定方案。

（2）选择适当的方式：询问、观察、填表、测量。

（3）进行长期评定：信访、电话访问、复诊、建立档案。

练 习 题

一、名词解释

生活质量

二、选择题

1. 康复医学实践中进行生活质量评定的意义不正确的是（　　　）。

A. 生活质量评定是康复评定的重要内容

B. 生活质量评定有助于了解影响患者生活质量的主要因素

C. 有利于评价和比较各种康复干预措施的疗效

D. 有利于患者及时了解自己的毛病

E. 有利于改善患者的生活质量

2. 下列关于 ADL 评定的内容不正确的是（　　　）。

A. 进食、小便、平地行走　　　　B. 进食、大便、洗漱

C. 大小便控制、轮椅转移　　　　D. 大小便控制、翻身

E. 穿衣、小便、洗脸

三、填空题

功能独立性评定的内容包括自我照料、括约肌控制、_____、行 走、交 流和_____。

四、简答题

简述生活质量评定的注意事项。

（沈智华）

子任务六 职业能力评定

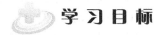
学习目标

1. 掌握职业评定的概念、能力的概念和职业能力评定的概念。
2. 熟悉职业能力评定的方法和内容。

案例引导

  袁某,45岁,已婚人士,家中父母健在,儿子读初中,原是电工,平时身体健康,无不良嗜好,患者某日起床感到手脚酸软无力,四肢根本不听使唤,现在这种状态折磨他已有半年了,后来其因故无法工作,无经济来源,妻子需要照顾家里及他,身心疲惫。今日评估,患者四肢肌力4级,手指麻木存在,握拳缓慢,Barthel指数80分,Berg量表评分46分,生活能自理。目前患者对工作的渴望高,希望能尽快康复,回归社会工作。

  请问:1. 患者是否能重返工作? 怎样考虑?

  2. 假如不能再回到原先的岗位,可以建议什么岗位?

  3. 目前,患者适合哪些治疗?

一、概念

  职业评定主要是指对患者能否参与工作或工作能力高低的评定。能力是指与各种活动熟练程度有关的天生的行为模式,应该与技能区别开来。技能是通过训练或实践而表现出来的动作熟练程度,能力代表活动发展的潜力,可以确定最后成就的极限,但是,其主要与掌握新技能的速度有关。

  职业能力评定,是通过医嘱或多种途径取得职业活动绩效的证据,并把这些证据对照特定职业能力标准,从而判断职业能力水准的过程。确定能力标准、收集能力表现的证据和根据能力标准做出判断,是三个基本环节。

  要适应职业需要,就得具有超过规定的某一能力的最低水平。在美国等国家,针对大多数职业,均制订了相应的最低能力标准,在众多的能力中,有9种基本能力与职业有重要关系,包括学习能力、言语能力、计算能力、空间判断能力、形体知觉能力、分辨能力、手-眼协调能力、手指灵活性、手灵活性等。

  1. 学习能力　主要是指获得新知识、学习新技能的能力,也是指人认识、理解客观事物,并运用知识、经验等解决问题的能力。它与人的记忆能力、观察能力、注意力维持、想象能力、归纳能力和逻辑思维能力等密切相关。一般学习能力是人在学习、工作和日常生活中必须具备并且广泛使用的能力。职业或专业的水平越高,对人的学习能力的要求也越高。例如,要作为医生,必须具有较高的观察能力、注意力维持和逻辑思维能力;当一名护士,则只需要中等的逻辑思维水平;而当一名护理员,逻辑思维水平低的人亦能胜任。

2. 言语能力 言语能力是人的自我表达能力之一,采用言语方式和技巧表达思想、感觉和需求,是对词及其含义的理解和使用能力,对词、句子、段落、篇章的理解能力,以及清楚、正确地表达自己的思想和与别人沟通的能力,通常包括语言文字的理解能力和口头表达能力。不同的职业对人的言语能力要求亦不同。例如,想要胜任作业治疗师、教师、服务员等职业,必须具备较强的语言沟通能力,而对打字员、程序员等人员来说,则不一定需要较强的口头表达能力。

3. 计算能力 计算能力指迅速而准确地进行运算的能力。大部分职业都要求工作者有一定的运算能力,但不同的职业对人的计算能力要求程度不同。例如,作为会计、出纳、统计人员等职业来说,工作者必须具有较强的计算能力;对于护士、X线技师等职业来说,要求工作者局部中等水平的计算能力;对于护工、话务员等职业来说,则对工作者的计算能力要求较低。

4. 空间判断能力 空间判断能力指能识别几何图形,对立体图形进行理解,识别物体的空间运动,解决几何问题等的能力。例如,与工程、建筑相关的工作,以及康复科医师、内外科医生等职业,对人的空间判断能力要求很高;对于秘书、政治学家、哲学家、经济学家等人员来说,对其空间判断能力的要求就较低。

5. 形体知觉能力 形体知觉能力指对物体或图形具备的知觉能力,对于图形的明暗、线的宽度和长度做出视觉的区别和比较,看出其细微的差异。对于建筑师、测量员、生物学家、医生、药剂师、配镜师、画家来说,需要较强的形体知觉能力;对于哲学学者、教师、营养学家、演员来说,需要中等的形体知觉能力;而对于服务业工作人员、办公室职员来说,形体知觉能力的要求就较低。

6. 分辨能力 分辨能力指对语言或表格式材料具有细致的辨别能力,以及发现错字和正确地校对数字的能力。例如,经济学家、出纳、会计、统计员、办公室职员等工作者,都必须具备一定的分辨能力;而对演员、运动员等则不一定需要这种能力很强。

7. 手-眼协调能力 手-眼协调能力指通过视力控制身体运动行为的能力,即手眼之间配合,迅速、准确和协调地完成精确的动作和运动反应的能力。对外科医生、驾驶员、飞行员、雕刻家、运动员、舞蹈人员来说,这种能力非常重要;对于办公室职员、哲学家、经济学家等来说,则要求较低。

8. 手指灵活性 手指灵活性指手指的小肌群控制运动,特别是使用工具的能力。在实际操作中,需要手指迅速而准确地完成活动和操作小型工具。针对外科医生、牙科医生、雕刻家、画家等,需要较强的手指灵活性;而对哲学家、政治学家、法官、律师、作家等,则要求较低。

9. 手灵活性 手灵活性指手腕的小肌群控制运动,即除去手指之外,手腕能灵活而迅速地活动,完成一定姿势的能力。如体操运动员、舞蹈家、画家、医生和护士等,手腕必须能灵活地活动,而对于播音员、翻译人员、心理学家、教育家来说,这种能力则不太重要。

二、职业能力评定的方法

职业能力的评定方法很多,主要包括行为评定和评定量表(问卷调查)两大类。

(一)职业能力的行为评定

可以通过设定具体的活动,来观察患者的行为能力。根据患者的职业特点,设计相对应的活动方法。针对工作特点,必须选择出与形态知觉、手-眼协调、手指灵活和手的灵活相关的活动。评定方法如 Valpar 工作范例评定系统、TOWER 系统、JEVS 系统等。其评定内容较为全面,全套评定费用昂贵、费时较多,如 Valpar 工作范例评定系统是由美国 Valpar 公司建立的工种范例系统,可以评定工作中受伤工人的职业能力,共有超过 20 种独立的工作范例可以进行评定,全套评定需要 5~6 天时间。评定人员也可以选用其中的一种或几种范例来评定患者,如小型设备的使用等。单一功能评定也可以选用针对性较强的评定方法,如手-眼协调则可以采用 Purdue pegboard 手指评估等方式。

(二)职业能力的评定量表

目前,针对职业能力的评定量表较多,可以根据不同的职业特点和年龄特点,选择不同的量表进行评定。当然,患者评定时的生理和心理能力是必须要考虑的。如果患者因为伤病不得不改变其工作岗位,则必须要评定患者的职业能力倾向(表 2-21)。针对既往已有工作的患者,由于损伤功能所限,不得不改变工种的患者,可以采用下列方法帮助患者找到适合自己的新的工作。

表 2-21　职业能力倾向自我评定量表

内容	评分				
	强 1	较强 2	一般 3	较弱 4	弱 5
1. 一般学习能力倾向(G)					
(1) 快而容易地学习新的内容	( )	( )	( )	( )	( )
(2) 快而正确地解决数学题目	( )	( )	( )	( )	( )
(3) 您的学习成绩总的来说处于	( )	( )	( )	( )	( )
(4) 对课文的字、词、段落和篇章的理解、分析和综合的能力	( )	( )	( )	( )	( )
(5) 对学习过程的材料的记忆能力	( )	( )	( )	( )	( )
各等级次数累积	( )	( )	( )	( )	( )
	×1	×2	×3	×4	×5
总计分数( )=　( )＋( )＋( )＋( )＋( )					
自评等级( )=总计分数( )÷5					
2. 言语能力倾向(V)					
(1) 善于表达自己的观点	( )	( )	( )	( )	( )
(2) 阅读速度快,并能抓住中心内容	( )	( )	( )	( )	( )
(3) 掌握词汇量的程度	( )	( )	( )	( )	( )
(4) 向别人解释难懂的概念	( )	( )	( )	( )	( )
(5) 您的语文成绩	( )	( )	( )	( )	( )
各等级次数累积	( )	( )	( )	( )	( )
	×1	×2	×3	×4	×5
总计分数( )=　( )＋( )＋( )＋( )＋( )					
自评等级( )=总计分数( )÷5					
3. 计算能力倾向(N)					
(1) 做出精确的测量(如测量长、宽、高等)	( )	( )	( )	( )	( )
(2) 笔算能力	( )	( )	( )	( )	( )
(3) 口算能力	( )	( )	( )	( )	( )

内容	评分				
	强	较强	一般	较弱	弱
	1	2	3	4	5
(4) 打算盘	( )	( )	( )	( )	( )
(5) 您的数学成绩	( )	( )	( )	( )	( )
各等级次数累积	( )	( )	( )	( )	( )
	×1	×2	×3	×4	×5

总计分数( )＝( )＋( )＋( )＋( )＋( )

自评等级( )＝总计分数( )÷5

4. 空间判断能力倾向(S)

(1) 解决立体几何方面的习题	( )	( )	( )	( )	( )
(2) 画三维度的立体图形	( )	( )	( )	( )	( )
(3) 看几何图形的立体感	( )	( )	( )	( )	( )
(4) 想象盒子展开后的平面形状	( )	( )	( )	( )	( )
(5) 想象三维度和三维度的物体	( )	( )	( )	( )	( )
各等级次数累积	( )	( )	( )	( )	( )
	×1	×2	×3	×4	×5

总计分数( )＝( )＋( )＋( )＋( )＋( )

自评等级( )＝总计分数( )÷5

5. 形体知觉能力倾向(P)

(1) 发现相似图形中的细微差异	( )	( )	( )	( )	( )
(2) 识别物体的形状差异	( )	( )	( )	( )	( )
(3) 注意到多数人所忽视的物体的细节部分	( )	( )	( )	( )	( )
(4) 检查物体的细节	( )	( )	( )	( )	( )
(5) 观察图案是否正确	( )	( )	( )	( )	( )
各等级次数累积	( )	( )	( )	( )	( )
	×1	×2	×3	×4	×5

总计分数( )＝( )＋( )＋( )＋( )＋( )

自评等级( )＝总计分数( )÷5

6. 分辨能力倾向(Q)

(1) 快而准确地抄写资料(如姓名、日期、电话号码等)	( )	( )	( )	( )	( )
(2) 发现错别字	( )	( )	( )	( )	( )
(3) 发现计算错误	( )	( )	( )	( )	( )
(4) 在图书馆很快地查找编码卡片	( )	( )	( )	( )	( )
(5) 自我控制能力(较长时间地抄写资料)	( )	( )	( )	( )	( )
各等级次数累积	( )	( )	( )	( )	( )

内容	评分				
	强	较强	一般	较弱	弱
	1	2	3	4	5
	×1	×2	×3	×4	×5

总计分数（　）＝（　）＋（　）＋（　）＋（　）＋（　）

自评等级（　）＝总计分数（　）÷5

7. 手-眼协调能力倾向（K）

内容	强	较强	一般	较弱	弱
（1）玩电子游戏	（　）	（　）	（　）	（　）	（　）
（2）打篮球或羽毛球	（　）	（　）	（　）	（　）	（　）
（3）打算盘	（　）	（　）	（　）	（　）	（　）
（4）打字	（　）	（　）	（　）	（　）	（　）
各等级次数累积	（　）	（　）	（　）	（　）	（　）
	×1	×2	×3	×4	×5

总计分数（　）＝（　）＋（　）＋（　）＋（　）＋（　）

自评等级（　）＝总计分数（　）÷5

8. 手指灵活性倾向（F）

内容	强	较强	一般	较弱	弱
（1）灵巧地使用很小的工具（镊子）	（　）	（　）	（　）	（　）	（　）
（2）穿针、编织等使用手指的活动	（　）	（　）	（　）	（　）	（　）
（3）用手指做一件小手工艺品	（　）	（　）	（　）	（　）	（　）
（4）使用计算器的灵巧程度	（　）	（　）	（　）	（　）	（　）
（5）弹琴	（　）	（　）	（　）	（　）	（　）
各等级次数累积	（　）	（　）	（　）	（　）	（　）
	×1	×2	×3	×4	×5

总计分数（　）＝（　）＋（　）＋（　）＋（　）＋（　）

自评等级（　）＝总计分数（　）÷5

9. 手灵活性倾向（M）

内容	强	较强	一般	较弱	弱
（1）用手把东西分类	（　）	（　）	（　）	（　）	（　）
（2）在推和拉东西时手的灵活度	（　）	（　）	（　）	（　）	（　）
（3）很快地削水果	（　）	（　）	（　）	（　）	（　）
（4）灵活地使用手工工具（如榔头、锤子等）	（　）	（　）	（　）	（　）	（　）
（5）在绘画、雕刻等手工活动中手的灵活性	（　）	（　）	（　）	（　）	（　）
各等级次数累积	（　）	（　）	（　）	（　）	（　）
	×1	×2	×3	×4	×5

总计分数（　）＝（　）＋（　）＋（　）＋（　）＋（　）

自评等级（　）＝总计分数（　）÷5

结果统计时,在表 2-22 中的括号内填写患者的每一职业能力倾向的自评等级。

表 2-22　职业能力倾向的自评等级

职业能力倾向	自评等级
一般学习能力倾向(G)	(　　)
言语能力倾向(V)	(　　)
计算能力倾向(N)	(　　)
空间判断能力倾向(S)	(　　)
形体知觉能力倾向(P)	(　　)
分辨能力倾向(Q)	(　　)
手-眼协调能力倾向(K)	(　　)
手指灵活性倾向(F)	(　　)
手灵活性倾向(M)	(　　)

在确定患者的每一种职业能力倾向后,参阅下列关于不同职业对人的职业能力倾向的要求。通过查阅不同职业与其所要求的职业能力倾向的基本标准(表 2-23),根据患者既往所学专业与目前推荐职业关系表(表 2-24),推荐患者应该争取调整的工作岗位。

表 2-23　不同职业与其所要求的职业能力倾向的基本标准

职业类别	G	V	N	S	P	Q	K	F	M	职业类别	G	V	N	S	P	Q	K	F	M
生物学家	1	1	1	2	2	3	3	2	3	大学教师	1	1	3	3	2	3	4	4	4
建筑师	1	1	1	2	3	3	3	3	3	中学教师	2	2	3	4	3	3	4	4	4
测量员	2	2	2	2	3	3	3	3	3	小学和幼儿园教师	2	2	3	3	3	3	3	3	3
测量辅导员	4	4	4	4	4	4	3	4	3	职业学校教师(职业课)	2	2	2	3	3	3	3	3	3
制图员	2	3	2	2	3	3	2	2	3	职业学校教师(普通课)	2	2	3	4	3	3	4	4	4
建筑和工程技术专家	2	2	2	2	3	3	3	3	3	内、外、牙科医生	1	1	2	1	2	3	2	2	2
建筑和工场技术员	2	3	3	3	3	3	3	3	3	兽医学家	1	1	2	1	2	3	2	2	2
物理科学技术专家	2	2	2	2	3	3	3	3	3	护士	2	2	3	3	3	3	3	3	3
物理科学技术员	2	3	3	3	2	3	3	3	3	护士助手	3	4	4	4	3	3	3	3	3
农业、生物、动物、植物学的技术专家	2	2	2	4	2	3	2	3	工业药剂师	1	1	1	3	2	3	3	3	3
农业、生物、动物、植物学的技术员	2	3	3	4	2	3	3	3	3	医院药剂师	2	2	2	4	2	3	3	3	3
数学家和统计学家	1	1	1	3	3	2	4	4	4	营养学家	2	2	2	3	3	3	4	4	4
系统分析和计算机程序编制者	2	2	2	3	3	4	4	4	配镜师	2	2	2	2	2	3	3	3	3
经济学家	1	1	1	4	4	2	4	4	4	配眼镜商	3	3	3	3	3	4	3	3	3

职业类别	G	V	N	S	P	Q	K	F	M	职业类别	G	V	N	S	P	Q	K	F	M
社会学家、人类学者	1	1	3	2	2	3	4	4	4	放射科技术人员	3	3	3	3	3	3	3	3	3
心理学家	1	1	2	2	2	3	4	4	4	药物实验室技术专家	2	2	2	3	2	3	3	3	3
历史学家	1	1	3	4	4	3	4	4	4	药物实验室技术员	2	3	3	3	3	3	3	3	3
哲学家	1	1	4	3	3	3	4	4	4	画家、雕刻家	2	3	4	2	2	5	2	1	2
政治学家	1	1	3	4	4	3	4	4	4	产品设计和内部装饰者	2	2	3	2	2	5	2	1	2
家政经济学家	2	2	2	3	3	3	3	3	3	舞蹈家	2	3	3	2	3	4	2	3	3
社会工作者	2	2	3	4	4	3	4	4	4	演员	2	2	4	3	4	4	4	4	4
社会服务助理人员	3	3	3	4	4	3	4	4	4	电台播音员	2	2	3	4	4	3	4	4	4
法官	1	1	3	4	3	3	4	4	4	作家和编辑	2	1	3	3	3	3	4	4	4
律师	1	1	3	4	4	3	4	4	4	翻译人员	2	1	4	4	3	4	4	4	4
公证人	2	2	3	4	4	3	4	4	4	体育教练	2	2	3	4	4	3	4	4	4
图书馆、博物馆和档案管理者	3	3	3	2	2	4	3	2	3	秘书	3	3	3	4	4	3	2	3	3
职业指导者	2	2	3	4	4	3	4	4	4	打字员	3	3	3	4	4	3	3	3	3
记账员	3	3	3	4	4	2	3	3	4	农民	3	3	3	3	3	3	3	3	3
出纳员	3	3	3	4	4	3	3	3	4	饲养动物者	3	4	4	4	4	4	4	4	4
统计员	3	3	2	4	3	2	3	3	4	渔民	4	4	4	4	4	5	4	3	3
声讯台及电话接线员	3	3	4	4	4	3	3	3	3	矿工和采石工人									
一般办公室职员	3	4	3	4	4	3	3	4	4	纺织工人	4	4	4	4	4	5	3	3	3
商业经营管理	2	2	3	4	4	3	4	4	4	机床操作工									
售货员	3	3	3	4	4	3	3	4	4	锻工									
警察	3	3	3	4	3	3	3	4	3	电器修理工	3	3	3	3	2	4	3	3	3
门卫	4	4	5	4	4	4	4	4	4	细木工	3	3	3	2	2	3	3	4	4
厨师	4	4	4	3	3	4	3	3	3	其他一般木工	3	4	4	3	4	4	3	4	3
招待员	3	3	4	4	4	3	4	3	3	电工	3	3	3	3	4	3	3	3	3
理发师	3	3	4	4	2	4	3	3	3	裁缝、服装设计	3	3	3	3	3	3	2	2	3
导游	3	3	4	4	4	4	3	4	3										
驾驶员	3	3	4	3	3	5	3	3	3										

注：在等级数字下有"·"的职业能力倾向等级，表示此职业所必须达到的职业能力倾向水平。

表 2-24　既往所学专业与目前推荐职业关系表

所 学 专 业	推 荐 职 业
工科	工程师、建筑师、技术员、技工、技师等
理科	研究员、教师、工程师、科学家、专业技术人员等
农科	农艺师、技术员、农场经营等
林科	园林管理、林场经营、工程师等
医学	医生、药剂师、护士、技师、保健师等
文学	教授、教师、记者、编辑、作家、剧作家等
财经	经济学家、经济师、统计师、会计、商务师等
师范	教育家、心理学家、教师、社会工作者等
政法	法官、律师、警察、公务员、公证人等
体育	职业运动员、教练、裁判、体育管理者等
艺术	音乐家、作曲家、画家、设计师、演员、导演等
管理	企业家、经济人、秘书、经济学家、行业管理者等
服务	咨询师、服务员、营业员、经理等
旅游	导游、翻译、厨师、旅游经纪人、景区管理员等

三、职业能力评定的内容

（一）初步面谈

治疗师约见患者，收集以下资料：

1. 家庭状况　包括婚姻状况，家庭成员数量、年龄及其工作情况等，从而推断到患者在家中是否是经济支柱，以及他们对复工的迫切性。

2. 既往病史　咨询患者过往有无被诊断为其他病症，例如：心脏病、高血压等，这将可以帮助治疗师计划将来安排"工作强化训练"的治疗强度。

3. 工作经验　记录患者过往所做的工作，可以清楚他的工作经验及技能。

4. 受教育程度　患者达到的学历程度。

（二）工作分析

工作分析是一种收集工作职位信息的方法，可以找出组成一份工作的各种工作细节，及其包含的相关知识、技巧和完成工作任务所需的能力。

根据患者身体功能、工作范畴、机器工具、物料和产品、患者的才智和性格特征之间的关系，系统地分析一份工作（表 2-25）。

表 2-25　工作分析表

姓名：	住院号：	性别：	年龄：	评估时间：

过往工作历史：

续表

工作名称(近期工作)	主要任务	起止时间	离职原因

受伤前工作状况:

工作名称: _____

工作描述: _____

工作时间: _____ 平均收入: _____ 工资收入方式:月薪　周薪　时薪　按件计算

工具使用: _____

需要处理材料: _____

环境因素:室内　室外　不一定

　　　地板或地面情况:不平坦　易滑　平坦　不滑

　　　工作空间大小:开放　封闭　都有

　　　噪音程度:佳　尚可　差

　　　照明程度:佳　尚可　差

　　　暴露于灰尘/气味/瓦斯程度:没有　有

接近任何移动物品或机器:没有　有

工作风险因素:重复性工作(手指/腕/肘/肩关节/颈)

　　　　　手部力量(重复或静止)

　　　　　不当姿势

　　　　　接触按压

　　　　　震动

　　　　　环境(照明或气温)

　　　　　工作任务控制

　　　　　其他: _____

主要的工作任务	相应的身体要求	基本的身体能力

身体要求				主要工作要求		目前	适合?
坐	不需要	偶尔	经常	常常	是/否		
行走	不需要	偶尔	经常	常常	是/否		
驾驶	不需要	偶尔	经常	常常	是/否		
蹲下	不需要	偶尔	经常	常常	是/否		
重复地蹲	不需要	偶尔	经常	常常	是/否		
坐位下弯身	不需要	偶尔	经常	常常	是/否		
站位下弯身	不需要	偶尔	经常	常常	是/否		
跪下	不需要	偶尔	经常	常常	是/否		
蹲伏	不需要	偶尔	经常	常常	是/否		

续表

伸手拿取	不需要	偶尔	经常	常常	是/否		
坐位下扭腰	不需要	偶尔	经常	常常	是/否		
站位下扭腰	不需要	偶尔	经常	常常	是/否		
平衡	不需要	偶尔	经常	常常	是/否		
爬行	不需要	偶尔	经常	常常	是/否		
利用手指工作	不需要	偶尔	经常	常常	是/否		
操作	不需要	偶尔	经常	常常	是/否		
触摸	不需要	偶尔	经常	常常	是/否		
爬梯	不需要	偶尔	经常	常常	是/否		
爬楼梯	不需要	偶尔	经常	常常	是/否		
提举(地面至腰间)	轻微	轻	中等	重	非常重	是/否	
提举(腰至过头)	轻微	轻	中等	重	非常重	是/否	
提举(水平)	轻微	轻	中等	重	非常重	是/否	
运送(右手)	轻微	轻	中等	重	非常重	是/否	
运送(左手)	轻微	轻	中等	重	非常重	是/否	
运送(双手)	轻微	轻	中等	重	非常重	是/否	
推____斤	轻微	轻	中等	重	非常重	是/否	
拉____斤	轻微	轻	中等	重	非常重	是/否	

N——不需要		O——偶尔(1/3工作时间)	
F——经常(1/3至2/3工作时间)		C——常常(2/3以上工作时间)	

级别	代码	偶尔	经常	常常
轻微	S	<10 LB	—	—
轻	L	<20 LB	<10 LB	—
中等	N	20~50 LB	10~25 LB	<10 LB
重	H	50~100 LB	25~50 LB	10~20 LB
非常重	V	>100 LB	>50 LB	>20 LB

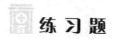

练习题

一、名词解释

职业能力评定

二、判断题

1. 学习能力主要是指获得新知识、学习新技能的能力,也是指人认识、理解客观事物,并运用知识、经验等解决问题的能力。(　　　)

2. 工作分析是一种收集工作职位信息的方法,可以找出组成一份工作的各种工作细节,及其包含的相关知识、技巧和完成工作任务所需的能力。(　　　)。

三、填空题

9 种能力与职业有重要关系,包括_____、_____、计算能力、空间判断能力、形体知觉能力、分辨能力、_____、_____和手灵活性。

(方福如)

任务三　社区环境评定

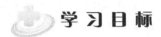

学习目标

1. 掌握社区环境评定的定义、对象及评定方法。
2. 熟悉社区环境评定的目的、环境的定义,与残疾人有关的环境。
3. 了解环境评定的由来、人与环境的相互作用产生的影响、残疾人的心理变化。

案例引导

患者,刘某,男,38 岁,车祸致 C_7 节段脊髓损伤,ASIA 分级 C 级,住院进行康复治疗后患者情绪及精神较入院时有明显提高,与病友及医务人员能良好地交流。出院评估:双上肢肌力 5 级,双下肢肌力 1^+ 级,肌张力 1 级,可独立操控轮椅在病区内活动,Barthel 指数评分 60 分,可独立完成进食、修饰、穿衣、如厕等活动。经出院电话回访了解到,患者由于社区内无障碍设施的不完善,室内床栏、洗手台等高度过高,导致患者日常生活活动能力下降,情绪低落且敏感,觉得周围人嘲笑他,不愿出门与人进行社交活动,常有消极言论挂于嘴边,现不得不请人专门看护。

请问:1. 该患者的社区环境存在哪些问题?

2. 应该用什么方法来对社区环境进行评估以找出问题?

3. 针对该患者的情况,社区环境需做哪些方面的改造?

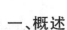

一、概述

2001 年世界卫生组织发布的《国际功能、残疾和健康分类》(ICF) 中提出了四个健康要素的分类:身体功能、身体结构、活动和参与、环境因素。根据 ICF 中的观点,残疾人所遇到的活动受限和参与限制是由于残疾人自身功能、结构的损伤和环境障碍交互作用的结果。那么由于残疾人的部分功能丧失是无法改变的,所以为了从根本上解决残疾人的困难,还需要改变环境来适应残疾人的损伤,才有助于残疾人的活动和参与,使他们能融入社会。所以在改造环境前,必须进行环境评定,从而衍生出环境评定理论。

人身体以外并对个人功能发生影响的一切事物,可统称为"环境"。环境又由物质环境、社会环境和态度环境构成。

物质环境是指客观存在的事物即客观世界,如我们能感知到的周边物质和感觉不到而客观存在的物质,如超声波、红外线等。

社会环境是指人类的社会,不同国家不同的社会制度、法律法规、语言文字等构成的外在非物质环境。

态度环境是指人们的相互关系,对事物的看法,对待亲戚朋友、上下级及对陌生人的态度等构成的内在非物质环境。

无障碍环境最早可追溯至 20 世纪 30 年代初,当时在瑞典、丹麦等国家就建有专供残疾人所使用的设施。1961 年美国国家标准协会制定了世界上第一个无障碍设计标准。我国于 1988 年由建设部、民政部和残疾人联合会发布了《方便残疾人使用的城市道路和建筑物设计规范》,要求今后修建的城市道路和重要公共建筑必须依照该规范执行,对原有的道路、重要公共建筑亦应有步骤地改造。随着物质文明和精神文明水平的提高,无障碍环境的范畴从最初的道路、建筑物等发展到信息交流。目前世界各国都非常重视无障碍环境建设。

二、社区环境评定

(一) 定义

社区环境评定是指按照残疾人自身的功能水平对其即将回归的环境的安全性、能力水平和舒适程度进行实地考察、分析,找出影响其日常生活活动的因素,并提出修改方案,最大限度地提高其独立性,帮助残疾人更好地回归家庭和社会。

(二) 目的

(1) 评定残疾人在家中及社区和工作环境中的安全性、功能水平、舒适度和方便程度。

(2) 评定残疾人需要增加的辅助器具及恰当的设备。

(3) 帮助准备出院的残疾人及其家属确定是否能够得到较好的服务,如出院后的门诊治疗、家庭健康服务等。

在社区家庭生活中,残疾人会因精神或身体方面的障碍,在进行家庭自立生活及参与社会活动时遇到诸多困难,这时就有必要通过社区环境评定找出影响其功能发挥的因素,并通过改造、建立无障碍设施等来消除环境因素对残疾人造成的影响。具体地说,就是通过社区环境评定,为其改建一个与其身体功能相适应的、能够满足其进行自理活动和参与社会需要的环境。人与环境相互间的适应性越高,说明环境能够满足人的各种需要的程度越高,人的独立性和生活质量也就越高。

康复的一个主要目标是要使残疾人回归到病前的环境中,并尽可能地按照以往的方式去生活和工作。环境评定的结果对于残疾人完成从康复医院到回归家庭和社区的转变过程具有积极的促进作用。通过评定,不但能够发现在特定的实际环境中残疾人的功能水平、回归程度及安全性,更重要的是,还为康复治疗、无障碍环境改造以及正确选择、使用合适的辅助用具提供了依据。

(三) 对象

此处主要讲述社区环境评定的服务对象,以及社区环境评定对其产生的积极作用。

1. 服务对象 社区环境评定的对象范围非常广,总的来说就是"功能障碍者"。

"功能障碍者"就是指个人由于与环境因素相互作用限制了自身的功能发挥并形成障碍的人,它可以是残疾人,也可以是功能健全的人。

有些残疾是人类不可避免的,只要人与环境不协调,就会出现残疾。在一些环境里,健全人也会成为"残疾人",或者也属于"功能障碍者"。例如出国到了国外,社会环境变了,语言、文字、风俗、习惯等都不同于国内,在这样的环境里,健全人的听不懂和说不出与聋哑人的听不见和说不了效果一样,都有听觉和言语障碍,同属于"听觉言语障碍者"的群体。又如在黑暗的环境里,健全人和盲人一样伸手不见五指和行动困难,同属于"视觉障碍者"。这都说明我们不能脱离环境来看健全、残疾和残障。

传统的残疾观认为残疾人活动和参与的困难是由于他们自身疾病造成的单因素后果,与环境无关。随着社会进步,人们对残疾的认识有了很大提高,2001 年 WHO 提出了 ICF 健康要素的分类并对"残疾"重新定义为是对损伤、活动受限和参与限制的一个总括性术语。它表示个体(在某种健康条件下)和个体所处的情景性因素(环境因素和个人因素)之间发生交互作用的消极方面。而残疾人的自身损伤基本不可改变,也就是说,我们不能要求截瘫、偏瘫、脑瘫等肢残人能和健全人一样用双腿走路甚至跑步,不能要求视觉障碍者看清环境的事物,不能要求听觉障碍者听清环境的声音,不能要求失语者说清楚话。所以只能改变环境来适应残疾人的自身损伤并发挥潜能,以克服残疾人活动和参与的困难,因此,国际上对该群体的称谓已经从残疾人改为人伴有功能障碍或功能障碍者。

2. 积极作用

(1) 功能障碍者融入社会的需要:在以健全人为主体的社会里,日常生活、学习、工作和公共场所中的绝大部分人造环境是为健全人建立的,只有一小部分人造环境能为功能障碍者直接享用,而另一部分人造环境不能为功能障碍者享用,存在着融入环境的障碍,更谈不上机会均等和共享文明。为此需要通过环境评定来改变或新建无障碍的人造环境,才能实现功能障碍者的平等、参与、共享,并为社会做出贡献。

(2) 功能障碍者发挥潜能做出贡献的需要:功能障碍者虽有身体功能或身体结构的损伤,但都有潜能,只是因为环境的障碍束缚了潜能的发挥。改造为无障碍环境后,许多功能障碍者和老年人不仅提高了尊严和信心,而且发挥潜能后提高可参与社会活动的能力。

(3) 功能障碍者心理健康的需要:功能障碍者由于行动困难带来的生活、学习、就业问题,以及由此带来的经济上不能独立等问题,使他们丧失生活的信心,自卑而敏感,通过环境改造使他们能有接受教育和培训的机会,提高生活自理能力、就业能力和参与社会的能力,相对独立地安排自己的生活并参与各种社会活动,重新树立起对生活的信心。

(4) 健全人也受益:无障碍环境不仅使功能障碍者受益,而且使很多健全人也受益。例如城市过街天桥的坡道,对于老年人、孕妇,甚至手提重物者都受益;又如电视屏幕下方的中文字幕,不仅听觉障碍者受益,而且所有听不清或听不懂外语的健全人均受益,是必要的无障碍交流环境。所以建立无障碍环境是全社会的责任,也是现代文明社会的标志。

三、评定方法

ICF 中提出了环境因素,必然衍生出如何来评定环境的新问题。在 ICF 中所谓环境评定是指对功能障碍者(含残疾人)活动和参与出现困难的环境进行评定。目的是找出环境障碍后,通过增加人造环境的辅助器具来创建无障碍环境,以提高残疾人的生活质量并发挥积极作用。

(一) 环境评定依据

对环境进行评定时要依据 ICF 和 ICF 量表提出的环境因素限定值和分级,限定值用"障碍"或"辅助"来判断,每项环境因素都按 5 级来评定,采用 0~4 来表示。对环境的评定若根据环境的障碍程度来判断时,则分值从无障碍的 0 到完全障碍的 4;若根据在该环境下需要辅助的程度来判断时,则分值前要冠以"＋"号,从无需辅助的 0 到完全辅助的 ＋4,见表 2-26 所示。

表 2-26　环境评定分级

级别	障碍		辅助		百分比
	障碍状况	障碍分值	辅助状况	辅助分值	
0 级	无障碍 (没有,可忽略)	0	无需辅助	0	0%~4%
1 级	轻度障碍 (一点点,低)	1	轻度辅助	＋1	5%~24%
2 级	中度障碍 (中度,一般)	2	中度辅助	＋2	25%~49%
3 级	重度障碍 (高,很高)	3	重度辅助	＋3	50%~95%
4 级	完全障碍 (全部)	4	完全辅助	＋4	96%~100%

(二) 社区环境评定原则

由于每个残疾人的生活状况和残疾程度不同,对社区环境的需求也会有所不同,所以社区环境评定要将残疾人作为普通的生活个体,以从最基础方面来消除环境中对其功能发挥限制并使其产生障碍的各种因素。

(三) 社区环境评定的方法

社区环境评定的方法主要有问卷调查和实地评定。

1. 问卷调查　主要是通过对患者或家属有针对性地提问,来了解患者在环境方面可能会遇到或已经存在的问题,并提出相关建议和改造意见,达到环境评定的目的。问卷调查简单、直接,所花费的人力、物力少,但缺点是不能全面真实反映患者在实际中的作业活动表现,对于具体的环境的评定也不够精确。

2. 实地考察　亲自观察残疾人在即将要回归的环境中的具体情况,观察残疾人在实际环境中的具体表现,真实发现存在的障碍因素,制订出更合理的环境改造方案。实地考察得出的改造意见将更加真实、具体、有针对性,比较实用,但是比较耗费人力和时间。

一般在进行评定时,要灵活应用上述两种方法。首先,通过残疾人及家属的问卷调查初步发现残疾人可能存在的问题,然后更有针对性地结合实地考察和测量的结果,观察残疾人在实际环境中的活动表现,发现问题,准确、全面地为残疾人提供环境改造的解决方案。

(四) 社区环境评定的内容

社区环境是从事公共活动的环境,包括公共建筑环境和参加公共活动的环境两个方面。公共活动困难也是由于身体自身损伤(结构和功能)及环境障碍造成的,公共环境对各类残疾人都有不同程度的障碍。

公共环境评定包括 4 类共 11 个项目,以及对每个项目的环境评定都列出了 5 个选择。公共环境"无障碍"就是公共环境完全没有障碍,而"完全障碍"是公共环境完全障碍,一半障碍就属于"重障碍"。

1. 到达公共建筑的途径

(1) 人行道:途径中是否是无障碍通道,即盲人有盲道、乘轮椅的人有坡道。

(2) 交通:途径中的交通是否是无障碍,即乘轮椅应有无障碍巴士或出租车。

2. 公共建筑物出入口设施

(1) 门前:门前要有不小于 1.50 m×1.50 m 的轮椅活动面积;门前有台阶时,要建坡道,坡道的坡度与高度的最大容许值标准如表 2-27 所示。如果有符合标准的坡道和扶手(双层扶手,高度分别为 0.85 m 和 0.65 m),则为无障碍;若没有坡道则为完全障碍;若有符合标准的坡道而无扶手,则为轻障碍;若有坡道但不符合标准,则为介于完全障碍和轻障碍之间的级别。如当坡道的坡度高于标准,但借助他人推轮椅可上坡时,则为中障碍;若他人也推不上去,则为重障碍。

表 2-27　坡道的坡度与高度的最大容许值

坡度(高/长)	1/20	1/16	1/12	1/10	1/8
最大高度/m	1.20	0.90	0.75	0.60	0.30
水平长度/m	24.00	14.40	9.00	6.00	2.40

(2) 门开启:门宽度≥1.5 m,应采用自动门。

3. 公共建筑物内设施

(1) 大厅和走廊:宽度不应小于 1.8 m,以便两台轮椅可并排通过。扶手高度为 0.85 m,扶手末端应向内拐到墙面或向下延伸 0.10 m。墙角应做成圆弧形。墙面应设自地面高 0.35 m 的护墙板,防轮椅脚托板撞墙。地面应平整,选用遇水不滑的地面材料,且要有轮椅移动的足够空间。

(2) 楼梯和台阶:应采用有休息平台的直线形梯段和台阶,宽度不应小于 1.5 m,两侧应设 0.85 m 高的扶手,直径为 0.35~0.45 mm。

(3) 公厕:男、女公厕应各设一个无障碍隔间厕位,不应小于 1.80 m×1.40 m,坐便器高度应与标准轮椅座高一致(0.45 m),坐便器两侧需设置 0.70 m 水平抓杆,在坐便器的里侧还需设高 1.40 m 垂直安全抓杆;洗手盆两侧和前缘应设安全抓杆,盆前应有 1.10 m×0.80 m 的乘轮椅者使用面积;男厕所小便器两侧和上方应设安全抓杆。

(4) 电梯:轿厢门宽不小于 0.8 m,深度不小于 1.4 m,轿厢宽度不小于 1.1 m,正面和侧面应设 0.80~0.85 m 高的扶手,正面有 0.90 m 高至顶部的镜子,侧面应设 0.90~1.10 m 高带盲文的选层按钮,有上下运行、数显和报层的音响。

4.公共建筑物标识

(1)盲道:在楼门口、服务台、门厅、楼梯口及楼梯平台、电梯、电话、洗手间等处应设提示盲道。

(2)指示牌:如紧急出口、洗手间、电梯口、服务台等要有指示牌;建筑物外要有无障碍通道、停车场、残疾人停车位等标识。

公共环境评定报告见表2-28。

表 2-28　公共环境评定报告

1.姓名:_____　2.性别:□男　□女　3.出生日期:____年____月____日

4.障碍类别:□视力障碍　□听力障碍　□智力障碍　□言语障碍　□精神障碍□肢体障碍(○上肢(手)　○下肢(脚)　○躯干　○四肢)

5.障碍级别:□无残疾　□一级　□二级　□三级　□四级

6.身体功能和身体结构的损伤及功能评定:

	无障碍 (0分)	轻障碍 (1分)	中障碍 (2分)	重障碍 (3分)	完全障碍 (4分)	分值 (总/平均值)
(一)到达公共建筑的途径						
1.人行道						
2.交通						
(二)公共建筑物出入口设施						
1.门前						
2.门开启						
(三)公共建筑物内设施						
1.大厅和走廊						
2.楼梯和台阶						
3.公厕						
4.电梯						
5.设备						
(四)公共建筑物标识						
1.盲道						
2.指示牌						

小结:

结论:

评估人员:_____　专业职称:_____　评估日期:____年____月____日

练习题

一、选择题

1.以下不属于社区公共环境评定内容的是(　　　　)。

A. 人行道　　　B. 盲道　　　　C. 洗浴器　　　D. 指示牌　　　E. 电梯

2. 环境评定共分为几级?(　　　)

A. 4　　　　B. 5　　　　C. 6　　　　D. 7　　　　E. 3

3. 关于 ICF 中提出的四个健康要素分类中,下列哪项不正确?(　　　)

A. 身体功能　　B. 疾病预防　　C. 活动和参与　　D. 环境因素　　E. 身体结构

二、问答题

1. 社区环境评定的定义是什么?

2. 社区环境评定方法中问卷调查和实地考察的优缺点是什么?

(沈智华)

项目三 康复治疗技术

任务一 中医传统康复技术

子任务一 经络腧穴学篇

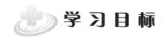 学习目标

1. 掌握经络、腧穴的概念、组成和作用。
2. 熟悉腧穴的主治规律。

一、经络

(一) 概述

(1) 中医理论认为经络是运行气血、联系脏腑体表和全身各部的通道,是人体功能的调控系统。经络学说是研究人体经络系统的组成和循行分布、生理功能、病理变化及其与脏腑相互关系的一门理论学说。它是中医理论体系的重要组成部分,是针灸学的理论核心,几千年来一直有效地指导着中医各科的临床实践,尤其与针灸推拿学的关系甚为密切。针灸推拿临床治疗中的辨证分经、循经取穴、针刺补泻等,无不以经络为依据。

(2) 康复医学是新兴的医学,从发展之初,中医学就参与其中,而近年来,由于针灸推拿、导引按摩、针刀松解在康复治疗中的临床效果明显,使得其在康复医学中的地位愈发凸显出来。所以,深入了解经络学说对康复临床实践具有重要意义。

(二) 经络的基本概念

(1) 经络,是经脉和络脉的总称,它们是人体内运行气血的通道。经,指经脉,是直行的主干,有如路径,贯通上下,沟通内外,纵行于头身四肢,较大,在里。《医学入门》说:脉直行者为经。络,指络脉,是经脉分出的旁支,较经脉细小,在表,其走向横斜,反复分支,纵横交错,形如网络,遍布全身,有联络功用,故名"络脉"。正如《灵枢·脉度》所说:经脉为里,支而横者为络,

络之别者为孙。

（2）经脉和络脉共同组成一个系统，担负着运行气血、营养全身和沟通内外、贯通上下的重要功能。其中十二经脉"内属于脏腑，外络于肢节"（《灵枢·海论》），再加上络脉的联络功能，从而把人体的五脏六腑、四肢百骸、筋骨皮毛、分肉腠理和五官九窍联系成为一个有机的整体，并借以运行气血而"营阴阳、濡筋骨、利关节"，保证了人体各部功能活动的正常进行，实现了全身各部之间的沟通联系与和谐统一。反之，经络气血运行一旦失常就会有各种疾病及其相应的病候发生，临床诊断中分经辨证即多以病痛的部位和特征为重要依据。而针灸也是通过腧穴刺激，使经络气血运行恢复常度而达到治愈疾病之目的。可见，经络对人体生理、病理、诊断、治疗等方面均有重要意义。

（三）经络系统的组成

1. 十二经脉　十二经脉即手三阴经、手三阳经、足三阳经、足三阴经的总称，它们是经络系统的主体，故又称"正经"。十二经脉是根据脏腑、手足、阴阳而定的，它们分别隶属于十二脏腑，各经都用其所属脏腑的名称，结合循行于手足、内外、前中后的不同部位，根据阴阳学说而给予不同名称。如将其中隶属于六腑、循行于四肢外侧的称为阳经，隶属于五脏和心包、循行于四肢内侧的称为阴经，并根据阴阳衍化的道理分出三阴（太阴、厥阴、少阴）、三阳（阳明、少阳、太阳）。其中行于上肢（手）内侧前缘（太阴）而与肺相属的经脉即称手太阴肺经；行于下肢（足）外侧前缘（阳明）与胃相属的经脉即称足阳明胃经。其他各经名称也以此原则命名。

2. 奇经八脉　奇经八脉是与十二经脉别道奇行的八条经脉，即督脉、任脉、冲脉、带脉、阴维脉、阳维脉、阴跷脉、阳跷脉，总称奇经八脉。它们与十二经脉不同，既不直属脏腑，又无表里配合关系，但与奇恒之腑（脑、髓、骨、脉、胆、女子胞）有密切联系，故称"奇经"，即"别道奇行"的经脉。其中督脉、任脉、冲脉皆起于胞中，同出会阴而后分三路循行，故称"一源三歧"。奇经八脉交错地循行分布于十二经脉之间，其主要的功能是：①沟通了十二经脉之间的联系，将部位相近、功能相似的经脉联系起来，达到了统摄有关经脉气血、协调阴阳的作用；②对十二经脉气血有蓄积和渗灌的调节作用，即当十二经脉及脏腑气血旺盛时，奇经八脉能加以蓄积而使之不至过盛，当十二经脉及脏腑气血不足时，奇经八脉之气血又能渗灌补充，有如湖泽对江河之水的调节关系。

奇经八脉中的督脉和任脉各有其所属腧穴，故与十二经脉相提并论，合称为"十四经"。这是针灸学科内容的重点部分。有关十四经循行路线和病候及其专属腧穴与主治的理论知识，乃是临床应用中辨证归经（诊断疾病）和循经取穴施治的基础。

3. 十五络脉

（1）十二经脉和任督二脉各自别出一支络脉，加上脾之大络，共计十五条，总称"十五络脉"。十五络脉的名称均以它们从各经别出处的腧穴（络穴）名称命名。

（2）十五络脉的分布特点：①十二经脉的别络分别从本经肘膝关节以下的络穴别出后，均走向其相表里经脉（阴经别络于阳经，阳经别络于阴经）；②任脉的别络从鸠尾（络穴）分出后散布于腹部，以沟通腹部的经气；③督脉的别络从长强（络穴）分出后散布于头部，向左右别走足太阳经，以沟通背部经气；④脾之大络从胁下的大包穴分出后散布于胸胁。此外，还有从络脉分出浮行于浅表的孙络和浮现于皮肤表层能看到的浮络，它们遍布全身，难以计数，其作用主要是输布气血于经筋和皮部。

（3）十五络脉的功能：①四肢部的十二经别络沟通了阴阳表里两经的经气，加强了表里两经的联系和经脉之气的交接传注，并补充了十二经循行的不足而扩大了其主治范围；②躯干部的任脉别络、督脉别络和脾之大络,分别沟通了腹、背和胸胁及全身的经气,从而起到输布气血、濡养全身的作用。

4.十二经别

(1)十二经别,是十二正经离、入、出、合的别行部分,是正经别行深入体腔的支脉。

(2)十二经别的分布特点:它们多从四肢肘膝关节上下正经别出(谓之离),经过躯干深入体腔与相关的脏腑联系(谓之入),再浅出体表上行至头、项(谓之出),在头项部,阳经经别合于本经经脉,阴经经别合于其相表里的阳经经脉(谓之合),由此将十二经别汇合成六组,称为"六合"。其中足太阳、足少阴经别从腘部分出,入走肾与膀胱,上出于项,合于足太阳膀胱经;足少阳、足厥阴经别从下肢分出,行至毛际入走肝胆,上系于目,合于足少阳胆经;足阳明、足太阴经别从髀部分出,入走脾胃,上出鼻颎,合于足阳明胃经;手太阳、手少阴经别从腋部分出,入走小肠与心,上出目内眦,合于手太阳小肠经;手少阳、手厥阴经别各从其正经分出,进入胸中,入走三焦和心包,上出耳后,合于手少阳三焦经;手阳明、手太阴经别各从正经分出,入走肺与大肠,上出缺盆,合于手阳明大肠经。

(3)十二经别的主要功能:①加强了十二经脉的表里沟通和内外联系,尤其是加强了经脉所络属的脏腑在体腔深部的联系;②补充了十二经脉在体内外循行的不足,从而扩大了足三阴经的腧穴主治范围。手足三阴经腧穴之所以能治头面、五官疾病,主要是由于其经别合于阳经上达头面、五官的缘故。例如,太渊、列缺治偏正头痛,太溪、太冲、照海、三阴交可治牙痛、喉病等,均是通过经脉与经别的内在联系而发挥作用的。

5.十二经筋

(1)十二经筋,是十二经脉之气结聚散络于筋肉关节的体系,是附属于十二经脉的筋膜系统。

(2)十二经筋的分布特点:①十二经筋均连属于十二经脉,行于体表,不入脏腑。②其循行走向都是从四肢末端走向头身。③经筋有刚柔之分,刚筋(阳筋)以手足三阳经经筋为主,均分布于头面项背和四肢外侧,其中足三阳经筋起于足趾,循股外上行结于頄(面),三阳经筋起于手指,循臑外上行结于角(头);柔筋(阴筋)以手足三阴经经筋为主,均分布于胸腹和四肢内侧,其中足三阴经筋起于足趾,循股内上行结于阴器(腹),手三阴经筋起于手指,循内上行结于贲(胸)。④经筋除在头、面、胸腹部分组结合以外,其循行于踝、腘、膝、股、髀、臀、腕、肘、腋、臂、肩、颈等关节或筋肉丰厚处者,也与邻近的其他经筋联结集聚,尤其是足厥阴经筋,除结于阴器外,并能总络诸筋。

(3)十二经筋的功能主要是约束骨骼,以利于关节的屈伸,保持人体正常的运动功能。正如《素问·痿论》所说:宗筋主束骨而利机关也。

6.十二皮部

(1)十二皮部是十二经脉功能活动反映于体表的部位,也是络脉之气散布的所在。

(2)十二皮部的分布区域,是以十二经脉在体表的循行分布范围为依据的。所以各经皮部就是该经在皮肤表面的反应区和该经濡养的皮肤区域。正如《素问·皮部论》所说:欲知皮部,以经脉为纪者,诸经皆然……凡十二经络脉者,皮之部也。

(3)十二皮部位居人体最外层,是机体的卫外屏障,有保卫机体、抗御外邪的功能。当机体卫外功能失常时,病邪可通过皮部深入络脉、经脉以至脏腑。正如《素问·皮部论》所说:邪客于皮则腠理开,开则邪入客于络脉,络脉满则注入经脉,经脉满则入舍于脏腑也。反之,当机体内脏有病时,亦可通过经脉、络脉而反映于皮部,根据皮部的病理反应而推断脏腑病证,所以皮部又有反映病候的作用。此外,中医针灸临床常用的皮肤针(七星针、梅花针)、皮内针、穴位贴药治疗等均是通过皮部与经脉络脉乃至脏腑气血的沟通和内在联系而发挥作用的。古代医家通过长期的针灸临床实践,在认识了经络的分布和气血运行的基础上,进一步总结了经络腧穴上下内外的对应规律,揭示了人体四肢与头身的密切联系,从而突出了四肢远端的特定穴与头、胸、腹、背腧穴的关系,形成了标本、根结、气街、四海理论。

(四)经络的作用

1. 联络脏腑、沟通肢窍　《灵枢·海论》说:夫十二经脉者,内属于脏腑,外络于肢节。由于十二经脉内属五脏六腑外连四肢百骸,通达五官九窍,再加上奇经八脉、十五络脉、经筋、经别、皮部和浮络、孙络遍布全身,形如网络,纵横交错,入里出表,上通下达,从而把人体各脏腑器官、肢体官窍、筋骨皮肉联系成了一个有机的整体,实现了各部组织器官在功能活动之间的联系沟通和协调统一,保证了人体生命活动的正常进行。

2. 运行气血、濡养周身　《灵枢·本脏》指出:经脉者,所以行血气而营阴阳,濡筋骨,利关节者也。说明经络有运行气血、调节阴阳、营养全身的作用。经络是气血运行的通道,气血是人体生命活动的物质基础。人体各个脏腑、组织、器官均需要气血的温养和濡润,才能发挥其正常作用;而气血必须依赖经络系统的循环传注,才能输布周身,以温养、濡润全身各脏腑组织器官,维持机体的正常机能。如营气之"调和于五脏,洒陈于六腑",从而为五脏藏精、六腑传化的功能活动提供了物质基础。

3. 抗御外邪、保卫机体　由于经络能"行血气而营阴阳",营气运行于脉中,卫气行于脉外,使营卫之气密布于周身,加强了机体的防御能力,起到了抗御外邪、保卫机体的屏障作用。故《灵枢·本脏》说:卫气和则分肉解利,皮肤调柔,腠理致密矣。

二、腧穴

(一)概述

腧穴是人体脏腑经络之气输注于体表的部位,是针灸治疗疾病的刺激点。"腧"与"输"通,有转输、输注的含义;"穴"即孔隙。所以,腧穴的本义即是指人体脏腑经络之气转输或输注于体表的分肉腠理和骨节交会的特定孔隙。故《灵枢·小针解》曰:节之交,三百六十五会者,络脉之渗灌诸节者也。《灵枢·九针十二原》对腧穴的论述也指出:节之交,三百六十五会……所言节者,神气之所游行出入也。因此,古代文献中对腧穴有"砭灸处""节""会""骨孔""气穴""孔穴"等不同称谓,俗称"穴位"。"腧",从肉旁,作为腧穴的专用字而取代"输"字。腧穴既是"神气之所游行出入"的门户,又通过经脉通道与脏腑之气相通。所以脏腑经络气血功能的病理变化常可在体表相应的腧穴引起各种反应;反之,在腧穴施行的针灸刺激,也可通过经络通道内达脏腑、直趋病所发挥其补泻或调整作用而产生治疗效果。因此,必须熟练掌握腧穴的定位、归经、主治等基本知识,才能在临床上正确运用针灸治疗疾病而收到较好的效果。

(二)腧穴的分类

1. 十四经穴　简称"经穴",是指归属于十二正经和任脉、督脉循行路线上的腧穴。

其特点是均有固定的名称、固定的位置、固定的归经和相对固定的主治功用,而且多具有主治本经病候的共同作用,是腧穴的主要部分。随着人们对腧穴主治性能的认识不断深化,古代医家为了强调某些腧穴的特殊治疗作用或重要特性,在分经的基础上又将它们划分为不同的特定类别,乃有各种特定穴的出现和相应理论与应用方法的形成。

2. 奇穴 奇穴指未列入十四经系统的有固定名称和定位的腧穴(也包括近代发现并被认可的新穴)。其特点是有固定的名称、定位和主治,但无归经。它们的主治范围比较单一,多数对某些病证有特殊疗效。有些穴位命名和取穴方法也奇特,故名经外奇穴。也有一些奇穴在发展过程中被划归为经穴,例如,膏肓,原是施行灸法的奇穴,因其疗效显著,为《千金要方》所详载,至宋代已将其归入足太阳经而成为经穴。

3. 阿是穴 又称"不定穴"(《玉龙歌》)、"天应穴"(《医学纲目》)、"压痛点"等。这类腧穴既无固定名称,也无固定的位置和主治,而是以压痛敏感点或其他反应点作为针灸施术部位。这种"以痛为腧"的针灸治疗方法叫"阿是之法",由孙思邈所著《千金要方》最早记载并流传后世,用此法所取的穴位统称阿是穴。

(三)腧穴的命名

古人对腧穴的命名均有一定的依据和含义。《素问·阴阳应象大论》曾说:气穴所发,各有处名。《千金翼方》中也指出:凡诸孔穴,名不徒设,皆有深意。历代医家主要是根据腧穴所在的部位或主治作用,结合自然现象和医学理论等,采用取类比象的方法为其命名的。所以,了解腧穴名称的含义及其命名依据,对于熟悉和牢记其定位与主治作用颇有助益。兹将腧穴命名的主要依据简介如下:

1. 根据所在部位命名 主要根据腧穴所在的人体解剖部位而命名。如腕骨、完骨、大椎、耳门、耳尖、乳中、乳根、脊中、脐中、囟会、颊车等穴名均是古代人体解剖部位名称,腧穴恰在这些部位,就分别以其所在部位的名称命名。所以,对这一类腧穴知其名称即可确定其所在部位。

2. 根据治疗作用命名 主要是根据腧穴主治功效的某些突出特征及其对某种疾病的特殊治疗作用而命名。例如:睛明、光明、四白均有明目之效;水分、水道皆有利水消肿之功;牵正治口喝;迎香通鼻窍;听宫、听会治耳鸣、耳聋;风府、风市祛风而有功。对这一类腧穴,见其名称就可知道其主要的治疗作用。

3. 利用天体地貌命名 主要是借用自然界的天体(日、月、星辰)、地貌(如山、陵、丘、墟、溪、谷、沟、泽、池、泉、海、渎等)的名称,结合腧穴所在部位的形态特征或气血流注的情况而命名。如上星、日月、太乙、太白、昆仑、承山、大陵、丘墟、合谷、阳溪、水沟、尺泽、天池、极泉、小海、四渎等。

4. 参照动植物形象命名 主要是结合腧穴所在部位形态特征或作用特点,采用相应的动植物形象比喻而命名。如伏兔、鱼际、犊鼻、鹤顶、鸠尾、鱼腰等穴是以动物形象喻义腧穴所在部位的形态特征;而攒竹、丝竹空等则以植物形象为其命名。理解这些腧穴名称的含义,对准确取穴很有帮助。

5. 借用建筑物命名 根据腧穴所在部位的特征或其作用特点,借用各种建筑物的名称形象为其命名。如天井、玉堂、巨阙、库房、地仓、梁门、神庭、气户、屋翳、天窗、中府、劳宫等均属此类。此外还有以乡、里、市、街、道、冲、会、合、交、迎、关、枢等命名的腧穴也归于此类。

6. 结合中医学理论命名 根据腧穴所在部位或其治疗作用的某些特征,结合中医阴阳学说以及脏象、经络、气血等有关理论命名。例如,心俞、肺俞等背俞穴均以脏腑名称命名;神堂、神门、魄户、魂门、意舍等则以脏腑的功能名称命名;阴交、阴都、至阳、会阳、阳池、会阴、阳交等穴多以阴阳理论命名;三阳五会(百会)、三阴交、三阳络等穴则根据经络学说中经脉循行与腧穴的特殊联系而命名。

（四）腧穴的作用及主治规律

1. 诊断疾病 这是通过对穴位的触摸、循按或点压等手法结合患者的反应和陈述，寻找穴位局部的压痛敏感点或其他的皮下阳性反应物，用以判断脏腑经络疾病的诊断方法。这种方法在古代已经用于临床并积累了丰富经验。如《灵枢·九针十二原》中已经指出：五脏有疾也，应出十二原，而十二原各有所出，明知其原，睹其应，而知五脏之害矣。这说明古人早就发现，人体脏腑发生疾病时就会在十二经相应的原穴上出现一些病理反应。据此就可以根据出现病理反应的原穴的脏腑络属而判断有病的脏腑和经脉。人们进一步还发现不仅是原穴有这种病理反应，体表还有许多特定穴（如背俞穴、募穴、郄穴、八会穴、下合穴、五输穴等）均有反映本脏或本经疾病的病理变化的特性，其中又以压痛反应最为多见。例如肠道疾病患者常在其大肠募穴天枢出现压痛反应，肝病患者则多在其肝之背俞穴肝俞出现压痛反应，肺病患者在其肺经募穴中府有压痛反应，而急性阑尾炎患者，往往在其足三里下 1～2 寸的位点（即后来被列为奇穴的阑尾穴）或大肠的下合穴上巨虚找到压痛反应点。此外，还可以在有病脏腑相应的背俞穴、募穴或其他有关腧穴触摸到阳性反应物，如结节、隆起、凹陷、条索状或圆形反应物等。临床上可以根据这些压痛反应点和阳性反应物所在腧穴的经脉脏腑对应规律推断何脏何经发生疾病，从而为协助诊断提供线索和依据。

2. 检测穴位诊断疾病 这是利用各种测量仪器或测试方法，通过对有关的各种特定穴或耳穴生物物理学特性的测量以发现左右失衡或异常经脉与脏腑疾病的诊断方法。这些方法客观性强、灵敏度高，在国内外均有较快发展。国内采用较多的主要有以下几种：

（1）采用电阻抗测定法探测体表原穴、募穴等相应的特定穴或耳穴阻抗值的异常变化，以推断相关脏腑与经脉的病理变化，从而协助诊断。

（2）测量十二经井穴的知热感度（也称赤羽氏指数）以判断人体经络气血失衡状况。

（3）其他方法还有冷光测量、辐射场摄影等，尚待进一步改进和提高。

（4）另外，还应当考虑到机体是一个统一的整体，各脏腑的病变并非绝对孤立，而是互相牵制、相互影响的。一脏有病常可累及他脏，这时常可能出现相应的两条或更多经脉的腧穴发生病理反应。由于其间必有表里沟通或病机联系，所以，在应用腧穴扪压或测量诊断时还必须在经络学说和中医病因病机理论指导下，结合临床表现，全面分析，才能得出正确判断。腧穴是人体脏腑经络之气输注的部位，也是邪气所客之处。当脏腑有病或邪气侵犯人体后引起脏腑经络气血功能失调时，均会在相应的腧穴发生病理反应。

3. 治疗作用 运用针刺、艾灸等刺激作用于腧穴，通过激发经气，"通其经脉，调其血气，营其逆顺出入之会"和补虚泻实、协调阴阳等作用，从而达到阴阳平衡、脏腑调和、真元畅通、邪去正安的治疗目的。这就是腧穴的治疗作用，概括起来主要有以下三个方面：

（1）近治作用：腧穴的近治作用是指所有的腧穴均可治疗其所在部位局部及邻近组织、器官的病证。如睛明、承泣、攒竹、瞳子髎等穴位均在眼区及其邻近部位，所以它们均可治疗眼病；中脘、梁门等穴位均在胃脘部，所以均可治疗胃脘痛；迎香在鼻旁可治鼻病；地仓在口角旁可治口㖞；膝眼、梁丘、阳陵泉等穴位在膝关节及其附近，所以均可治疗膝关节疼痛等。腧穴的近治作用是一切腧穴主治作用所具有的共同特点，即"腧穴所在，主治所在"。因为所有的腧穴均可在针灸治疗中产生泻散其所在部位邪气或瘀滞，并可使局部络脉之气得以调和，经气运行得以疏通的作用，所以能显示出对其所在局部及邻近组织器官病痛的治疗作用。

（2）远治作用：腧穴的远治作用是十四经穴主治作用的基本规律，主要是指十四经腧穴尤其是十二经脉在四肢肘膝关节以下的腧穴，不仅能治疗局部病证，而且还能治疗本经循行所过的远隔部位的脏腑、组织器官病证,即"经脉所通,主治所及"。这种远治作用又有两个方面:①本经腧穴作用:在十四经脉中有许多腧穴,除能治疗局部病证外,还可治疗其所属经脉经过的远隔部位脏腑或组织器官病证。如合谷穴,不仅能治疗上肢病证,还能治疗本经经脉所过处的颈部和头面、五官病证;足三里不仅能治下肢病证,而且能治疗本经经脉所过部位的腹痛、胃痛、乳痈等病证。②异经腧穴作用:有些经穴除能治本经远隔部位的病证外,还能治疗其表里经远隔部位的病证。如足三里除治疗胃病(本经)外,还有健脾功效(异经);列缺除治咳喘、胸闷等肺经(本经)病证外,还可治疗手阳明大肠经(异经)的病证(如头痛、项强等)。还有的腧穴能治疗多经病证,例如许多交会穴都有这类作用。

(3)特殊作用:临床实践证明,有些腧穴对某脏腑器官疾病或某病理状态有相对特异的治疗作用。如大椎穴退热,至阴穴矫正胎位,胆囊穴治疗胆绞痛,神门穴安神,少商穴治咽喉肿痛,太渊穴治无脉症,天枢穴治泻痢、便秘等,均有较好的效果和较高的特异性。这就是某些腧穴所特有的治疗作用,简称特殊作用。牢记腧穴的特殊作用,对于随症取穴,提高针灸临床疗效,有重要意义。古人对腧穴的特殊治疗作用已有充分的认识,并据此归纳出各种针灸歌赋以及特定穴的应用经验等,可供借鉴。

总结十四经穴治疗作用的基本规律是本经腧穴能治本经病,表里经穴能治互为表里的经脉、脏腑病,经穴还能治疗局部病。各经腧穴主治作用既有其特殊性,又有共同性。如手三阴经腧穴的主治作用各有其特异范围:手太阴肺经穴主治肺、喉病及上肢内侧前缘痹痛;手厥阴心包经穴主治心、胃病及上肢内侧中线部痹痛;手少阴心经穴主治心痛及上肢内侧后缘痹痛。它们的差异是各有其特殊性,但是它们均能治疗胸部病,这是它们的共同性。

知识链接

常见腧穴歌诀

一、八脉交会穴歌

公孙冲脉胃心胸,内关阴维下总同,临泣胆经连带脉,阳维目锐外关逢,后溪督脉内眦颈,申脉阳跷络亦通,列缺任脉行肺系,阴跷照海膈喉咙。

二、四总穴歌

肚腹三里留,腰背委中求,头项寻列缺,面口合谷收。(后人更增)心胸取内关,小腹三阴谋,酸痛取阿是,急救刺水沟。

三、八会穴

脏会章门,腑会中脘,气会膻中,血会膈俞,筋会阳陵,脉会太渊,骨会大杼,髓会绝骨。

练习题

一、名词解释

腧穴

二、选择题

1. 十二经脉的命名,主要包含了下列哪些内容?(　　)

A. 阴阳、五行、脏腑　　　　　B. 五行、脏腑、山川

C. 手足、阴阳、脏腑　　　　　D. 脏腑、手足、五行

E.手足、山川、脏腑

2.关于"阿是之法"最早记载并流传后世的著作是（　　）。

A.《黄帝内经》　B.《千金要方》　C.《伤寒杂病论》　D.《金匮要略》　E.《本草纲目》

三、填空题

1.肠道疾病患者常在其大肠募穴_____出现压痛反应，肝病患者则多在其肝之背俞穴_____出现压痛反应。

2.腧穴的近治作用是指_____。

四、判断题

1.奇穴的特点是有固定的名称、定位和主治，有归经。（　　　）

2.睛明、光明、四白均有明目之效，是根据治疗作用命名的。（　　　）

五、简答题

简述经络的作用。

（蔡涛　夏晗）

子任务二　针　灸　篇

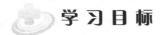

学习目标

1.掌握针灸的概念、基本作用、刺法和灸法。

2.熟悉针灸的适应证及禁忌证。

3.了解针灸治疗的注意事项。

一、概述

针灸是中国传统医学的重要组成部分，最初它只作为一种医疗手段，后来逐渐发展为一门学科。针是采用不同的针具刺激人体的一定部位，运用各种操作手法以激发经气，来调整机体机能以治疗疾病。灸是采用艾绒等药物烧灼熏熨体表的一定部位，也是通过经络传导功能的作用而取得治疗效果。针与灸是治疗方法的两个方面，多用针法来治疗急性病，用灸法来治疗慢性病。临床上常将针（图 3-1）和灸结合应用，故合称针灸。

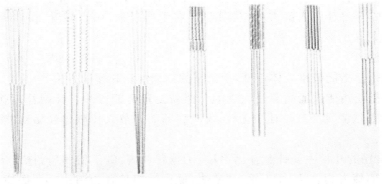

图 3-1　各类针具

二、基本作用

1. 疏通经络　疏通经络的作用就是可使瘀阻的经络通畅而发挥其正常的生理作用,是针灸最基本最直接的治疗作用。经络"内属于脏腑,外络于肢节",运行气血是其主要的生理功能之一。经络不通,气血运行受阻,临床表现为疼痛、麻木、肿胀、瘀斑等症状。针灸通过选择相应的腧穴和针刺手法及三棱针点刺出血等使经络通畅,气血运行正常。

2. 调和阴阳　针灸调和阴阳的作用就是可使机体从阴阳失衡的状态向平衡状态转化,是针灸治疗最终要达到的目的。疾病发生的机理是复杂的,但从总体上可归纳为阴阳失衡。针灸调和阴阳的作用是通过经络阴阳属性、经穴配伍和针刺手法完成的。

3. 扶正祛邪　针灸扶正祛邪的作用就是可以扶助机体正气及祛除病邪。疾病的发生发展及转归的过程,实质上就是正邪相争的过程。针灸治病,就是在于能发挥其扶正祛邪的作用。

三、刺法

1. 基本刺法

(1)提插法:是将针刺入腧穴的一定深度后,使针在穴内进行上、下提插的操作方法。使针从浅层向下刺入深层为插;由深层向上退到浅层为提。

(2)捻转法:是将针刺入腧穴的一定深度后,以右手拇指和中、食二指持住针柄,进行一前一后、来回旋转捻动的操作方法。以上两种基本手法,既可单独应用,也可相互配合运用,在临床上必须根据患者的具体情况,灵活掌握,才能发挥其应有的作用。

2. 辅助行针的操作方法

(1)循法:是以左手或右手于所刺腧穴的四周或沿经脉的循行部位,进行徐缓的循按或循摄的方法。

(2)刮柄法:亦名划柄法,是将针刺入腧穴一定深度后,使拇指或食指的指腹抵住针尾,用拇指、食指或中指爪甲,由下而上的频频刮动针柄的方法。

(3)弹柄法:是将针刺入腧穴的一定深度后,以手指轻轻叩弹针柄,使针身产生轻微的震动,而使经气速行。

(4)搓柄法:是将针刺入腧穴一定深度后,以右手拇、食、中三指持针柄单向捻转,如搓线状,每次搓2~3周或3~5周,但搓时应与提插法同时配合应用,以免使肌肉纤维缠绕针身。

(5)摇柄法:是将针刺入腧穴一定深度后,手持针柄进行摇动,如摇橹或摇辘轳状。

(6)震颤法:是将针刺入腧穴一定深度后,右手持针柄,用小幅度、快频率的提插捻转动作,使针身产生轻微的震颤。

3. 基本治法

(1)补法:是泛指能鼓舞人体正气,使低下的功能恢复旺盛的方法。

(2)泻法:是泛指能疏泄病邪使亢进的功能恢复正常的方法。针刺补泻就是通过针刺腧穴,采用适当的手法激发经气以补益正气,疏泄病邪而调节人体脏腑经络功能,促使阴阳平衡而恢复健康。

(3)临床常用的几种主要针刺补泻手法:①捻转补泻:针下得气后,捻转角度小,用力轻,频率慢,操作时间短者为补法,用力重,频率快,操作时间长者为泻法。②提插补泻:针刺得气后,先浅后深,重插轻提,提插幅度小,频率慢,操作时间短者为补法。先深后浅,轻插重提,提插幅度大,频率快,操作时间长者为泻法。③疾徐补泻:进针时徐徐刺入,少捻转,疾速出针者为补法。进针时疾速刺入,多捻转,徐徐出针者为泻法。④迎随补泻:进针时针尖随着经脉循行的方向刺入为补法。针尖迎着经脉循行的反方向刺入为泻法。⑤呼吸补泻:患者呼气时进针,吸气时出针为补法。吸气时进针,呼气时出针为泻法。⑥开阖补泻:出针后迅速揉按针孔为补法。出针时开大针孔而不立即揉按为泻法。⑦平补平泻:称为单式手,进针得气后均匀地提插、捻转后即出针。

四、灸法

所谓灸法(图 3-2),是利用菊科植物艾叶做原料,制成艾绒,在一定的穴位上,用各种不同的方法燃烧,直接或间接地施以适当温热刺激,通过经络的传导作用而达到治病和保健目的的一种方法。

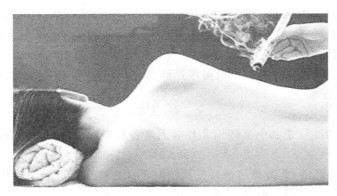

图 3-2　灸法

1. 直接灸法　即将艾炷直接放在穴位上燃烧,温度约达 70 ℃。此法又分为两种,一为化脓灸,一为非化脓灸。古代多用化脓灸,因艾炷大如枣核,要求一、二次灸成,令发灸疮,致皮焦肉烂,痛苦不堪,人多畏惧,不愿接受。现代仍有沿用此法者,如有些地方防治哮喘、慢性支气管炎,专门在三伏天灸背部腧穴,大炷烧灼,致令成脓,称为化脓灸。效果虽好,但一般医者多不主张急于求成,而改为小炷多次的缓和方法,代替了大炷灸法,即非化脓灸。

2. 间接灸法　也叫隔物灸、间隔灸,即利用其他药物将艾炷和穴位隔开施灸,这样可以避免灸伤皮肤而致化脓,另外还可以借间隔物之药力和灸的特性发挥协同作用,取得更大的效果。常用的方法有隔姜灸法、隔蒜灸法、隔附子饼灸法、隔盐灸法。

3. 温针灸法　临床上最常见,而且既简便又安全,是患者容易接受的一种方法。按针刺要求施以手法,在针尾放置 2 cm 左右的艾卷,将其底部点燃,使其热力随针进入肌肤,以达到治疗作用。

五、针灸治疗

针灸治疗疾病,是以中医基础理论为指导,运用针灸的方法,根据患者的具体情况进行辨证论治。疾病的发生、发展和临床症候表现虽然错综复杂,但是究其原因不外乎人体阴阳失去了平衡,主要反映在人体脏腑经络功能的失调。针灸治疗,就是根据阴阳、脏腑、经络学说,运用"四诊"诊察疾病以获取病情资料,进行八纲、脏腑、经络辨证,对临床上各种不同症候进行分析归纳,以明确疾病的病因病机、疾病所在部位、疾病的性质和病情的标本缓急,在此基础上进

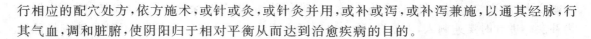

行相应的配穴处方,依方施术,或针或灸,或针灸并用,或补或泻,或补泻兼施,以通其经脉,行其气血,调和脏腑,使阴阳归于相对平衡从而达到治愈疾病的目的。

六、适应证及禁忌证

1. 适应证 近年来,随着现代医学的发展,针灸临床治疗的病种范围不断扩大,疗效亦显著提高。据统计,可用针灸治疗的病证已达 300 种,包括内、外、妇、儿、五官、皮肤各科,其中对 100 种左右的病证有较好或很好的疗效。世界卫生组织推荐针灸治疗的病证:急性鼻窦炎;急性鼻炎;感冒;急性扁桃体炎;急性气管炎;支气管哮喘;急性结膜炎;中心性视网膜炎;近视(儿童);单纯性白内障;牙痛;拔牙后疼痛;牙龈炎;急慢性咽炎;食道、贲门痉挛;呃逆;胃下垂;急、慢性十二指肠溃疡(缓解疼痛);急慢性胃炎;胃酸增多症;单纯性急性十二指肠溃疡;急慢性结肠炎;急性细菌性痢疾;便秘;腹泻;肠麻痹;头痛;偏头痛;三叉神经痛;面神经麻痹(早期,如 3～6 个月);中风后的轻度瘫痪;周围性神经疾患;小儿脊髓灰(白)质炎后遗症(早期,如在 6 个月内);美尼尔氏综合征;神经性膀胱功能失调;遗尿;肋间神经痛;颈臂综合征;肩凝症;网球肘;坐骨神经痛;腰痛;关节炎等。

2. 禁忌证 针灸禁忌证较少,一般可根据病种、病情、病程、体质、伴随情况等综合而定。

七、注意事项

由于人体生理功能状态和生活环境条件等因素各有不同,故在针刺治疗疾病时,应注意以下几个方面:

(1)患者在过于饥饿、疲劳及精神过度紧张时不宜立即进行针刺。对于身体瘦弱、气虚血亏的患者,针刺时手法不宜过强,并尽量选用卧位。

(2)妇女怀孕 3 个月者,不宜针刺其小腹部的腧穴。若怀孕 3 个月以上者,腹部、腰骶部腧穴也不宜针刺。至于三阴交、合谷、昆仑、至阴等一些活血通经的腧穴在怀孕期间亦应禁刺。如妇女行经期,若非为了调经,亦不应针刺。

(3)小儿囟门未闭合时,头顶部的腧穴不应针刺。

(4)常有自发性出血或损伤后出血不止者不宜针刺。

(5)皮肤有感染、溃疡、瘢痕或肿瘤的部位不宜针刺。

(6)对胸、胁、腰、背脏腑所居之处的腧穴不宜直刺、深刺,肝脾肿大、心脏扩大、肺气肿患者更应注意。

(7)针刺眼区和项部的风府、哑门等穴和脊椎部的腧穴,要注意掌握一定的角度,更不宜大幅度的提插、捻转和长时间留针,以免伤及重要组织器官,产生严重的不良后果。

(8)对于尿潴留等患者,在针刺小腹部腧穴时,也应掌握适当的针刺方向、角度、深度等,以免误伤膀胱等器官出现意外事故。

知识链接

针灸奇穴举例

1. 四神聪

[定位]在百会穴前、后、左、右各 1 寸处,共 4 穴。

[解剖]皮肤、皮下组织、帽状腱膜;穴区内有滑车上神经、枕大神经、耳颞神经,并有额动脉、颞浅动脉、枕动脉的吻合网分布。

[主治]头痛，眩晕，失眠，健忘，癫痫。

[配穴举例]配神门、三阴交治失眠，配太冲、风池治头昏、头痛。

[操作]平刺0.5～0.8寸；可灸。

2. 印堂

[定位]在两眉头连线中点处。

[解剖]皮肤、皮下组织、降眉间肌；穴区内有滑车上神经，深层有面神经颞支和内眦动脉分布。

[主治]头痛，眩晕，鼻衄，鼻渊，小儿惊风，失眠。

[配穴举例]配攒竹治头重如石；配迎香、合谷治鼻渊、鼻塞；配太阳、阿是穴、太冲治头痛、眩晕。

[操作]提捏局部皮肤，平刺0.3～0.5寸，或用三棱针点刺出血；可灸。

3. 鱼腰

[定位]在瞳孔直上，眉毛中心。

[解剖]皮肤、皮下组织、眼轮匝肌；穴区内有眶上神经，深层有面神经颞支和额动脉分布。

[主治]眉棱骨痛，眼睑𥆀动，眼睑下垂，目赤肿痛，口眼㖞斜，目翳。

[操作]平刺0.3～0.5寸。

练习题

一、名词解释

针灸

二、选择题

1. 下列哪些腧穴针刺时需要注意掌握一定的角度，不宜大幅度的提插、捻转和长时间的留针？（　　）

A. 风府　　　　B. 合谷　　　　C. 足三里　　　　D. 三阴交　　　　E. 曲池

2. 具有疏泄病邪使亢进的功能恢复正常的针刺手法是（　　）。

A. 补法　　　B. 泻法　　　C. 循法　　　D. 刮柄法　　　E. 提插法

三、填空题

1. 针灸的基本作用有_____、_____和_____。

2. 临床常用的几种主要的针刺补泻手法有_____、_____、_____、_____、_____和_____。

四、判断题

1. 灸法包括直接灸法、间接灸法、温针灸法。（　　）

2. 针灸基本无禁忌证。（　　）

五、简答题

试述针灸治疗的目的。

（蔡涛　夏晗）

子任务三　推　拿　篇

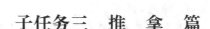

学习目标

1. 掌握推拿的定义和基本手法。
2. 熟悉推拿治疗的适应证和禁忌证。
3. 了解推拿的作用原理。

一、定义

推拿是操作者用手或肢体其他部分刺激治疗部位和活动患者肢体的规范化技巧动作。由于刺激方式、强度、时间和活动肢体方式的不同,形成了许多动作和操作方法均不同的基本手法,并在此基础上由两个以上基本手法组合成复合手法,或由一连串动作组合而成并有其操作常规(或程序)的复式操作法等。操作者在中医阴阳、脏腑、经络、气血等中医基本理论指导下运用手法或借助一定的器具以力的形式作用于患者体表经络、穴位或特定的穴位,并让患者加以特定的肢体活动,从而减轻患者的各种病痛、改变患者肢体运动功能、感觉认知功能,改善生活自理能力从而提高生活质量,促进患者自身功能康复,达到个体最佳生存状态的一种治疗方法。

二、基本作用

1. 作用原理(传统医学)

(1)平衡人体阴阳:即在辨证论治的思想指导下,针对疾病过程中出现的阴阳失调,采用不同性质的手法,或补其不足,或泻其有余,使机体失于平衡的阴阳在不断运动变化的手法中得以重新恢复平衡,达到治疗疾病的目的。

(2)疏通经络,行气活血:即在人体施行推拿手法时,多是针对不同的症状运用各种不同性质的手法对人体体表的经络、腧穴进行直接的刺激,从而调整了经络系统的功能,恢复了经络系统的阴阳平衡,最终在经络的调节下,促进了气血的运行。另外,通过手法对体表做功,能够产生热效应,从而加速了气血的流动。

(3)调理脏腑:即协调脏腑阴阳、气血的偏盛偏衰。脏腑虽然在人的体内,但其通过经络与体表联系起来,并且每一脏腑都有自己相对应的经脉和络脉,沿一定路线在体表循行。内脏病变,往往通过经络反映到体表;而体表一些部位的按压刺激,也能通过经络传导到内脏及有关部位而产生治疗效应。通过推拿手法刺激体表相应的腧穴、压痛点,从而通过经络发挥其调整脏腑功能的作用。

(4)理筋整复:即使经脉气血得以运行流畅。推拿能够理筋整复、滑利关节,主要是通过以下三方面途径实现的:一是通过手法作用于体表局部,能够促进气血的运行,消肿祛瘀,理气止痛;二是推拿的整骨复位手法可以通过力学的直接作用来纠正筋出槽、骨错缝,使经络之气血平和,从而达到理筋整复的目的;三是适当的被动运动手法可以起到分离粘连、滑利关节的作用。

2．作用原理（现代医学）

（1）对神经系统的作用机制：抑制或兴奋神经系统；镇痛和麻醉；促使周围神经兴奋，加速传导反射；调节自主神经（植物神经）功能；改善神经营养状况。

（2）对循环系统的的作用机制：对血管、血液循环、心脏功能及血压均有良好调节作用。

（3）对消化系统的作用机理：促进胃肠蠕动；促使胃肠消化液的分泌；改善胃肠血液、淋巴的循环，加强胃肠的吸收功能。

（4）对泌尿系统的作用机理：可以调节膀胱张力和膀胱括约肌功能。

（5）调节免疫功能。

（6）调节内分泌系统。

（7）对运动系统的作用机理：改善肌肉的营养代谢；促进组织修复，分离、松解粘连；纠正解剖位置的异常；调整神经根与压迫物的关系；解除肌肉痉挛；促进炎症介质分解、稀释；促进水肿、血肿的吸收。

（8）镇痛的作用机制：包括镇静止痛、解痉止痛、消肿止痛、活血止痛，对神经系统产生抑制调节作用。

（9）心理调节机制。

三、基本手法

1．擦法　将手部各掌指关节略为屈曲，以掌背近小指侧部贴于治疗部位上，然后有节奏地做腕关节屈伸和前臂旋转的协同动作，使贴于治疗部位上的掌背部分来回滚动。每分钟摆动一般为120～160次。本法多用于颈项、腰背及四肢部。

2．揉法　用手指指腹或双掌紧贴在体表上，稍用力向下按压，然后带动肌肤做轻柔缓和的回旋转动。用掌根揉者，称为掌揉法；用手掌大鱼际部揉者，称为鱼际揉法；用手指揉者，称为指揉法。频率为每分钟120～160次。掌揉法适用于腰、背、臀部及四肢，鱼际揉法适用于头面及胸腹部，指揉法主要作用于穴位及压痛点上。

3．拿法　用拇指和食指、中指的指腹，或用拇指和其余四指的指腹，对合紧夹治疗部位并将其肌肤提起，适用于肩背及四肢部。捏法、挤法、扴法、扭法、扯法、提法及挪法都是与拿法的动作相似的手法。捏法是用拇指与食指或拇指与其他手指挤捏肌肤。挤法、扴法、扭法、扯法的动作大同小异，是用拇指末节指面和食指中节的桡侧面，或将食指、中指略屈曲，用其中节夹住肌肤，提起扭转。提法是在捏法、挤法、扴法、扭法的操作过程中，把夹住的肌肤再用力往上牵拉。挪法是把手掌摊平，置于治疗部位上，然后如握拳状将该部位的肌肤提起片刻，再放开手掌稍向前移，如此不断地向前提捏、放开。

4．一指禅　将拇指的指端、指腹或桡侧偏锋置于体表，运用手腕部的来回摆动带动拇指指间关节的屈伸，使压力轻重交替，持续不断地作用于治疗部位上。每分钟摆动一般为120～160次。本法接触面小，渗透力强，可广泛应用于全身各个穴位。

5．抖法　用单手或双手握住患肢的远端，用力做小幅度连续上下或左右方向抖动，使患者肢体呈波浪式抖动，有放松肌肉和关节等作用，适用于抖上肢、抖下肢和抖腰。

6．压法　用手掌心或掌根进行按压。按压时也可在体表上缓慢滑动。掌压接触面较大，压力大而柔和，多适用于肩背、腰部，有缓解筋脉拘急的作用。

7．点法　用手指的指峰或屈曲的近端指关节，或肘部尺骨鹰嘴突部按压或点击体表。点法具有接触面较小，刺激强度大，操作省力的特点，多用于穴位及压痛点上，止痛效果较好。

8.其他 推拿手法种类繁多,如按法、压法、掐法、拨法、押法、掩法、扪法、抄法、踩跷法均属于按压类手法;缠法属于摆动类手法;擦法、摩法、分法、合法、推法、指法、刮法、搓法、勒法、抹法、扫散法均属于摩擦类手法;弹法、捻法、抓法均属于捏拿类手法;拍法、振法属于捶振类手法;摇法、拉法、背法、板法属于活动关节类手法。

四、基本治法

1.温法 长时间柔和缓慢、有节律地摩擦、摆动、挤压等,使受术者局部有较深透的温热感,适用于阴寒虚冷等证。

2.通法 刚柔并济的摩擦、挤压类手法,用于通经络、行气血。

3.补法 操作柔和、频率缓慢、用力轻、顺着经络的方向、刺激时间较长的手法,再加上腧穴的补益作用,扶助正气,用于健脾胃、强壮腰肾等。

4.泻法 运用较深重的力量,刚中有柔、频率较快、逆着经络循行的方向,持续时间较短的手法,一般用于实证的患者。

5.汗法 多用于风寒或风热外感的患者。风寒外感用先轻后重的拿法,逐渐深入,使全身出汗以达到祛风散寒的目的;风热外感用柔和轻快的拿法,使身体微微汗出为度。

6.和法 运用平稳而柔和、频率较为缓和的震动及摩擦类手法,多用于和气血、和脾胃、疏肝理气。

7.散法 频率由慢至快的推、摩、揉、搓等手法,用于消瘀散结等。

8.清法 运用刚中有柔的手法,达到清热的目的,用于发热等疾病。

五、适应证及禁忌证

1.适应证 推拿康复疗法主要应用于伤残人、各种慢性疾病患者和老年人等方面的康复。其适应证包括临床常见的内科疾病、神经精神疾病、骨外伤疾病、妇产科疾病、儿科疾病。慢性胃炎、胃及十二指肠溃疡、便秘、腹泻、高血压、冠心病、慢性肺部疾病、神经衰弱、半身不遂、手术后肠粘连、截肢术后、截瘫、偏瘫、慢性腰腿痛、软组织损伤、小儿麻痹后遗症等都可以运用推拿康复疗法进行治疗。

2.禁忌证 推拿疗法的禁忌证是指不适宜或暂不适宜进行推拿疗法的情况。一般来说,有以下情况者不适宜或暂不适宜选用推拿治疗:

(1)未经明确诊断的各种急性脊柱损伤或伴有脊髓症状疾病的患者。

(2)由结核杆菌、化脓性球菌所引起的运动器官疾病患者。

(3)各种骨折及严重的老年性骨质疏松症。

(4)严重的心、肺、脑病患者。

(5)体质虚弱,身体承受不起手法的患者。

(6)恶性肿瘤部位。

(7)各种急性传染病及胃、十二指肠溃疡急性出血期患者。

(8)有出血倾向或血液病的患者。

(9)皮肤病变损害、烧伤、烫伤处。

(10)妊娠3个月以上妇女的腰腹部及月经期。

(11)精神病患者或情绪过于激动的患者。

(12)过饥、过饱、疲劳、精神紧张者,应慎用手法或暂缓治疗。

六、注意事项

1. 身心放松　按摩时除思想应集中外,尤其要心平气和,全身也不要紧张,要求做到身心都放松。

2. 体位的选择　操作前要选择好恰当的体位,就是要选择患者感觉舒适、肌肉放松,既能维持较长时间,又有利于医生手法操作的体位。

3. 取穴准确　掌握常用穴位的取穴方法和操作手法,以求取穴准确,手法正确。

4. 用力恰当　用力过小起不到应有的刺激作用,过大易产生疲劳,且易损伤皮肤。青年人肌肉发达,手法力量相对适当加重,以增强刺激;老年人和儿童肌肉软,手法力量相对适当减轻,以免造成不必要的损伤。

5. 循序渐进　推拿手法的次数要由少到多,推拿力量由轻逐渐加重,推拿穴位数量可逐渐增加。

6. 持之以恒　无论用按摩来保健或治疗慢性病,都不是一两天就有效的,常需积以时日,才逐渐显出效果来,所以应有信心、耐心和恒心。

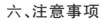 练习题

一、名词解释

一指禅

二、选择题

1. 下列关于推拿对于现代医学中神经系统的作用原理论述错误的是(　　　　)。

A. 抑制或兴奋神经系统

B. 镇痛和麻醉

C. 抑制周围神经,减慢传导反射

D. 调节自主神经功能

E. 调节内分泌功能

2. 下列基本治法中适用于阴寒虚冷证的是(　　　　)。

A. 温法　　　　　B. 通法　　　　　C. 补法　　　　　D. 泻法　　　　　E. 提插法

三、填空题

1. 㨰法多用于_____、_____和_____。

2. 一指禅的手法要求摆动频率为_____次/分。

四、判断题

1. 推拿手法对消化系统的作用机理是促进胃肠蠕动;促使胃肠消化液的分泌;改善胃肠血液、淋巴的循环,加强胃肠的吸收功能。(　　　　)

2. 各种骨折及严重的老年性骨质疏松症属于推拿的禁忌证。(　　　　)

五、简答题

请简述在传统医学中推拿的作用原理。

(蔡涛　夏晗)

子任务四 针 刀 篇

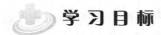

学习目标

1. 掌握针刀疗法的定义,针刀治疗的适应证、禁忌证。
2. 熟悉针刀疗法的基本操作技术和针刀治疗常见异常情况的处理。
3. 了解针刀疗法的理论基础。

案例引导

　　患者,小帆,男,5岁,早产儿,出生体重2.2 kg,产后窒息史。发音不清、构语困难,存在言语表达障碍。多动、情绪不稳,智商测定困难,容易受挫折或发怒,斜视,学习时注意力不集中,学习动力不强。反射异常,运动的随意控制差,日常生活活动存在困难,如不能进食、大小便失控等。肌力不足,不能做蹲起动作,站立时经常摔跤,有明显畸形如膝后弓腿、脚弓塌陷、脚掌外翻、左臂弯曲不直、左手鸡爪状,行走时依靠惯性,步伐不稳,七扭八歪,肌张力高(3级)。

　　请问:1. 患者所患疾病是什么?
　　　　　2. 可以采用什么治疗方法?

一、概述

(一)针刀疗法定义

　　凡是以针的方式刺入人体,在人体内又能发挥刀的治疗作用的医疗器械称为针刀。它将针灸和手术刀有机结合起来,既能起到切割、剥离等手术刀的作用,又能通过针刺手法对穴位进行刺激。

(二)针刀的分类

　　(1)常用针刀(图3-3)一般分为针刀刃、针刀体和针刀柄三个部分。根据针刀体的直径不同分为Ⅰ型针刀、Ⅱ型针刀和Ⅲ型针刀。根据针刀体的形状不同分为直行针刀和弧形针刀。针刀刃是针刀体前端的平刃,是针刀刺入人体发挥作用的关键部分;针刀柄是针刀体尾端的扁平结构。针刀的刀口线与针刀体垂直,针刀柄与针刀刃在同一平面,因此当针刀刃进入人体后可通过暴露在体外的针刀柄调整针刀刃方向。

　　(2)Ⅰ型直形针刀主要用于软组织行经路线粘连、瘢痕和挛缩的松解;Ⅰ型弧形针刀主要用于软组织起止点的松解;Ⅱ型直形针刀及Ⅱ弧形针刀主要用于强直性脊柱炎、关节强直、脑瘫等疑难疾病的针刀松解;Ⅲ型直形针刀及Ⅲ型弧形针刀主要用于股骨头坏死的针刀松解。

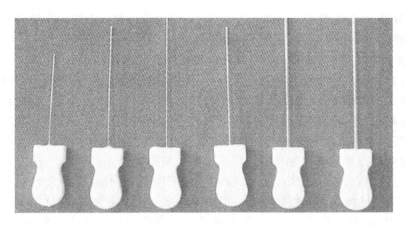

图 3-3　针刀

（三）针刀的发生发展

针刀疗法是由朱汉章教授创立的。它是在中医理论指导下,借鉴西医外科手术原理,以针刀为主要治疗手段而创立的一门医学新学科。2004 年 12 月教育部组织的鉴定会结论为:针刀医学在理疗、技术、器械等方面具有原创性,特别在临床治疗方面达到了国际领先水平。著名骨科专家尚天裕教授评价为:针刀医学是熔中西医学于一炉的新学科,既有中医的长处,又有西医的优点。随着实践的进步,形成了闭合性手术理论、慢性软组织损伤病因病理学、骨质增生新的病因学等新理论,对临床治疗有重要指导意义,提高了疗效。由于针刀医学在病因学等基础研究方面有所突破,所以在疼痛科、骨伤科、康复科等也得到广泛应用。

二、针刀治疗疾病的基础理论

针刀治疗疾病的基础是人体弓弦力学解剖系统和网眼理论。

（一）慢性软组织损伤

1. 病因　人体弓弦力学解剖系统力平衡失调。

2. 病理机制　网眼理论。慢性软组织损伤不是一个点的病变,而是以人体弓弦力学解剖系统为基础,形成以点为线、以线成面的立体网络状的一个病理构架。

（二）骨质增生

1. 病因　骨关节力平衡失调。

2. 病理机制　三个病理阶段分别是硬化、钙化和骨化。

下面以跟痛症为例,从骨质增生病因病理学理论介绍针刀的治疗作用。

跟痛症是足部弓弦力学子系统的弦(跖腱膜、跖短屈肌、跖长韧带等)的劳损,引起跖腱膜等软组织起点的粘连瘢痕,长期应力集中,最终导致跟骨结节骨质增生。应用针刀整体松解跟骨结节周围应力集中点,一次就能治愈跟痛症。

第一次针刀治疗松解跟骨结节前下缘压痛点(跖腱膜的中央部),第二次针刀治疗松解跟骨结节内缘压痛点(跖腱膜的内侧部)。

（三）慢性内脏疾病

1. 病因　人体内脏弓弦力学系统力平衡失调是引起慢性内脏疾病的基本原因。

脊柱弓弦力学系统、脊-肢弓弦力学解剖系统的粘连、瘢痕和挛缩导致脊柱生理曲度的变

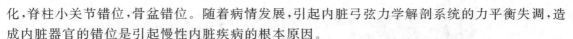

化,脊柱小关节错位,骨盆错位。随着病情发展,引起内脏弓弦力学解剖系统的力平衡失调,造成内脏器官的错位是引起慢性内脏疾病的根本原因。

2. 病理机制　粘连、瘢痕和挛缩是慢性内脏疾病的病理基础。

内脏弓弦力学解剖系统力平衡失调以后,人体通过自我代偿和自我调节,对受害的内脏弓弦力学解剖系统进行修复,在弓弦结合部(骨与软组织的附着部)产生粘连、瘢痕和挛缩,导致弦的拉应力失调,引起弓的变形,最终导致内脏错位,出现内脏功能异常的临床表现。现以盆腔炎为例,介绍慢性内脏疾病力平衡失调理论对针刀治疗的指导作用。

依据人体弓弦力学系统理论及疾病病理构架的网眼理论,子宫前有膀胱,后有直肠,有四条韧带(即子宫主韧带、子宫阔韧带、子宫圆韧带和子宫骶骨韧带)将子宫固定在骶骨及骨盆。当腰骶部软组织慢性损伤引起腰骶段脊柱弓弦力学系统力平衡失调,脊柱错位,就会导致子宫失去正常的位置,继而引起膀胱、直肠失去正常的位置形成网络状的病理构架,引起子宫、膀胱、直肠功能紊乱。

第一次针刀整体松解腰部棘上韧带、棘间韧带、第三腰椎横突、骶棘肌起始部的粘连、瘢痕和挛缩。

第二次针刀整体松解腹直肌起止点的粘连和瘢痕。

通过针刀整体松解腰骶段脊柱及骨盆弓弦结合部(在脊柱及骨盆的附着处)软组织的粘连和瘢痕,纠正脊柱的错位,调节了腰段脊柱的生理曲度,进而调节了连接子宫的韧带的拉力,纠正了子宫、膀胱及直肠的错位,使子宫、膀胱、直肠的功能得到恢复。

（四）针刀治疗的作用机制

（1）恢复人体弓弦力学解剖系统的力平衡。

（2）促进能量的释放和能量的补充。

（3）疏通体液潴留和促进体液回流。

（4）疏通经络,调和气血。

（5）促进局部微循环。

三、针刀刀法及基本操作技术

（一）持针刀方法

以医者的右手食指和拇指捏住针刀柄,针刀柄是扁平的,并且和针刀刃在同一个平面内,针刀柄的方向即是刀口线的方向,所以可用拇指和食指来控制刀口线的方向。以中指托住针刀体,置于针刀体的中上部,无名指和小指置于施术部位的皮肤上,作为针刀体刺入时的一个支撑点,以控制针刀刺入的深度。在针刀刺入皮肤的瞬间,无名指和小指的支撑力和拇、食指的刺入力的方向是相反的,以防止针刀在刺入皮肤的瞬间,因惯性作用而刺入过深。另一种持针刀方法是在刺入较深部位时使用长型号针刀,其基本持针刀方法和前者相同,只是要用左手拇、食指捏紧针刀体下部。一方面起扶持作用,另一方面起控制作用,防止在右手刺入皮肤时,由于针刀体过长而发生针刀体弓形变,方向引起改变。

以上两种是常用的持针刀方法,适用于大部分的针刀治疗,治疗特殊部位时,根据具体情况持针刀方法也应有所变化。

（二）进针刀四步规程

1. 定点　即定进针刀点,在进针刀部位用定点笔做一记号。定点是基于对病因病理的精确诊断,对进针刀部位解剖结构立体、微观的掌握。定点的正确与否,直接关系到治疗效果。

2. 定向 使刀口线和重要血管、神经及肌肉纤维走向平行。定向是在精确掌握进针刀部位解剖结构的前提下,采取适当的手术入路,有效地避开重要的神经、血管和脏器,确保手术成功。

3. 加压分离 进针刀时以左手拇指下压进针刀点皮肤,横向拨动,使重要血管、神经被分离在指腹一侧,右手持针刀紧贴拇指甲面。加压分离是在浅层部位有效避开神经、血管的一种方法。

4. 刺入 右手稍用力下压,针刀即可穿透皮肤,刺入相应部位,再根据需要施行手术方法进行治疗。刺入时,以右手拇、食指捏住针刀柄,其余三指作支撑,压在进针刀点附近的皮肤上,防止针刀刺入过深而损伤深部重要神经、血管和脏器,或超过病灶而损伤到健康组织。

(三)针刀手术入路

针刀手术入路是一种闭合性手术入路。要想保证手术安全有效,没有一套精确科学的手术入路方法是不能达到目的的。选择闭合性手术入路的难度在于立体定位,因此必须选择一个安全而科学的手术入路,才能安全有效地施行手术。针刀的手术入路主要有以下5种:

(1)一般手术入路。

(2)按骨性标志的手术入路(包括以骨突为标志的手术入路、以横突为标志的手术入路)。

(3)按肌性标志的手术入路。

(4)以局部病变点为标志的手术入路。

(5)按经络腧穴的手术入路。

(四)常用针刀刀法的手法操作

1. 纵行疏通法 针刀刀口线与重要神经血管走行一致,针刀体以皮肤为圆心,刀刃端在体内做纵向的弧形运动。主要以刀刃即接近刀锋的部分刀体为作用部位。适用于粘连、瘢痕发生在肌腱与骨面、韧带与骨面附着点或肌筋膜。此法是松解粘连、瘢痕组织的基本方法,具有创伤小、松解彻底的特点,但对大范围粘连松解不完全,可用于身体大部分部位,尤其是跟腱等不能过多损伤部位的治疗。

2. 横行剥离法 横行剥离法是在纵行疏通法的基础上进行的,针刀刀口线与重要神经血管走行一致,针刀体以皮肤为圆心,刀刃端在体内做横向的弧形运动。横行剥离使粘连、瘢痕等组织在纵向松解的基础上进一步加大其松解度,其运动距离以厘米为单位,范围根据病情而定。适用于粘连、瘢痕发生在肌腱与骨面、韧带附着点或肌筋膜。

纵行疏通法与横行剥离法是针刀手术操作的最基本和最常用的刀法,临床上常将纵行疏通法与横行剥离法相结合使用,简称纵疏横剥法。

3. 提插切割法 用一支针刀,刀口线与重要神经血管方向一致,刀刃到达病变部位以后,切开第一刀,然后将针刀提至病变组织外,再向下插入,切开第二刀,一般以提插三刀为宜。适用于粘连面大、粘连重的病变,如切开棘间韧带、挛缩的肌腱、韧带、关节囊等。

4. 骨面铲剥法 针刀到达骨面,刀刃沿骨面或者骨嵴,切开与骨面连接的软组织的方法称为铲剥法,铲剥法适用于骨质表面或者骨质边缘的软组织病变。如肱骨外上髁炎、第三腰椎横突综合征等。

5. 通透剥离法 将刀锋及刀体深入至粘连组织两层之间,在两层之间以扇形轨迹予以剥离。适用于腱鞘炎肿、滑囊积液、肩峰下滑囊炎、髌下脂肪垫损伤等。

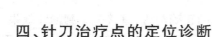

四、针刀治疗点的定位诊断

针刀治疗是一种闭合性手术,临床上要做到安全有效,首先必须正确地选择治疗点,这样才能有效地避开针刀入路过程中的重要神经、血管及其他脏器,直达病所,从而获得疗效。

(一)体表标志

骨骼的显著特征、肌肉肌腱形成的隆起以及诸如乳突、脐孔等皮肤特征处都可以作为体表标志。

(二)压痛点

压痛点是指以拇指或食指末节指腹触压皮肤时,在呈现阳性病理反应的部位出现以疼痛为主要感觉的点。压痛点多在肌肉起止点,其原因是机体的某个部位急性损伤、慢性劳损或软组织损伤形成了粘连和纤维化的瘢痕,持续肌紧张使血供不足、代谢紊乱等导致肌肉的器质性变化(韧带钙化、肌腱结节),这些病变组织压迫、刺激神经末梢,产生疼痛。

五、治疗

(一)进针前的准备

(1)患者体位。

①仰卧位:适宜于治疗头面、颈、胸、腹、髋、四肢前面和外侧等部位的病变,如胸锁乳突肌肌腱炎、腹外斜肌损伤、肱二头肌肌腱炎等。

②俯卧位:适宜于治疗枕部、颈项部、肩背部、腰臀部、大腿后部、腘窝、小腿后部、足跟等部位的病变,如颈椎病、腰椎间盘突出症、足跟痛等。

③侧卧位:适宜于治疗肢体侧部病变,如肩周炎、三角肌滑囊炎等。

④坐位:适宜于治疗肩部、肘部、腕部、手掌等部位病变,如肱骨外上髁炎、腕管综合征等。

(2)进针刀点的揣定。

(3)消毒与无菌。

(4)麻醉。

(5)针刀选择。

(6)针刀操作。

(二)针刀治疗的适应证与禁忌证

1. 适应证

(1)各种慢性软组织损伤疾病。

(2)部分骨质增生性疾病与骨关节病。

(3)常见脊柱疾病。

(4)神经卡压综合征。

(5)某些脊柱相关性内脏疾病。

(6)部分关节内骨折和骨折畸形愈合。

(7)瘢痕挛缩。

2. 绝对禁忌证　出血、凝血机制异常者。

3．相对禁忌证

（1）施术部位有皮肤感染，深部有脓肿及全身急性感染性疾病者。

（2）一切严重内脏疾病的发作期。

（3）施术部位有重要神经、血管或重要脏器而施术时无法避开者。

（4）体质极度虚弱者，在身体有所恢复后再施行针刀手术。

（5）血压较高，且情绪紧张者。

（6）恶性肿瘤患者。

（三）常见疾病的应用举例

1．颈椎病　取穴：以压痛点为主穴。阳明经头痛配合谷、内庭穴；少阳经头痛配足临泣、风池穴；太阳经头痛配昆仑、后溪穴。方法：用直刺法。轻轻纵剥 1～2 次即可，可配合局部推拿以增强疗效。

2．腰椎间盘突出症　取穴：椎间隙压痛点（椎间关节处），小腿麻木区中点或承山穴。方法：腰部在压痛点中心进针刀，针刀尖到达椎间小关节韧带周围组织时进行疏通剥离 3～4 次，出针刀；小腿部用直刺纵向剥离法即可。

3．慢性腰肌劳损　取穴：腰部压痛点（肾俞）。方法：同前。可配合拔火罐以加强刺激。

4．第三腰椎横突综合征　取穴：压痛明显处。方法：以小针刀刀口线和人体纵轴线平行刺入，当刀口接触骨面时，用横行剥离法，感觉肌肉和骨面之间有松动感时即可出针。一般 1 次即愈，不愈者隔 5 天后再行第 2 次。

5．肱骨外上踝炎（网球肘）　取穴：找出压痛最明显处。方法：使小针刀刀口线和伸腕肌走向平行刺入肱骨外上髁皮下，先用纵行剥离法，向后再用切开剥离法，感觉锐边已刮平，再用横行刮剥法，再疏通一下伸腕肌、伸指总肌、旋后肌肌腱，出针刀，进行包扎。再屈曲肘关节 2～4 次，一般 1～2 次即愈，每次间隔 5 天。

6．屈指肌腱狭窄性腱鞘炎（弹响指）　取穴：局部压痛点。方法：用纵向铲剥法。

7．足跟痛（足跟骨刺）　取穴：骨刺尖部（压痛最明显处）。方法：患者仰卧于治疗床上，将足放稳，找出最明显的压痛点，常规消毒后，针刀口线和纵轴垂直，针刀体和足跟呈 60°角，深度直达骨刺尖部，行横行切开剥离和铲削剥离，3～4 次即可出针刀，如 1 次未愈，隔 5～7 天后可做第 2 次。

六、常见针刀异常情况的处理及预防

（一）晕针刀

（1）立即停止治疗，将未起的针刀一并迅速拔出，用创可贴保护针孔。

（2）扶患者去枕平卧，抬高双下肢，松开衣带，盖上薄被，打开门窗。

（3）症状轻者静卧片刻，或给予温开水送服即可恢复。

（4）症状重者，在上述处理基础上，点按或针刺水沟、合谷、内关穴。必要时，温灸关元、气海，一般 2～3 min 即可恢复。

（5）如果上述处理仍不能使患者苏醒，可考虑吸氧或做人工呼吸、静脉注射 10 mL 50％葡萄糖或采取其他急救措施。

（二）断针刀

（1）医者保持冷静，嘱患者不要紧张，切勿乱动或暂时不要告诉患者针刀断于体内。保持原来体位,以免针刀体断端向肌肉深层陷入。

(2) 若断端尚留在皮肤之外,应迅速用手指捏紧慢慢拔出。

(3) 若断端与皮肤相平或稍低,但仍能看到时,可用左手拇、食指下压针孔两侧皮肤,使断端突出皮外,用手指或镊子夹持断端拔出体外。

(4) 针刀完全没入皮肤下面,若断端下面是坚硬的骨面,可从针孔两侧用力下压,借骨面作底将断端顶出皮肤;若断端下面是软组织,可用手指将该部捏住,使断端向上脱出。

(三) 其他注意事项

1. 手法操作准确 由于针刀疗法是在非直视下进行操作的治疗,如果对人体解剖特别是局部解剖不熟悉,手法不当,容易造成损伤,因此医生必须做到熟悉欲刺激穴位深部的解剖知识,以提高操作的准确性和提高疗效。

2. 选穴一定要准确 即选择阿是穴作为治疗点的一定要找准压痛点的中心进针,进针时保持垂直(非压痛点取穴可以灵活选择进针方式),如偏斜进针易在深部错离病变部位,易损伤非病变组织。

3. 注意无菌操作 特别是做深部治疗,对重要关节如膝、髋、肘、颈等部位的关节深处进行切割时尤当注意,必要时可在局部盖无菌洞巾,或在无菌手术室内进行;对于身体的其他部位只要注意无菌操作便可。

4. 进针要迅速 这样可以减轻进针带来的疼痛。在深部进行铲剥、横剥、纵剥等法剥离操作时,手法宜轻,不然会加重疼痛,甚或损伤周围的组织。在关节处做纵向切剥时,注意不要损伤或切断韧带、肌腱等。

5. 术后处理要妥当 术后对某些创伤不太重的治疗点可以做局部按摩,以促进血液循环和防止术后出血、粘连。

6. 注意手术后随访 对于部分病例短期疗效很好,1～2个月后或更长时间,疼痛复发,又恢复原来疾病状态,尤其是负荷较大的部位如膝关节、肩肘关节、腰部等。随访应注意下述因素:患者的习惯性生活、走路姿势、工作姿势等造成复发;手术解除了局部粘连,但术后创面因缺乏局部运动而造成粘连;局部再次遭受风、寒、湿邪的侵袭所致。因此,生活起居尤当特别注意。

知识链接

针刀松解术治疗痉挛性脑瘫

一、病理机制

(1) 首次提出锥体系病变产生"力平衡失调"导致运动障碍和姿势异常的临床表现,是脑瘫根本的病理基础。

(2) 采用生物力学和力量平衡学原理开展针刀微创矫形治疗,解除肌肉痉挛、平衡肌力、矫正畸形、调整肢体负重力线、改善运动功能。

二、原则

(1) 解除痉挛。

(2) 恢复或改善肌力平衡。

(3) 矫正肌肉、关节或骨骼的挛缩畸形,为功能恢复创造条件。

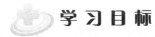

练习题

一、名词解释

针刀疗法

二、选择题

1. 以下不属于正确的针刀手术入路的是(　　　)。

A. 按骨性标志的手术入路　　　B. 按医者的临床经验的手术入路

C. 按肌性标志的手术入路　　　D. 以局部病变点为标志的手术入路

E. 按经络腧穴的手术入路

2. 既是松解粘连、瘢痕组织的基本方法,又具有创伤小、松解彻底的特点的针刀刀法是(　　　)。

A. 纵行疏通法　B. 横行剥离法　C. 提插切割法　D. 骨面铲剥法　E. 上下疏通法

三、填空题

1. 常用的针刀刀法的手法操作有 _____、_____、_____、_____和_____。

2. 针刀治疗的定位诊断包括_____和_____。

四、判断题

1. 出、凝血机制异常者是针刀治疗的绝对禁忌证。(　　　)

2. 颈椎病的取穴以压痛点为主穴,阳明经头痛配合谷、内庭穴,采用直刺法。(　　　)

五、简答题

简述晕针刀的处理方法。

(蔡涛　夏晗)

任务二　现代康复治疗技术

子任务一　物理疗法

学习目标

1. 掌握物理疗法的概念、物理治疗在康复治疗技术中的重要地位、物理疗法的分类。

2. 熟悉运动疗法的概述、分类、康复护理要点、运动处方。

3. 了解物理因子疗法(电疗法、光疗法、超声波疗法、磁场疗法、生物反馈疗法)的临床应用和注意事项。

物理疗法(physical therapy,PT)是应用力、电、光、声、磁和热等物理因素来治疗疾病的一种方法。其中徒手以及应用器械和仪器进行运动训练来治疗肢体功能障碍、矫正运动姿势异常的方法称为运动疗法,是物理疗法的主要部分。物理疗法中利用声、光、电、热、磁等各种物理因素治疗疾病,促进患者康复的疗法为物理因子疗法,常被称为理疗。物理疗法是康复治疗的重要组成部分,对患者伤病残后功能障碍有较好的疗效,是一种重要的康复治疗手段。

物理疗法可分为三大类,一类是以功能训练为主要手段,称为运动疗法;一类是以各种物理因子如电、光、声、磁、热等为主,称为物理因子疗法;另一类是手法治疗。

运动疗法

运动疗法(kinesiotherapy)是根据疾病的特点和患者功能障碍状况,选用适当的功能活动与运动方法对患者进行训练,利用器械、徒手或患者自身力量,通过某些运动方式(主动或被动运动等),使患者获得全身或局部运动功能、感觉功能恢复的训练方法。主要采用"运动"这一机械性的物理因子对患者进行治疗,着重进行躯干、四肢的运动及感觉、平衡等功能的训练。康复医学所要解决的最常见问题是运动功能障碍,因此运动疗法已成为康复治疗的核心治疗手段。

一、运动疗法的分类和内容

根据动力来源的不同可分为被动运动、助力运动、主动运动和抗阻运动;根据肌肉收缩方式的不同分为等长运动、等张运动和等速运动;根据能源消耗的不同分为无氧运动和有氧运动(耐力性运动)。其内容包括关节活动技术、软组织牵伸技术、肌力训练技术、步态训练技术、神经肌肉促进治疗技术、运动再学习疗法、有氧训练、平衡训练技术、关节松动技术及日常生活动作训练等。

二、运动疗法常用的训练技术

（一）改善关节活动的技术与方法

主要用于改善和维持关节活动范围,常用方法根据是否借助外力分为主动运动、助力运动和被动运动三种;根据是否使用器械分为徒手运动和器械运动两种。

关节活动度(range of motion,ROM)是指关节活动范围,是关节运动时所通过的运动弧,可分为主动关节活动度和被动关节活动度,前者是由肌肉随意收缩产生的关节活动范围;后者是肌肉无随意收缩,在外力作用下达到的关节活动范围。关节活动度练习主要用于预防和治疗关节活动受限,恢复和改善关节活动功能。维持关节活动度是恢复肌力、耐力、协调性、平衡等运动要素的基础,也是恢复和改善运动功能的前提。

1. 主动运动　主动运动指肌肉主动收缩所产生的运动,是维持关节活动范围的训练。根据运动时有无外力的参与又分为随意运动、助力运动和抗阻力运动。

（1）随意运动(voluntary movement):是指运动时没有任何外力(包括手力和器械力)的参与,动作完全由肌肉的主动收缩来完成。例如,自己活动四肢关节,行走,各种医疗体操,日常生活中活动训练。

（2）助力运动(assisted movement):是指运动时主动收缩肌肉完成的运动或动作,部分由患者主动收缩肌肉,部分需要借助于外力的帮助来完成,如可由治疗师、患者健肢、器械、引力或水的浮力等提供。这种运动常是由被动运动向主动运动过渡的形式,其目的是逐步增强肌力。常用悬吊练习、滑轮练习和器械练习等。例如,四肢骨折患者利用悬吊带将骨折肢体托起,除去重力的作用下来完成肢体的活动;周围神经损伤患者借助于滑轮的帮助,由健侧肢体拉动滑轮来帮助患侧肢体,再让患侧肢体进行重力活动,以进行关节活动或肌肉力量训练;偏瘫患者用健侧手帮助患侧上肢活动或在他人的帮助下做患侧肢体的活动。

(3)抗阻力运动(resistive movement):运动时必须克服外部的阻力才能完成,又称为负重运动。阻力可以来自于器械或手力,多用于肌肉的力量训练和耐力训练。例如,周围神经损伤后,利用哑铃或沙包训练肌肉力量,利用下肢治疗椅训练股四头肌肌力,利用弹力带训练肢体肌力。

2. 助力运动　动作的一部分是由肌肉的主动收缩来完成,另一部分是借助于外力的力量来完成,外力可以是器械、悬吊,也可以是健侧肢体或在治疗师的帮助下完成。

(1)器械训练:利用杠杆原理,以器械为助力,带动活动受限的关节进行活动。应用时应根据病情及治疗目的,选择相应器械,如体操棒或肋木,四肢关节活动障碍者可选择专门设计的练习器械,如肩关节练习器、肘关节练习器、踝关节练习器等。

(2)悬吊练习:利用挂钩、绳索和吊带组合将活动的肢体悬吊起来,使其在去除肢体重力的前提下主动活动,类似于钟摆样运动。

(3)滑轮练习:利用滑轮和绳索,以健侧肢体帮助患侧肢体活动。

3. 被动运动　运动时肌肉不收缩,肢体完全不用力,运动的整个过程由外力来完成。一个是由经过专门培训的治疗人员实施,如关节活动范围内的运动和关节松动技术;另一个是自己完成的被动运动,如滑轮练习、关节牵引、持续性被动活动等。

(1)关节活动范围内的运动:治疗者根据关节学运动原理,活动患者的关节,完成关节各个方位的功能活动,具有维持关节现有的活动范围,预防关节挛缩的作用。如患侧肩关节前屈、外旋、外展运动,肘关节前屈、伸展运动,前臂旋前、旋后运动,腕关节的腕背伸、桡侧偏及尺侧偏运动,手握拳及伸展运动,掌指关节分、合运动,拇指对掌和环旋运动等。

(2)关节松动技术:利用关节的生理运动和附属运动被动活动患者关节,改善关节活动范围,达到缓解疼痛的目的,常用手法包括关节的牵引、滑动、滚动、挤压、旋转。

(3)持续性被动活动(continuous passive motion,CPM):是利用机械和电动活动装置,使体能进行持续性、无疼痛范围内的被动活动。实验证明,CPM可以促进伤口的愈合和神经修复、再生,加快关节液的分泌和吸收,促进关节周围软组织的血液循环和损坏组织的修复,还可以缓解疼痛,改善关节活动范围,防止粘连和关节僵硬,消除手术和制动带来的并发症。

(二)增强肌肉力量的技术与方法

肌力训练是根据超量负荷(over load)的原理,通过肌肉的主动收缩来改善或增强肌肉的力量。训练时由治疗师施加阻力或患者利用自身重力提供阻力的动态或静态主动抗阻。根据是否施加阻力分为非抗阻力运动和抗阻力运动。非抗阻力运动包括主动运动和主动助力运动,抗阻力运动包括等张性(向心性、离心性)、等长性、等速性抗阻力运动。

1. 主动助力运动　根据助力来源分为徒手助力和悬吊助力运动。

(1)徒手助力运动:当肌力为1级或2级时,治疗者帮助患者进行主动锻炼。随着主动运动能力的改善,治疗者逐渐减少帮助。

(2)悬吊助力运动:利用绳索、挂钩、滑轮等简单装置,将运动肢体悬吊起来,以减轻肢体的自身重量,然后在水平面上进行运动锻炼。助力可以来自通过滑轮的重物或由治疗者徒手施加,助力大小可以根据患者肌力情况调整。悬吊助力运动适合于肌力 2 级者。

2. 主动运动　当肌力 3 级或以上时,患者将肢体放在抗重力的位置上,进行主动运动。

3. 抗阻力运动　抗阻力运动是克服外加阻力的主动训练方法,常用于肌力已到达 3 级或以上的患者。根据肌肉的收缩方式不同分为抗等张阻力运动(也称为动力性运动)、抗等长阻力运动(也称为静力性运动)和等速运动。在实施肌力练习过程中,应根据原来的肌力水平选择适合的运动方式。不同肌力水平的训练方式见表 3-1。

表 3-1　不同肌力水平的训练方式

肌力分级	训练方法
0～1 级	电针刺激、电刺激、被动运动、传递神经冲动练习
2 级	徒手助力练习、悬吊助力减重训练、肌电生物反馈
3 级	主动练习、减重运动器械(如悬吊架、水疗等)
3 级以上	抗阻力练习(哑铃、沙袋、弹簧、橡皮条、组合器械等)

(三)牵伸软组织的技术与方法

牵伸(stretching)是指拉长挛缩或短缩软组织的治疗方法,其目的主要是改善或重新获得关节周围软组织的伸展性,降低肌张力,增加或恢复关节的活动范围。临床上主要用于软组织挛缩、粘连或瘢痕形成引起的肌肉、结缔组织和皮肤缩短及关节活动范围减小等。牵引(traction)虽然也具有牵拉软组织的作用,但与牵伸的最大区别在于牵引主要作用于关节,是通过力学的原理来增大关节的间隙,达到治疗目的,而牵伸主要作用于软组织。

根据牵拉力量来源、牵拉方式和持续时间,可以把牵伸分为手法牵伸、机械装置被动牵伸和自我牵伸三种。

1. 手法牵伸　治疗者对发生紧张或挛缩的组织或活动受限的关节,利用手法牵拉,并通过手法牵拉方向、速度和持续时间,来增加挛缩组织的长度和关节活动范围。

2. 机械装置被动牵伸　利用小强度的外部力量,较长时间作用于短缩组织的一种牵拉方法。其牵拉动力来自牵引、滑轮系统。牵拉时间至少要 20 min,甚至数小时,才能产生治疗效果。

3. 自我牵伸　由患者自己完成的一种肌肉伸展性训练,可以利用自身重量作为牵拉力量。

在牵拉治疗中,还常常使用主动抑制的方法,即在牵拉肌肉之前,患者有意识地放松该肌肉,使肌肉收缩机制受到人为的抑制,此时进行牵拉的阻力最小。

(四)易化技术

易化技术,又称神经生理学疗法(neurophysiological therapy,NPT),是根据神经生理与神经发育的规律,应用促进或抑制方法改善脑部病损者运动功能障碍的系列康复技术。易化技术主要适用于偏瘫、脑瘫及神经精神发育迟缓者等。常用的方法有 Bobath 技术、Brunnstrom 技术、Rood 技术和本体感觉神经肌肉促进技术等。

各种易化技术的共同特点:①以神经系统伤病患者作为重点对象;②以治疗与功能活动相结合,从 ADL 结合实际环境中学习和掌握动作;③治疗按照从头到尾、从近端到远端的顺序进行;④强调感觉对完成运动动作的重要性,治疗中运用多种感觉刺激(躯体、语言、视觉);

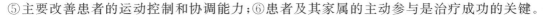

⑤主要改善患者的运动控制和协调能力;⑥患者及其家属的主动参与是治疗成功的关键。

1. Bobath 技术　Bobath 技术是治疗中枢神经损伤后引起的运动功能障碍的治疗方法。其核心是以日常生活活动任务为导向的姿势控制和运动控制。主要用于治疗中枢神经系统病损所引起的运动功能障碍。正常的运动发育是按照从头到尾、由近及远的顺序进行的,即由仰卧位—翻身—侧卧位—肘支撑卧位—坐位—手膝跪位—双膝跪位—站立位等。各种功能性技能都是以姿势控制、翻正反射、平衡反应及其保护性反射,伸手、抓握和松开等基本反射模式为基础。Bobath 技术主要使肌张力正常化和抑制异常的原始反射。通过对关键点的控制,利用反射性、抑制模式和肢体的恰当摆放来抑制肢体痉挛,待痉挛缓解后,通过反射、体位平衡诱发其平衡反应,继而让患者进行主动的、小范围的、不引起联合反应和异常反应运动模式的关节运动,然后再进行各种运动控制训练,逐步过渡到日常生活动作的训练,最终达到康复。

1)常用方法

(1)控制关键点:治疗师通过对患者身体关键部位(中心控制点,即头部、躯干、胸骨中下段;近端控制点,即肩峰、髂前上棘;远端控制点,即拇指、踇趾)上的手法操作来抑制异常的姿势反射和降低肌张力,引出或促进正常的肌张力、姿势反射和平衡反应。

(2)反射性抑制模式:①躯干肌张力增高:屈肌张力增高时,把头放置在过伸位,可以降低屈肌张力,增加伸肌张力;伸肌张力增高时,把头放置在屈曲位,可以降低伸肌张力,增加屈肌张力;屈肌与伸肌张力均增高时,通过旋转躯干(保持骨盆不动)来抑制。②肢体肌张力增高:屈肌张力增高时可取肢体外旋位来抑制;外展肌张力增高时可取肢体内旋位来抑制;上臂屈肌痉挛时,取肢体对称性伸展位(头在中立位)来抑制。③出现痉挛:颈、背及手出现屈曲痉挛时,可取上臂水平外展或对角线伸展来抑制;躯干与髋出现痉挛时,可将上臂举过头,以促进躯干及髋关节的伸展。

(3)促进姿势反射:①促进调正反应:治疗师利用头部与躯干间的位置变化促进躯干转动。仰卧位时,将患者头部转向一侧,诱发出胸、腰、下肢转动,训练翻身活动;治疗师利用躯干位置倾斜,促进头部直立;坐位时,治疗师向左、右倾斜患者躯干以训练头部控制,治疗师利用上半身或下半身扭动时,另一半随之转动成直线,促进翻身活动;患者仰卧,治疗师将患者的肩胛带或骨盆扭转,带动躯干转动,训练翻身活动。②上肢保护性伸展反应:治疗师通过突然向前方、侧位推动患者,还可在坐位或俯卧位下让患侧上肢支持体重,以诱发和促进上肢保护性地伸展和身体平衡的能力。③促进平衡反应:治疗师从前方、后方、侧方或对角线方向突然推拉患者,还可配合使用大球、滚筒、平衡板等辅助训练器具进行,使之保持身体平衡,不致跌倒,从而维持平衡能力训练。

(4)感觉刺激(加压或负重):治疗师通过对关节施加压力或支持体重来增加姿势性张力,减少不自主运动。

2)注意事项

(1)熟练掌握神经解剖及神经生理学等医学基础知识。

(2)治疗儿童时应遵循运动发育的规律。

(3)关键点的手法操作时,护理人员动作应缓慢和轻柔,避免强制性牵拉。

(4)在康复护理中要时刻鼓励患者及家属,给予必要的解释和心理支持,获得患者的积极配合。

2. Brunnstrom 技术　瑞典物理治疗师对脑卒中偏瘫患者的运动机能进行了长时间的临床观察和分析,提出脑损伤后恢复的 6 个阶段理论,并利用这个规律创立了一套治疗脑损伤后运动功能障碍的方法。Brunnstrom 技术依据脑损伤后患者运动功能恢复的各个不同阶段,利用各种运动模式诱发运动反应,再从异常运动模式中引导、分离出正常运动的成分,恢复患者运动功能。在脑损伤后恢复过程中的任何时期均可利用运动模式来诱发运动的反应,让患者能观察到瘫痪肢体仍然可以运动,以激励患者主动参与康复治疗的过程。

1)常用方法

(1)紧张性反射:①对称性紧张性颈反射:头前屈时,双上肢屈曲与双下肢伸展,头后伸时双上肢伸展与双下肢屈曲,利用此训练可改善肢体张力。②非对称性紧张性颈反射:头转向一侧时,同侧上、下肢伸展和对侧上、下肢屈曲。利用此反射改善上肢张力状态,并诱发上肢的随意运动。③紧张性迷路反射:因头的空间位置改变所致,如头处中间位,仰卧时,四肢伸展或伸肌张力增强;俯卧时,四肢屈曲或屈肌张力增强。④紧张性腰反射:上部屈体时对骨盆位置变动所表现的肢体肌张力的变化。

(2)联合反应:是脑损伤后常见的一种肢体异常活动表现,如出现非随意运动或反射性肌张力增高的表现。脑损伤患者在进行健侧肢体抗阻力运动时,可不同程度地增加患侧肢体的肌张力,使患侧出现相应的动作称为联合反应。根据两侧肢体运动是否相同又分为对称性和非对称性两种,患侧上肢用力屈曲或伸展亦可引起同侧下肢运动模式。

(3)共同运动:当患者活动患侧上肢或下肢的某一个关节时,邻近的关节甚至整个肢体出现一种不可控制的共同活动,并形成特有的模式称为共同运动。

2)注意事项

(1)熟悉脑损伤后的异常运动模式及病理反射的神经病理学基础知识。

(2)熟悉 Brunnstrom 运动功能评定的内容。

(3)Brunnstrom 技术重点在早期运用原始反射来完成或诱发运动动作,应尽早介入。

(4)康复护理人员注意环境对患者的影响,并重视心理治疗与支持。

3. Rood 技术　　Rood 技术,又称"多种感觉刺激疗法",是利用多种感觉刺激方法作用于皮肤、关节等感受器,通过感觉反馈环路调节神经纤维的兴奋性,从而达到改变肌张力,诱发或协调肌肉运动的方法。主要方法是在皮肤的某些特殊区域施加温和的机械刺激或表面热刺激,并按照人体发育顺序,通过应用某种动作的作用引出有目的的反应。应用于脑瘫、偏瘫及其他运动控制障碍的脑损伤患者,如脑卒中软瘫期可利用兴奋性感觉刺激法作用于被训练肌肉表面皮肤及相应关节,而在痉挛期则用抑制性方法(如缓慢轻叩或温水浴等)可使痉挛肌肉放松。

1)常用方法

(1)触觉刺激:用毛刷、手指快速擦刷相应的皮肤,持续 3～5 s,增强肌肉的反应性。擦刷顺序一般由远端向近端进行。

(2)温度刺激:常用冰来刺激(即刻从冰箱里取出的冰)。

(3)牵拉肌肉:快速轻微地牵拉肌肉。

(4)轻叩:轻叩肌腱或肌腹可以产生与快速牵拉相同的效应。

(5)挤压:由近端向远端进行,如对关节轻度挤压可抑制痉挛。

(6)特殊感觉刺激:选用一些特殊的感觉(视听觉等)刺激来促进或抑制肌肉收缩。

4. 本体感觉神经肌肉促进技术　　本体感觉神经肌肉促进技术(PNF 技术),简称本体促进法,是以正常的运动模式和运动发展为基础的技术,即通过刺激本体感受器,促进神经肌肉系统反应。其强调整体运动而非单一的肌肉运动,采取躯体的螺旋和对角线的运动,类似日常生活的功能运动,并主张通过手的接触、语言命令和视觉引导来影响运动模式。本法主要针对脑瘫、骨科损伤性疾病、运动创伤、周围神经损伤和关节炎导致的功能障碍。

（1）常用方法:基本操作与手法包括阻力、扩散和增强、手法接触、体位、言语指令、视觉引导、牵拉推挤、牵张、节律以及运动模式等。

（2）注意事项:①治疗时根据患者的反馈,康复护理人员观察患者主动性来调节治疗量。②患者取舒适安全的体位,治疗师保持正确的体位和身体力线进行操作。③操作时,注意手的抓握技巧,言语提示应简洁、清晰,提供最大阻力时要适宜,牵拉力量不宜过大。④康复护理人员应观察患者训练时的情况,避免出现过度疲劳。

（五）基于运动控制理论的治疗技术

1. 运动再学习治疗（motor relearning program,MRP） 由澳大利亚悉尼大学的 Carr 和 Sheperd 共同提出,该治疗方法将中枢神经系统损伤后运动功能的恢复训练视为一种再学习或再训练的过程,以神经生理学、运动学、生物力学、行为科学等为理论基础,以作业或功能为导向,强调患者主动参与,按照科学的运动学习方法对患者进行运动功能训练。以脑损伤后的可塑性和功能重组为理论依据,认为实现功能重组的主要条件是需要进行针对性的练习活动,练习得越多,功能重组就越有效,特别是与早期练习有关的运动。而缺少练习则可能产生继发性神经萎缩或形成不正常的神经突触。MRP 主张通过多种反馈（视、听、皮肤、体位、手的引导）来强化训练效果,充分利用反馈在运动控制中的作用。

2. 强制性使用运动治疗 由美国阿拉巴马大学神经科学研究人员通过动物实验而发展起来的治疗上神经元损伤的一种训练方法。其是指患者在生活环境中强制性使用患侧上肢,增加患侧上肢的训练时间,限制健侧上肢的运动,持续数天后,患肢功能可以暂时性或永久性恢复。该疗法的优点是需要的人力少,花费小,能达到较好的治疗效果,适合于脑损伤后上肢功能恢复的训练。

3. 注意事项

（1）康复护理人员及时向患者及家属介绍训练方法和目的,以获得患者的积极配合。

（2）根据患者情况选择最适合患者的部分开始治疗,充分利用视、听和言语反馈,并注意患者的疲劳问题。

（3）练习与日常生活功能相关的特殊作业,模仿真正的生活条件,按照正确的顺序进行练习。

（4）学习和训练要循序渐进,制订符合患者的目标,训练时多给患者鼓励,以增强患者信心。

（六）平衡和协调功能训练

1. 平衡训练 平衡反应是维持全身平衡的高级反应,平衡能力是指人体在突然受到外力干扰,重心偏离稳定位置时,其通过四肢、躯体的反射和随意的运动来恢复稳定的能力。维持平衡一方面依靠感觉,另一方面依靠运动系统和固有姿势反射的整合。因此,当患者存在视觉功能、本体感觉、前庭感觉、小脑功能,以及肌力、耐力、关节功能障碍时都会影响到平衡能力。平衡训练是指为提高患者维持身体平衡能力而采取的各种措施,其适用于前庭功能紊乱、缺乏本体感觉、肢体缺失、瘫痪、小脑功能失调等患者,也适用于下肢骨折、软组织损伤或手术的患者。

（1）平衡训练的原则:①逐步缩减身体支撑面和提高身体重心;②从易到难,在保持稳定的前提下逐步增加头颈和躯干运动；③从最稳定的体位到最不稳定的体位，从静态平衡到动态平衡；④从睁眼训练逐步过渡到闭眼训练；⑤练习前要求患者学会放松，减少紧张或恐惧心理；⑥任何动态平衡练习均应监护患者，以免发生意外。

（2）训练方法：①静态平衡训练：主要依靠肌肉相互协调的等长收缩，用以维持身体平衡。如从静态坐位、跪位、站立位到平衡板上的平衡练习。②动态平衡训练：可以先自我改变姿势或体位以保持平衡，达到自动平衡。再逐步过渡到可以在各种体位下施加外力，造成失衡后，引导患者重新维持平衡，支撑面由大到小，重心由低到高，逐渐施加外力，以提高和维持平衡的能力。

2. 协调训练　恢复平稳、准确、高效运动能力的方法，即利用残存部分的感觉系统以及利用视觉、听觉和触觉来促进随意运动控制能力的训练方法。其训练方法有：

（1）卧位开始：患者均应从卧位训练开始，待熟练后再从坐位、站立位、步行中进行训练。

（2）简单动作开始：从简单的单侧动作开始，逐步过渡到比较复杂的动作；最初几天的简单运动为上肢、下肢和头部单一轴心方向的运动，然后逐渐过渡到多轴心方向。复杂的动作包括双侧上肢（或下肢）同时动作、上下肢同时动作、上下肢交替动作、两侧肢体做互不相关的动作等。

（3）大动作开始：先做容易完成的大范围、快速的动作，熟练后再做小范围、缓慢动作的训练。上肢和手的协调训练应从动作的正确性、反应速度快慢、动作节律性等方面进行；下肢协调训练主要采用下肢各方向的运动和各种正确的行走步态训练。

（4）睁眼练习开始：先睁眼练习后闭眼训练，两侧程度不等时先从轻侧开始。

三、运动疗法的作用

运动疗法是在患者进行康复训练中最广泛使用的方法，能够显著提高患者的 ADL 能力和运动功能。

1. 提高神经系统的调节能力　神经系统对全身器官的功能起着调控作用，同时，又需要周围器官不断传入信息以保持其紧张度和兴奋性。运动是对中枢神经最有效的刺激形式。

2. 改善心肺功能、提高代谢能力　运动可使肺通气量增加，增加氧气的摄入及二氧化碳的排出；运动可改善肺组织的弹性和顺应性。正确的呼吸特别是腹式呼吸，有利于肺通气量及摄氧量增加。

3. 维持和恢复运动器官的形态和功能　运动可增加肌力、肌耐力、肌肉的协调能力和爆发能力。运动可改善关节血液循环，改善关节软骨的代谢，防治关节粘连，增加关节活动度，减缓关节退变，恢复关节功能。运动可增加骨密度，防治骨质疏松。

4. 促进代偿机制的形成和发展　由于各种伤病导致肢体功能丧失时，为了生存的需要，机体需建立新的条件反射弥补肢体缺失的功能，这种机制为代偿。如偏瘫或截瘫的患者通过系统的功能训练作为外界刺激，经过中枢的重组，形成新的条件反射的通路，使机体重获失去的功能。

四、运动疗法的目的

（1）牵张肌肉、肌腱，关节囊及其他软组织，扩大关节活动度。

（2）增强肌肉的肌力和肌肉活动的耐力。

（3）抑制肌肉的异常张力，使肌肉松弛，缓解其紧张度。

（4）针对患者的功能障碍，如脑卒中后的肢体偏瘫，对瘫痪肢体施行运动功能的再学习训练，改善神经肌肉功能。

（5）训练患者改善异常的运动模式。

（6）克服患者运动功能障碍，提高患者身体移动和站立行走能力。

（7）对平衡功能和运动协调性有障碍的患者，施行提高平衡和协调性功能的训练。

（8）提高患者日常生活活动能力的运动动作训练。

（9）针对不同伤病或为健身需要进行各种体操训练。

（10）通过运动训练预防或治疗各种临床并发症，如压疮、肌肉痉挛、关节挛缩、骨质疏松等。

五、运动处方的内容

1. 运动种类　有耐力性运动、放松性练习、医疗体操、器械练习等，应指明以哪一种为主或者兼而有之。

2. 运动强度、持续时间与频度　运动疗法最重要的是运动量，包括运动强度、持续时间及频度三种因素。上述三种因素可以互相调整，如运动强度过大，持续时间与频度则适当减小。控制运动强度方法根据不同的疾病而不同，治疗脏器疾病时一般采用中等强度，但最适合的运动强度应通过运动试验决定，常用运动时的心率、运动时的吸氧量与最大吸氧量表示；而对另一类疾病，如骨关节功能障碍，一般以每次运动后局部有轻微酸胀感及不出现疼痛为适宜；对于神经系统所引起的瘫痪部位进行活动后，以不发生肌肉明显疲劳感为宜。运动持续时间，一般为 15～30 min，耐力性运动持续 15～60 min。运动持续时间的长短，还应考虑运动强度，如运动强度较大，则运动持续时间可以适当减少。频度即运动的间隔时日，一般每日或隔日 1 次，但对神经系统或骨关节功能障碍者，除每天运动 1 次外，还应增加自我锻炼时间。另外，间隔不要超过 4 日，因运动间隔时间太长，运动效应会消失，影响治疗效果。

六、运动疗法的适应证和禁忌证

（一）适应证

1. 骨伤科疾病　骨折术后、软组织损伤、关节病变（脱位和损伤）、人工关节置换术后、颈椎病、手外伤后、腰腿痛、强直性脊柱炎、类风湿性脊柱炎、截肢术后、断肢再植术后等。

2. 内科疾病　冠状动脉搭桥术后、冠状动脉支架术后、心脏瓣膜置换术后、心脏瓣膜修补术后、慢性阻塞性肺疾病、哮喘、糖尿病、风湿性关节炎、类风湿性关节炎等。

3. 神经科疾病　脑血管疾病（脑梗死、脑出血等）后遗症、脊髓损伤、帕金森病、周围神经损伤等。

4. 其他　小儿脑瘫等。

（二）禁忌证

（1）生命体征不平稳、存在严重并发症（如肺部感染、泌尿系统感染、新发深静脉血栓、压疮等）；严重的心肺功能障碍；严重骨质疏松；合并其他部位的骨折和损伤尚未愈合；病理性骨折；骨折延迟愈合、不愈合等。

（2）严重的缺血性心脏病或高血压，增殖性视网膜病变，1 型糖尿病等。

（3）全身情况不佳，脏器功能失代偿期。

（4）休克，神志不清或明显不合作。

（5）运动治疗过程中有可能发生严重并发症，如动脉瘤破裂等。

（6）有大出血倾向。

（7）运动器官损伤未行妥善处理。

七、运动疗法应用的基本原则

（1）循序渐进，从易到难，根据患者机体耐受能力，调节治疗强度和频率。

（2）持久锻炼，积极主动，全身性锻炼。

（3）要注意运动治疗方法的选择。

八、运动疗法的常用设备

基本设备和器材见图 3-4 至图 3-11。

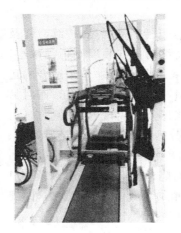

图 3-4　减重步态支持系统

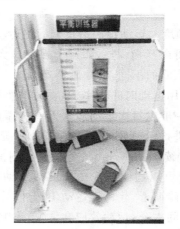

图 3-5　平衡训练器

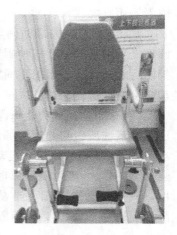

图 3-6　上下肢训练器

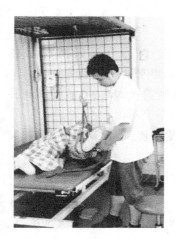

图 3-7　悬吊治疗床

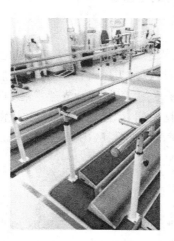

图 3-8　平衡杆

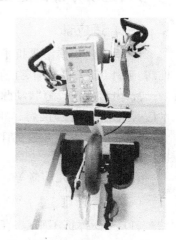

图 3-9　等速肌力训练

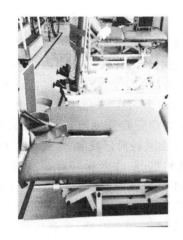

图 3-10　站立床

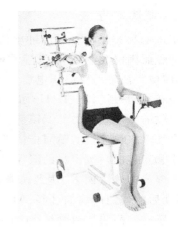

图 3-11　肩、膝、肘、踝关节 CPM

物理因子疗法

物理因子疗法,简称"理疗",是指利用电、声、光、磁、水和温度等物理因子来预防和治疗疾病的方法。以下主要介绍常用的几种方法。

一、电疗法

电疗法(electrotherapy)是利用电能作用于人体,以预防和治疗疾病的方法。常用的医用电疗法有直流电疗法、低频电疗法、中频电疗法和高频电疗法等。

(一) 直流电疗法

直流电是一种方向固定不变,强度也不随时间变化的电流,又称恒流电流或稳恒直流电。直流电疗法是将低电压的平稳直流电通过人体一定部位以治疗疾病的方法。

1. 适应证与禁忌证

(1)适应证:周围神经损伤疾病、自主神经功能紊乱、神经症、高血压病、各类关节炎、慢性炎症浸润、静脉炎、瘢痕、粘连、慢性盆腔炎、颞颌关节功能紊乱等。

(2)禁忌证:出血倾向、急性化脓性炎症、急性湿疹、皮肤局部破损、孕妇腰腹骶部、装有心脏起搏器。

2. 注意事项

(1)治疗前:保护正常组织,治疗前除去治疗部位的金属物。检查电极,放置平整,保证安全,避免造成电极下电解产物所致的灼伤。

(2)治疗中:康复护理人员应检查电流表指针是否平稳。皮肤感觉障碍与血液循环障碍区使用小强度电流。电极下电解产物刺激皮肤,可外用甘油酒精液保护皮肤。阴极下的电灼伤多为碱性灼伤,阳极下多为酸性灼伤。电极在皮肤上敷贴不均匀或电极、导线的裸露直接接触皮肤会引起皮肤烫伤。

(3)治疗后:电极衬垫使用后应按阴、阳极分别充分清洗、煮沸消毒,以清除残留的寄生离子。康复护理人员及时观察皮肤情况,告诉患者不要挠抓治疗部位皮肤,必要时可使用护肤剂。

（二）低频电疗法

应用 1 kHz 以下的低频脉冲电流治疗疾病的方法，称低频电疗法。按应用方式分类，常用的有神经肌肉电刺激疗法、功能性电刺激疗法、经皮神经电刺激疗法（TENS 疗法）、间动电疗法、感应电疗法和低频高压电疗法等。低频电疗的基本作用如下：①兴奋神经肌肉组织：对运动神经和肌肉来说，1～10 Hz 可引起肌肉单收缩，25～50 Hz 可引起肌肉强直收缩，100 Hz 引起肌肉收缩减弱或消失。②镇痛：即时镇痛作用是指在电疗后数分钟或数小时之内产生的镇痛效果。多次治疗后的镇痛作用指局部血液循环的改善能减轻局部缺血、缓解酸中毒、加速致痛物质和有害的病理产物的清除、减轻组织和神经纤维间水肿、改善局部营养代谢，从而消除或减弱疼痛的刺激因素，达到镇痛效应。③促进局部血液循环的作用：肌肉产生节律性收缩，其活动后的代谢产物如乳酸、ADP、ATP 等有强烈的扩血管作用，能改善肌肉组织的供血。可抑制交感神经而引起血管扩张，如间动电流作用于颈交感神经节可止痛；干扰电流作用于高血压患者的颈交感神经节可使血压下降。④低频电疗法的其他作用：促进伤口愈合，促进骨折愈合，还有消炎、镇静催眠作用。

常用的低频电疗法主要介绍如下。

1. 神经肌肉电刺激疗法（NMES） 应用低频脉冲电流刺激神经或肌肉，引起肌肉收缩以治疗疾病的方法，亦称电体操疗法。临床应用已有 100 多年的历史，近年来在神经肌肉骨骼疾病的康复中 NMES 的应用显著增多。

（1）治疗作用：①治疗废用性肌肉萎缩；②增加和维持关节活动度（ROM）；③肌肉再学习和易化作用；④减轻肌肉痉挛；⑤促进失神经支配肌肉的恢复；⑥强壮健康肌肉。

（2）临床应用：①周围神经功能损伤，废用性肌肉萎缩，肌肉痉挛；②内脏平滑肌功能失调；③矫正畸形；④锻炼呼吸肌。

（3）注意事项：①骨科术后采取制动的患者，电刺激以引起肌肉 1 级收缩为宜，康复护理人员要适当固定关节；②电极放置应避开伤口及瘢痕部位，防止电流集中引起烫伤；③主极置于肌肉上最易兴奋之处，大小为 1～2 cm，副极的大小应结合疾病调整；④不会感觉到电极下皮肤刺激时，应放置于远处；⑤尽量不要引起邻近正常肌肉收缩；⑥波宽尽量短，但需能引起肌肉收缩；⑦波形应尽量陡，但又不能太直，以避免刺激感觉神经；⑧通断比为 1：（4～5），防止肌肉疲劳；⑨强度达到中、强的肌肉收缩，又不能引起患者不适。

2. 功能性电刺激疗法（functional electrical stimulation，FES） FES 指应用各种参数的电刺激作用于已丧失功能或功能不正常的器官或肢体，使其产生即时效应来代替或矫正器官或肢体已丧失的功能。

（1）FES 的临床应用：上运动神经元瘫痪，排尿功能障碍，肩关节半脱位等。

（2）适应证：脑卒中，脑外伤，脊髓损伤所致的单瘫、偏瘫、截瘫、四肢瘫等各种肢体瘫痪。

（3）禁忌证：带有心脏起搏器者禁用其他部位的神经功能性电刺激，意识不清、肢体骨关节挛缩畸形、下运动神经元受损、局部对功能性电刺激无反应者。

3. 间动电疗法 间动电流是在直流电的基础上叠加经过半波或全波整流后的正弦电流而成，用间动电流治疗疾病的方法叫做间动电疗法。

（1）治疗作用：止痛，促进周围血液循环，兴奋神经肌肉组织等。

（2）适应证：疼痛疾病，如扭挫伤、网球肘、肩周炎、枕大神经痛、肋间神经痛等；周围血液循环不良；神经肌肉疾病、废用性肌肉萎缩、颞颌关节功能紊乱。

（3）禁忌证：急性化脓性炎症、急性湿疹、出血倾向、严重心脏病、对直流电过敏、植入心脏起搏器。

（4）注意事项：护理人员检查电极片，治疗时对电流形式，电极种类、放置方法、极性及治疗时间的掌握等均有较大的灵活性，要根据疾病的性质、疾病的不同阶段及治疗效果，严格选择恰当治疗方法。

4. 经皮神经电刺激疗法（transcutaneous electrical nerve stimulation，TENS 疗法） 亦称周围神经粗纤维电刺激疗法，是应用低频脉冲电流来控制疼痛的一种电疗法。将特定的低频脉冲电流经皮肤作用于人体，利用所产生的无损伤性镇痛作用，来治疗以疼痛为主要表现的疾病。这是 20 世纪 70 年代兴起的一种电疗法，在止痛方面收到较好的效果，因而在临床上（尤其在美国）得到了广泛的应用（图 3-12）。

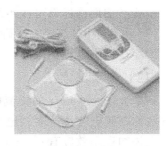

图 3-12 经皮神经电刺激仪

（1）临床应用：①各种急、慢性疼痛，如神经痛、头痛、关节痛、术后伤口痛等；②促进骨骼愈合，如治疗骨折后骨连接不良等。

（2）注意事项：①治疗部位：护理人员先要检查患者治疗部位，如皮肤有瘢痕、溃疡或皮疹时，电极应避开这些部位；电极与皮肤应充分接触以使电流均匀作用于皮肤，以免电流密度集中引起灼伤；电极部位保持清洁，便于通电。②对儿童进行治疗时，应先进行心理疏导，缓慢开机先以弱电流消除患儿恐惧，再将电流逐步调至治疗量。③综合治疗时，先采用温热治疗法，再行 TENS 进行镇痛，可增加局部血流量，降低皮肤电阻，治疗作用增强。

5. 感应电疗法 感应电流的特点是强度、频率、脉冲持续的时间均不规则，脉冲时间短，具有双向性和非对称性。

（1）临床应用：周围神经部分轻度损伤（股外侧皮神经）治疗腰损伤，腰肌劳损，纠正姿势不正常脊柱侧弯引起肌肉收缩，废用性肌肉萎缩，防止肌组织粘连。

（2）禁忌证：痉挛性肌麻痹、心力衰竭和安放心脏起搏器的患者，急性化脓性炎症和有出血倾向患者。

（3）注意事项：①护理人员在治疗前应了解患者有无皮肤感觉异常，对于感觉减退的患者应避免电流强度过大导致电灼伤。②治疗中电极应避免放置于伤口及瘢痕处，避免电流集中引起灼伤。电极放置在颈部时，电刺激有时可引起咽喉肌、膈肌痉挛，引起呼吸、血压、心率的改变。③治疗癔症时需采用引起肌肉明显收缩的电流为宜，并配合暗示治疗。④治疗结束要观察治疗部位，发现有异常及时处理。

（三）中频电疗法

频率为 1～100 kHz 的脉冲电流称作中频电流，用中频电流治疗疾病的方法叫做中频电疗法。中频电疗法包括等幅中频电疗法、低频调制中频电疗法、干扰电疗法、音乐电疗法等。

1. 适应证

（1）促进血液循环、消炎止痛：各种扭挫伤、肌筋膜炎、各种神经炎、颈腰椎病、各种关节损伤与疾病等。

（2）兴奋神经肌肉：废用性肌肉萎缩、尿潴留、中枢神经和周围神经损伤所致运动功能障碍等。

（3）软化瘢痕、松解粘连：瘢痕与挛缩、浸润硬化与粘连、血肿机化、血栓性静脉炎、乳腺增生等。

2. 禁忌证 出血倾向、局部金属异物、有心脏起搏器、心前区、孕妇腰腹部,含有低频成分的中频电疗需参照低频电疗法的禁忌证。

3. 注意事项

(1)治疗前:需将治疗中的正常感觉和可能的异常感觉告知患者,使患者更好地配合治疗。皮肤微细损伤局部可在用绝缘衬垫后使用中频电疗法。

(2)治疗中:局部感觉障碍区域治疗时,需采用小剂量谨慎治疗。电极需有良好固定,以保证治疗过程中电极不滑落。

(四)高频电疗法

频率大于 100 kHz 的交流电称为高频电流。应用高频电流作用于人体达到防治疾病目的的方法称高频电疗法。高频电疗法,按波长分类有长波、短波、超短波、分米波、微波。高频电流的生物物理学效应有:①热效应:由于高频电流引起人体组织内微粒的运动,在组织内就可产生热效应。热效应的作用可以改善血液循环;还具有镇痛作用,如对各种神经痛、肌肉痉挛性疼痛、因肿胀引起的张力性疼痛等。具有消炎作用,可降低肌肉张力,加速组织生长修复。②非热效应:小剂量高频电流作用于人体时,在组织温度不高、没有温热感觉的前提下,却有较明显的生物学效应,这些现象不能用热效应加以解释,故被称之为非热效应。如白细胞吞噬活动加强,急性化脓性炎症发展受阻,以控制早期急性炎症;神经纤维、肉芽组织再生加速;中枢神经系统功能发生变化,神经系统的兴奋性增高等。

1. 短波疗法 应用波长为 10~100 m 的高频交流电在机体内产生的高频电磁场能量治疗疾病的方法,称为短波电疗法。短波治疗多用温热量和热量治疗,一般每日 1 次或隔日 1 次,每次 5~20 min,根据需要可增至 30 min,10~20 次为一个疗程。

2. 超短波电疗法 应用波长为 1~10 m 的超高频交流电作用于人体,以达治疗目的的方法,称为超短波电疗法。治疗时采用电容式电极,电容场中主要是超短波作用于人体产生各种生理反应(图 3-13)。其基本因素是热效应和非热效应。

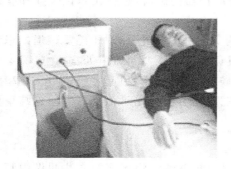

图 3-13 超短波治疗仪

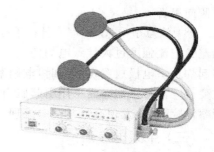

图 3-14 微波治疗仪

临床应用:①超短波广泛应用于一切炎症过程,对急性亚急性炎症效果更好,特别对化脓性炎症疗效显著,超短波对急性软组织感染治疗,不但可缩短疗程,提高治愈率,同时可减少手术的机会;②疼痛性疾病;③血管运动神经和一些自主神经功能紊乱的疾病;④治疗各种创伤伤口及溃疡。

3. 微波疗法 应用波长为 1 mm~1 m 的高频电磁波作用于人体以治疗疾病的方法,称为微波疗法(图 3-14)。治疗作用如下:①微波辐射使组织温度升高,血管扩张,局部血流加速,血管壁渗透性增高,增强代谢,改善营养,促使组织再生和渗出液吸收等;②有镇痛、解痉、消炎作用,对肌肉、肌腱、韧带、关节等组织及周围神经和某些内脏器官炎症损伤和非化脓性炎症效果显著,并主治亚急性炎症,弱剂量对某些急性炎症(如浸润性乳腺炎等)亦有效;③眼睛及睾丸对微波特别敏感,治疗时应防护,对血液循环差和富含水分的组织应避免过量辐射引起病情恶化。

现将高、中、低频电流的区别及比较介绍如下(表 3-2):

表 3-2 高、中、低频电流的区别及比较

特 征	低频(<1 kHz)	中频(1~100 kHz)	高频(>100 kHz)
对神经、肌肉的兴奋能力	每一个周期	综合多个周期	缓解肌痉挛,不能降低神经兴奋性
电解作用	明显	多无,半波时有	无
热效应	无	稍有	有且明显
组织的电流阻力	大	中	小
电极能否离开皮肤	不能	不能	能
生物物理学作用	离子移动、电解作用于神经、血管、肌肉	作用于神经、血管、肌肉	热及非热效应

二、光疗法

光疗法是利用日光或人工光线(红外线、紫外线、可见光、激光)防治疾病和促进机体康复的方法。光疗法已划入疗养学范畴,理疗学中的光疗法是利用人工光辐射能防治疾病的方法。

(一)红外线疗法

1. 红外线的物理性质 在光谱中波长自 760 nm 至 1000 μm 的一段称为红外线,红外线是不可见光线,所有高于绝对零度(−273 ℃)的物质都可以产生红外线,现代物理学称之为热射线,红外线灯外形可见图 3-15。

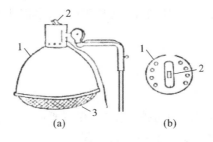

图 3-15 红外线灯外形

注:a—侧视;b—俯视;1—反射罩;2—开关;3—防护罩。

2. 治疗作用 基础是温热效应,具有改善局部血液循环、促进肿胀消退、消炎、降低肌张力、缓解肌肉痉挛、促进组织再生、镇痛等作用。

3. 临床应用 风湿性关节炎,慢性支气管炎,神经炎,多发性末梢神经炎,痉挛性麻痹、弛缓性麻痹,周围神经外伤,软组织外伤,慢性伤口,冻伤,烧伤创面,压疮,神经性皮炎,皮肤溃疡等。临床常用红外线灯进行治疗。

4. 注意事项

（1）应用护眼罩保护患者眼睛，避免引起白内障，损伤到玻璃体和晶状体。

（2）康复护理员在首次照射时应先检查患者局部皮肤是否良好，治疗时一定要观察患者局部皮肤，以防烫伤。

（3）治疗过程中要经常询问患者的感觉，注意观察，治疗时患者不得改变体位。

（4）急性损伤后的 24～48 h 忌用，烧伤或烫伤后形成的瘢痕不宜治疗。

（5）肢体的动脉阻塞性疾病局部不宜治疗，但近端可做。

（6）心功能不全者慎用，肿瘤患者不宜做。

（7）治疗后查看治疗皮肤，擦干照射部位的汗液，休息 10 min 后方可离开。

（二）可见光疗法

可见光为能引起视网膜光感的辐射线，波长范围为 400～760 nm，在此波段范围内，不同波段产生不同的颜色，由红、橙、黄、绿、蓝、靛、紫七种颜色组成，不同波长可见光的光子能量不等。

1. 临床应用　红光照射适用于面神经炎（急性期）、急性扭挫伤、急性上颌窦炎、产后会阴撕裂等。蓝光照射可用于治疗急性湿疹、急性皮炎、灼性神经痛、三叉神经痛、皮肤感觉过敏等。蓝紫光照射可治疗新生儿核黄疸。

2. 注意事项　照射部位接近眼或光线可射进眼时，应用盐水纱布遮盖双眼，由于眼球含有较多的液体，对可见光吸收较强，可引起白内障。急性扭挫伤的早期不用红光照射，而应采用冰敷 5～10 min。超过 10 min 则引起继发性血管扩张，渗出增多，肿胀加重。

（三）紫外线疗法

在光谱中波长范围为 180～400 nm，因其在光谱中位于可见光的紫光之外故名紫外线。应用紫外线防治疾病和促进机体康复的治疗方法称为紫外线疗法。

1. 治疗作用

（1）杀菌：常用于消毒、清洁创面，治疗皮肤、黏膜、伤口、窦道等各种软组织浅表感染。

（2）消炎止痛：治疗急慢性化脓性炎症、风湿性炎症、中枢性炎症等。

（3）促进伤口愈合。

（4）促进维生素 D 生成。

（5）提高机体免疫力。

2. 注意事项

（1）康复护理员要做好治疗前的防护工作，治疗室要通风，室温保持在 22～24 ℃，戴防护眼镜，检查紫外线灯管是否完好、支架安装是否牢固。

（2）首次照射应先测定患者的生物剂量。

（3）开灯前用 95% 酒精擦灯，预热 5 min，向患者交代可能出现的反应。

（4）治疗时会出现红、肿、痛等，不要用冷热及药物刺激局部。

（5）加强防护，非照射皮肤应用治疗巾遮盖，照射距离以最高的部位为准，且垂直照射。

（6）与其他治疗同步时，先做热疗，紫外线治疗一定要最后进行。

三、超声波疗法

超声波疗法（ultrasound therapy）是应用超声波作用于人体以达到治疗疾病目的的一种

物理治疗方法,一般常用频率为 $800\sim1000\ kHz$,穿透深度约为 5 cm。

1. 治疗作用　机械作用(改善组织营养、镇痛、软化瘢痕、杀菌),温热作用和理化作用。

2. 超声综合治疗法

(1)超声雾化吸入法:临床用于咽喉炎、扁桃体炎、气管炎、支气管炎、肺炎等;支气管哮喘,胸部、肺手术后并发症;呼吸道湿化不足、痰液黏稠、排痰不畅、痉挛性咳嗽等对症治疗。

(2)超声间动电疗法:作用有止痛、改善血液循环。

(3)超声药物透入疗法:临床用于神经性疼痛、软组织损伤、骨关节病和心脑血管系统疾病等。

3. 注意事项

(1)充分了解药物禁忌及患者药物过敏史,做好吸入药物过敏试验。

(2)熟悉仪器性能,定期测定超声治疗仪输出强度,确保超声治疗的剂量准确。

(3)治疗时首先将声头接触治疗部位或浸入水中方能调节输出,切忌声头空载与碰撞,以防晶体过热损坏或破裂。

(4)治疗中声头应紧贴皮肤,不得留有任何细微空隙;移动法治疗时勿停止不动,以免引起疼痛反应。

(5)治疗过程中紧密观察患者反应以及仪器的工作状态,如治疗部位过热或疼痛,应暂停治疗,找出原因,予以处理。

(6)应注意不能用增大强度来缩短治疗时间,也不能用延长时间来降低治疗强度。

四、水疗法

利用水治疗疾病并促进康复的方法称为水疗法。水具有较好的比热容,其热容量大,传导性强,同时水又是良好的水溶剂,若在水中加入某种药物、化学成分或气体,对机体可产生相应的化学刺激作用。常用的有冷、热疗法,其中冷疗法是利用低于体温与周围空气温度但高于 0 ℃的低温,使机体发生一系列功能性改变而达到治疗目的的方法。

1. 治疗作用　温热刺激具有解痉、镇痛、发汗、促进炎症消散等作用。强冷刺激具有镇痛(出血或创伤性疼痛)、促进肢体功能恢复的作用。

2. 临床应用　适用于痉挛性瘫痪、雷诺病、自主神经紊乱患者等。禁用于发热、炎症感染、皮肤溃疡、心肺肝肾功能不全、恶性肿瘤、出血性疾病、月经期患者和孕妇等。

3. 注意事项

(1)治疗时康复护理员严格控制温度和时间,防止冻伤,注意保护正常皮肤。

(2)冷气雾喷射禁用于头面部,以免造成眼、鼻、呼吸道的损伤。

(3)对冷过敏者皮肤出现瘙痒、潮红、水肿、荨麻疹时应立即中止治疗。

(4)重者出现心动过速、血压下降等现象应立即中止治疗,并行对症处理。

(5)康复护理员要密切注意患者情况,尤其对体弱、年老、年幼患者应注意观察,防止淹溺等不良情况发生。

五、石蜡疗法

利用加热熔解的石蜡作为温热介质,敷于局部,将热能传导到机体,达到治疗目的的方法称为石蜡疗法。

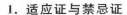

1. 适应证与禁忌证

（1）适应证：骨关节损伤与术后粘连、关节僵直、肌腱和韧带的扭挫伤恢复期、肌筋膜炎、慢性骨关节炎、瘢痕、腱鞘炎、冻伤、慢性软组织损伤、神经炎、肌痉挛、皮肤美容等。

（2）禁忌证：出血倾向、开放性伤口、感染性炎症局部、急性创伤早期、活动性结核局部、孕妇腰腹部等。

2. 注意事项

（1）治疗前：将治疗部位清洗干净，剃去毛发。检查皮肤感觉、血液循环情况，因石蜡中的水滴可引起烫伤。

（2）治疗中：注意温度，刷蜡不要超过前一次蜡膜边缘。如果出现皮疹、瘙痒等过敏症状，或红斑、水疱，要中断治疗，及时处理。

（3）石蜡属易燃物品，不得直接加热，注意防止石蜡变质、燃烧。定期检查恒温箱安全性能，有故障要及时更换，防止火灾。

（4）治疗时要注意观察患者反应，骨突部位可垫小块胶布，防止烫伤。

六、磁场疗法

磁场疗法是应用磁场作用于人体的局部或穴位，达到治疗疾病或促进人体健康的方法。

1. 治疗作用

（1）镇痛作用：可改善血液循环，促进致痛物质排出、炎性渗出物的吸收与消散、肿胀的消除；还可缓解内脏平滑肌的痉挛。

（2）镇静：对神经系统有抑制作用，改善睡眠、缓解肌肉痉挛。

（3）消炎消肿：可以改善血液循环。

（4）促进创面愈合，软化瘢痕。在磁场作用下血液循环改善，有利于渗出物吸收和消散，为加速伤口的愈合、减少瘢痕形成创造了条件，有效地阻止了瘢痕的形成与增生。

（5）促进骨折愈合，改善骨折部位的血液循环，改善局部营养和供氧，加速骨折愈合。

2. 注意事项

（1）运用直接贴敷法时注意检查皮肤，磁头定期清洗，注意不要连续使用磁头，防止烫伤。

（2）不要使用太强的磁场，有利于减少或避免发生副作用。

（3）对于比较敏感的部位，如头颈部、胸腹部，采用较低的磁场强度。

（4）年老体弱、妇幼患者，采用较低的磁场强度。

（5）观察磁疗的不良反应，如反复出现，可先试着改变穴位或部位、治疗时间、强度等。

七、生物反馈疗法

生物反馈疗法（biofeedback therapy，BFT）一般是指应用电子仪器将人们通常情况下意识不到的生理活动和生理功能（如肌电、肌张力、关节活动度、皮温和血压等）变化，转变为可以被人感觉到的信号（如声、光及图像等），再让患者根据这些信号学会控制自身不随意功能的治疗或训练的方法。

从生物反馈疗法原理讲，各种生物信息都可以用于生物反馈疗法。目前常用的生物反馈疗法有肌电生物反馈、脑电生物反馈、心电生物反馈、血压生物反馈、手指皮肤温度生物反馈以及直流电皮肤反应生物反馈等。以下介绍肌电生物反馈。

肌电生物反馈（EMGBF）是测量身体表层肌电电压，把微弱的肌电信号加以放大，以声或光的形式反馈给患者;患者根据这种反馈信号操纵肌肉活动,从而使肌肉放松或增强的一种反馈方式。

1. 临床应用 原发性高血压、心律失常、偏头痛、紧张性头痛、癫痫、更年期综合征、肩周炎、腰背痛、脑损伤后遗症、中风后遗症、焦虑症、抑郁症、面神经瘫痪、周围神经损伤、痉挛性斜颈、类风湿性关节炎、糖尿病、脑血管意外、脊髓不全性损伤、脑瘫等。

2. 注意事项

(1) 治疗室保持安静、舒适,光线稍暗,将外界的干扰降到最低。

(2) 治疗前向患者解释该疗法的原理、方法以及要求达到的目的,解除疑虑,取得患者合作。

(3) 治疗前要找好最合适的测试记录类别和电极放置部位。治疗后在皮肤上做好记号,以便提高治疗的效果。

(4) 治疗训练时要让患者注意力集中,密切配合治疗师的指导和仪器显示。治疗训练时治疗师用指导语引导,其速度、声调、音调要适宜,也可采用播放录音带的方式进行,待患者熟悉指导语后,可让患者默诵指导语。

(5) 康复护理员注意询问患者的感受,手动调节各种治疗参数,直到合适。

知识链接

国外物理治疗师的培养

现代康复医学起源于 20 世纪 40 年代,20 世纪 50 年代西方发达国家就开始了康复治疗专业人员的培训。国际上康复治疗学的专业教育早已发展成为独立培养物理治疗师和作业治疗师,并成立了相应的国际组织(国际物理治疗师联盟、国际作业治疗师联盟等)。

练习题

一、名词解释

1. 牵伸

2. 红斑反应

二、选择题

1. 下列哪项不属于运动疗法?(   )

A. 关节松动术   B. 平衡训练   C. 按摩   D. 作业疗法   E. 步行训练

2. 联合反应中,若健侧上肢用力伸展则患侧(   )。

A. 伸展   B. 屈曲   C. 外展   D. 内收   E. 旋转

3. 主动运动使用于肌力达到(   )级以上的患者。

A. 1   B. 2   C. 3   D. 4   E. 5

4. 耐力性运动的主要目的是(   )。

A. 增加肌力   B. 增加关节活动度

C. 增加心肺功能   D. 增加抗阻力

E. 提高灵活度

5. 关于紫外线的主要作用下列哪项是错误的?(   )

A. 抗炎杀菌   B. 促进维生素 D 的形成

C. 镇痛脱敏   D. 间接促进钙的吸收

E. 提高机体免疫力

6. 直流电疗法作用不包括以下哪项？（　　　）

A. 兴奋神经-肌肉　　　　　　　B. 软化瘢痕

C. 药物离子导入　　　　　　　　D. 松解粘连

E. 调节自主神经

7. 临床上最常用的超声波治疗方法是（　　　）。

A. 移动法　　　B. 固定法　　　C. 水下法　　　D. 对袋法　　　E. 上下法

8. 关节扭伤 24 h 内一般采用的处理方法正确的是（　　　）。

A. 热敷　　　　　　　　　　　　B. 冷敷

C. 石膏绷带固定　　　　　　　　D. 冷热交替进行

E. 按摩

三、简答题

1. 简述肌力训练的原则。

2. 简述改善关节活动范围的常用方法。

3. 简述可以治疗瘢痕增生的电疗方法。

4. 简述可以治疗疼痛的电疗方法。

5. 简述可以降低肌张力的电疗方法。

（汪玉娇）

子任务二　作业疗法

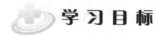

学习目标

1. 掌握作业疗法的概念、作业疗法在康复治疗技术中的重要地位、作业疗法的种类、作业疗法的临床应用、作业活动技能分析、作业疗法的内容。

2. 重点掌握作业疗法流程。

一、作业疗法的定义和目的

（一）作业疗法的定义

作业疗法也称作业治疗（occupational therapy，OT），"occupational"指从事的活动或事件，"therapy"包括治疗疾病或残障。在早期，作业疗法可以理解为利用劳动来治疗。它实质是指运用有治疗意义的作业活动，包括游戏、运动、手工艺等来锻炼肢体和脑的功能，使其提高生活质量，从而对人类的健康产生影响。

1989 年作业疗法世界作业治疗师联盟（WFOT）的定义：作业疗法是通过特殊的活动治疗躯体和精神疾病，目的是帮助人们在日常生活的所有方面的功能独立均达到其最大水平。

1994 年 WFOT 的定义：作业疗法是通过有目的的作业和行动，促进人们的健康而建立起来的治疗方法。作业治疗师是具有治疗、保健性质的专门职业。其目的是恢复、提高、维持日常生活能力，防治功能障碍，调动被治疗者积极参与。这一定义一直沿用至今。作业指人们在日常生活、生产和休闲三方面所做的所有活动，对这些活动的需要进行客观分析称作业需求评定,是作业疗法的首要环节。

综上所述,作业疗法是通过各种精心设计的活动促进患病、发育障碍或身体和心理社会功能障碍者康复;帮助病伤残者最大限度地挖掘、使用其身体功能,以促进其适应工作、社会、个人及家庭的需要。

（二）作业疗法与运动疗法的区别

作业疗法与运动疗法的区别见表 3-3。

表 3-3　作业疗法与运动疗法的区别

	运动疗法	作业疗法
分类	病损	失能
特点	功能	能力
特征	器官水平障碍	个体水平障碍、社会水平障碍
功能障碍	器官或系统功能严重障碍或丧失	生活自理能力严重障碍或丧失、社交或工作能力严重障碍或丧失
评定方法	物理评定（关节活动范围、徒手肌力、平衡、步态、行走等）	作业评定（以 ADL 评定、环境评定、生活质量评定等为主）、作业评定（以社交和工作能力评定为主）
治疗师	物理治疗师	作业治疗师

（三）作业疗法的目的

（1）维持现有功能,最大限度发挥残存的功能。

（2）提高 ADL 的自理能力。

（3）为患者设计及制作与 ADL 相关的各种辅助用具。

（4）提供患者职业前技能训练。

（5）强化患者的自信心,辅助心理治疗。

二、作业疗法的种类

作业疗法包含的范围非常广泛,就其工作内容而言,不同版本的教材分类方法也不同。

1. 根据作业名称分类　可分为木工作业、黏土作业、皮革作业、编织作业、园艺作业、ADL、电器装配与维修、文书类作业、认知作业、计算机操作等。

2. 根据治疗目的分类　用于减轻疼痛的作业、用于增强肌力的作业、用于增强耐力的作业、用于改善关节活动范围的作业、用于增强协调能力的作业、用于改善精神状态及宣泄情绪的作业、用于改善认知功能的作业、用于改善整体功能的作业、用于提高 ADL 能力的作业、用于提高劳动技能的作业。

3. 按照实际要求分类

（1）维持日常生活所必需的基本作业:包括衣食住行、个人卫生等,目的是维持日常生活的基本要求。

（2）能创造有价值的作业活动:在作业疗法中力求生产出有价值的产品,但又不以产品的使用价值为目的,其目的是获得一定的生活和劳动技能。如编织、陶艺、刺绣等手工艺,种花、植树、盆景的栽培修剪等园艺。

（3）消遣性作业活动或文娱活动:利用业余闲暇时间,进行各种运动,主要满足个人兴趣,充分安排时间,转移注意力,丰富生活内容,如种花、听音乐、看电视、下棋、打牌、游戏等。

（4）教育性作业活动：主要对青少年患者，在治疗的同时还使患者获得受教育的机会，或获得接受教育的能力。其目的在于提高患者的各种智能，如各种教学活动，唱歌、舞蹈等。

（5）矫形支具和假肢训练：是对穿戴假肢或使用支具的患者进行的各种作业活动。其目的在于使患者熟练掌握穿戴方法并适应，利用假肢和支具来完成各种生活或工作能力。

4. 按作业活动对象和性质分类

（1）功能性作业疗法：如改善肢体的运动能力，根据障碍的性质、范围、程度，有针对性地选用合适的作业活动，增大关节活动范围，增强肌力，改善运动的协调性和精细活动能力，提高耐力等。

（2）心理性作业疗法：主要治疗由于疾病而激发的心理障碍，通过改善患者的精神状态和情绪，使其能配合康复治疗，又称为支持性作业疗法。

（3）精神疾病作业疗法：指治疗精神分裂症等精神疾病患者，对其在生活技能、心理和行为、社交和职业上进行训练，使其能适应出院后的家庭和社会生活。

（4）儿童作业疗法：主要是指治疗有发育障碍或其他残疾的儿童，通过专门的训练、游戏、文娱活动等，促进感觉和运动技能的发展，提高儿童生活自理能力和帮助其获得学习的能力。

（5）老年人作业疗法：治疗老年患者的各种慢性病，进行日常生活的指导和训练，提高老年人生活自理能力，发挥残存功能。

三、作业疗法的治疗作用

作业疗法以患者为中心，选择和设计有目的性的作业活动，并随着治疗对象的不同阶段的需求而调整；作业疗法也是一种创造性作业活动，常需综合、协调地发挥躯体、心理和情绪及认知等因素的作用，并且每种作业活动应符合患者的需求并能被患者所接受，使患者能积极主动地参加；作业疗法以治疗患者躯体和精神疾病为主，其目的是帮助患者恢复或取得正常的、健康的、独立而有意义的生活方式和生活能力。

1. 提高生活自理能力　通过生活自理能力的训练，提高患者的独立生活能力、自我生活能力、适应生活环境及工具使用的能力等。

2. 恢复认知和感知功能　通过感觉和运动功能的作业疗法，提高脑的高级功能能力，减轻残疾者的心理异常和行为异常。

3. 增强躯体感觉和运动功能　通过感觉和运动功能的作业疗法，改善患者活动能力，使最大限度促进残余功能发挥。

4. 调节和改善心理状态　通过作业疗法建立生活信心，改善心理，培养重返社会的意识。

5. 促进工作能力的恢复　通过作业疗法帮助患者进行相应的职业技能训练。

四、作业疗法的临床应用

1. 适应证　作业疗法的适应证非常广泛，凡需要改善伤残所致的功能障碍，如上下肢运动功能（尤其是上肢和手的功能），感知与认知的功能，日常生活活动能力和劳动能力，以及心理状态调整和环境适应等可进行作业疗法训练。常见的适应证有以下几个方面：

（1）骨关节系统疾病：骨折、关节损伤、截肢、人工关节置换术、肩周炎、类风湿性关节炎等。

（2）神经系统疾病：如颅脑损伤、脑血管意外、脊髓损伤、中枢神经退行性变、老年性认知功能障碍等。

（3）精神神经疾病：精神分裂症康复期、焦虑症、抑郁症等。

（4）儿科疾病：脑瘫、肢体残疾、发育缺陷、学习困难等。

（5）内科疾病：如肺心病、冠心病、糖尿病等。

2. 禁忌证 心肺功能的障碍、意识不清、认知功能障碍和患者极度不配合。

五、作业活动技能分析

作业活动分析是指在评估作业性活动及治疗过程中，患者的主动性和行为构成，是对某项作业活动的基本构成以及患者能够完成该活动所具备的功能水平的一个分析认识的过程。根据患者功能障碍特点，结合评估结果，合理、准确地选择作业活动，首先要做好作业分析，明确作业活动特点、作业行为人的特点，进行作业活动或作业过程分析（步骤组成、工具材料、姿势和肢体位置）等。针对完成作业活动的人的作业分析包括欣赏水平、技术能力、动作功能，明确服务对象的潜在作业活动能力，选择适合患者的作业活动，从而有效地完成作业活动训练。

（一）针对作业活动分析

（1）针对活动过程的分析包括材料分析、工具分析、物品的性质特点及功能分析。

（2）针对作业活动完成质量的分析。

（3）活动分析包含的内容有患者所需技能和技能水平，作业活动的等级性、所需时间和重复性及治疗时可调节性，患者的文化需求、年龄范围，操作过程的安全性。

（4）针对日常生活活动具体构成时的作业活动分析：选择作业活动的种类和动作的目的分析、训练内容与步骤的变化、动作条件和动作的变化。

（5）针对患者的问题进行作业活动分析：异常运动模式，确定测定的对象、器具、姿势，确认患者训练效果是否与评定和治疗目标相一致。

（二）运动治疗指标分析

根据肌肉及关节位置产生的运动方式分析，如：肌肉及关节位置产生的运动，运动局限在哪些关节，哪些关节需保持在静止状态，引起关节运动的肌群和肌肉收缩的种类，与阻力有关的肌力、关节运动范围的大小和重复活动数量能否达到作业疗法目标等分析。

（三）感觉、知觉与认知能力分析

分析感觉整合的过程如下：

（1）触觉-本体觉-前庭觉功能分析：平衡反应及保护伸展反应、姿势和两侧的整合、触觉辨别、本体觉反馈、运动策划能力复杂程度。

（2）视觉功能分析：是否追踪注视活动及其程度、识别和认知功能、位置和空间关系的知觉功能、读取地图与对质地的知觉功能、视觉与运动的协调能力、视觉模式的连续性及排列功能。

（3）认知功能分析：长期记忆力（2天以上）、短期记忆力（1 h以上2天以内）、连续性或排列顺序、分析和解决问题的能力，阅读、书写、言语、理解等能力，注意力、泛化、经验、体会等分析。

（四）其他分析

安全因素分析、人际关系分析、社会文化特征分析、心理与情绪反应分析等。

六、作业疗法的内容

（一）日常生活活动训练

日常生活活动分为基本日常生活活动和器具性日常生活活动。基本日常生活活动包括居家转移、进食、穿脱衣物、洗澡、修饰、上厕所、基本的交流和个人卫生等；器具性日常生活活动包括烹饪、家居整理与清洁、洗衣、园艺和房屋修缮、家庭理财、照顾他人、购物及到银行和机构办事等。患者的意识状态和运动功能有所改善，就可以结合日常生活活动能力进行训练，再次验证功能训练的效果，从而提高日常生活活动能力和职业技能及社交能力。

（二）功能性的作业训练

1. 运动功能训练 关节活动度从被动运动、助力运动、主动运动到辅助用具的训练，粗大运动到精细协调训练；肌力和肌耐力按照非抗阻力到轻微抗阻力、中度和重度抗阻力主动运动的顺序进行训练。运动方式可以从等长运动向等张运动和等速运动过渡。

（1）上肢功能的训练：上肢关节挛缩的牵拉（徒手牵拉和负重训练），上肢支撑能力的训练等。

（2）手功能的训练（图 3-16）：手的感觉功能、粗大运动、精细运动，如拿起（放下）东西的训练，手指动作训练（指腹捏和指尖捏），投掷与打击的训练，双手协调性的训练，手-眼协调性的训练，各种综合性手部动作的训练等。

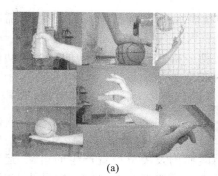 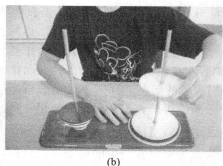

(a)   (b)

图 3-16 手功能的训练

2. 感知觉训练 浅感觉、本体觉、实体觉、平衡觉等，从睁眼训练到闭眼训练，循序渐进恢复精细感觉。感知觉训练见图 3-17。

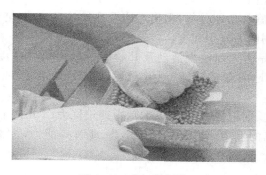

图 3-17 感知觉训练

3. 认知训练 从简单到复杂，逐渐增加治疗时间和任务难度，通过环境重建，从安静环境转移到正常的环境中来，必要时设置一定的障碍练习。认知训练见图 3-18。

4. 环境设计 对环境改造的目的是能够让患者适应环境的要求，提高生活质量。要根据患者最终的能力和治疗目标进行设计，包括家居环境设计、社区环境设计等。

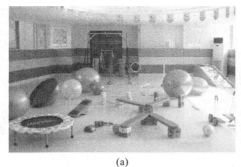
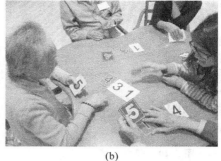

(a)　　　　　　　　　　　　　　　　(b)

图 3-18　认知训练

（三）休闲活动

1. 娱乐活动　为了使服务对象继续参与伤病前所喜欢的娱乐休闲活动或培养新的兴趣爱好而进行训练的技术。

2. 社交活动　为了维持社会人群中因交往而构成的相互依存和联系的社会关系而进行的训练，包括探亲访友、聚会等。

七、作业疗法流程

分析患者资料→初期作业、活动的评定→制订治疗目标→制订作业训练计划→实施治疗计划（作业训练）→中期评定→作业修改（调整）治疗计划→实施治疗计划→后期评定→出院小结及家庭康复计划。作业疗法大致流程如图 3-19 所示。

接诊
↓
初期评定
↓
确定问题（功能障碍）
↓
制订目标和方法
↓
实施治疗计划
↓
再评定
↓
综合分析、结论
↓
重返社会

图 3-19　作业疗法大致流程

八、作业疗法注意事项

（1）作业疗法是充分调动患者主动活动意识来纠正上肢运动功能障碍、手指活动不灵、精细协调动作及认知的能力，必须在专业治疗师的指导下有计划、有目的地进行指导。

（2）治疗前先采用国际通用的评定法测试，再制订治疗方案，多采用"一对一"的治疗，为保证患者的注意力集中，环境要保持很安静。

（3）请家属配合做好治疗前的准备工作（进食、饮水、二便、备好纸巾、垫好尿布）。治疗师布置的"作业"，应贯穿在日常生活中，希望家属检查、督促。

（4）作业治疗是细心、耐心而长期的治疗，在治疗中及时与患者交流和进行治疗效果的反馈，并做好记录。

九、常见作业活动器具

常见作业活动器具见图 3-20 至图 3-28。

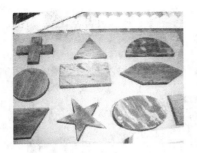

图 3-20　智力拼图

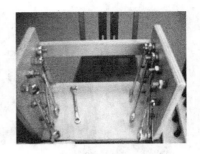

图 3-21　螺母器

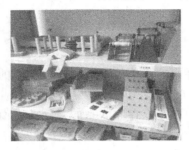

图 3-22　上肢功能训练器

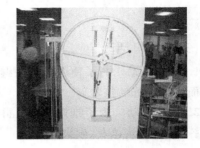

图 3-23　肩关节旋转器

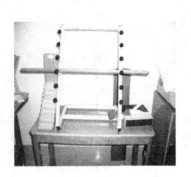

图 3-24　肩抬举器

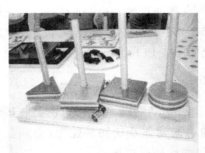

图 3-25　图形插杆

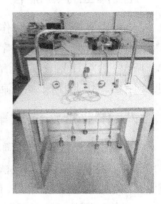

图 3-26　手指肌力训练器

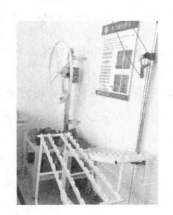

图 3-27　上肢关节训练器

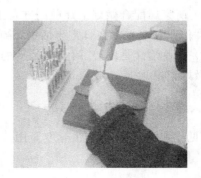

图 3-28　钉钉子活动

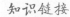

知识链接

　　作业疗法作为一门学科，近几年来发展迅速，基于基础理论、作业活动的分析和选择、新的治疗作业的理论和计划的开拓、作业疗法的纵向分科以及作业疗法在保健和康复中的应用等方面，都有了显著的进展，已成为康复治疗的主要手段之一。无论是从业人员的数量，还是其学科教育、技术水平，与国际先进水平相比还存在着很大差距。如何借鉴国外有益的经验，结合我国国情，发展具有我国特色的作业治疗技术，是国家作业疗法从业者的当务之急。

练习题

一、名词解释

1. 作业活动

2. 活动分析

3. 作业疗法

二、填空题

1. 根据患者疲劳情况，在康复训练时适当调节作业活动的＿＿＿＿＿＿、＿＿＿＿＿＿和＿＿＿＿＿＿。

2. 图形插杆作业活动的功能有＿＿＿＿＿＿、＿＿＿＿＿＿和＿＿＿＿＿＿等。

三、简答题

1. 简述手的功能。

2. 选择哪些器械进行作业活动可以训练偏瘫患者上肢功能？

3. 请对吃饭活动进行动作分析。

（汪玉娇）

子任务三　言语疗法

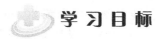

学习目标

1. 掌握言语疗法的定义、治疗原则及失语症、构音障碍的评定、治疗方法及康复护理。

2. 熟悉言语疗法的治疗形式。

3. 了解失语症的治疗环境和治疗时间的要求。

案例引导

患者,女,52岁,汉族,工人,右利手,中学文化。患者右侧肢体活动不便伴言语不利1个月。患者于1个月前凌晨出现眩晕,伴右侧肢体活动不利,未见呕吐及大小便失禁,送当地医院。诊断为脑梗死,经治疗后病情稳定,转入康复科进行康复治疗。失语症检查:患者自发性语言少,能回答自己的姓名、住址和出生日期,但日期不正确,谈话中停顿较少,言语呈现非流畅性,表达困难明显,听理解、阅读、书写、复述、命名均有不同程度下降。MRI显示左额Broca区低密度灶。言语障碍诊断为失语症(Broca失语)。

请问:1. 言语疗法的治疗原则是什么?

2. 简述失语症的治疗内容和康复护理。

一、概述

(一) 定义

言语疗法(speech therapy,ST)指通过各种手段对言语障碍患者的听、说、读、写等方面进行的针对性治疗,以改善言语功能,提高交流能力。主要通过言语训练的方式,也可以借助交流板、交流手册、手势语交流等替代方式。

知识链接

言语与语言

言语(speech)和语言(language)是两个不同但联系紧密的概念。言语:说话(口语),是神经和肌肉组织参与的发声器官的机械运动;语言:人类社会中约定俗成的进行思想交流的符号系统。但在言语治疗中,我们所谓的"言语",经常包含有"言语"和"语言"的双重含义。

(二) 治疗原则

1. 早期开始 在各方面条件许可的情况下,言语治疗开始愈早,效果愈好。训练前须做言语评估,患者意识清楚、病情稳定、能耐受集中训练30 min,即可开始言语训练。一般发病后3~6个月为言语康复的最佳时机,但临床发现对发病2~3年的患者,有效训练后仍然会有不同程度的改善。

2. 全面评估 及时、全面评估患者言语障碍的类型及其严重程度,有针对性地制订治疗方案。

3. 循序渐进 言语康复是再学习的过程,需要循序渐进。言语训练过程应由简单到复杂,训练程度由易到难,训练时间由短到长。

4. 及时反馈 根据患者对治疗的反应,及时给予反馈,强化正确的反应,纠正错误的反应。

5. 主动参与 言语治疗是一种交流,需要患者主动参与。注重治疗师与患者、患者与家属之间的双向交流;应多样化训练,提高患者的兴趣。

（三）治疗形式

1. 一对一训练　即个别治疗,是一名治疗师对一名患者的训练方式。其优点是患者容易集中注意力,保持情绪稳定,刺激条件容易控制,训练课题针对性强,并可及时调整。

2. 自主训练　患者经过一对一训练之后,充分理解了言语训练的方法和要求,具备了独立练习的基础;这时治疗师可将部分需要反复练习的内容让患者进行自主训练。

3. 小组训练　即集体训练,逐步接近日常交流的真实情景,通过相互接触,减少孤独感,学会将个人训练成果在实际中有效地应用。治疗师可将病情基本相同的患者编成小组,开展多项活动。

4. 家庭训练　应将制订的治疗计划、评价方法等介绍给家属,并可通过观摩、阅读指导手册等方法教会家属训练技术,再逐步过渡到回家进行训练。此过程中应定期检查和评价,并调整训练课题及告知注意事项。

（四）言语治疗与康复护理

言语治疗主要由言语治疗师操作完成,康复护士的职责主要是了解言语治疗定义、治疗原则、训练形式、注意事项,协助患者更好地配合治疗。

二、失语症

（一）定义

失语症是言语获得后发声的障碍,是由于大脑损伤所引起的言语功能受损或丧失,常常表现为听、说、读、写、计算等方面的障碍。常见于脑血管病、脑外伤、脑肿瘤、感染等。

（二）临床表现

1. 听觉理解障碍　此是失语症患者常见的症状,是指患者对口语的理解能力降低或丧失。

（1）语义理解障碍（失语症最多见）:患者能够辨认语音,但存在连续的音义连续的中断以导致部分或全部不能理解词意。常见于:①在重症情况下,对日常的常用物品名称或简单的问候语也不能理解;②在中等重度时患者理解常用名词无困难,但对不常用的有困难,或对名词无困难,对动词有理解困难;③在句子较长、内容和结构复杂时不能完全理解。

（2）语音辨识障碍:患者像常人一样听到声音,但听对方讲话时,对听到的声音不能辨认,给人一种听不见的感觉。

2. 口语表达障碍

（1）发音障碍:多由于言语失用所致。

（2）说话费力:表现为语言不流畅,患者常伴有叹气、面部表情和身体姿势费力的表现。

（3）错语:语音错语、语义错语和新词。

（4）杂乱语:奇特语,表达时大量错语混有新词,缺乏实质词,让人难以理解。

（5）找词困难和命名障碍:如果患者找不到恰当的词来表明意思,而以描述说明等方式进行表达时,称为迂回现象。在面对物品或图片时,不能说出物品或图片名称时称为命名障碍。

（6）语言的持续现象:持续重复出现同样的词或短语,特别是在找不到恰当的表达方式的时候出现。

（7）模仿语言:指强制的复述检查者的话,也有补回现象。

（8）语法障碍：表现为失语法和语法错乱，在表达中，多是名词和动词的罗列，缺乏语法结构，不能很完整地表达意思，如电报式语言等。

（9）复述：在要求患者重复检查者说的语句时，有复述障碍者不能准确复述检查者说出的内容。

（10）刻板语言：类似"baba""mama"的语言，见于完全性失语。

（11）语言的流畅性和非流畅性：参见表3-4。

表 3-4　语言的流畅性和非流畅性的鉴别

语言鉴别的项目	非流畅性	流畅性
说话量	减少，每分钟50词以下	多
费力程度	增加	无
句子长度	缩短	可说长句子
韵律	异常	正常
信息量	多	少

3. 阅读障碍　包括朗读和文字的理解。

（1）形音义失读：不能正确朗读文字，也不能理解文字的意义，表现为词、图的匹配错误，或完全不能用词与实物或图匹配。

（2）形音失读：表现为不能正确朗读文字，但理解其意义，可以按字词与图或实物配对。

（3）形义失读：表现为可以正确朗读文字，不理解其意义。

4. 书写障碍

（1）检查项目：自发性书写、抄写、听写、列名书写、看图书写、写句、描述书写。

（2）表现：书写不能、构字障碍、镜像书写、书写过多、惰性书写、象形书写、错误语法。

（三）分类及评定

1. 失语症的分类

（1）运动性失语（Broca失语）：以口语表达障碍突出为特点，无构音肌瘫痪，但言语表达能力丧失或仅能说出个别单字，复述和书写也同样困难。

（2）感觉性失语（Wernicke失语）：以严重的听理解障碍为特点，患者语调正常，言语流畅，但用字错误，别人听不懂，也不能正确复述和书写，对言语和书写文字（阅读）的理解能力丧失。

（3）传导性失语：以复述不成比例受损突出为特点，患者言语流畅，用字发音不准，复述障碍与听觉理解障碍不成比例，患者对能听懂的词和句却不能正确复述。

（4）经皮质运动性失语：患者有Broca失语的特点，但程度较轻，且保留复述能力。

（5）经皮质感觉性失语：患者有Wernicke失语的特点，但复述较好。

（6）经皮质混合性失语：以除口语复述稍好外所有言语功能均有严重障碍为其特点。

（7）命名性失语：以命名不能为主要特征，但常可接受选词提示，口语流利、言语理解基本正常，复述好。

（8）完全性失语：这是最严重的一种失语类型，所有言语功能都有明显障碍。

2. 失语症的评定　目前国内常用的汉语失语症检查法有北京医科大学的汉语失语成套测验、中国康复研究中心的汉语标准失语症检查法、河北省人民医院康复中心改编的波士顿诊断性失语症检查汉语版和实用能力交流检查。国外常用失语症评定方法:波士顿诊断性失语症检查(BDAE)是目前英语国家应用较为普遍的一种失语症诊断测验方法;除此以外,较为常用的还有西方失语症成套测验。

(四) 言语治疗

1. 治疗环境

(1) 环境要求:房间尽可能安静、隔音,以 10 m² 大小为宜;桌子的高度适宜、座椅舒适;房间温度、照明适宜,通风好。

(2) 训练器材:大镜子、录音机、秒表、节拍器、呼吸训练用品、压舌板、各种字词卡片、动作画卡、情景画卡及训练用实物等。

2. 治疗时机　言语训练开始时机应是患者意识清楚、病情稳定、能耐受集中训练 30 min 左右时。训练时间以上午为宜,每次 30 min 左右,每周不少于 3～4 次。

3. 治疗内容

(1) 听理解训练:①单词的辨认:出示一定数量的实物、图片或词卡,让患者在听到简单指令后指认。②执行指令:治疗师发出口头指令,让患者执行。③回答"是"与"否"的问题:不能口头回答者,可用字卡或手势代替。

(2) 口语表达训练:①单词练习;②复述单词;③复述句子、短文;④实用化练习;⑤自发口语练习。

(3) 阅读理解训练:①视知觉障碍的训练:重点放在视觉输入与大脑语言中枢的联系上,不涉及语义理解,用于视野缺损及认知障碍者的视知觉和图形辨认训练。②单词、句子理解训练:采用单词、句子和图画匹配的方式,患者阅读单词或句子找出相应的图画,也可要求患者阅读句子,找到语义和语法错误。③短文理解:患者阅读短文后,从多项选择问题中选择正确答案,或者提问,让患者用"是"或"不是"进行回答。

(4) 书写训练:①抄写:逐渐增加句子的长度和难度。②听写训练:练习听写不同难度的句子和短文。③自发书写练习:描写家人的外貌特征、写日记等。

(5) 其他:失语症的恢复是有限度的,为使失语症患者具有日常生活中所必需的实用的交流能力,必须让患者充分利用残存的言语功能学会一些实用的、基本的、适合自身水平的交流技术。如利用交流板、交流手册、手势语交流等替代方式等。

(五) 护理

(1) 遵循言语治疗的原则,循序渐进,持之以恒。

(2) 注意与患者说话的态度,不可不耐烦或取笑患者,多与患者沟通,疏解患者不良情绪。

(3) 在训练中注意观察患者听、说、读、写等方面的改善情况,掌握第一手的资料以便于评定和制订治疗计划。

(4) 训练时密切观察行为变化,防止疲劳训练。

三、构音障碍治疗

(一) 定义

构音障碍是指在言语活动中,由于构音器官的运动或形态结构异常,环境或心理因素等原因所导致的语音不准确的现象。

康复护理

（二）分类

1．运动性构音障碍　由于神经病变、与言语相关的肌肉麻痹、收缩力减弱或运动不协调所致的言语障碍，强调呼吸运动、共鸣、发音和韵律方面的变化。

2．器质性构音障碍　器质性构音障碍指由于先天和后天的原因，构音器官的形态、结构异常，致使构音器官功能出现异常，从而导致的构音障碍。临床上最常见的是先天性唇腭裂所致的构音障碍，其次是舌系带的短缩。

3．功能性构音障碍　功能性构音障碍指发音错误表现为固定状态，且无明显原因的构音障碍，临床上又称为机能性构音障碍。

（三）运动性构音障碍的分类及各型临床表现

运动性构音障碍的分类及各型临床表现见表3-5。

表 3-5　运动性构音障碍的分类及各型临床表现

名　称	损伤部位、病因	运动障碍的性质	言语症状
痉挛型构音障碍（中枢性构音障碍）	脑血管病、假性球麻痹、脑瘫、脑外伤、脑肿瘤、多发性硬化	自主运动出现异常模式，伴有其他异常运动，肌张力增强，反射亢进，无肌肉萎缩或废用性肌肉萎缩，病理反射阳性	说话费力，音拖长，不自然的中断，音量、音调急剧变化，粗糙音、费力音、元音和辅音歪曲，鼻音过重
迟缓型构音障碍（周围性构音障碍）	脑神经麻痹、球麻痹、肌肉本身障碍、进行性营养不良、外伤、感染、循环障碍、代谢和变性疾病	肌肉运动障碍，肌力低下，肌张力降低，腱反射降低，肌萎缩	不适宜的停顿，气息音、辅音错误，鼻音减弱
运动失调型构音障碍（小脑系统障碍）	肿瘤、多发性硬化、酒精中毒、外伤	运动不协调（力、范围、方向、时机），肌张力低下，运动速度减慢，震颤	歪曲音较轻，主要以韵律失常为主，声音的高低强弱呆板震颤，初始发音困难，声音大，重音和语调异常，发音中断明显
运动过强型构音障碍（锥体外系障碍）	舞蹈病、肌阵挛、手足徐动	异常的不随意运动	歪曲音，失重音，不适宜的停顿，费力音，发音强弱急剧变化，鼻音过重
运动过弱型构音障碍（锥体外系障碍）	帕金森病	运动范围和速度受限，僵硬	发音为单一音量、单一音速，重音减少，有呼吸音或失声现象
混合型构音障碍（运动系统多重障碍）	威尔森病、多发性硬化、肌萎缩性侧索硬化症	多种运动障碍的混合或合并	各种症状的混合

（四）评定

1. 构音器官的检查

（1）范围：肺（呼吸情况）、喉、面部、口部肌肉、硬腭、腭咽机制、舌、下颌、反射。

（2）用具：压舌板、手电筒、长棉棒、指套、秒表、叩诊锤、鼻息镜等。

（3）具体方法如下。

部位：检查构音器官哪个部位存在运动障碍。

形态：确认构音器官的形态是否有异常偏位及异常运动。

程度：判断异常程度。

性质：判断异常是属于中枢性、周围性或失调性。

运动速度：确认单纯运动或反复运动，是否速度低下或节律变化。

运动范围：确认运动范围是否限制，协调运动控制是否低下。

运动的力：确认肌力是否低下。

运动的精巧性、正确性、圆滑性：可通过协调运动和连续运动判断。

2. 构音检查范围及方法

（1）会话：通过询问患者姓名、年龄、职业、发病情况等，观察是否可以说话，音量、音调变化是否清楚，气息音，粗糙声，鼻音化，震颤等。

（2）单词检查：由 50 个单词组成，按顺序要求患者读单词，记录患者检查情况。

（3）音节复述检查：观察患者发音时的异常构音运动，发现患者的构音特点及规律。

（4）文章水平检查：在限定连续的言语活动中观察患者的构音情况。

（五）训练

1. 松弛训练　通过放松肢体，使咽喉部肌群也相应地放松。

（1）脚与下肢的松弛：左右踝关节交替旋转，然后松弛；双腿膝关节伸直 3 s，然后松弛。

（2）腹、胸、背部的松弛：收腹深呼吸，保持 3 s 后放松，重复数次。

（3）手与上肢的松弛：紧握拳，然后放松，重复数次；双上肢向前举到肩水平，保持 3 s，然后放下置于两侧，重复数次。

（4）双肩、头部、颈部的松弛：耸肩，颈屈伸、旋转，皱眉闭目，用力咬牙闭唇，下颌上下左右移动旋转，舌用力顶硬腭。每个动作持续 3 s 后放松，重复数次。

2. 呼吸训练　呼吸气流的量和呼吸气流的控制是正确发声的基础，呼气的适当控制是正确发声的关键，而且也是语调、重音、节奏的重要先决条件。

（1）患者或坐或卧，上肢上举、摇摆。

（2）双上肢伸展吸气，放松呼气。

（3）吸气、屏气、呼气训练。

3. 构音器官训练

（1）下颌：尽可能大地张嘴，使下颌下降，然后闭口，缓慢重复 5 次；下颌前伸，缓慢地由一侧向另一侧移动，重复 5 次。

（2）唇：口唇张大、口唇闭合、噘嘴、龇牙、鼓腮等。

（3）舌：舌伸缩、舌尖上抬-下拉、舌左右运动、舌环转运动等。

（4）软腭：软腭抬高、发声训练、"推撑"训练等。

4. 构音训练

（1）发音训练：先训练发元音，然后发辅音，然后逐渐过渡到单词、句子水平。

（2）利用视觉反馈纠错：通过画图、照镜子让患者了解发音部位和机制，指出其主要问题所在，并告诉他准确的发音部位。

（3）语音分辨：通过口述或放录音，也可采取小组训练形式，由患者说一段话，让患者评议，患者分辨错音，治疗师协助纠正。

（4）语调训练：让患者模仿不同的语调，表达不同的情感。

5. 非言语交流方法的训练　对严重构音障碍无法用口语表达的患者，指导使用图卡、词汇板、交流板等交流辅助设备，改善患者实际交流能力，即交流辅助系统应用技术。

知识链接

言语障碍的非口语治疗方法

例如，感官刺激治疗，可以通过性环境控制、运动刺激、触觉刺激、味觉刺激、视野刺激、听觉刺激使患者从昏迷的状态到有集中性的反应；沟通交流板以功用性为主，找出患者日常生活的沟通意愿，以图片、文字、相片等方式来表达，或者加强沟通的成功率；绘图疗法以画图方式来表示意思，可加强患者笔谈能力，可引发口语能力；音乐疗法用音乐来增加口语和非口语的主动能力，通过选择患者熟悉的音乐、节奏明显轻快的曲调、松弛的音乐刺激大脑产生代偿，提高学习能力，并增进人与人之间的联系。

练习题

一、名词解释

言语疗法

二、选择题

1. 言语治疗基本原则中，错误的是（　　　）。

A. 早期开始　　B. 全面评估　　C. 循序渐进　　D. 减少反馈　　E. 增加反馈

2. 不属于构音器官训练范畴的是（　　　）。

A. 下颌尽可能地张开　　　　　B. 口唇张大、闭合训练

C. 发音启动训练　　　　　　　D. 软腭抬高训练

E. 舌环转运动

三、填空题

1. 言语治疗的原则有早期开始、＿＿＿＿＿、＿＿＿＿＿、＿＿＿＿＿、＿＿＿＿＿。

2. 言语治疗的形式包括＿＿＿＿＿、＿＿＿＿＿、＿＿＿＿＿、家庭训练。

四、问答题

1. 失语症患者言语治疗的环境和时机要求有哪些？

2. 构音障碍患者言语治疗中构音器官的训练有哪些？

（方福如）

子任务四　康复工程

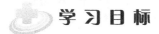

1. 掌握康复工程的定义和分类,假肢、矫形器、轮椅、助行器使用中的康复护理。
2. 熟悉假肢、矫形器、轮椅、助行器的基本知识。

一、概述

(一) 定义

康复工程是工程技术人员在康复医学临床中,运用工程技术的原理和各种工艺技术手段,对人体的功能障碍进行全面评估后,通过代偿、替代或辅助重建等方法来矫治畸形、弥补功能缺陷、预防和改善功能障碍,使有功能障碍的患者最大限度地实现生活自理和改善生活质量,重返社会的技术。用工程的方法和手段使病、伤、残者康复,促使其功能恢复、重建或代偿,使其回归社会,是康复工程在康复医学中的主要任务。对于肢体伤残者,借助工程手段是主要的,有时甚至是唯一的康复方法。例如,各种原因造成截肢的患者的肢体功能的恢复和代偿将主要依靠工程的方法来实现,因此,康复工程在康复医学中占有重要地位,起着不可代替的作用。从这个意义上说,一个国家康复医学水平的高低与康复工程技术的发展水平有密切关系。目前市面上的康复工程器具品种繁多,其中,以假肢、矫形器、轮椅和助行器最为常用。

(二) 分类

1. 假肢　用于弥补截肢者肢体缺损和代偿其失去的肢体功能而制造、装配的人工肢体。

2. 矫形器　用于改变神经肌肉和骨骼系统机能特性或结构的体外使用装置,又称支具,是用于治疗和预防肢体和躯体畸形、代偿肌肉或关节功能障碍的体外装置。

3. 轮椅　带有行走轮子的座椅,主要供残疾人或其他行走困难者代步使用。

4. 助行器　辅助人体支撑体重、保持平衡和行走的工具。

二、假肢

(一) 定义

假肢是指利用康复工程技术对患者进行测量和评估,因人而异地制造和安装人工肢体外部假体,以替代丧失的肢体。随着现代科学技术的进步和发展,假肢制造已经逐步发展成一门与机械、电子、生物力学、计算机技术等学科相结合的医学技术学科。为了适合现代假肢的良好配戴和发挥最佳代偿功能,对残肢条件提出以下要求:残肢为圆柱状的外形、适当的长度、皮肤和软组织条件良好、皮肤感觉正常、无畸形、关节活动不受限、肌肉力量正常、无残肢痛或幻肢痛等。

(二) 分类

1. 按结构分类　壳式假肢、骨骼式假肢。

2. 按装配时间分类　临时假肢、正式假肢。

3. 按装配假肢的目的分类 装饰性假肢、功能性假肢、作业性假肢、运动性假肢等。

4. 按动力来源分类 自身力源假肢、外部力源假肢。

5. 按解剖部位分类 上肢假肢、下肢假肢。

6. 按假肢的制造技术水平分类 传统假肢、现代假肢。

（三）康复护理

1. 截肢前的康复护理

（1）心理护理：截肢手术对于患者来说是一次重大的打击，患者容易产生抑郁、焦虑、自卑等情绪，还常常具有攻击性和敌意，医务人员应做好患者及其家属的思想工作，让其了解截肢的必要性，让患者以良好的心态面对截肢的现实；对患者进行心理疏导，鼓励患者积极地配合治疗和护理，做好安装假肢前的各项准备工作。

（2）患肢的护理：做好患肢皮肤的护理，保持局部清洁；患肢远端垫高，促进血液回流和肿胀吸收；以拍打、叩击、挤压、按摩等感觉刺激，提高皮肤耐受性和耐磨性，为安装假肢做准备。

2. 截肢后的残肢护理及训练

（1）良肢位的摆放：由于残肢肌肉力量不平衡，易发生关节挛缩。正确的摆放可避免发生关节挛缩，如小腿截肢患者（截肢后膝关节不能伸直）应使膝关节保持伸直位；大腿截肢患者（关节不能后伸，不能内收）髋关节保持内收、后伸位；其他部位截肢的患者应尽量使残肢置于功能位。

（2）弹力绷带包扎：伤口拆线后，立即进行弹性绷带包扎，预防血肿和减少肿胀，促进静脉回流。包扎时弹力绷带需斜形缠绕，远紧近松，残肢末端的压力应最大，每 2~4 h 重新缠绕一次，夜间持续包扎。

（3）物理治疗：预防和治疗各种残肢并发症，如肿胀、疼痛、挛缩、粘连、溃疡、炎症等。

（4）残肢训练：尽早地进行残肢运动训练，可进行恢复和增加肌肉力量及关节活动度的训练，这是预防关节挛缩，防止畸形的重要措施，也为尽早穿戴假肢创造有利的条件。小腿截肢者，增强膝关节的屈伸肌，尤其是伸肌（股四头肌）的肌力为主，以使穿戴假肢后迈步有力。大腿截肢者，应早期开始做截肢侧髋关节柔和的被动运动。

3. 装配假肢后的康复护理

（1）假肢穿戴训练：指导患者熟练地掌握假肢的穿戴方法，假肢穿戴时先在残肢上涂上滑石粉，然后套上残肢袜套，局部理平，不要有褶皱。有内衬套的假肢要先穿上内衬套，再将残肢穿进假肢接受腔内。

（2）假肢使用训练：安装上肢假肢者，主要指导其进行穿脱衣服、吃饭、洗漱、家务劳动等日常生活动作的训练；安装下肢假肢者，主要指导其进行坐下、站起、行走、上下台阶、上下斜坡、跨越障碍物等动作的训练。

（3）站立位平衡训练：迈步训练前，必须做好站立位平衡训练，要求假肢侧单腿站立能保持 5~10 s。患者可站立于平行杠内，反复训练重心转移，手扶双杠，体重由健侧移至患侧，再移回健侧，体会假肢承重的感觉，并学会利用假肢支撑体重。

（4）迈步训练：先进行假肢迈步训练，假肢后退一步，使假肢承重；接着从假肢侧迈步训练过渡到健侧肢体的迈步训练；然后进行交替迈步训练。

（5）步行训练：先在平行杠内进行交替迈步训练，熟练后到平衡杠外进行步行训练，步行能力进一步改善后，进行独立步行、转弯、上下楼梯、过障碍物、地面上拾物训练以及跌倒后起立训练等。

（四）穿戴假肢后的注意事项

（1）保持适当的体重：一般体重增减超过 3 kg 就会引起接受腔的过紧或过松，使接受腔与残端变得不匹配。

（2）防止残肢肌肉萎缩：小腿、大腿截肢要做幻足和幻膝关节的伸屈训练。

（3）防止残肢肿胀及脂肪沉积：不穿戴假肢时一定要缠绕弹力绷带，尤其是夜间。

（4）保持残肢皮肤和接受腔的清洁：残肢袜套和接受腔要常清洗，防止红肿、角化、毛囊炎、溃疡、过敏、皮炎等。

三、矫形器

（一）定义

矫形器又称支具，用于治疗和预防肢体和躯体畸形、代偿肌肉或关节功能障碍的体外装置。

（二）矫形器的基本作用

1. 稳定与支持　通过限制异常运动稳定关节，如固定性踝足矫形器可限制足踝的各方向活动。

2. 固定与矫正　柔软性畸形可用矫形器矫治，如脊柱侧凸矫形器；僵硬性畸形或手术矫治前的患者，可用矫形器限制畸形的发展，如足外翻矫形器。

3. 牵引作用　通过对脊柱的牵引，缓解神经压迫症状，如颈椎矫形器、腰椎牵引带。

4. 免荷作用　免荷式矫形器可减轻下肢承载的负荷，如坐骨承重矫形器，避免了伤残部位的承重。

5. 代偿作用　能够辅助肢体关节运动，如利用弹簧或橡皮筋的弹力来代偿麻痹肌肉功能的指伸展辅助矫形器。

（三）分类

1. 按装配部位分类　上肢矫形器、下肢矫形器、脊柱矫形器。

2. 按治疗阶段分类　临时用矫形器、治疗用矫形器、功能代偿矫形器。

3. 按治疗目的分类　固定矫形器、活动矫形器、矫正矫形器、免荷式矫形器。

4. 按制作材料分类　石膏矫形器、塑料矫形器、金属矫形器、皮革矫形器等。

（四）矫形器的临床应用

1. 评定　包括患者的一般情况、病史、体格检查，拟制作或穿戴矫形器部位的肌力与关节活动范围，是否使用过矫形器。

2. 矫形器处方　明确目的、要求、品种、材料、固定范围、体位、作用力的分布、使用时间等。

3. 装配前治疗　增强肌力、改善关节活动范围、提高平衡和协调能力。

4. 矫形器制作　包括设计、测量、绘图、取模、制造、装配程序等。

5. 训练和使用　首先需要试穿，了解矫形器是否达到处方要求，舒适性及对线是否正确，动力装置是否可靠，并根据结果进行相应的调整。然后，教会患者穿脱矫形器并进行功能活动。训练后，再检查矫形器的装配是否符合生物力学原理，是否达到预期的目的和效果，合格后才可让患者正式使用。

（五）康复护理

1. 使用前的护理

（1）心理护理：大多数患者之前未接触过矫形器，可能会出现担心、疑虑、不安，护理人员应积极与患者沟通，帮助患者解除疑虑，减轻心理负担，为装配矫形器做好心理准备。

（2）健康教育：护理人员应向患者和家属介绍矫形器的结构、特点、使用方法，以及矫形器使用对治疗及预后的影响、佩戴矫形器的意义等，帮助患者对矫形器有一个正确的认识，有助于调动患者积极性，以配合安装和使用。

（3）指导锻炼：指导患者进行必要的肢体锻炼，增强肌力，改善关节活动范围，提高平衡和协调能力。

2. 使用后的护理

（1）指导患者正确使用矫形器：护理人员应根据患者的实际需求帮助患者正确使用矫形器，包括穿脱训练、利用矫形器完成日常生活活动、职业训练等。

（2）压疮的预防：穿戴矫形器易导致皮肤局部组织受压而出现压疮，护理人员要密切观察患者穿戴过程中局部皮肤是否有红肿现象，可在骨突出部增加软衬垫缓解受压；局部受压严重者要及时调整矫形器。

（3）皮肤护理：嘱患者每日清洁局部皮肤，保持清洁和干燥。

（六）穿脱矫形器的注意事项

1. 正确的穿脱方法　指导患者及家属掌握正确的穿脱方法，操作时按照程序逐一进行，做到安全、便利，不损害矫形器。

2. 穿戴时间　根据治疗需要确定穿戴矫形器的时间，有的患者需要持续穿戴，有的只需训练、工作时穿戴；有的需穿戴数周，有的则需穿戴数月。比如对于脑卒中后的偏瘫，早期穿戴上肢吊带对预防和治疗肩关节半脱位有积极意义，但进入 Brunstrom Ⅲ～Ⅳ级，在痉挛期的患者通常不会出现拉伤或肩关节半脱位，不必继续使用上肢吊带，否则会增加肩关节内收、内旋畸形的发生。

3. 稳定牢靠　矫形器穿在肢体上要稳定，避免松脱而影响治疗效果，矫形器的辅助件如螺丝、弹簧、弹力皮筋要牢靠，否则会造成组织损伤。

4. 注意观察　矫形器的压力过大会影响肢体血液循环，要随时观察肢体有无肿胀、皮肤颜色有无异常，特别是在初装的前两天更应注意。夏天应避免汗水的积累，防止皮肤感染，若有异常情况，应及时调节固定带或松解矫形器。

5. 矫形器的保养　矫形器因制作材料不同，其使用年限亦受限制。为了能保证最大限度地延长矫形器使用寿命，并发挥正常功能，要对矫形器进行定期的维护与保养，如经常清洗、保持干燥、避免受压和高温接触，护理人员应定期检查，如发现问题及时联系矫形器技师。

四、轮椅

（一）定义

轮椅是有行走轮子的座椅，主要供残疾人或其他行走困难者代步使用。当患者由于各种原因导致不宜步行时，轮椅的使用能帮助他们解决转移的问题，增加活动的范围。其实轮椅不但是一种载运工具，它更相当于动作不便者的义肢，若使用得当可避免消耗体力，又可以提高使用者的独立性，胜任各项日常生活活动，有利于就业和全面康复。普通轮椅一般由轮椅架、车轮(大轮、小轮)、刹车装置、座位、靠背、脚踏板六部分组成。

（二）轮椅的选择

轮椅的选择首先要保证乘坐者的舒适及安全。乘坐者承受压力的主要部位是坐骨结节、大腿及腘窝部、肩胛区,选择轮椅时要注意这些部位的尺寸是否合适,避免皮肤受压、磨损、擦伤而产生压疮。

1. 座位宽度　测量坐下时臀部的宽度,在此基础上两边应各加 2.5 cm,即坐下时臀宽加 5 cm。

2. 座位长度　测量坐下时后臀部至小腿上段后方的水平距离,再将测量结果减 5～6.5 cm。

3. 座位高度　在放置脚踏板时,板面至少离地 5 cm。

4. 靠背高度　一般靠背的高度为座位面至腋窝的距离减 10 cm。

6. 扶手高度　坐下时上臂垂直,前臂平放于扶手上,测量椅面至前臂下缘的高度,再加上 2.5 cm。

（三）轮椅的临床应用及康复护理

1. 坐姿　患者端正坐姿使患者坐于轮椅正中部位,背向后靠并抬头,双眼平视,双手握住扶手,肘关节屈曲 120°左右,臀部紧贴后靠背,髋关节尽量保持在 90°左右。不能保持平衡者,应加系安全带固定,以保证患者安全。

2. 一般推行　患者臀部坐稳,躯体保持平衡,双眼向前平视。护理人员站在轮椅的后面,双手握住把手,环顾四周的情况,慢慢推行。

3. 刹车　护理人员站在轮椅的侧面,一手握住把手,另一手关闭车闸。

4. 轮椅操纵训练　指导患者自主掌握轮椅的操纵,如平地上轮椅前进、后退、上、下台阶、上、下坡;另外,护理人员教患者掌握转移技术,如从轮椅到床、从床到轮椅、从轮椅到地面、从地面到轮椅等。

（四）选用轮椅的注意事项

1. 轮椅尺寸合适　轮椅座位的宽度、高度、长度以及靠背、扶手的高度合适。

2. 轮椅构造安全　选用刹车可靠,座位、靠背、扶手牢固,重心正确、不易倾倒的轮椅。

3. 轮椅使用前　使用轮椅前必须检查各部件的性能,确保使用安全;不能保持平衡者,应加系安全带固定,以保证患者安全。

4. 推轮椅过程中　推轮椅时,嘱患者手扶轮椅扶手,背向后靠并抬头,双眼平视,勿向前倾,勿自行起立或下车;推轮椅者要注意路况,尽量避开障碍物;推轮椅下坡时速度尽量放慢,并嘱患者抓紧扶手,以免发生意外。

5. 密切观察病情　患者如有下肢水肿、关节疼痛、溃疡等,可将脚踏板抬起,垫以软枕。

6. 注意轮椅的保养　定期对轮椅进行检查,一般来说每 3 个月应进行一次检查,确保所有部件均良好;保持轮椅清洁,放置于干燥通风处,防止配件锈蚀。

五、助行器

（一）定义

助行器指能辅助支撑体重、保持平衡和行走的工具,包括手杖、拐杖、步行器等。其接触地面的面积越大,重心越低,其稳定性越好。

（二）目的

（1）完成日常生活和工作需要的行走辅助。

（2）分担体重，减轻下肢关节应力负荷。

（3）扩大下肢支撑面积，维持平衡，保证步行安全，增强肌力和耐力。

（4）锻炼上肢伸肌及有关肌肉，增强肌力和全身耐力。

（三）康复流程及护理

（1）护士准备：着装整洁，洗手，戴口罩。

（2）用物准备：检查助行器装置是否完好，调节助行器高度。

（3）环境准备：路面平整，减少人员走动。

（4）核对医嘱，携助行器至患者床旁。

（5）辨识患者，向患者及家属解释使用助行器的目的及意义，并取得同意。

（6）护士提起助行器放在患者正前方，固定轮子。

（7）协助患者坐于床边，双足着地站立，躯干前倾。

（8）护士协助患者将双上肢落于助行器扶手上，嘱患者慢慢将重心平稳移至助行器上，使助行器保持稳定。

（9）打开轮闸，起步时足尖抬高，着地时先足跟再足尖，取得平衡后双足落于助行器后腿连线水平位置中间，再进行下一步。

（四）注意事项

（1）迈步时不要过于靠近助行器，否则会有向后跌倒的危险。

（2）步行时不要把助行器放得离患者太远，否则会扰乱平衡，使助行器的底部不能牢固地放在地面负重。

（3）使用轮式助行架时要求路面要平整，上下坡时能灵活运用车闸以保安全。

（4）上下肢衰弱、不协调或上下肢均受累而不能通过腕手负重的患者不宜使用助行器。

知识链接

智能康复机器手

　　智能康复机器手（Gloreha）是第一套适合患者早期康复且能完成功能性动作的手指康复系统，它适合所有手部功能受限的患者，适合所有康复阶段的患者，适合所有治疗体位的患者完成完整的手部康复训练。智能康复机器手由五个电机驱动，在电脑3D动画的引导下，借助于独特、轻巧、舒适的手套完成不同的精细动作。手部运动的同时又和视频、音频等多元素感觉刺激完美结合，从而促进神经认知功能的恢复。

练习题

一、名词解释

1. 康复工程

2. 矫形器

二、填空题

1. 假肢按结构分类可分为：_____、_____。

2. 矫形器的基本作用有：_____、_____、_____、_____、代偿作用。

3. 矫形器按装配部位分类可分为：_____、_____、_____。

4. 轮椅座位宽度应为坐下时臀宽加_____ cm。

三、简答题

1. 简述装配假肢后的康复护理。

2. 简述选用轮椅的注意事项。

（方福如）

项目四　常见疾病的康复护理

任务一　神经系统疾病的康复护理

子任务一　脑卒中的康复护理

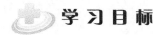

学习目标

1. 掌握脑卒中的概念、分类及危险因素，脑卒中的主要功能障碍、运动功能障碍的表现、各分期康复护理措施。
2. 熟悉脑卒中其他功能障碍、脑卒中并发症及康复护理诊断。
3. 了解护理评估、护理目标、护理评价及康复教育。

案例引导

患者，女，58 岁，突然右侧偏瘫 3 h。查体：失语，双眼向左凝视，右鼻唇沟浅，伸舌偏右，右侧肌张力低，肌力 0 级（Brunnstrom 分级 1 级），角膜反射右（一）、左（＋）；发病以来无头痛、恶心、呕吐、意识障碍及二便障碍。查体：血压 160/90 mmHg，心肺查体大致正常。

请问：1. 请结合病例，给出患者的护理诊断。

2. 判断患者属于脑卒中的哪一期？运动功能障碍的护理措施有哪些？

一、概述

（一）概念及分类

脑卒中（cerebral apoplexy）又称脑血管意外（cerebro vascular accident），是指由于各种原

因引起的急性脑血管循环障碍导致的持续性(超过 24 h)、局限性或弥漫性脑功能缺损,以起病急骤、出现局灶神经功能缺失为特点。根据病理和临床表现的不同,分为出血性(脑出血、蛛网膜下腔出血)和缺血性(脑血栓形成、脑栓塞)两大类。

脑卒中以其高发病率和高致残率成为当今严重威胁人类健康的一大类重要疾病。在美国每年新发脑卒中患者 73 万,脑卒中存活者高达 400 万,其中 70%~80% 为缺血性脑卒中;据统计,我国脑卒中的年发病率为 182/10 万,年死亡率为 89/10 万,致残率约为 86.5%,复发率为 41%,随着社会人口老龄化,其发病率还有增长趋势。

(二)危险因素

脑卒中发病的危险因素分为两类。一类为可干预的因素:高血压、心脏病、糖尿病是脑血管病发病最重要的危险因素,短暂性脑缺血发作、高脂血症、血黏度增高、吸烟、酗酒、肥胖、口服避孕药、饮食因素等;另一类为不可干预的因素:年龄、性别、种族和家族遗传等。

(三)诊断

1. 脑出血 50 岁以上有高血压病史者,在情绪激动或体力活动时突然发病,迅速出现不同程度的意识障碍及颅内压增高症状,伴偏瘫、失语等体征,应考虑为脑出血,CT 等检查可明确诊断。

2. 蛛网膜下腔出血 在活动或情绪激动时突然出现头痛、呕吐、脑膜刺激征阳性,CT 检查显示蛛网膜下腔出血内高密度影,脑脊液检查为均匀一致的血性脑脊液,可明确诊断;若能行 DSA 检查,可明确病因(先天性动脉瘤或脑动脉畸形)。

3. 缺血性脑卒中 中老年人,有高血压、高血脂、糖尿病等病史,发病前有短暂性脑缺血发作史,以在安静休息时发病为主;症状逐渐加重;发病时意识清醒,而偏瘫、失语等神经系统局灶体征明显等,诊断一般不难,结合头部 CT 及 MRI 检查,可明确诊断。

(四)流行病学

脑卒中已成为世界人口的第二大死因,2008 年公布的我国第三次居民死因抽样调查结果显示,脑血管病已成为我国居民第一位死亡原因,几乎每四个死亡人中就有一个可归因于脑卒中,仅次于缺血性心脏病。

脑卒中后大部分患者起病较急,有头痛、呕吐、血压变化、体温变化等一般症状及意识障碍、运动、感觉、言语等临床表现。由于脑实质神经细胞的损伤,使患者运动、感觉、言语和认知等功能不同程度地受到损害,最终导致患者不同程度地丧失独立生活及工作能力,需要依赖他人而生存,给个人、家庭及社会保障体系造成巨大负担。大量的临床实践证明,康复训练早期、科学、合理地介入,能有效提高脑卒中后患者的生存质量。

二、主要功能障碍

(一)运动功能障碍

由锥体系统受损引起,是致残的重要原因,多表现为偏瘫。评定常采用 Bobath、上田敏、Fugl-Meyer 评估等方法。运动功能的恢复经过:软瘫期、痉挛期、恢复期和后遗症期。采用 Brunnstrom 评估法,可以简单分为 6 个阶段:1 期——弛缓阶段,2 期——出现痉挛和联合反应阶段,3 期——联带运动达到高峰阶段,4 期——异常运动模式阶段,5 期——出现分离运动阶段,6 期——正常运动阶段。

（二）言语功能障碍

发病率高达 40%～50%；评估患者的发音情况及各种语言形式的表达能力，包括听、说、读、写和手势表达。脑卒中患者常见有以下言语功能障碍表现：

1. 构音障碍　由于中枢神经系统损害引起言语运动控制障碍（无力、缓慢或不协调），主要表现为发音含糊不清，语调及速度、节奏异常，鼻音过重等言语听觉特性的改变。

2. 失语症　由于大脑皮质与言语功能有关的区域受到损害所致，是优势大脑半球损害的主要症状之一。常见的失语类型有运动性失语、感觉性失语、传导性失语、命名性失语、经皮质运动性失语、完全性失语等。

（三）摄食和吞咽功能障碍

摄食和吞咽功能障碍是脑卒中最常见的并发症之一。吞咽动作一般分为口腔准备期、口腔期、咽期和食管期，脑卒中后吞咽功能障碍为前三期单独或同时发生的障碍。摄食和吞咽功能障碍的患者易发生吸入性肺炎或因进食不足出现营养不良、水电解质紊乱。

（四）感觉障碍

65%的脑卒中患者有不同程度和不同类型的感觉障碍，感觉障碍主要表现为痛温觉、触觉、运动觉、位置觉、实体觉和图形觉减退或丧失。

（五）认知障碍

认知障碍主要包括如下：

1. 意识障碍　对外界环境刺激缺乏反应的一种精神状态。根据临床表现可分为嗜睡、昏睡、浅昏迷、深昏迷 4 个等级程度。临床上通过患者的言语反应，对针刺的痛觉反射、瞳孔的对光反射、吞咽反射、角膜反射等来判断意识障碍的程度。

2. 智力障碍　主要表现为定向力、计算力、观察力等思维能力的减退。

3. 记忆障碍　可表现为短期记忆障碍和长期记忆障碍。

4. 失用症　常见的有结构性失用、意念运动性失用、运动性失用和步行失用。

5. 失认症　可表现为视觉失认、听觉失认、触觉失认、躯体忽略和体像障碍。

（六）心理障碍

脑卒中患者经历心理反应阶段：震惊、否定、抑郁反应、对抗独立、适应。常见的心理障碍有抑郁心理，发生率为 32%～46%。

（七）日常生活活动能力障碍

脑卒中患者由于运动功能、认知功能、感觉功能、言语功能等多种功能并存，常导致衣、食、住、行、个人卫生等基本动作和技巧能力的下降或丧失。

（八）其他功能障碍

1. 面神经功能障碍　主要表现为额纹消失，口角歪斜及鼻唇沟变浅等表情肌运动障碍。核上性面瘫表现为睑裂以下表情肌运动障碍，可影响发音和饮食。

2. 延髓麻痹　分真性和假性延髓麻痹，以后者多见。

三、护理评估

针对脑卒中患者不同时期的运动功能、平衡功能、协调功能、感觉功能、认知功能、言语功能、精神意识、心理等方面进行综合评定，根据这些评定结果拟定个体的康复治疗计划。早期评定多采用量表法；中后期可借助仪器评定，以确定下一步康复计划。

（一）运动功能评估

主要对运动模式进行评估，多采用 Brunnstrom、简化 Fugl-Meyer 法，肌力的评定多采用徒手肌力和器械肌力评定方法。

（二）言语功能评估

言语功能评估主要通过交流、观察、使用通用的量表以及仪器检查等方法，了解被评估者有无言语功能障碍，判断其性质、类型及程度，确定是否进行言语治疗以及采取何种治疗、护理方法。

（三）摄食和吞咽功能评估

1. 临床评估 对患者吞咽障碍的描述：吞咽障碍发生的时间、频率；在吞咽过程何阶段发生；症状加重的因素（食物的性状、一口量）；吞咽时的伴随症状（梗阻感、咽喉痛、鼻腔、反流、误咽等）。

2. 实验室评定 视频荧光造影检查（video-fluorography，VFG）：即吞钡试验。它可以精确地显示吞咽速度和误吸的存在，以了解吞咽过程中是否存在食物残留或误吸，并找出与误吸有关的潜在危险因素，帮助设计治疗饮食，确定安全进食体位。资料可以用录像保存，所得信息对于吞咽障碍的诊断和治疗至关重要。

3. 咽部敏感试验 用柔软纤维导管中的空气流刺激喉上神经支配区域的黏膜，根据感受到的气流压力来确定感觉障碍的阈值和程度。脑卒中患者咽部感觉障碍程度与吞咽有关。

（四）感觉功能评估

评估患者的痛温觉、触觉、运动觉、位置觉、实体觉和图形觉是否减退或丧失。

（五）认知功能评估

评估患者对事物的注意、识别、记忆、理解和思维是否出现障碍，常用的方法有简易精神状态检查量表、洛文斯顿认知功能评定成套测验记录表和电脑化认知检验等。

（六）心理评估

评估患者的心理状态、人际关系与环境适应能力，了解有无抑郁、焦虑、恐惧等心理障碍，评估患者的社会支持系统是否健全、有效。

（七）日常生活活动（ADL）能力评估

常采用 PULSES 评估法、Barthel 指数评估法或功能独立性评估法。

（八）生活质量评估

应用世界卫生组织生活质量评定量表（WHOQOL-100）、健康状况 SF-36 及生活满意度量表等对脑卒中患者的生存质量进行评定。

四、康复护理

（一）康复护理目标

1. 短期目标 患者能适应卧床或生活自理能力降低的状态，能采取有效的沟通方式表达自己的需要和感情，生活需要得到满足，情绪稳定，舒适感增强。

2. 长期目标 最大限度促进功能障碍恢复，防止废用和误用综合征，减轻后遗症；充分强化和发挥残余功能,通过代偿和使用辅助工具,争取患者达到生活自理,回归社会。

（二）康复护理措施

护理措施要评估患者功能水平并实施,实施后要积极进行护理评价,再通过评价结果的有效反馈及时修改以往的护理措施,并为下一步制订护理措施提供依据。患者处于急性期时就应采取积极的康复护理措施,预防并发症的发生,将损伤降低到最低程度。从急性期开始,对患者进行正常行为模式的输入,尽最大努力抑制痉挛,抑制联带运动对患者的影响。一般应在患者生命体征平稳、神经症状不再发展后 48 h 时开始康复治疗。由于蛛网膜下腔出血和脑栓塞近期再发的可能性较大,在未进行手术治疗的蛛网膜下腔出血患者,应观察一个月左右才可谨慎开始康复训练。在脑栓塞患者康复训练前,如已查明栓子来源并给予相应的处理,在向患者家属交代相关事项后开始康复训练较稳妥。

1. 软瘫期的康复护理　软瘫期是指发病 1～3 周内(脑出血 2～3 周,脑梗死 1 周左右),患者意识清楚或有轻度意识障碍,生命体征平稳,但患肢肌力、肌张力均很低,腱反射也低。康复护理措施应早期介入,以不影响临床抢救、不造成病情恶化为前提。目的是预防并发症以及继发性损伤,同时为下一步功能训练做准备。一般每 2 h 更换一次体位,保持良肢位,以预防压疮、肺部感染及痉挛模式的发生。

1) 良肢位摆放　早期抗痉挛治疗的重要措施之一。良肢位(又称抗痉挛体位)的正确摆放,能预防和减轻上肢屈肌、下肢伸肌的典型痉挛模式,是预防以后出现病理性运动模型的方法之一。

（1）健侧卧位:健侧在下,患侧在上。患者头部垫枕,胸前放一枕头,患肩前伸,患侧肘关节伸展,腕、指关节伸展放在枕上。患侧下肢髋、膝关节自然屈曲向前,放在身体前面的另一枕上。健侧肢体自然放置。

（2）患侧卧位:患侧在下,健侧在上,躯干稍向后旋转,后背用枕头支撑。患臂前伸,前臂外旋,将患肩拉出以避免受压和后缩;手指张开,掌心向上。患腿髋关节略后伸,膝关节略屈曲,放置在舒适位。健侧上肢放在身上或后边的枕头上,避免放在身前,以免因带动整个躯干向前而引起患侧肩胛骨后缩。健腿屈髋、屈膝向前,腿下放一枕头支撑,患侧卧位可增加对患侧的知觉刺激输入,并使整个患侧被拉长,从而减少痉挛。

（3）仰卧位:该体位易引起压疮及增强异常反射活动,应尽量少使用或与健侧卧位、患侧卧位交替使用。仰卧位时,患者头部垫枕,患侧肩胛下放一枕头,使肩上抬前挺,上臂外旋稍外展,肘与腕均伸直,掌心向上,手指伸直并分开,整个上肢放在枕头上,患侧髋下放一枕头,使髋向内旋,患侧臀部、大腿外侧放一枕头,其长度要足以支撑整个大腿外侧,以防下肢外旋。膝关节稍垫起使其微屈并向内,足底不放任何东西,以防止增加不必要的伸肌模式的反射活动。

2) 肢体被动运动　如病情较稳定,在病后的 3～4 日起患肢所有的关节都应做全范围的关节被动运动,以防关节挛缩。每日 2～3 次,活动顺序从大关节到小关节循序渐进,缓慢进行,切忌粗暴,直到主动运动恢复。

3) 软瘫期的按摩　对患肢进行按摩可促进血液、淋巴回流,防止和减轻水肿,同时又是一种运动感觉刺激,有利于运动功能恢复。按摩要轻柔、缓慢、有节律地进行,不使用强刺激手法。对肌张力高的肌群用安抚性质的按摩,对肌张力低的肌群则予以按摩和揉捏。

4) 主动活动　软瘫期的所有主动训练都是在床上进行的,主要原则是利用躯干肌的活动以及各种手段,促使肩胛带和骨盆带的功能恢复。

（1）翻身训练:尽早使患者学会向两侧翻身,以免长期固定于一种姿势,出现继发性压疮

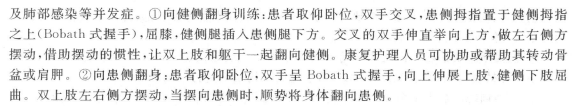

及肺部感染等并发症。①向健侧翻身训练：患者取仰卧位，双手交叉，患侧拇指置于健侧拇指之上（Bobath 式握手），屈膝，健侧腿插入患侧腿下方。交叉的双手伸直举向上方，做左右侧方摆动，借助摆动的惯性，让双上肢和躯干一起翻向健侧。康复护理人员可协助或帮助其转动骨盆或肩胛。②向患侧翻身：患者取仰卧位，双手呈 Bobath 式握手，向上伸展上肢，健侧下肢屈曲。双上肢左右侧方摆动，当摆向患侧时，顺势将身体翻向患侧。

（2）桥式运动：在床上进行翻身训练的同时，必须加强患侧伸髋屈膝的练习，这对避免患者今后行走时出现偏瘫步态十分重要。①双侧桥式运动：帮助患者将两腿屈曲，双足在臀下平踏床面，让患者伸髋将臀部抬离床面。②单侧桥式运动：当患者能完成双侧桥式运动后，可让患者伸展健侧，患腿完成伸髋屈膝、抬臀的动作。③动态桥式运动：为了获得下肢内收、外展的控制能力，患者仰卧屈膝，双足踏住床面，双膝平行并拢，健腿保持不动，患腿做幅度较小的内收和外展的动作，并学会控制动作幅度和速度，然后患腿保持中立位，健腿做内收、外展练习。

2. 痉挛期的康复护理　一般在软瘫期的 2～3 周开始，肢体开始出现痉挛并加重。这是疾病发展的规律，一般持续 3 个月左右。此期的康复护理目标是通过抗痉挛的姿势体位来预防痉挛模式和控制异常的运动模式，促进分离运动的出现。

1）抗痉挛训练　大部分患者患侧上肢以屈肌痉挛占优势，下肢以伸肌痉挛占优势。表现为肩胛骨后缩，肩胛带下垂，肩内收、内旋，肘屈曲，前臂旋前，腕屈曲伴一定的尺侧偏，手指屈曲内收；骨盆旋后并上提，髋伸、内收、内旋，膝伸，足趾屈内翻。

（1）卧位抗痉挛训练：采用 Bobath 式握手上举上肢，使患侧肩胛骨向前，患肘伸直。仰卧时双腿屈曲，以 Bobath 式握手抱住双膝，将头抬起，前后摆动时下肢更加屈曲。此外，还可进行桥式运动，也有利于抑制下肢伸肌痉挛。

（2）被动活动肩关节和肩胛带：患者仰卧，以 Bobath 式握手用健侧手带动患侧手上举，伸直并加压患臂。可帮助上肢运动功能的恢复，也可预防肩痛和肩关节挛缩。

（3）下肢控制能力训练：卧床期间进行下肢训练可以改善下肢控制能力，为以后行走训练做准备。①髋、膝屈曲训练：患者取仰卧位，护士用手握住其患足，使之背屈旋外，腿屈曲，并保持髋关节不外展、外旋。待对此动作阻力消失后再指导患者缓慢地伸展下肢，伸腿时应防止内收、内旋。在下肢完成伸展的过程中，患足始终不离床面，保持屈膝而髋关节适度微屈。以后可将患肢摆放成屈髋、屈膝、足支撑在床上，并让患者保持这一体位。随着控制能力的改善，指导患者将患肢从健侧膝旁移开，并保持稳定。②踝背屈训练：当患者可以控制一定角度的屈膝动作后，以脚踏住支撑面，进行踝背屈训练。护士握住患者的踝部，自足跟向后、向下加压，另一只手抬起脚趾使之背屈且保持足外翻位，当被动踝背屈抵抗逐渐消失后，要求患者主动保持该姿势，随后指导患者进行主动踝背屈训练。③下肢内收、外展控制训练：方法见动态桥式运动。

2）坐位以及坐位平衡训练　尽早让患者坐起，能防止肺部感染、静脉血栓形成、压疮等并发症，开阔视野，减少不良情绪。

（1）坐位耐力训练：对部分长期卧床患者为避免其突然坐起引起体位性低血压，应进行坐位耐力训练。先从半坐卧位（约 30°）开始，如患者能坚持 30 min，并且无明显体位性低血压，则可逐步增大角度（45°、60°、90°）、延长时间和增加次数。如患者能在 90°坐位坚持 30 min，则可进行从床边坐起训练。

（2）从卧位到床边坐起训练：患者先侧移至床边，将健腿插入患腿下，用健腿将患腿移至床边，患膝自然屈曲，然后头向上抬，躯干向患侧旋转，健手横过身体，在患侧用手推床，把自己推至坐位,同时摆动健腿下床。必要时护士可以一手放在患者健侧肩部,另一手放在其臀部帮助坐起,注意千万不能拉患肩。

3. 恢复期康复护理 恢复期早期患侧肢体和躯干肌还没有足够的平衡能力,因此,坐起后常不能保持良好的稳定状态。帮助患者坐稳的关键是先进行平衡训练。

1)平衡训练 静态平衡为一级平衡;自动动态平衡为二级平衡;他动动态平衡为三级平衡。一般静态平衡完成后,进行自动动态平衡,即要求患者的躯干能做前后、左右、上下各方向不同摆幅的摆动运动。最后进行他动动态平衡训练,即在他人一定的外力推动下仍能保持平衡。

(1)坐位左右平衡训练:让患者取坐位,护士坐于其患侧,一手放在患侧腋下,一手放在健侧腰部,嘱其头部保持直立,将重心移向患侧,再逐渐将重心移向健侧,反复进行。

(2)坐位前后平衡训练:患者在护士的协助下身体向前或向后倾斜,然后慢慢恢复中立位,反复训练。静态平衡(一级平衡)完成后,进行自动动态平衡(二级平衡)训练,即要求患者的躯干做前后、左右、上下各方向不同摆幅的摆动运动,最后进行他动动态平衡(三级平衡)训练,即在他人一定的外力推动下仍能保持平衡。

(3)坐到站起平衡训练:指导患者双手交叉,让患者屈髋、身体前倾,重心移至双腿,然后做抬臀站起动作。患者负重能力加强后,可让患者独立双手交叉、屈髋、身体前倾然后自行站立。

(4)站立平衡训练:完成坐到站起动作后,可对患者依次进行扶站、平行杠内站立、独自站立以及单足交替站立的三级平衡训练,尤其做好迈步向前向后和向左向右的重心转移的平衡训练。

2)步行训练 学习平行杠内患腿向前迈步时,要求患者躯干伸直,用健手扶栏杆;重心移至健腿,膝关节轻度弯曲。护士扶住其骨盆,帮助患侧骨盆向前下方运动,防止患腿在迈步时外旋。当健腿向前迈步时,患者躯干伸直,健手扶栏杆,重心前移,护士站在患者侧后方,一手放置于患者膝部,防止患者健腿迈步时膝关节突然屈曲以及发生膝反张;另一手放置于患侧骨盆部,以防其后缩。健腿开始只迈步与患腿平齐位,随着患腿负重能力的提高,健腿可适当超过患腿。指导患者利用助行器和手杖等帮助练习。

3)上下楼梯训练 原则为上楼时健足先上,患足后上;下楼时患足先下,健足后下。上楼时,健足先放在上级台阶,伸直健腿,把患腿提高到同一台阶;下楼时,患足先下到下一台阶,然后健足迈下到同一台阶,在进行训练前应该给予充分的说明和示范,以消除患者的恐惧感。步态逐渐稳定后,指导患者用双手扶楼梯栏杆或使用手杖独自上下楼梯(图 4-1)。

4)上肢控制能力训练 包括臂、肘、腕、手的训练。

(1)前臂的旋前、旋后训练:指导患者坐于桌前,用患手翻动桌下的扑克牌,亦可在任何体位让患者转动手中的一件小物。

(2)肘的控制训练:重点在于伸展动作上。患者仰卧,患臂上举,尽量伸直肘关节,然后缓慢屈肘,用手触摸自己的口、对侧耳和肩。

(3)腕指伸展训练:双手交叉,手掌朝前,手背朝胸,然后伸肘,举手过头,掌面向上,返回胸前,再向左、右两个方向伸肘。

5)改善手功能训练 患手反复进行放开、抓物和取物训练,纠正错误运动模式。

(1)作业性手功能训练:通过编织、绘画、陶瓷工艺、橡皮泥塑等训练两手协同操作能力。

(2)手的精细动作训练:通过打字、搭积木、拧螺丝、拾小钢珠等以及进行与日常生活活动

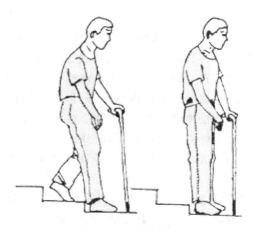

图 4-1　下楼梯训练

有关的训练,加强和提高患者手的综合能力。

（3）日常生活活动（ADL）能力训练:早期即可开始,通过持之以恒的 ADL 能力训练,争取使患者能自理生活,从而提高生活质量。训练内容包括进食方法、个人卫生、穿脱衣裤鞋袜、床椅转移、洗澡(图 4-2)等。为完成 ADL 能力训练,可选用一些适用的装置,如便于进食的特殊器皿、改装的牙刷、各种形式的器具及便于穿脱的衣服。

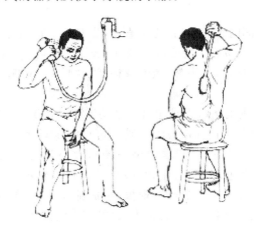

图 4-2　洗澡训练

4. 后遗症期的康复护理　一般病程经过 1 年左右,经治疗或未经积极康复,患者可以留有不同程度的后遗症,主要表现为肢体痉挛、关节挛缩畸形、运动姿势异常等。此期康复护理目的是指导患者继续训练和利用残余功能。此外,训练患者使用健侧肢体代偿部分患侧的功能,同时指导家属尽可能改善患者的周围环境,以便于争取最大程度的生活自理。

（1）进行维持功能的各项训练。

（2）加强健侧的训练,以增强其代偿能力。

（3）指导正确使用辅助器械,如手杖、步行器、轮椅、支具,以补偿患肢的功能。

（4）改善步态训练,主要是加强站立平衡、屈膝和踝背屈训练,同时进一步完善下肢的负重能力,提高步行效率。

（5）对家庭环境做出必要的改造,如门槛和台阶改成斜坡,蹲式便器改成坐式便器,厕所、浴室、走廊加扶手等。

5. 言语功能障碍的康复护理 为了交流沟通,发病后应尽早开始言语训练。虽然失语,但仍需要与患者进行语言和非语言交流,通过交流和观察,全面评价言语障碍的程度,并列举言语功能恢复良好者进行实例宣教,同时还应注意心理疏导,增强其言语训练的信心。

失语症患者可先进行听理解训练和阅读理解训练,以后逐渐同步进行语言表达训练和书写训练。构音障碍患者应先进行松弛训练和呼吸训练,在此基础上再进行发音训练、发音器官运动训练和语音训练等。每次训练应注意合适的训练时间及训练环境,要考虑患者的注意力、耐力以及兴趣,可根据患者的日常生活及工作选择训练内容,在言语训练的同时进行整体康复。

6. 摄食和吞咽功能障碍的康复护理 吞咽障碍是急性脑卒中的常见症状,患者可因舌和喉头等运动控制障碍导致吞咽障碍;患者引起误吸、误咽和窒息,甚至引起坠积性肺炎和呼吸困难等;也可因进食困难而引起营养食物摄入不足,水、电解质及酸碱平衡失调等,从而影响患者整体康复。

1) 摄食训练

(1) 体位:因人因病情而异。

仰卧位:30°～60°,偏瘫侧肩部以枕垫起,护士位于患者健侧。

侧卧位:采用健侧卧位,利用重力的作用使食物主要集中在健侧口腔,减少了食物在偏瘫侧的残留。

坐位:头稍前屈,或颈部向患侧旋后,躯干直立,患侧手放在桌上。

(2) 食物的选择:本着先易后难的原则来选择,选择密度均匀、有适当黏性而不易松散、易变形、不易在黏膜上残留的食物,如果冻、蛋羹及糊状食物等。以偏凉食物为宜,因为冷刺激能有效强化吞咽反射。

(3) 喂食方法:每次喂食前再次评估患者吞咽功能恢复情况,在喂食前先用冰盐水对咽部进行冷刺激、按摩,诱发吞咽反射,确定吞咽成功。可试喂少量水,观察患者是否有咳嗽,然后掌握一口量,先从 3～4 mL 开始,酌情增加至一汤匙大小为宜。成人每次进食量不宜超过 300 mL,进食 30 min 内不宜进行翻身、叩背、吸痰等操作(特殊情况除外),并采取半卧位或 30°仰卧位,尽量减少刺激,否则易出现反流现象,造成肺炎、窒息等并发症的发生。对昏睡及嗜睡的患者,应边进食边鼓励,给予一定的刺激,保持其在清醒状态下进食,对有精神症状的患者,护士要掌握其平时进食量,进行耐心的开导和启发,设法把预订量的食物在协助下全部摄入。

(4) 喂食工具的选择:宜用薄而小的勺子从健侧喂食,尽量把食物放在舌根部。对不能张口患者,可以选择 50 mL 注射器作为喂食工具,易控制注入量,但仅限于喂全流食患者。

2) 呼吸肌训练

(1) 呼吸训练:对患者进行早期呼吸训练(深吸气-憋气-咳嗽)是功能恢复的重要环节,目的是提高咳出能力和防止误咽。

(2) 咳嗽训练:努力咳嗽,提高呼吸系统的反应性,建立器官排除异物的各种防御反射。

3) 颈部旋转训练 训练患者咽下时头部向麻痹侧旋转,因为头向麻痹侧旋转能使咽腔的麻痹侧变小,健侧的食道口扩大,能使食团无障碍的通过梨状窝。

4) 防止误咽训练

(1) 颈部的活动度训练:活动颈部,增强颈部肌力以及增强呼吸辅助肌的肌力。

（2）代偿方法:针对吞咽障碍发生的具体原因,进行针对性训练。①口唇闭合训练:模仿吸吮动作,用指尖、冰块叩打唇周围,短暂的肌肉牵拉和抗阻力运动都可以增加肌张力;小口呼吸,吸管吸气运动。②颊肌功能训练:颈、颊部以冰块刺激、刷子等的被动按摩;闭口做上下牙齿互叩及咀嚼。代偿的方法是把食物放入健侧颊部,推患侧的口唇及颊部。③舌肌运动训练:a.舌不同方向的被动牵拉运动和主动运动。b.抗阻运动:指导患者将舌抵向颊后部,治疗人员用手指指其面颊的某一部位,患者用舌顶推,以增强舌肌的力量。代偿方法是把食物直接放在舌根部。④吞咽反射的强化:a.对咽部进行冷刺激:使用棉签蘸少许冰盐水,轻轻刺激并按摩软腭、舌根及咽后壁,然后嘱患者做轻吞咽动作。b.发声训练:重音放在"k"上。⑤鼻咽喉闭锁不全的训练:患者头前伸,使颌下肌伸展 2~3 s,嘱患者低头,然后在颌下给予阻力,其目的是改善喉入口的闭合能力。

7. 认知功能障碍的康复护理 认知功能障碍常常给患者的生活和治疗带来许多困难,所以认知训练对患者的全面康复起着极其重要的作用,训练要与患者的功能活动和解决实际问题的能力紧密配合。

8. 心理和情感障碍的康复护理

1) 心理和情感障碍产生的原因

（1）对疾病的认识常识异常:患者往往在脑卒中早期表现出对疾病的否定和不理解,尤其是在患者有半身忽略式体象障碍时,患者自觉四肢仍能活动,完全否认有偏瘫。在护理体象障碍和半身忽略障碍时,要不断地给予语言信息,口头述说患侧是患者的一部分,同时以各种方式提醒患者,不能操之过急,以免患者产生抑郁、失望等严重心理障碍。

（2）抑郁状态:脑卒中急性期过后,由于躯体残废的挫折,担心其后果,不甘成为残疾者或依赖他人,工作和地位的丧失等都造成患者的抑郁状态。表现为对异性兴趣减退,容易哭泣,经常责怪自己,感到孤独、前途无望等。对抑郁患者应利用各种方式促使其倾诉和宣泄,具体地帮助患者解决实际问题,如争取家人探望、协调关系,多安排一些他们应做的事情,充分发挥他们的生活能力,安排看电视及报纸、听音乐等,摆脱疾病带来的困扰,帮助他们从心理上树立战胜疾病的信心。

（3）情感失控:由于感觉输入的异常和大部分皮质功能紊乱,伴有假性球麻痹的脑卒中患者,情绪释放不受高级神经系统控制,造成患者情感失控,容易产生强制性苦笑,应在此基础上进行上述各种功能障碍的康复护理。

2) 心理和情感障碍康复护理

（1）建立良好的护患关系,促进有效的沟通:良好的护患关系是良好沟通的精髓和切入点;建立良好的病友关系,振奋患者精神。

（2）运用心理疏导,帮助患者从认识上进行重新调整:消除诱因,帮助患者建立正常的情绪反应模式;促进患者建立主动认知模式,鼓励患者通过各种方式倾诉内心痛苦体验;对患者的需要给予理解和支持;给予患者安慰、激励、解释与积极暗示,指导其从正面、有利的方面看待现实,增强心理应激能力。

（3）认知行为干预:根据认知过程影响情绪和行为的理论,通过认知和行为来改变患者不良认知和功能失调性态度。评估患者认知能力及其自我放松技巧的关系以及接受事物的能力,鼓励患者练习自我活动技巧,增强成就感;模仿正面形象,自我校正错误行为,提高患者对现实的认知能力。①放松技巧:康复护理人员根据"代偿"和"升华"心理防御机制,符合患者心理的赞赏、鼓励和美好的语言劝导,巧妙转移患者的不良心境。教会其进行自我行为疗法,如转移注意力、想象、重构、自我鼓励、放松训练等减压技巧,有助于减轻患者抑郁程度。②音乐疗法:音乐疗法对脑卒中后抑郁患者有较好的疗效,其中感受式音乐疗法因其简便易行而常被作为首选。通过欣赏优美旋律、节奏舒适的轻音乐可引起患者的注意和兴趣,达到心理上的自我调整。

（三）护理评价

（1）患者能适应卧床或生活自理能力降低的状态。

（2）能采取有效地沟通方式表达自己的需要和感情,生活需要得到满足。

（3）情绪稳定,舒适感增强。

（4）未发生失用和误用综合征。

（5）通过代偿和使用辅助工具,充分强化和发挥残余功能,患者达到生活自理,回归社会。

（四）并发症的康复护理

1. 肩关节半脱位　治疗上应注意矫正肩胛骨的姿势,早期进行良好的体位摆放,同时鼓励患者经常用健手帮助患臂做充分的上举活动,在活动中禁忌牵拉患肩,肩关节及周围结构不应有任何疼痛,如有疼痛表明某些结构受到累及,必须立即改变治疗方法或手法强度。

2. 肩-手综合征　多见于脑卒中发病后 2 个月内,表现为突然发生的手部肿痛,下垂时更明显,皮温增高,掌指关节、腕关节活动受限等症状。肩-手综合征应以预防为主,早发现,早治疗,早期应保持正确的坐卧姿势,避免长时间手下垂。加强患臂被动和主动运动,以免发生手的挛缩和功能丧失;尽量避免患手静脉输液。

3. 偏瘫后要预防"失用综合征"和"误用综合征"

（1）"失用综合征":由于在急性期时担心早期活动有危险而长期卧床。限制主动性活动的结果是使肌肉萎缩、骨质疏松、神经肌肉的反应性降低、心肺功能减退等,加之各种并发症的存在和反复,致使患者的主动活动几乎完全停止下来。时间一久,形成严重的失用状态。因此进行正确的康复护理和训练,尽早应用各种方法促进患侧肢体的功能恢复,利用健侧肢体带动患侧肢体进行自我康复训练,可防止或减缓健侧失用性肌萎缩的发生,还能促进患侧肢体康复。随着病情的改善,逐渐增大活动量,同时加强营养,可使肌萎缩逐渐减轻。

（2）"误用综合征":相当多的患者虽然认识到应该较早进行主动训练,但由于缺乏正确的康复知识,一味地进行上肢的拉力、握力和下肢的直腿抬高训练,早早地架着患者下地"行走",或训练下肢肌力,结果是加重了抗重力肌的痉挛,严重影响了主动性运动向随意运动的发展,而使联合反应、共同运动、痉挛运动模式强化和固定下来,于是形成了"误用状态",它是一种不正确的训练和护理造成的医源性症候群。从脑卒中运动机能的恢复来看,康复训练应该循序渐进,以纠正错误的运动模式为主导。早期应以良肢位及抗痉挛模式进行护理和训练,促进分离运动（即支配运动）的恢复,而不是盲目地进行肌力增强训练,才能早期预防"误用综合征"。

五、康复教育

对即将出院的患者进行康复教育和健康指导是一种新的护理模式,通过向患者提供有关疾病的康复知识,达到提高患者自我保健、自我康复意识,预防并发症的目的,它贯穿于现代护理程序的整个过程,体现了以人为本、人文关怀的健康理念。开展形式多样的健康宣教,可促进患者自觉建立健康行为模式,达到事半功倍的效果。

（一）康复教育原则

（1）教育患者主动参与康复训练,并持之以恒。

（2）积极配合治疗原发病，如高血压、糖尿病、高脂血症、心血管病等。

（3）指导进行有规律的生活，合理饮食，睡眠充足，适当运动，劳逸结合，保持大便通畅，鼓励患者日常生活活动自理。

（4）指导患者修身养性，保持情绪稳定，避免不良情绪的刺激。学会辨别和调节自身不良习惯，培养兴趣爱好，如下棋、写字、绘画、晨晚锻炼、打太极拳等，唤起他们对生活的乐趣。增强个体的耐受、应付和摆脱紧张处境的能力，有助于整体水平的提高。

（5）争取获得有效的社会支持系统，包括家庭、朋友、同事、单位等社会支持。

（二）康复教育方法

1. 计划性教育　制订教育计划，通过宣传卡、健康教育处方和公休座谈会的方式，耐心向患者及家属讲解所患疾病的有关知识及预防，介绍治疗本病的新药物、新疗法，指导正确服药和进行功能训练等。目的是使教育对象对所患疾病有切实的认识和评价，重新树立起病损后的生活和工作目标，为患者重返社会打下基础。

2. 随机教育　针对患者及家属的健康教育问题及心理状态进行非正式的随机教育，可贯穿于晨晚间护理、巡视病房及护理操作中，也可利用探视时间向患者及家属讲解脑卒中有关知识。

3. 交谈答疑式教育　让患者提出心理上的疑点、难点，积极给予回答和解决。

4. 示范性教育　通过早期给予体位摆放及肢体训练方法，逐渐教会患者其方法及家属如何协助，积极进行自我康复训练，经过行为替代达到适应正常生活，最大限度地发挥潜能。

5. 出院教育　提供科学的护理和协助锻炼的方法，强调对患者的情感支持，定期随访指导，鼓励职业康复训练，把疾病造成的不利因素降低到最小程度。

6. 患者俱乐部　组织同类患者，由康复成功者自己介绍经验，特别是如何配合训练的体会。由于脑卒中患者的康复训练是长期、艰苦的，因而坚持不懈是至关重要的。

知识链接

　　缺血性脑卒中包括脑血栓形成和脑栓塞，前者由于动脉狭窄，管腔内逐渐形成血栓而最终阻塞动脉所致，后者则是由于血栓脱落或其他栓子进入血流中阻塞脑动脉所引起，不论是脑血栓形成还是脑栓塞可统称为脑梗死。出血性脑卒中俗称"脑溢血"，是由于脑内动脉破裂，血液溢出到脑组织内形成，根据出血部位的不同又分为脑出血和蛛网膜下腔出血。本病十分常见，其引起的功能障碍主要表现在意识、运动、知觉、认知、言语、精神情绪等方面，病后处理不当可致废用综合征和误用综合征。

练 习 题

一、选择题

1. 脑卒中患者恢复期训练其上下楼梯时应（　　　）。

A. 上楼梯时患足先上，下楼梯时健足先下

B. 上楼梯时健足先上，下楼梯时患足先下

C. 上楼梯时患足先上，下楼梯时患足先下

D. 上楼梯时健足先上,下楼梯时健足先下

E. 同时一起上下

2. 偏瘫患者穿衣正确的方法是(　　　)。

A. 先拿衣领同时穿双手　　　　　B. 先穿健肢

C. 先穿患肢　　　　　　　　　　D. 先穿头　　　　　　　E. 从上到下一起穿

3. 双桥训练正确的方法是(　　　)。

A. 双下肢伸髋屈膝　　　　　　　B. 健肢伸患肢屈

C. 双下肢屈髋屈膝抬臀　　　　　D. 患肢伸健肢屈　　　E. 双足点地用力蹬

4. 偏瘫患者最常见的步态类型是(　　)。

A. 醉酒步　　　　　　　　　　　B. 偏瘫步(又称回旋步)

C. 剪刀步　　　　　　　　　　　D. 交叉步　　　　　　　E. 鸭步态

5. 下列哪项不是偏瘫患者软瘫期的康复护理?(　　　)

A. 翻身训练　　　　　　　　　　B. 桥式运动

C. 肌张力高肌群安抚性质按摩　　D. Bobath 式握手上举　　E. 拍背排痰

6. 脑卒中肌力增高是在(　　　)。

A. 疼痛期　　　　B. 僵硬期　　　　C. 恢复期　　　　D. 痉挛期　　　　E. 缓解期

二、名词解释

1. 废用综合征

2. 误用综合征

三、简答题

1. 简述脑卒中偏瘫的基本训练动作。

2. 简述废用综合征的临床表现。

四、病例分析题

患者,男,73 岁,3 天前吃中饭时突发右侧肢体活动无力,无法行走,伴口齿欠清。CT 示:左侧基底节区梗死。以"脑梗死"收治入院。入院时神志清楚,口齿欠清,对答可,未诉头痛,无恶心呕吐,大小便能自解,右侧肢体肌力 1 级,血压 130/85 mmHg。

请问:1. 请判断该患者现处于脑卒中的哪一期?

2. 该给予患者怎样的康复护理措施?

(帕丽达·买买提)

子任务二　颅脑损伤的康复护理

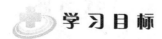

学习目标

1. 掌握颅脑损伤的康复护理措施及健康教育。

2. 熟悉颅脑损伤的主要功能障碍、康复护理评定方法。

3. 了解颅脑损伤的概念。

案例引导

　　患者,男,58 岁,因"昏迷、运动障碍 6 月余"入院。6 个月前因车祸致昏迷,头颅 CT 示"脑挫裂伤",当时格拉斯哥昏迷量表评分 3 分,经积极治疗,患者昏迷 30 余天后清醒。查体:言语不清,记忆力、定向力、计算力、注意力下降,双上肢肌力 4$^+$,双下肢近端肌力 4$^+$,远端肌力 3;双侧指鼻试验不准确,闭目难立征阳性。功能状态:独立完成床上翻身、卧坐转移,坐位平衡 2 级,坐站转移不能,不能站立,不能步行,双侧跟腱挛缩,左足下垂、内翻,日常生活小部分自理。

　　请问:1. 该患者康复治疗的长期目标是什么?

　　　　　2. 该患者应进行什么样的康复护理措施?

一、概述

　　颅脑损伤(traumatic brain injury,TBI)也称脑外伤,是指头颅部,特别是脑受到外来暴力打击所造成的脑部损伤,可导致意识障碍、记忆缺失及神经功能障碍等,分开放性和闭合性两种。开放性颅脑损伤是指头皮、颅骨、硬脑膜有破裂,脑组织与外界相通。闭合性颅脑损伤是指头皮可有破裂,颅骨可有骨折,但脑组织不与外界相通,引起颅脑损伤的原因为直接暴力或间接暴力作用于头部,如失足坠落、车祸伤等。

　　据统计,颅脑损伤的发生率居于各类创伤的第二位,占 22%～42%,而死亡率居于首位,占创伤总死亡人数的 72.2%～92.5%。在中国每年新增颅脑损伤患者约 60 万人,其中 47% 为 30 岁左右的年轻人,男女发病率之比约为 2:1。颅脑损伤后极易遗留严重残疾,颅脑损伤已经成为世界各国的一个严重的社会问题,给社会及家庭带来了巨大的经济负担和生活压力,积极开展早期康复,能够减少颅脑损伤并发症和伤残的发生,最大限度地促进患者躯体功能恢复及精神、心理恢复,使其重返社会。

二、主要功能障碍

(一) 意识功能障碍

　　意识障碍(conscious disturbance)是指机体对自身及周围环境缺乏反应的一种精神状态。根据临床表现可分为清醒、意识模糊、浅昏迷、昏迷、深昏迷。

(二) 运动功能障碍

　　颅脑损伤患者由于受伤原因、部位、病情严重程度等不同,遗留的运动功能障碍也复杂多样,可因锥体束损害表现为偏瘫、单瘫、双侧瘫,也可出现帕金森综合征、共济失调、舞蹈样动作等锥体外系表现。

(三) 言语功能障碍

　　颅脑损伤可导致失语、构音障碍或言语失用等言语功能障碍,其中以失语症最为常见。

(四) 吞咽功能障碍

　　颅脑损伤的患者常见吞咽障碍,临床表现为液体或固体食物进入口腔,吞下过程发生障碍或吞下时发生呛咳、哽噎。

（五）认知功能障碍

认知功能障碍是颅脑损伤后的重要功能障碍之一。

1．记忆障碍 记忆障碍是颅脑损伤后的常见症状，往往表现为近期记忆障碍。

2．注意力障碍 注意力障碍指做两项工作时，不能持续注意，是颅脑损伤的常见后遗症。

3．智力障碍 主要表现为定向力、计算力、观察力等思维能力的减退。

4．执行功能障碍 进行有目标的活动时，有多个认知成分，但不能正常选择和执行。

（六）精神心理功能障碍

1．性格障碍 颅脑损伤后会出现持续性的性格紊乱，常见的性格障碍包括反应性问题、神经心理性问题、性格方式问题。

2．情绪障碍 颅脑损伤后可能出现淡漠、易冲动、抑郁、焦虑、情绪不稳、神经过敏，具有攻击性、呆傻等情绪障碍。

3．精神障碍 颅脑损伤后可能出现谵妄、妄想和幻觉、痴呆等多种精神障碍。

三、康复护理评定

（一）一般情况的评估

了解患者受伤史、过敏史、既往史及其他，了解患者有无颅内压增高迹象，患者的生命体征是否平稳，意识状态、瞳孔及神经系统体征的变化，各项检查结果，以判断颅脑损伤的严重程度及类型。

（二）意识功能评估

（1）伤后 24 h 内或连续记忆未恢复以前的评估方法：国际上普遍采用格拉斯哥昏迷量表（Glasgow coma scale，GCS）（表 4-1）来判断伤后 24 h 内或连续记忆未恢复以前的颅脑损伤严重程度。

表 4-1 格拉斯哥昏迷量表（GCS）

内　　容	标　　准	评　　分
睁眼反应	自动睁眼	4
	听到言语、命令时睁眼	3
	刺痛时睁眼	2
	对任何刺激无睁眼	1
运动反应	能执行简单命令	6
	刺痛时能指出部位	5
	刺痛时肢体能正常回缩	4
	刺痛时躯体出现异常屈曲（去皮质状态）	3
	刺痛时躯体异常伸展（去大脑强直）	2
	对刺痛无任何运动反应	1

续表

内　容	标　准	评　分
言语反应	回答正确	5
	回答错误	4
	用词不恰当但尚能理解含义	3
	言语难以理解	2
	无任何言语反应	1

注：最高计分 15 分为正常；最低计分 3 分；8 分以下属昏迷；大于或等于 9 分不属昏迷。需特别注意，有两种情况不进行评分：颅脑损伤 6 h 内死亡；颅脑火器伤。

（2）清醒后的评定：用 Russel 所提出的伤后遗忘（post-traumatic amnesia，PTA）的时间长短进行评定，较简单易行，有条件时可进行 Halstead-Reitan 神经心理成套测验。

（3）目前，随着医学科学的飞速发展，神经影像学、多种神经电生理检查，对意识障碍严重程度的判定起着非常重要的作用。

（三）运动功能评估

颅脑损伤后常发生广泛性和多发性损伤，部分颅脑损伤患者可同时存在多种运动功能障碍。运动功能评定主要是对运动模式、肌张力、肌肉协调能力进行评定，对其康复计划提供科学依据。

（四）言语功能的评定

失语症和言语失用症主要是通过与患者交谈，让患者阅读、书写及采用标准化量表来评定，对构音障碍的患者，除了观察患者发音器官功能是否正常，还可以通过仪器对构音器官进行检查。

（五）吞咽障碍的评定

临床检查是最基本的方法，吞咽功能的评定包括反复吞咽唾液试验、摄食-吞咽过程评定。

（六）认知功能障碍的评定

分别对记忆、注意力、思维等进行评定，但常采用韦氏成人智力量表（WAIS）；认知功能障碍严重程度分级采用 Rancho Los Amigos Hospital 的 RLA 标准，表 4-2 为 RLA 认知功能水平量表。

表 4-2　RLA 认知功能水平量表

序　号	项　目	内　容
1	无反应	对任何刺激均无反应
2	笼统的反应	有限的、不恒定的、无目的的反应，往往只对疼痛发生
3	局部反应	有目的的反应，可遵循简单的命令，由于不适，可能拔去维持生命的管道
4	错乱、焦躁的反应	活动增强状态；错乱、失定向；攻击性行为；不能自理；不知晓当时的事；焦躁似乎与内部错乱有关

序 号	项 目	内 容
5	错乱、非焦躁但不合适的反应	表现警觉、不焦躁,对命令有反应;注意力分散;不能集中在作业上;对外部刺激反应急躁,言语不恰当,不能学习新信息
6	错乱但合适的反应	行为有良好针对性,需要提示;能学习旧的、熟练的诸如日常生活活动的技能,有严重的记忆障碍,有一些自知力
7	自动的、合适的反应	外表恰当,能定向,机器人样正确而机械的行为;错乱没有或极少;记忆肤浅;自知力增强,但对环境状况缺乏洞察力;判断和解决问题能力降低,对将来缺乏现实的计划
8	有目的的、合适的反应	警觉、能定向,可回想和综合过去的事情;能学习新的知识,不用监督;在家中和生活技能方面能独立;缺乏对应激的耐受;判断、抽象推理的缺陷仍存在;可以在要求低的社会生活中起作用

（七）心理及精神状态评定

颅脑损伤后常表现为抑郁或焦虑,可分别用汉密尔顿抑郁量表（HAMD）和焦虑自评量表（SAS）进行评定;非精神科住院患者心理状态评定量表（MSSNS）等。

（八）日常生活活动能力的评定

常用功能独立性评定（FIM）量表。

（九）功能预后的评定

常用格拉斯哥昏迷量表。

四、康复护理原则与目标

1. 康复护理原则 早期介入、个体化方案、全面康复、循序渐进、家属参与、持之以恒。

2. 康复护理目标

（1）急性期康复护理目标:防治各种并发症,提高觉醒能力,促进创伤后的行为障碍改善,促进功能康复。

（2）恢复期康复护理目标:最大限度地恢复患者的运动、感觉、认知、言语等功能;提高生活自理能力,提高生存质量。

（3）后遗症期康复护理目标:使患者学会应付功能不全状况,学会用新的方法来代偿功能不全,增强患者在各种环境中的独立和适应能力,回归社会。

五、康复护理措施

颅脑损伤的康复护理是一个十分严密的护理过程,颅脑损伤患者在受伤期间应该受到全面的关注,在急性期严密观察病情变化、保持呼吸道通畅、控制颅内压及中枢性高热是提高生存率的关键;恢复期注重补充能量以促进机体康复、加强基础护理以预防并发症、加强瘫痪肢体功能锻炼。综合康复训练能促进患者康复,提高生存质量。做好康复护理工作是影响颅脑损伤患者的预后的重要因素。

（一）急性期康复护理措施

当颅脑损伤患者的生命体征稳定,颅内压持续 24 h 稳定在 2.7 kPa(20 mmHg)以内时,急性期康复护理要早期介入,遵医嘱合理用药,稳定病情,提高觉醒能力,促进健忘症恢复,预防并发症,促进功能恢复。

1. 床上良肢位摆放　保持肢体的良肢位以防止关节挛缩和足下垂。偏瘫患者应进行良肢位摆放才能防止关节畸形的发生,包括仰卧位、健侧卧位和患侧卧位(图 4-3)。

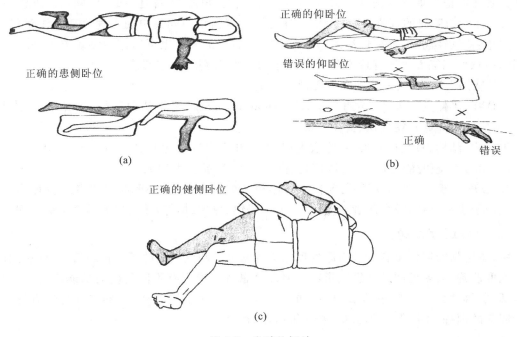

图 4-3　良肢位摆放

2. 定时翻身叩背　为预防并发症每 1～2 h 翻身叩背 1 次,防止局部受压过久发生压疮或坠积性肺炎,必要时可使用气垫床。翻身时护士应注意防止牵拉瘫痪的上肢,预防肩关节半脱位的形成。

3. 呼吸道管理　按时吸痰、雾化、湿化,如行呼吸机辅助呼吸,应严格管理呼吸机管路,保持呼吸道通畅,防止呼吸道感染。

4. 各关节被动活动　全身各关节每天进行 1～2 次的被动活动,每个关节活动 3～5 次,活动时要注意手法轻柔、缓慢,避免疼痛以及骨化的产生。

5. 牵拉与固定　牵拉易于缩短的肌群与软组织,必要时应用矫形器固定关节于功能位。

6. 康复练习　尽早开始床上活动和坐位、站位的练习。

7. 其他　理疗、按摩、针灸、高压氧等。

（二）恢复期

康复急性期过后,生命体征稳定 1～2 周后,可从运动障碍、认知障碍、行为障碍、言语障碍、情绪障碍、迟发癫痫等为切入点开始功能锻炼。

1. 运动障碍的训练　运动功能康复在恢复期,除继续前期的被动关节活动、站立床站立练习等治疗外,还必须强调患者的主动运动,康复方法要因人而异。对偏瘫为主的患者以恢复和建立运动的序列为主,可以根据神经发育、神经促通技术等进行治疗(翻身-起坐-坐位平衡-坐到站-站位平衡-步行)。对共济失调的患者应通过强化反馈,重新建立对动作的精确控制。此外,还要注意减轻痉挛、挛缩等情况对运动的影响。

2. 认知功能康复训练

(1) 记忆训练:过程必须遵循由简到难、由少到多、反复进行、多种感觉输入的原则,记忆训练的时间不宜过长,要趁患者注意力能集中的时候进行,要多给正面鼓励,切忌简单粗暴的批评。具体的记忆训练方法有 PQRST 法(预习、自问、再阅读、陈述、回答问题)、编故事法。

(2) 注意力障碍的训练:注意力是一种对一定事物指向和集中的心理活动。注意包括选择性注意、持续性注意、分离性注意。注意力障碍的评价方法也可以作为训练方法,除此以外常用的注意力训练方法还有猜测游戏、删除作业、时间感觉、数字阅读。

(3) 感知力训练:反复认知和使用训练。

失认症:半侧空间失认、疾病失认、Gerstmann 综合征(手指认识不能、计算不能、书写不能、左右定向力障碍)、视失认、身体失认。

失用症:结构失用、运动失用、穿衣失用、意念和意念运动性失用。

(4) 解决问题的能力训练:提取信息、排列数字、物品分类训练。

3. 心理护理 康复护理护士要仔细观察患者的行为举止,必要时对患者进行行为矫正,情感上给予患者支持,教会患者面对现实,消除恐惧、焦虑、抑郁,鼓励患者学会生活自理。

(三) 后遗症期康复

中、重型颅脑损伤患者经过临床处理和正规的早期和恢复期的康复护理后,各种功能已有不同程度改善,大多可回到社区或家庭。但部分患者仍遗留有不同程度的功能障碍。康复内容包括:①继续强化日常生活活动能力的训练,提高其生活质量;②矫形支具与轮椅的训练;③复职前的训练;④继续强化认知、心理等功能的训练。

六、健康教育

1. 早期康复护理介入 早期康复护理不仅可以促使受损的中枢神经系统得到进一步恢复,而且可避免二次残疾。因此,只要病情稳定,应尽早进行康复护理。

2. 全面康复护理 既要选择适当治疗方法进行反复训练,又必须进行认知、心理等其他康复训练,并持之以恒。

3. 社区、家庭共同参与 对颅脑损伤后的患者应把康复训练贯穿于家庭日常生活中,保证患者在家庭中得到长期、系统、合理的训练。家庭或陪护人员要掌握基本的训练方法和原则,了解训练的长期性、艰巨性及家庭康复护理的优点和意义。

4. 防止意外损伤 在训练过程中,陪护人员必须在旁指导,防止意外损伤,训练必须量力而行,防止运动量过大导致虚脱。训练计划因人而异,定期门诊随访。加强安全生产和交通安全教育对减少颅脑损伤的发生是十分重要的。

5. 心理康复指导 患者保持情绪稳定,避免不良情绪刺激;指导家属了解患者心理动态,给予心理支持,最大限度发挥患者的潜能,提高功能训练水平,改善生活质量。

知识链接

颅脑损伤与脑卒中的不同之处

	脑卒中	颅脑损伤
发病原因	脑出血、脑栓塞、蛛网膜下腔出血	外伤
前提条件	高血压、动脉硬化、脑血管畸形、心脏病	——
病变性质	有较局限的好发部位;局部脑血供障碍和脑组织受压	多为弥漫性、多灶性损害;原发的和继发的合并症发生率非常高
症状	常有典型偏瘫	障碍表现多种多样,常有精神、情感异常和认知及行为障碍
康复护理	以运动疗法为主的综合康复护理	以认知功能训练为主的综合康复护理

练习题

一、选择题

1. 颅脑损伤患者格拉斯哥昏迷量表评分 8 分提示(　　　)。

A. 昏迷　　　　　　　　B. 特重型损伤　　　　　　　　C. 严重损伤

D. 中度损伤　　　　　　E. 轻度损伤

2. 颅脑损伤患者在昏迷时应使用哪种量表来评价其颅脑受损的严重程度?(　　　)

A. MAS 量表　　　　　　　　B. Brunnstrom 量表

C. 格拉斯哥昏迷量表　　　　　D. Fugl-Meyer 量表

E. PTA 量表

3. 对于颅脑损伤患者护理不正确的是(　　　)。

A. 卧床,头抬高 15°～30°　　　B. 昏迷者要保持仰卧位

C. 保持呼吸道通畅　　　　　　D. 注意翻身,避免压疮

E. 床头备好吸引器

二、简答题

康复护理原则与目标是什么?

三、论述题

对颅脑损伤患者可做哪些健康教育?

(许菊芳)

子任务三　脑性瘫痪

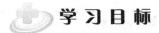 学习目标

1. 掌握脑性瘫痪的健康教育。
2. 熟悉脑性瘫痪的主要功能障碍、康复护理评定、康复护理原则、康复护理措施。
3. 了解脑性瘫痪的概述。

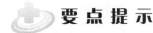 要点提示

脑性瘫痪康复护理原则：早期发现、早期康复；按发育规律循序渐进；全面康复，功能训练为主，注重医教结合；结合日常生活，强调家长参与；持之以恒。

 案例引导

患者，男，8岁，维吾尔族。以"发育迟缓伴肢体功能障碍8年"为主诉入院，查体：欠配合，被动体位，智力低下，不能言语，不能独坐及行走，不能抬头，颈软无抵抗，脊柱生理弯曲存在，活动度尚可，营养中等。双侧肘关节被动活动度约为170°，上肢肌张力为Ashworth 2级。双上肢肌力为5级，以上肢定向力及精细动作能力差，主动及被动活动均受限，双侧内收肌肌张力为Ashworth 3级，外展不受限。双侧膝关节主动可伸直至170°位，双膝肌张力为Ashworth 2级，双膝屈伸肌力5级。双足被动背伸0°至跖屈60°。双踝肌力5级，双踝关节肌张力为Ashworth 3级，双侧踝阵挛，Babinski征及Chaddock征均阳性。初步诊断为脑性瘫痪-痉挛型。

请问：1. 如何指导患儿家长正确抱患儿？
2. 患儿的康复护理原则是什么？

一、概述

脑性瘫痪（cerebral palsy，CP）简称脑瘫，由发育不成熟的大脑（产前、产时或产后）因先天性发育缺陷（畸形、宫内感染）或获得性（早产、低出生体重、窒息、缺氧缺血性脑病、核黄疸、外伤、感染）等非进行性损伤所致，是一组持续存在的中枢性运动和姿势发育障碍、活动受限症候群，这种症候群是由于发育中的胎儿或婴幼儿脑部非进行性损伤所致。脑瘫的运动障碍常伴有感觉、知觉、认知、交流和行为障碍，以及癫痫和继发性肌肉、骨骼问题。

我国脑瘫的患病率为每1000个活产儿中有2.0～3.5个。引起脑瘫的病因常为出生前、出生时、出生后1个月内，有早产、窒息、低体重、胎儿宫内窘迫和高胆红素血症。

二、主要功能障碍

（一）中枢性运动和姿势发育障碍

脑瘫的运动障碍表现有运动发育落后，如患儿抬头、翻身、坐、爬、跪、站、走等躯干和四肢运动发育落后或停滞。主动运动困难，分离运动不充分，动作僵硬，平衡功能差、不协调、不对称，出现各种异常的运动模式。姿势异常，出现了联合反应和共同运动、不随意运动、共济失调、运动缓慢等。

（二）姿势异常

由于有肌张力异常，肌肉或紧张或松弛，以及缺乏大脑高级中枢上位神经元对下位神经元的控制，粗大的原始反射就会释放出来，持续存在。还有病理反射的出现，使得脑瘫患儿不能完成正常的活动。如患儿头和四肢不能保持在中线位，四肢或全身痉挛，角弓反张，头颈扭曲，躯干过伸，不能保持姿势的平衡等（图 4-4）。

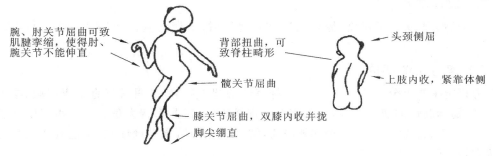

图 4-4　脑瘫患儿典型的姿势异常

（三）智力障碍

脑瘫患儿中大约 25％智力正常，约 50％有轻度或中度智力障碍，约 25％有重度智力障碍。

（四）视力障碍

脑瘫患儿中有 55％～60％在视觉上有问题，最常见的是 25％有斜视，10％有偏盲。

（五）听力障碍

脑瘫患儿中约有 8％是完全失聪，约有 12％的患儿部分听力丧失。

（六）知觉异常

脑瘫患儿中有 41.7％～72.3％有知觉缺失，他们对痛的刺激、尿布的干湿、物体的光滑与粗糙感觉正常，但对身体位置的知觉会缺失。

（七）言语障碍

约有 38％的脑瘫患儿有不同程度的言语障碍，往往先出现吸吮困难、吞咽和咀嚼困难、发音不清、构音障碍、语言表达障碍及失语症等。

（八）情绪及行为障碍

脑瘫患儿多数比较内向、畏缩、紧张，容易有发怒、破坏、攻击、自残等情绪和行为。也有的好动，无片刻安宁，而手足徐动型的则比较外向，不惧怕。

（九）学习障碍

脑瘫患儿由于有智力、听力、视力障碍，所以注意力不集中、学习积极性不高，学习能力较差，只有 25% 是正常的。

（十）癫痫

脑瘫患儿中有 45% 会出现癫痫，发作时双眼呆滞、全身强直、四肢抽动、口吐白沫等。

（十一）生长发育迟缓

略。

三、康复护理评定

（一）健康状态评估

患儿及父母一般状况、孕期和分娩情况、患儿生长发育情况评估。

（二）躯体功能评估

肌力、肌张力、关节活动度、原始反射和姿势反射、平衡反应、协调能力、站立与步态功能评估。

（三）智力功能评估

智力评定基本上分为两大类：一类是筛查性的智力测验，如丹佛发育筛查测验、绘人测验等；另一类是诊断性的智力测验，如盖塞尔发育量表、韦氏儿童智力量表等。由于脑瘫患儿常伴有运动、语言、智力、认知等多种功能障碍，智力测验的结果准确性差，不能真实反映患儿实际的智力程度。

（四）言语功能评估

主要通过交流、观察或使用通用量表，评估患者有无言语功能障碍。

（五）感觉、知觉功能评估

可通过温、触、压觉的检查来确定障碍情况，也可通过询问家长，得知患儿是否不喜欢他人抚摸与抱，是否对各种感觉反应不灵敏等。

（六）日常生活活动能力评估

目前多采用日常生活活动能力评定量表、能力低下儿童评定量表和儿童功能独立检查量表。

（七）心理-社会评估

（1）评估患儿家长对患儿患病的反应、采取的态度和认知程度，以及家庭和社会支持系统情况。

（2）对不伴有智力障碍的年长儿，评估其对患病的反应和接受程度。目前使用较为广泛的是评定儿童行为和情绪的量表 Achenbach 儿童行为量表，主要用于评定儿童的社交能力和行为问题；Conners 儿童行为量表主要评定儿童行为问题，特别是儿童注意缺陷多动障碍；儿童孤独症评定量表（CARS）、克氏孤独症行为量表（克氏评分）等。

四、康复护理原则与目标

(一) 康复护理原则

早期发现异常表现，早期干预；综合性康复，与日常生活相结合；康复训练与游戏相结合；按发育规律循序渐进；集中式康复与社区、家庭康复相结合；持之以恒。

(二) 康复护理目标

利用各种有益的康复护理手段，对脑瘫患儿进行全面的康复护理，减轻致残因素造成的后果，尽最大努力改善功能，提高运动能力、言语功能和生活自理能力，争取达到能接受教育（正常教育或特殊教育）和生活自理，最大限度地回归社会。

五、康复护理措施

(一) 基础护理

1. 心理护理 脑瘫患儿引起的情绪、行为障碍均与脑功能受损有关，可表现为任性、好哭、固执、孤僻、情感脆弱、情绪不稳定、易激动。护理人员要了解患儿的心理，耐心细致地讲解、密切观察其情绪变化，充分了解患儿需求，给以积极、正确的引导。患儿家属和医护人员应延长与患儿接触时间，强化肢体交流，鼓励患儿主动交流和运动，医护人员积极营造愉快轻松的氛围。对有悲观情绪的家长应给予及时正确的疏导，帮助他们认识疾病，向家长介绍脑瘫的发生、发展及预后知识，提高其康复意识，使之主动配合治疗。

2. 日常基础护理 病情严重和不能保持坐位的脑瘫患儿往往长时间卧床，护理人员应经常帮助患儿翻身，白天尽量减少卧床时间，保证患儿有足够的活动量，防止压疮的发生。脑瘫患儿进行行走站立等运动时，由于肌张力、平衡的异常，易跌倒、摔伤。癫痫的发作也使脑瘫患儿更易出现危险。所以，要根据患儿的运动能力，及早对周围环境进行改造，尽量减少其周围的危险因素。另外，要注意补充适量的粗纤维食物，防止便秘。及时清理大小便，保证皮肤清洁，无臀红发生。

3. 脑瘫患儿日常的良肢位摆放

1）正确的抱法

（1）痉挛型脑瘫患儿的抱法：护理人员一手托住脑瘫患儿的臀部，另一手扶住患儿的肩背部，把儿童头部竖直，与护理人员之间保持良好的视觉交流（或头放在护理人员的肩部），并侧抱在怀中，将内收肌痉挛的双腿分开在护理人员的身体两侧，轻度屈曲外展，达到缓解内收肌痉挛的目的（图 4-5）。

（2）不随意运动型脑瘫患儿的抱法：让患儿呈"抱球"姿势，使其双腿靠拢，髋、膝关节屈曲，护理人员两手前伸抱住患者的双膝，头前屈；然后将患儿抱在胸前，或抱在身体一侧，注意抑制患儿肢体的不自主运动，保持患儿的四肢躯干居中对称；将患儿抱好后，使患儿的面部朝前方，双手合在一起，双腿靠拢膝关节和髋关节，同时屈曲后尽量靠近胸部，主要是控制患儿不自主的动作，使患儿保持姿势和体位的稳定性（图 4-6）。

2）正确的卧位姿势

侧卧位：适合各种脑瘫患儿，特别是具有非对称性紧张性颈反射（ATNR）的患儿，可抑制原始反射。在侧卧位时患儿两手容易伸向中线位，有利于伸展肘关节，促进上肢运动发育。

俯卧位：适合训练头部控制能力，促进脑瘫患儿的抬头。

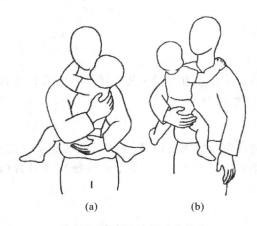

图 4-5　痉挛型脑瘫患儿抱姿

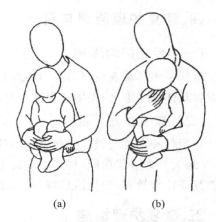

图 4-6　不随意运动型脑瘫患儿抱姿

肌张力增高患儿的卧位姿势：肌张力高，头部后仰，躯干、四肢姿势不对称，可以使用吊床，减轻四肢过度伸展，保持头部在中线位。对严重肌张力增高的儿童，可以使用支撑垫和滚筒，固定头部，弯曲髋部，保持骨盆在中立位。

3）正确的坐位姿势　护理人员坐（跪）在患儿后面，用自己胸腹部顶住患儿腰背部，保持患儿的脊柱正直，防止后凸；使患儿的髋部屈曲90°，减轻脊柱后凸。在患儿前面的凳子上放一些玩具，让患儿保持正确坐姿的同时，进行手功能的训练。角椅在患儿坐位时提供头部支撑，防止头部后仰及左右偏斜，保持正中位；90°的靠背，限制肩部收缩，使肩部旋前，促进双手放置中线位，自由活动；保持躯干正直，避免脊柱后凸或侧弯；使髋关节保持90°，两下肢分开，膝部伸展。

4）正确的跪位（膝立位）姿势　让患儿双膝部靠拢，大腿与小腿呈90°，髋关节充分伸展，躯干与大腿呈直线（180°），护理人员给予必要的扶持。

5）正确的站立姿势　护理人员在患儿后面，用双手扶住患儿骨盆两侧，让患儿尽可能双腿直立，骨盆保持在中立位上，处于正确的静态站立姿势；在完成静态站立后，逐步在站立时对头、躯干、四肢等进行随意活动，并保持相对的平衡，体验正确的站立姿势。

（二）运动疗法护理

在抑制患儿异常运动的基础上，运用促进技术，按运动发育程序，从低级到高级进行训练，促使其正常运动功能建立。

1. 仰卧位的姿势控制训练

（1）头部控制训练：头部控制发育是人体运动发育的基础。由于紧张性迷路反射的影响，脑瘫患儿可能会出现角弓反张，表现为头向后仰，双肩旋前上抬。纠正时用双前臂轻压患儿双肩，双手托住患儿头部两侧，先使小儿颈部拉伸，再用双手轻轻向上抬起头部。

（2）身体的旋转动作训练：目的是提高翻身坐起的能力。患儿处于仰卧位，双下肢屈曲立位，训练者用自己双腿夹住患儿的双下肢以固定，并用自己的双上肢交叉握住患儿的双手。如果让患儿向右侧旋转，就让患儿的右侧上肢轻轻地内旋并保持住，用左手抓握住患儿的左手或左臂向右侧诱导，同时，头部也向右侧旋转。开始训练时应适当地给予帮助和诱导，最后尽可能让患儿自己完成这个动作。

（3）骨盆的控制训练：有骨盆上抬训练，即患儿双下肢屈曲立位，上抬骨盆，治疗者可根据患儿的情况，对患儿进行辅助或施加阻力，或进行单侧骨盆上抬训练。

（4）髋关节的内收、外展的控制训练：对于肌张力较高而造成肌肉挛缩的，双下肢会出现内旋的剪刀样姿势。有的患儿由于肌张力低，出现外展、膝关节几乎不能保持屈曲立位，此时的姿势称为"青蛙"姿势。对于常出现剪刀样姿势的脑瘫患儿要尽可能早期进行关节活动范围的训练，维持其正常的关节活动度或扩大受限的关节活动范围，其主要训练方法是对髋关节的外展外旋肌进行牵拉，以扩大关节活动范围。对于"青蛙"姿势的患儿，主要的训练方法是让患儿练习髋关节的内收内旋动作。

2．俯卧位的姿势控制训练

（1）俯卧位的头部控制训练及对伸肌进行刺激的训练：俯卧位头部上抬的训练，主要的目的就是提高脑瘫患儿头部的控制能力和头、颈部的抗重力伸展能力。可以提高伸肌在各种姿势的作用，进而相对降低了屈肌的紧张度。但是，对于异常的伸肌紧张性姿势的脑瘫患儿要避免采用这一训练方法。

（2）俯卧在楔板上的支撑训练：肘部支持训练、手膝跪立位控制训练等，以上训练都是为爬行移动做准备。

（3）爬行动作的训练：首先是进行后侧上肢的上抬训练，利用其余三个肢体支持体重，然后使身体重心随两下肢的交替动作左右转移。正常的爬行动作是在对角线上的上下肢同时向前迈出，但在爬行动作训练初期，先要进行单肢体按一定顺序的向前迈出训练，即右手-左膝-左手-右膝，渐渐过渡到正常的爬行动作与爬行速度。

（4）俯卧位时膝关节屈曲的控制训练及髋关节后伸训练：髋关节后伸训练是让患儿在俯卧位将下肢伸直，腿上抬，注意不要让患儿的臀部向上翘起。膝关节的屈曲控制训练也是在俯卧位让患儿上抬小腿到最大范围，并且在患儿将小腿抬高到与地面呈90°时保持这种姿势，注意活动的速度尽可能地缓慢和均匀。

3．坐位训练

（1）肌张力低下型：治疗者用一手扶患儿胸部，另一手扶其腰部，帮助患儿坐稳。亦可将患儿置于自己的大腿上进行上述操作，这一体位有利于患儿将双腿分开，手放在中线位活动。

（2）痉挛型：治疗者可将自己的双手从患儿腋下穿过，用双臂顶住患儿双肩，阻止肩胛骨内收，同时用双手将患儿大腿外旋分开，再用双手分别按压患儿的双膝，使下肢伸直。

（3）手足徐动型：治疗手法是将患儿双腿并拢后屈曲，然后用双手握住患儿的双肩，做肩关节内旋动作，带动肩胛骨向外使双手放到身前，便于玩耍。

4．站立训练

（1）从跪到站立：四点跪训练—双膝跪训练—蹲起训练。

（2）扶助站立训练：从坐位站起—从跪位站起—从椅子上站起—单腿站立。

5．步行训练　步行要求有一定的动态平衡能力，即重心转移能力，同时要有很好的上、下肢协调能力。平地行走可用助行器或在双杠内训练；上下楼梯可用步态矫正训练。

（三）作业治疗护理

选择性地进行作业活动训练，重点是日常生活活动能力训练。

1．智力训练　包括言语、认读、书写、理解、表达。随着智力的发展，可以提高患儿对运动疗法、作业疗法各动作要领的理解，对改善其功能有积极的促进意义。

2．进食训练　选择适合个体发育阶段的、不容易呛咳的、患儿易接受的饮食。训练中注意增加头部稳定,头肩稍前倾,使脊柱伸直,收下颌。每日进行舌操训练,即舌的上下左右运动,逐渐学会自我控制随意运动的能力。如图 4-7 所示,为进食训练中需注意的几点。

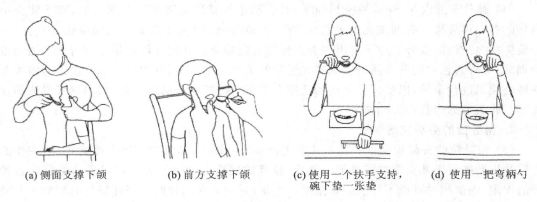

(a) 侧面支撑下颌　　(b) 前方支撑下颌　　(c) 使用一个扶手支持,碗下垫一张垫　　(d) 使用一把弯柄勺

图 4-7　进食训练

3. 穿脱衣训练　穿衣训练时选择侧卧位或坐位,要加强患儿对自身肢体、上衣、裤子、鞋袜的认知训练。应选择稍大、宽松的衣服,易于患儿掌握。方法为护士帮助患儿穿脱衣时,患儿予以合作后,鼓励患儿自己脱衣、穿衣。

4. 大小便训练　教会患儿自己用便盆或厕所大小便,包括向下脱衣裤—坐下—站起—提裤过程。训练患儿养成大小便的规律,保持睡觉时不尿床。随年龄增长教会患儿在排便前向大人预示,学会使用手纸、穿脱裤子的动作等。一些帮助患儿大小便的方法见图 4-8。

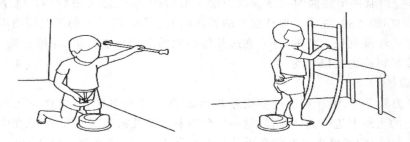

图 4-8　一些帮助患儿大小便的方法

(四) 言语治疗

脑瘫患儿的言语训练应尽早开始,一般训练方式从一对一到与集体训练相结合,根据患儿的言语障碍类型、程度不同,制订出个性化训练方案,包括构音器官训练、发音训练、语音训练、语言理解训练、语言节奏训练等。提高患儿的语言表达能力和理解能力,恢复患儿语言交际能力,是言语治疗的最终目的。

六、健康教育

1. 脑瘫的康复　脑瘫的康复是一个长期的过程,所需费用高、耗时长,在精神上、身体上和经济上给家庭和社会带来极大的负担。因此,做好脑瘫的预防、治疗和教育相关的知识宣教工作,具有重要的现实意义。

2. 脑瘫的预防　从产前、围生期和产后保健的 3 个方面,告知家长预防脑瘫发生的知识和措施,如避免近亲结婚、进行优生优育和孕前保健,怀孕期间避免接触有毒有害物质、避免感染、避免早产和新生儿颅内出血的发生等。

3. 早发现、早诊断和早治疗　小儿出生后应定期到医疗机构进行体格检查，特别是有高危因素者，有利于及时发现脑瘫的临床表现，采取有效的干预和治疗措施，避免贻误治疗时机。

4. 指导家属开展家庭训练　指导家属掌握正确照顾患儿和进行日常生活活动训练的方法，如卧位、抱姿和进食体位的选择等，避免过度保护和单一、枯燥的训练方式，鼓励采用游戏、娱乐形式训练等。

知识链接

脑瘫的临床分型

1. 痉挛型四肢瘫（spastic quadriplegia）　以锥体系受损为主，包括皮质运动区损伤，牵张反射亢进是本型的特征。

2. 痉挛型双瘫（spastic diplegia）　症状同痉挛型四肢瘫，主要表现为双下肢痉挛及功能障碍重于双上肢。

3. 痉挛型偏瘫（spastic hemiplegia）　症状同痉挛型四肢瘫，表现在一侧肢体。

4. 不随意运动型（dyskinetic）　以锥体外系受损为主，主要包括舞蹈徐动症（choreoathetosis）和肌张力障碍（dystonia）；该型最明显的特征是非对称性姿势，头部和四肢出现不随意运动。

5. 共济失调型（ataxia）　以小脑受损为主，以及锥体系、锥体外系损伤。主要特点是由于运动感觉和平衡感觉障碍造成不协调运动。

6. 混合型（mixed types）　具有两型以上的特点。

练习题

一、名词解释

脑性瘫痪

二、选择题

1. 小儿脑瘫的言语治疗不包括（　　　　）。

A. 语音训练　　　B. 发音训练　　　C. 语言理解训练　　　D. 读写训练　　　E. 语言节奏训练

2. 小儿脑瘫的康复护理原则不包括（　　　　）。

A. 早发现、早诊断、早治疗　　　　B. 治疗-游戏-教育三结合

C. 自然恢复　　　　D. 注意家属的作用　　　E. 持之以恒

3. 脑瘫的治疗原则错误的是（　　　　）。

A. 早发现、早治疗　　　　B. 封闭式训练，避免家长干扰训练效果

C. 趣味性　　　　D. 个体化治疗　　　E. 综合治疗

4. 有关脑瘫的描述，下列哪项是正确的？（　　　　）

A. 由于医学的发展，脑瘫的发病率明显下降

B. 脑瘫的康复治疗目标是达到同龄儿的正常发育水平

C. 脑瘫是儿童运动残疾中最常见的疾病

D. 脑瘫的发病均有明显病因　　　　E. 脑瘫不可治疗

5. 脑瘫患儿的主要功能障碍表现为（　　）。

A. 运动、姿势障碍　　　　　　　B. 感知觉障碍

C. 智力、情绪障碍　　　　　　　D. 语言、听力障碍　　　E. 视、听觉障碍

三、填空题

1. 脑瘫指小儿出生前至出生后一个月内，由各种致病因素所致的非进行性脑损伤综合征。主要表现为_____和_____。

2. 作业治疗训练包括智力训练、进食训练、_____和_____。

四、论述题

如何指导痉挛型和不随意型脑瘫患儿的家长正确抱患儿？

（许菊芳）

子任务四　脊髓损伤的康复护理

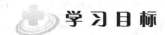

学习目标

1. 掌握康复护理措施及健康教育。

2. 熟悉脊髓损伤常见并发症的康复护理。

3. 了解脊髓损伤的定义、脊髓损伤严重程度的评定。

案例引导

患者，男，33岁，今年8月29日骑三轮车时不慎翻车，腰部着地，双下肢当即不能活动，当地医院摄片示"T_{12}椎体粉碎性骨折伴完全脱位"，转至某医院行"T_{12}椎体骨折伴脱位复位＋内固定术"。术后卧床1月余后，可佩戴胸腰托支具在双手扶持下坐数小时，但不能站立、行走；有漏尿。曾行康复治疗，已能独立在平地使用轮椅以及辅助站立10 min。但住院期间发现膀胱内多发结石，即转入泌尿外科行膀胱镜下激光碎石治疗。目前结石已排出，今日再入院继续康复训练。病程中无畏寒、发热，无肉眼血尿。患者精神良好，食欲、睡眠正常，留置导尿，便秘，以开塞露辅助通便。

请问：1. 请分析该患者出现大小便异常的原因。

2. 针对这种异常应该采取的康复护理措施是什么？

一、概述

脊髓损伤（spinal cord injury，SCI）是由各种不同的致病因素（外伤、肿瘤、炎症等）引起的脊髓结构和功能的损害，造成损伤平面以下的神经功能（运动、感觉、括约肌及自主神经功能）障碍或丧失的临床综合征。脊髓损伤是一种致残率很高的疾病，往往造成患者不同程度的瘫痪，并且延续终生，严重影响患者生命质量。脊髓损伤的发病多以20～40岁青壮年为主，男性

约为女性的 4 倍。根据致病原因,脊髓损伤分为外伤性脊髓损伤和非外伤性脊髓损伤;外伤性脊髓损伤常见于交通、工业、高空作业、体育事故或自然灾害、战争创伤等,其中交通事故最常见;非外伤性脊髓损伤见于脊髓血管畸形出血、脊髓炎、脊髓肿瘤等。近年来,随着临床、康复医疗水平的不断提高,康复治疗已经介入到脊髓损伤患者急性期的处理,通过规范的康复治疗、康复训练可有效地治疗和预防各种并发症的发生,显著降低患者的致残率,并充分发挥身体残余功能,提高患者的生活质量,使其回归家庭、重返社会。

二、主要功能障碍

(一) 运动感觉功能障碍

脊髓损伤在 $C_1 \sim C_8$ 的患者可发生四肢瘫,损伤平面在 T_1 或以下的患者可致截瘫。完全性脊髓损伤表现为损伤平面以下的感觉运动功能完全丧失;不完全性脊髓损伤可表现为以下不同的临床综合征。

1. 中央束综合征　上肢神经受累和功能障碍较下肢严重,行走功能恢复的可能性较大,大小便功能恢复尚可,而上肢功能恢复的预期不太乐观。

2. 脊髓半切综合征　损伤同侧肢体的本体感觉和运动功能丧失,对侧肢体温痛觉丧失。

3. 前束综合征　脊髓前部损伤,损伤平面以下运动和温痛觉丧失,而本体感觉存在。

4. 脊髓圆锥综合征　主要特征为大小便功能障碍,对称性骶尾部感觉障碍,而下肢运动障碍较轻。

5. 马尾损伤综合征　特点为膀胱、肠道及下肢反射消失,受影响的肌肉萎缩和肌张力降低。

(二) 循环系统障碍

由于迷走神经从脑干发出,而交感神经的发出水平在 T_6 以下,因此 T_6 以上的脊髓损伤失去了对交感神经元的兴奋与抑制的控制,导致出现以下几种情况。

(1) 心动过缓。

(2) 体位性低血压。

(3) 水肿。

(4) 深静脉血栓形成或栓塞。

(三) 自主神经反射障碍

自主神经反射障碍常在脊髓休克结束后发生,见于 T_6 以上的脊髓损伤患者,是一种脊髓损伤特有的、威胁患者生命的严重并发症。其是由于脊髓损伤后损伤水平以下的刺激引起交感神经肾上腺素能的介质突然释放,导致自主神经系统中交感与副交感的平衡失调所引起。自主神经反射障碍主要表现为血压升高、脉搏变慢、剧烈头痛、颜面潮红、鼻黏膜充血堵塞、损伤平面以上出汗、寒战、发冷、焦虑不安、恶心、有尿意,亦可有短暂的视物不清、口腔金属味、头晕、惊厥以及脑出血等。

(四) 呼吸系统障碍

脊髓损伤患者长期卧床,抵抗力降低;肺循环不畅,支气管及喉内的分泌物不易排出,容易发生上呼吸道感染,特别是高位颈脊髓损伤的患者,容易发生夜间呼吸暂停,严重者甚至发生窒息。

（五）膀胱功能障碍

分上运动神经源性膀胱和下运动神经源性膀胱。上运动神经源性膀胱发生于颈胸腰脊髓损伤的患者,其特点是膀胱的肌肉痉挛使膀胱容量缩小,因此小便次数增加而每次的小便量减少;而下运动神经源性膀胱发生于骶髓和马尾神经损伤的患者,其特点是膀胱肌肉瘫痪,膀胱容量增大,当膀胱不能容纳更多的尿量时就会发生溢尿。

（六）日常生活活动障碍

患者日常生活活动能力与其脊髓损伤平面的高低有密切关系,损伤平面越高,日常生活活动能力越差,预后也越差。

（七）心理障碍

脊髓损伤多突然发生,给患者造成严重身体伤害的同时也会引发一系列的心理问题,最常见的就是焦虑、抑郁等心理问题,并由此导致患者出现不同程度的失眠、纳差、脾气暴躁、冲动等症状,使治疗依从性下降,严重影响了患者的康复治疗进程。

三、康复护理评定

（一）神经损伤平面的评定

神经损伤平面是指脊髓具有身体双侧正常感觉、运动功能的最低节段。脊髓损伤平面与功能预后直接相关,脊髓损伤后感觉和运动平面可以不一致,左右两侧也可能不同。若出现两侧神经损伤不在同一平面上,综合判断仍取功能完好的最低脊髓节段水平,如评定左侧平面为 C_4,右侧平面为 C_5,综合判断就是 C_4 损伤。神经损伤平面的综合判断通常以运动损伤平面为主要依据,但 $T_2 \sim L_1$ 损伤无法评定运动损伤平面,故要依赖感觉损伤平面来确定神经损伤平面。C_4 损伤采用膈肌作为运动损伤平面的主要参考依据。神经损伤平面的确定采用关键肌和关键点的方式来评定,采用积分方式使不同平面及损伤分类的患者可以横向比较严重程度。

1. 运动损伤平面的确定 临床上用肌力达到 3 级及以上的关键肌来确定运动损伤平面,但该平面以上的关键肌必须达到 4 级及以上的肌力。运动检测的必查项目为检查身体两侧各自 10 对肌节中的关键肌,检查顺序为自上而下。除下面这些肌肉的两侧检查外,还检查肛门括约肌,以肛门指检来感觉肛门括约肌的收缩,评定分级为存在或缺失,这一检查只用于判断是否为完全性损伤。运动积分是运用徒手肌力评定法,将肌力（0~5 级）作为分值,把各关键肌的分值相加,正常者两侧运动功能总积分为 100 分,运动关键肌平面见表 4-3。

表 4-3　运动关键肌平面

平面	关键肌	平面	关键肌
C_5	屈肘肌（肱二头肌、旋前圆肌）	L_2	屈髋肌（髂腰肌）
C_6	伸腕肌（桡侧伸腕长肌和短肌）	L_3	伸膝肌（股四头肌）
C_7	伸肘肌（肱三头肌）	L_4	足背屈肌（胫前肌）
C_8	中指屈指肌（指伸屈肌）	L_5	长伸趾肌（趾长伸肌）
T_1	小指外展肌（小指外展肌）	S_1	小腿三头肌（腓肠肌、比目鱼肌）

2. 感觉损伤平面的确定　脊髓损伤后,保持正常感觉功能(痛、温、触、压及本体感觉)的最低脊髓节段(皮节)。关键点标志感觉神经平面的皮肤标志性部位。感觉检查包括身体两侧28 对皮区关键点,每个关键点要检查两种感觉,即针刺觉和轻触觉,并按三个等级分别评定打分。0＝缺失;1＝障碍(部分障碍或感觉改变,包括感觉过敏);2＝正常;NT＝无法检查。正常者两侧感觉总积分为 112 分,感觉关键点平面见表 4-4。

表 4-4　感觉关键点平面

平面	关键点	平面	关键点
C_2	枕骨粗隆	T_8	第八肋间(T_7 与 T_9 之间)
C_3	锁骨上窝	T_9	第九肋间(T_8 与 T_{10} 之间)
C_4	肩锁关节的顶部	T_{10}	第十肋间(脐水平)
C_5	肘前窝的桡侧面	T_{11}	第十一肋间(T_{10} 与 T_{12} 之间)
C_6	拇指	T_{12}	腹股沟韧带中点
C_7	中指	L_1	T_{12} 与 L_2 之间上 1/3 处
C_8	小指	L_2	大腿前中部
T_1	肘前窝的尺侧面	L_3	股骨内上髁
T_2	腋窝	L_4	内踝
T_3	第三肋间	L_5	足背第三跖趾关节
T_4	第四肋间(乳线)	S_1	足跟外侧
T_5	第五肋间(T_4 与 T_6 之间)	S_2	腘窝中点
T_6	第六肋间(剑突水平)	S_3	坐骨结节
T_7	第七肋间	$S_4 \sim S_5$	会阴部

(二) 脊髓损伤严重程度的评定

脊髓损伤严重程度分完全性脊髓损伤和不完全性脊髓损伤。完全性脊髓损伤表现为损伤平面以下的感觉运动功能完全丧失。包括:颈脊髓损伤($C_1 \sim C_8$)造成四肢瘫,胸脊髓损伤(T_1 以下)造成截瘫;不完全性脊髓损伤可表现为不同的临床综合征。下表是采用美国脊髓损伤协会(ASIA)的损伤分级法将脊髓损伤分为 A、B、C、D、E 五级,详见表 4-5。

表 4-5　脊髓损伤严重程度的评定

分级	分级名称	运动感觉特征
A	完全性脊髓损伤	骶段无感觉或运动功能
B	不完全性脊髓损伤	神经平面以下包括骶段($S_4 \sim S_5$)有感觉功能,但无运动功能
C	不完全性脊髓损伤	神经平面以下有运动功能,大部分关键肌肌力小于 3 级
D	不完全性脊髓损伤	神经平面以下有运动功能,大部分关键肌肌力等于或大于 3 级
E	正常	感觉和运动功能正常,但肌张力增高

（三）日常生活活动能力的评定

评定脊髓损伤患者的日常生活活动能力应根据瘫痪的情况，分别用不同的方法评定。（具体评定方法见项目二。）

（四）不同损伤水平患者的功能预后评定

脊髓损伤平面与功能预后密切相关，对于完全性脊髓损伤患者来说，损伤平面一旦确定，功能预后就已确定；不完全性脊髓损伤患者，应积极采取康复护理措施，以达到最佳的康复水平。所以了解脊髓损伤平面与对应的肌肉、运动、自理能力之间的对应关系，对指导患者进行康复训练及判断治疗效果非常重要。具体内容见表4-6。

表 4-6　脊髓损伤平面与预后的关系

损伤平面	最低位有功能肌群	活动能力	生活能力
$C_1 \sim C_4$	颈肌	依赖膈肌维持呼吸，可用声控方式操纵某些活动	完全依赖
C_4	膈肌、斜方肌	需用电动高靠背轮椅，有时需辅助呼吸	高度依赖
C_5	三角肌、肱二头肌	可用手在平坦路面上驱动高靠背轮椅，需上肢辅助具及特殊轮椅	大部分依赖
C_6	胸大肌、桡侧腕伸肌	可用手驱动轮椅，基本独立完成转移，自己开特殊改装汽车，独立穿上衣	中度依赖
$C_7 \sim C_8$	肱三头肌、桡侧腕屈肌、指深屈肌、手肌	可独立完成由床向轮椅、厕所、浴室间的转移	大部分自理
$T_1 \sim T_6$	上部肋间肌、上部背肌群	独立使用轮椅，用连腰带的支具扶拐短距离步行	大部分自理
T_{12}	腹肌、胸肌、背肌	用长腿支具扶拐步行，长距离行动需要轮椅	基本自理
L_4	股四头肌	用短腿支具扶拐步行，不需要轮椅	基本自理

（五）自主性反射障碍评定

自主性反射障碍最常见的原因为膀胱和肠道的扩张；衣服、绷带、支具等对身体过紧的约束；压疮、感染、导尿、检查、潮湿及冷热刺激等，根据患者临床症状和体征可快速做出判断。

（六）心理评定

脊髓损伤患者因有不同程度的功能障碍，会产生严重的心理负担及社会压力，对疾病康复有直接影响。因此，要评估患者及家属对疾病和康复的认知程度、心理状态、家庭及社会的支持程度。

（七）膀胱功能评定

膀胱功能的评定可以通过尿流动力学检查测定残余尿量、膀胱容量及压力、尿流率、逼尿肌和括约肌的协调情况等指标来粗略评估。

四、护理

（一）主要护理问题

1. 心理障碍　与发病太突然有关。

2. 自理能力缺陷　与损伤导致的肢体运动和感觉功能障碍有关。

3. 排泄障碍　与损伤导致神经功能障碍有关。

4. 躯体活动障碍　与损伤导致的肢体运动障碍有关。

5. 潜在的皮肤完整性受损　与长期卧床有关。

6. 潜在并发症:深静脉血栓　与外伤及活动减少有关。

(二)康复护理目标

1. 近期目标

(1)患者接受患病的现实,心理逐渐恢复正常,积极配合治疗和护理。

(2)患者疾病稳定,尽早介入康复护理后各种功能障碍均有康复的迹象。

(3)保持皮肤完整,无压疮发生。

(4)患者无并发症发生。

(5)患者生活基本自理。

2. 远期目标

(1)患者心理健康,积极面对生活。

(2)患者各种功能障碍康复效果满意。

(3)生活能基本自理,回归家庭,回归社会。

(三)康复护理措施

急性脊髓损伤的处理原则是预防为主、综合治疗和早期康复。

1. 急性期康复护理　脊髓损伤的康复护理应在损伤后就立即介入。从急救现场开始,一旦怀疑有脊柱、脊髓损伤,采取制动固定后再移动至关重要,搬运时至少3人参与,转送时用平板或担架,勿强行改变患者的体位,防止发生二次损伤。马上运送到就近医院及时救治,最好在伤后6 h内,最晚在伤后24 h内对其进行手术治疗。同时早期对患者及家属进行教育,使其积极配合康复护理。

1)正确的体位　保持患者在床上正确的体位,保持脊柱稳定性,有助于预防关节挛缩和畸形,减少痉挛和保持关节活动度,预防压疮及脊髓神经的进一步损伤。

(1)良肢位的摆放:颈椎骨折的患者用颈托或围领固定与制动,呈中立位,防止颈部过仰,也可在颈两侧放置沙袋或小圆枕,以防颈部左右转动加重损伤脊髓神经。

①仰卧位:a.上肢体位:双上肢放于身体两侧,肩可以放置在内收位、中立位或前伸的位置,肘关节伸直,手前臂旋后,腕背伸30°～40°,手指稍屈曲,拇指对掌,手抓握毛巾。b.下肢体位:髋关节伸直位,轻度外展,膝关节伸直,膝下垫一小软枕,双足抵住足板,使踝关节处于背屈90°。

②侧卧位:a.上肢体位:上侧肢体的肩、肘关节伸直位,手及前臂中立位,胸前可垫一软枕,下侧肢体肩关节前屈90°,屈肘90°。b.下肢体位:可轻度屈髋20°,膝关节屈曲60°左右,踝关节背伸或足趾伸直位。背部、双腿之间可放一软枕。

③俯卧位:髋关节伸展,踝关节垂直。

(2)体位变换:正确更换体位是预防压疮和关节挛缩的重要环节。鼓励患者早期进行床上活动,定时更换体位。更换体位时应遵循以下几点:①定时:急性期应每2 h按顺序更换一次,恢复期可每3～4 h更换一次体位。②轴线翻身:颈椎术后患者,除有手术内固定和颈部围领外固定外,翻身时一定要注意轴线翻身,头和躯干必须同时翻转,需 3 人同时辅助进行,避免扭曲、旋转和拖拉,造成严重后果。每次更换体位时,应检查患者骨突处的皮肤情况,使床单平整、清洁,有条件者可使用气垫床。③卧位到坐位的变换:在确定脊柱稳定的情况下,尽早训练患者床上坐起,逐步实现卧坐转换,预防直立性低血压的发生。

2) 大小便的护理　脊髓损伤后 1～2 周内多采用留置导尿的方法,指导并教会定期开放尿管,一般每 3～4 h 开放一次,夜间 4～6 h 开放一次,一般认为膀胱储尿在 300～400 mL 时有利于膀胱自主收缩功能的恢复。留置导尿管期间每天饮水量必须达到 2500～3000 mL,以预防尿路感染的发生,尿道口注意清洁护理,每天更换引流袋。当发生尿路感染时,应拔出尿管,必要时使用抗生素。如果病情允许,最好采取间歇性清洁导尿,以减少对医务人员的依赖性,提高生活质量,也有利于膀胱功能的恢复。间歇性清洁导尿常用较细的导尿管,每次排尿时导尿管用等渗盐水冲洗后即可使用,在间歇性清洁导尿期间,进水量可以减少到每天 1800 mL。按照以下程序安排每天的饮水量:一般早餐、中餐、晚餐各 400 mL,10:00、16:00 及 20:00 各 200 mL,晚上不饮水,输液患者可酌情减少。导尿时间一般间隔 4～6 h,每天不超过 6 次;每次导尿时膀胱内尿量不超过 500 mL,避免膀胱过度充盈。当残余尿量少于 80 mL 或膀胱容量在 20% 以下时,即可停止间歇性清洁导尿。脊髓损伤后排便主要问题是便秘,要注意定时排便习惯的培养。以 2～3 天一次为宜,便后注意肛周皮肤的清洁卫生,便秘者可使用润滑剂、缓泻剂、灌肠等方法,超过 6 天无大便需及时通知医生。

知识链接

残余尿量测定

　　膀胱残余尿量测定是排尿后立即导尿或行 B 超检查等测定膀胱内残余尿量,正常情况下其小于 5 mL,残余尿的出现表示膀胱排尿功能已代偿不全。残余尿量与下尿路梗阻程度成正比,在下尿路梗阻治疗过程中,重复测定残余尿量可判断疗效。通过此项检查可以判断相应的病症。

　　其测定方法有经腹 B 超测定法、导尿法和静脉尿路造影法。

3) 关节活动度的训练　瘫痪肢体的被动训练应在入院后第 1 天进行,每个肢体活动的顺序由近端到远端,活动各个关节,每天至少 2 次,每次每个关节应活动 20 次左右。进行被动活动时应注意:在脊柱仍不稳定时,对影响脊柱稳定的肩、髋关节应限制其活动;颈椎不稳定者,肩关节外展不超过 90°;胸腰椎不稳定者,屈髋不宜超过 90°;由于患者没有感觉,应避免过度过猛的活动,以防关节软组织的过度牵拉损伤。特别要注意的是 C_6～C_7 损伤的患者,在腕关节背伸时应保持手指屈曲,在手指伸直时必须同时屈腕,从而通过保持屈肌腱的紧张达到背伸腕的抓握功能,并可以防止手内侧肌的过度牵张。

4) 肌力训练　在保持脊柱稳定的原则下,所有能主动运动的肌肉都应当运动,以防止肌肉萎缩和肌力下降。

5) 呼吸和排痰训练　对呼吸肌麻痹的患者应进行腹式呼吸运动、咳嗽、咳痰及体位排痰训练,促进呼吸功能。鼓励患者多做深呼吸运动,2～3 组/天,5～10 次/组,有痰的患者经常更换体位和体位引流,叩击拍背,家属予以配合,并指导家属学会单手或双手推压下胸部协助排痰,多饮水稀释痰液。病情危重者,必要时给予气管切开,以机械辅助呼吸。

6）预防直立性低血压的适应性训练　为避免直立性低血压的发生,可使用起立床先将患者床头逐步抬高,床头从 15°～30°开始抬高。根据患者适应情况,逐渐增加体位的倾斜度,以无头晕等低血压症状为度,逐步过渡到 60°、80°、90°。若患者直立性低血压严重,可加用下肢弹力绷带、腹带以减轻下肢及腹腔血液淤积。

7）坐位训练　当患者已适应了直立后就可以开始床上坐起训练。摇起床头,逐渐增加角度和时间,一般间隔 1～2 天增加 10°,从长坐位开始训练,适应后再逐渐增加角度。注意保护患者安全,也可利用吊带练习坐起,当患者能保持长坐位和端坐位后,再增加坐位的静态、动态平衡训练。

8）心理康复护理　几乎所有的脊髓损伤患者伤后均有烦躁、抑郁等严重心理障碍。因此护理人员应对患者进行心理康复护理,缓解或消除患者的不良情绪,并争取患者及其家属的合作,帮助患者建立战胜疾病和康复护理的信心。

2. 恢复期康复护理　脊髓损伤恢复期属于病情稳定期,脊柱骨折已基本愈合,进入全面康复阶段。在早期康复治疗、护理的基础上,进一步强化有关训练,如肌力训练、关节活动度训练、平衡训练等,其康复目标通常是患者能够生活自理、在轮椅上独立活动和有步行可能,为患者回归家庭和社会做好准备。

1）肌力增强的训练　根据患者的临床表现不同,训练的重点有所不同。完全性脊髓损伤患者肌力训练的重点是上肢肌肉,而不完全性脊髓损伤的患者,残留肌肉要一并训练。肌力 3 级的肌肉可以采用主动运动;肌力 2 级时可以采用助力运动、主动运动;肌力 1 级和 0 级时只有采用功能性电刺激的方式进行训练,肌力训练的目标是使肌力达到 3 级以上。脊髓损伤患者为了应用轮椅、助行器,在卧床、坐位时均要重视锻炼肩带肌力,主要训练的肌肉有背阔肌、肩和肩胛带肌、腹肌、肱三头肌和肱二头肌等;训练方式包括上肢支撑力训练、握力训练、徒手抗阻运动、用悬吊弹簧和吊索等进行训练。

2）垫上训练　在治疗垫上可进行翻身训练和牵伸训练。主要牵伸下肢的腘绳肌、内收肌和跟腱。此外,还可进行垫上移动训练和手膝位负重及移行训练。

3）坐位训练　此种训练在垫上或床上进行均可。坐位可分为长坐位(膝关节伸直)和短坐位(膝关节屈曲 90°)。进行坐位训练前患者的躯干需具有一定的控制能力或肌力,双侧下肢各关节活动范围,特别是双侧髋关节活动范围需接近正常。坐位训练可分别在长坐位和短坐位两种姿势下进行。坐位训练还包括坐位静态平衡训练,及躯干向前、后、左、右侧以及旋转活动时的动态平衡训练。

4）转移训练　转移是脊髓损伤患者必须具备的技能,包括帮助转移和独立转移。转移训练包括床与轮椅之间的转移、轮椅与坐便器之间的转移、轮椅与汽车之间的转移以及轮椅与地面之间的转移等。在转移训练时可以借助一些辅助器具,如滑板等。

5）步行训练　步行训练要达到的目标:①治疗性步行:一般适合于 T_6～T_{12} 平面损伤患者。②家庭功能性行走:可在室内行走,但行走距离不能达到 900 m,一般见于 L_1～L_3 平面损伤患者。③社区功能性行走:L_4 以下平面损伤患者穿戴踝足矫形器,能上下楼,能独立进行日常生活活动,能连续行走 900 m。步行训练分为平行杠内步行训练和拐杖步行训练。先在平行杠内练习站立及行走,逐步过渡到平衡训练和持双拐行走训练。行走训练时要求上体正直、步伐稳定、步速均匀。耐力增强之后可以进行跨越障碍、上下台阶、摔倒及摔倒后起立等训练。

6）轮椅训练　在患者伤后 2～3 个月,脊柱稳定性良好,坐位训练已完成,即患者可独立坐 15 min 以上时,开始进行轮椅训练,上肢力量及耐力是良好轮椅操纵的前提。轮椅训练包括向前驱动、向后驱动、左右转动训练,前轮翘起行走及旋转训练,上斜坡训练和跨越障碍训练,上、下楼梯训练,越过马路镶边石的训练,过狭窄门廊的训练及安全跌倒和重新坐直的训练。注意每坐 15~20 min,必须用上肢撑起躯干 15 s,或侧倾躯干,使臀部离开椅面减轻压力,以免坐骨结节发生压疮。

7) 矫形器的使用　为患者配备适当的下肢矫形器,是很多截瘫患者站立、步行所必需的。常见的矫形器有膝踝足矫形器、髋膝踝矫形器。

8) 日常生活活动能力的训练　主要包括日常衣、食、住、行的基本技能的训练,特别是对于四肢瘫的患者,训练日常生活活动能力尤其重要。

9) 心理治疗　脊髓损伤给患者的精神带来了巨大的痛苦,因此,心理治疗也是康复锻炼必不可少的。大多数患者经过一段时间的心理治疗会勇敢地面对现实。心理康复的目的是帮助患者重新尽可能正常的回到生活中去。

10) 作业疗法　患者卧床时可进行折纸、编织等活动;患者乘坐轮椅后做木工、坐位套圈、投球游戏;患者用起立床时可做些手工艺制作;后期宜进行娱乐活动,如轮椅乒乓球、轮椅篮球、轮椅马拉松、游泳等。通过以上活动可以锻炼躯干、肢体的肌力及手的灵活性,从而最大限度地恢复患者各方面的能力。

11) 职业训练　根据患者自身条件、文化水平、爱好,选择致残后适合的职业进行学习、训练,为其走向社会,并能够自食其力做好准备。

3. 脊髓损伤常见并发症的康复护理

1) 压疮的护理　详见本书项目五任务一。

2) 深静脉血栓的护理　患者长期卧床,其静脉血液流动缓慢或血液黏稠,可引起深静脉血栓,每天观察双下肢,比较测量双侧的周径以及有无红肿热现象;如观察到一侧肢体肿胀,确诊前嘱其休息,减少肢体活动以待确诊。一旦确诊,护理时适当抬高患肢 10°~15°;2 周内患肢减少活动,防止血栓脱落;鼓励患者适当多饮水以防止脱水致血液浓缩;每天进行下肢被动运动,动作轻柔,减少平卧时间,加强巡视和护理;可使用弹力袜等方法促进血液回流;避免在患肢输液;密切观察并详细记录。

3) 自主神经反射障碍的护理　高位颈脊髓损伤或上胸段(T_6以上)损伤患者容易出现自主神经反射亢进,主要表现为面色潮红、出汗、头痛、缓脉、血压升高、烦躁不安等。主要诱因有膀胱过度充盈、留置导尿管插入过深或有扭曲梗阻;直肠内有大量粪块嵌塞;皮肤压力性溃疡;肢体部分位置不妥、外伤、骨折、甲沟感染等。紧急处理:给予患者头高足低位,解除紧身衣服及器械对皮肤的压力;2~3 min 监测血压一次;如果血压接近或超过基础血压的 20%,立即与医生联系。膀胱评估:如膀胱胀满,立即行导尿术,用 2% 利多卡因软膏润滑导尿管以减少刺激,首次导尿不超过 1000 mL;对留置导尿患者,应检查导尿管是否开放,引流是否通畅,如有导尿管堵塞,应立即更换导尿管。

五、健康教育

(1) 教育患者及家属在住院期间完成"替代护理"到"自我护理"的过渡。

(2) 培养良好的心理素质,最大限度地发挥患者潜在能力,提高功能训练水平,改善生活质量。

（3）制订一个长远的康复训练计划，教会家属掌握基本康复知识和训练方法，防止并发症的发生和二次残疾。

（4）培养患者良好的卫生习惯，学会自己处理大小便。

（5）防止肺部感染和泌尿系统感染的发生，定期体检。

（6）注意饮食调节，给予含足够热量的多纤维食物，及时补充训练时机体消耗的能量；多吃新鲜蔬菜、水果以减少便秘；多食含钙高的食物，并适量补充含维生素 D 丰富的食物，以防止骨质疏松。

（7）培养良好、健康的生活习惯，保持良好的精神状态。

（8）在康复医师协助下，给患者以性健康教育，并指导患者和家属使用药物和性工具。

（9）配合社会康复和职业康复部门，协助患者做回归社会的准备，帮助家庭和工作单位改造环境设施使其适合患者生活和工作。

练习题

一、名词解释

脊髓损伤

二、选择题

1. 脊髓损伤常见的原因是（　　　）。

A. 高血压　　　　　　　　B. 糖尿病　　　　　　　　C. 过量饮酒

D. 吸烟　　　　　　　　　E. 交通事故

2. 脊髓损伤发病最常见的人群是（　　　）。

A. 儿童　　　　　　　　　B. 婴幼儿　　　　　　　　C. 青壮年

D. 中年人　　　　　　　　E. 老年人

3. 脊髓损伤患者发生自主性反射障碍时，其损伤平面一般为（　　　）。

A. C_4 以上　　　　　　　B. C_5 以上　　　　　　　C. C_6 以上

D. T_2 以上　　　　　　　E. T_6 以上

三、填空题

1. 美国脊髓损伤协会（ASIA）的损伤分级法将脊髓损伤分为 _____、_____、_____、_____、_____ 级。

2. 护理脊髓损伤患者时，翻身需 _____ 人参与，采用 _____ 法翻身。

四、问答题

1. 脊髓损伤常见并发症有哪些？

2. 试述脊髓损伤急性期时良肢位的摆放要求。

（徐　玲）

任务二　心肺疾病的康复护理

子任务一　冠心病的康复护理

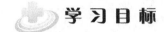

学习目标

1. 掌握冠心病的康复护理措施和健康教育。
2. 熟悉冠心病的主要功能障碍和概念。
3. 了解冠心病的概述与康复护理评定。

案例引导

患者,女,71岁,初中文化,高血压40年,长期服用降压药物,注意饮食调整,今日晨起活动后,出现气促、眩晕、胸闷、压榨性疼痛、全身大汗,立即含服"救心丸",急诊"120"送入,症状好转,医生速查心电图及心肌酶检测,确诊冠心病,收入院。

请问:1. 责任护士接诊后应如何处置?

2. 根据患者全身状况及辅助检查结果,应协助医生落实的康复护理措施有哪些?

一、概述

冠状动脉粥样硬化性心脏病(coronary atherosclerotic heart disease,CHD)简称冠心病,是由于冠状动脉粥样硬化或因冠状动脉功能性改变导致血管腔狭窄、阻塞、供血不足而引起的心肌缺血、缺氧或坏死的心脏病,故又称缺血性心脏病(ischemic heart disease,IHD)。

本病多发生在40岁以上中老年人,男性多于女性,且以脑力劳动者多见。目前,冠心病重要的易患因素是高脂血症、高血压、糖尿病、吸烟和肥胖。病理生理的核心是心肌耗氧和供氧失去平衡。根据冠状动脉病变的部位、范围、血管阻塞程度和心肌供血不足的发展速度、范围和程度的不同,本病可分为5种临床类型:隐匿型冠心病、心绞痛型冠心病、心肌梗死型冠心病、心力衰竭和心律失常型冠心病、心源性猝死型冠心病。

近年来,冠心病的发病率、死亡率有逐年上升趋势。冠心病的康复护理主要是通过有氧训练、日常生活活动能力训练等帮助冠心病患者缓解症状,改善心血管功能,提高生活、工作能力,使其能回归家庭、回归社会。同时,通过各种危险因素,阻止和逆转病变的发展,减轻冠心病的致残程度和复发概率。

二、主要功能障碍

（一）心脏功能障碍

心脏功能障碍是由于心肌供血不足引起的。

（二）心血管功能障碍

冠心病患者往往减少体力活动,从而降低心血管系统适应性,继而导致循环功能降低。

（三）呼吸功能障碍

长期心血管功能障碍可导致肺循环功能障碍,使肺血管和肺泡气体交换的效率下降,诱发或加重缺氧症状。

（四）全身运动耐力减退

冠心病和缺乏运动均会导致机体吸氧能力减退,肌肉萎缩和氧化代谢能力降低,从而降低了全身运动耐力。

（五）代谢功能障碍

主要是糖代谢和脂质代谢障碍,表现为血胆固醇和甘油三酯增高,高密度脂蛋白胆固醇降低。脂肪和能量物质摄入过多而缺乏运动是基本原因,缺乏运动还可导致胰岛素抵抗,除了引起糖代谢障碍外,还可促使形成高胰岛素血症和血脂的升高。

（六）行为障碍

冠心病患者往往伴有不良生活习惯、心理障碍等,这些也是影响患者日常生活和治疗的重要因素。

三、康复护理评定

（一）心电运动试验

制订运动处方一般采用分级症状限制性心电运动试验,出院前评估采用 6 min 步行或降低水平运动试验。

（二）超声心动图运动试验

超声心动图可以直接反映心肌活动的情况,从而揭示心肌的收缩和舒张功能,还可以反映心脏内血流变化的情况,所以有利于提供运动心电图所不能显示的重要信息。运动超声心动图比安静时检查更加有利于揭示潜在的异常,从而提高试验的敏感性。检查一般采用卧位踏车的方式,以保持在运动时超声探头可以稳定地固定在胸壁,减少检测干扰;较少采用坐位踏车或活动平板方式。

（三）行为类型评定

1. A 类型　工作主动、有进取心和雄心、有强烈的时间紧迫感(同一时间总想做两件以上的事),但是往往缺乏耐心、易激惹、情绪易波动。此类型的应激反应较强烈,发生冠心病概率相对较高,也容易导致心血管事件,因此需要将应激处理作为康复护理的基本内容。

2. B 类型　平易近人、耐心、充分利用业余时间放松自己、不受时间驱使、无过度的竞争性。此类型冠心病的发生率相对较低。

四、护理

(一) 主要护理问题

1. 舒适度的改变:疼痛 与心肌缺血有关。

2. 活动无耐力 与机体氧利用能力减退,全身运动耐力下降有关。

3. 焦虑 与疾病给患者带来较大痛苦,影响生活质量、担心疾病预后有关。

(二) 康复护理目标

(1) 缓解疼痛。

(2) 改善患者活动耐力。

(3) 缓解患者的焦虑情绪。

(4) 提高患者的生活质量,降低死亡率。

(三) 康复护理措施

1. Ⅰ期康复护理措施

(1) 床上活动:活动一般从床上的肢体活动开始,包括呼吸训练。肢体活动一般从远端肢体的小关节活动开始,从不抗地心引力的活动开始,强调活动时呼吸自然、平稳,没有任何憋气和用力的现象,然后可以逐步开始做抗阻活动。抗阻活动可以采用捏气球、皮球或拉皮筋等方法。吃饭、洗脸、刷牙、穿衣等日常生活活动可以早期进行。

(2) 呼吸训练:主要指腹式呼吸。患者取仰卧位、半卧位或半坐卧位,两膝稍弯曲,使腹肌松弛,一手放在胸骨柄处,以控制胸部起伏;另一手放在脐部,以感觉腹部隆起的程度,在吸气时腹部鼓起,让膈肌尽量下降;呼气时腹部凹下,把肺内的气体尽量排出。呼气与吸气之间要均匀连贯,可以比较缓慢,但是不可憋气。呼气时间是吸气时间的 2 倍,见图 4-9。

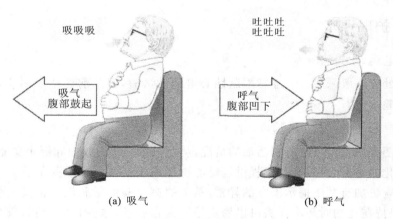

(a) 吸气   (b) 呼气

图 4-9 腹式呼吸

(3) 坐位训练:坐位训练是重要的康复起始点,应该从第一天就开始。开始坐时可以有依托,例如,把枕头或被子放在背后,或将床头抬高。有依托坐位的能量消耗与卧位相同,但是上身直立体位使回心血量减少,同时射血阻力降低,心脏负荷实际上低于卧位。在有依托坐位适应之后,患者可以逐步过渡到无依托独立坐位。

(4) 步行练习:步行练习从床边站立开始,先克服直立性低血压。在站立无问题后,开始床边步行,以便在疲劳或不适时能够及时上床休息。此阶段开始时最好进行若干次心电监护,此阶段患者的活动范围明显增大,因此监护需要加强。要特别注意避免上肢高于心脏水平的活动,如患者自己手举输液袋上厕所等。此类活动的心脏负荷增加很大,常是诱发意外的原因。

(5)大便:患者大便务必保持通畅。卧位大便时由于臀部位置提高,回心血量增加,使心脏负荷增加,同时由于排便时必须克服体位所造成的重力,所以需要额外用力。因此,卧位大便对患者不利。而在床边放置简易的坐便器,让患者坐位大便,其心脏负荷和能量消耗均小于卧位大便,也比较容易排便。因此,应该尽早让患者坐位大便,但是禁忌蹲位大便或在大便时过分用力。如果出现便秘,应该使用缓泻剂;患者有腹泻时也需要注意严密观察,因为过分的肠道活动会诱发迷走神经反射,导致心律失常或心电不稳。

(6)上下楼:上下楼活动是保证患者出院后在家庭活动安全的重要环节。下楼的运动负荷不大,而上楼的运动负荷主要取决于上楼的速度。必须保持非常慢的上楼速度,一般每上1级台阶可以稍休息,以保证没有任何症状。

(7)心理康复与常识宣传教育:患者在急性发病后,往往有显著的焦虑和恐惧感。护士和康复治疗师必须安排对于患者的医学常识教育,使其理解冠心病的发病特点、注意事项和预防再次发作的方法,特别强调戒烟、低脂低盐饮食、规律的生活、个性修养等。

2. Ⅱ期康复护理措施 最常用的方式包括室内外散步,医疗体操(如心肺康复医疗体操、降压舒心操、太极拳等),气功(以静功为主),家庭卫生,厨房活动,园艺活动或在邻近区域购物,作业治疗。活动强度以心率为 40%~50% 的最大心率为宜,活动时主观用力不超过 13~15 min,一般活动无须医务监测。在进行较大强度活动时可采用远程监护系统监测,或由有经验的康复治疗人员观察数次康复治疗过程,以确保安全性,无并发症的患者可在家属的帮助下逐步过渡到无监护活动。注意循序渐进,禁止过分用力,活动时不可有气喘和疲劳。所有上肢超过心脏平面的活动均为高强度运动,应该避免或减少。训练时要注意保持一定的活动量,但日常生活活动和工作时应采用能量节约策略,如制订合理的工作或日常活动程序,减少不必要的运动和体力消耗等,以尽可能提高工作和体能效率。每周需要门诊随访 1 次,出现任何不适均应暂停运动,及时就诊。

3. Ⅲ期康复护理措施

1)运动方式 最常用的方式包括步行、登山、游泳、骑车、循环抗阻训练、力量训练、柔韧性训练、作业训练、平衡训练、医疗体操、中国传统形式的拳操等。慢跑曾经是推荐的运动,但是其运动强度较大,下肢关节承受的冲击力较显著,运动损伤较常见,因此近年来已经不主张使用。

2)运动形式 可以分为间断性和连续性运动。间断性运动指基本训练期有若干次高峰靶强度,高峰靶强度之间强度降低。其优点是可以获得较强的运动刺激,同时时间较短,不至于引起不可逆的病理性改变;主要缺点是需要不断调节运动强度,操作比较麻烦。连续性运动指训练的靶强度持续不变,这是传统的操作方式,主要优点是简便,患者相对比较容易适应。

3)运动量 要达到一定的阈值才能产生训练效应。基本要素为运动的强度、时间和频率,合理的每周总运动所消耗热量为 700~2000 cal(相当于步行 10~32 km),每周运动所消耗热量小于 700 cal 则只能维持身体活动水平,而不能提高运动能力;每周运动所消耗热量大于 2000 cal 则不增加训练效应。另外,运动总量无明显性别差异。

靶强度:运动训练所必须达到的基本训练强度,可用最大心率、心率储备等方式表达。运动锻炼的时间:靶强度运动一般持续 10~60 min。在额定运动总量的前提下,训练时间与强度成反比,准备活动和结束活动的时间另算。训练频率:国际上多采用每周 3~5 天的频率。

合适运动量的主要指标:运动时稍出汗,轻度呼吸加快但不影响对话,早晨起床感觉舒适,无持续的疲劳感和其他不适感。

4)运动注意事项

(1)制订的运动处方安全有效,选择适当的运动形式,避免竞技性运动。

(2)只在感觉良好时运动,感冒或发热症状和体征消失 9 天以上再恢复运动。

(3)注意周围环境因素对运动反应的影响,包括寒冷和炎热气候要相对降低运动量和运动强度,避免在阳光下和炎热气候时剧烈运动,穿宽松、舒适、透气的衣服和鞋,上坡时要减慢运动。

(4)饭后不做剧烈运动。

(5)患者需要理解个人能力的限制,定期检查和修订运动处方,避免过度训练。

(6)药物治疗发生变化时,要注意相应调节运动方案。

(7)参加训练前应该进行尽可能充分的身体检查,对于参加剧烈运动者尽可能要先进行心电运动试验。

(8)警惕症状:运动时发现心绞痛或其他症状,应停止运动,及时就医。

(9)训练必须持之以恒:如间隔 4~7 天以上,再开始运动时宜稍减低强度。

(10)每次训练都应包括准备活动、训练活动和结束活动。

(11)性生活指导:判断患者是否可以进行性生活的简易试验有上二层楼试验(同时做心电监测),通常性生活心脏射血量和快速上二层楼的心血管反应相似,日常生活中看精彩球赛时的心率可能会超过性生活。在恢复性生活前应该经过充分的康复训练,并得到经治医师的认可。应该教育患者采用放松姿势和方式,避免大量进食后进行。

五、健康教育

(1)指导患者正确认识冠心病的各种危险因素,积极预防高血压、高血脂、糖尿病。

(2)控制体重,均衡膳食,养成良好的饮食习惯,戒烟、戒酒。

(3)合理安排生活、学习和工作。

(4)增进患者对疾病的了解,减轻其焦虑程度,改善其在治疗中的配合程度,而且可以消除患者的紧张情绪,使其以积极乐观的态度对待周围事物。

(5)定期检查。

(6)对于已患冠心病的患者,要严密监测病情的发展,积极进行康复治疗。

知识链接

简单 8 招,轻松告别心肌梗死

1. 定期复查勿麻痹。

2. 情绪乐观勿焦躁。

3. 结伴外出勿忘药。

4. 戒除烟酒勿高脂。

5. 大便通畅勿忘"素"。

6. 适度运动勿过劳。

7. "四血"指标勿忘查。

8. 常服中药勿留瘀。

练习题

一、选择题

1. 急性心肌梗死早期患者死亡的主要原因是（　　　）。

A. 房颤　　　　B. 室颤　　　　C. 心动过速　　　D. ST 段改变　　　E. 心肌缺血

2. 冠心病的病因错误的是（　　　）。

A. 高血压　　　B. 糖尿病　　　C. 吸烟　　　　D. 肾功能损害　　　E. 过度劳累

3. 心力衰竭的主要临床表现是（　　　）。

A. 咳白色或粉红色泡沫痰　　　　B. 头晕

C. 视物模糊　　　　　　　　　　D. 胸闷　　　E. 心悸

4. 下列关于冠心病合适运动的主要标志中错误的是（　　　）。

A. 运动时出汗较多　　　　　　B. 轻度呼吸加快但不影响对话

C. 早晨起床时感觉舒适　　　　D. 无持续疲劳感和其他不适感　　　E. 无心悸症状

5. （多选）下列哪些选项为冠心病的发病原因？（　　　）

A. 吸烟　　　B. 肥胖　　　C. 高血压　　　D. 高血脂　　　E. B 类型行为类型

6. （多选）下列关于心绞痛说法正确的是（　　　）。

A. 为阵发性前胸压榨性疼痛

B. 疼痛主要位于胸骨体中上段、胸骨后

C. 常为压迫感、发闷、紧缩感，也可为烧灼感

D. 偶可伴濒死、恐惧感

E. 经休息或含服硝酸甘油无效

7. （多选）冠心病患者康复护理健康教育说法正确的有（　　　）。

A. 避免竞技性运动　　　　　　B. 低盐、低脂、清淡、易消化饮食

C. 戒烟　　　　　　　　　　　D. 冬季注意御寒保暖

E. 随身携带硝酸甘油，避光保存

8. 发生急性心力衰竭的错误处理方式是（　　　）。

A. 半坐卧位，吸氧 4～6 L/min　　B. 急性肺水肿时加入 30%～50%乙醇湿化间断吸入

C. 给予强心药物　　　　　　　D. 卧位，吸氧 4～6 L/min

E. 大量补液

二、判断题

1. 冠心病心肌梗死比心绞痛表现者多。（　　　）

2. 心力衰竭的主要临床表现为咳白色或粉红色泡沫痰。（　　　）

三、填空题

冠心病分 5 型，包括隐匿型冠心病、_____、_____、心力衰竭和心律失常型冠心病、_____。

四、简答题

简述冠心病运动训练的强度、时间及频率。

（聂玉琴）

子任务二　慢性阻塞性肺疾病的康复护理

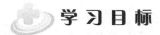学习目标

1. 掌握慢性阻塞性肺疾病的康复护理措施和健康教育。
2. 熟悉慢性阻塞性肺疾病的主要功能障碍和概念。
3. 了解慢性阻塞性肺疾病的概述与康复护理评定。

案例引导

　　患者,王某,男,60岁,高中文化,曾有30年吸烟史。3天前因感冒受凉,咳嗽、咳痰加重,行走运动后出现气急、呼吸困难,睡眠差伴有胸闷,医生给予相关检查后以"慢性阻塞性肺疾病"收入呼吸科,经积极治疗后转入康复科。

　　请问:1. 评估患者存在哪些功能障碍?

　　　　　2. 如何对其进行全面全程的康复护理及健康教育?

一、概述

　　慢性阻塞性肺疾病(chronic obstructive pulmonary disease,COPD)简称慢阻肺,是一种具有气流受限特征的肺部疾病,气流受限不完全可逆,呈进行性发展,与肺部对有害气体或有害颗粒的异常炎症反应有关,可伴有气道高反应性。慢性支气管炎和阻塞性肺气肿是导致COPD最常见的疾病。

　　COPD的确切病因尚不清楚,吸烟是目前公认的COPD已知危险因素中最重要的一种。吸入职业粉尘和化学物质、空气的污染、呼吸道感染、体内蛋白酶-抗蛋白酶失衡以及营养失调、气温突变等因素均可能参与COPD的发生和发展过程。临床表现为慢性咳嗽、咳痰和进行性加重的呼吸困难。随着病程的发展,可导致慢性呼吸衰竭、自发性气胸、慢性肺源性心脏病等严重并发症的发生。

　　COPD是呼吸系统的常见病和多发病,由于大气污染及吸烟人数增加等因素,患病人群有逐年增加的趋势,居当前全世界死亡原因的第4位。根据世界银行和世界卫生组织发表的研究报告,截至2020年COPD将位居世界疾病经济负担的第5位,已成为一个重要的公共卫生问题。因此康复治疗宜早进行,其目的在于改善通气功能,延缓病理进程,保持呼吸道通畅,提高生活质量,延长生存时间。

二、主要功能障碍

(一) 呼吸功能障碍

COPD患者呼吸功能障碍主要表现为有效呼吸减少,呼吸肌无力,出现以胸式呼吸为主甚

至动用辅助呼吸肌的病理式呼吸模式,这些状况均使机体耗氧量增加和活动能力减退。

1. 有效通气量降低 由于支气管炎症、痉挛、水肿及分泌物增多等反复发生,导致患者在呼吸过程中的有效通气量降低,呼气末残留在肺部的气体增加,造成肺气肿、肺气体交换障碍,表现为咳嗽、咳痰伴劳累性气短、气促等。

2. 病理性呼吸模式 腹式呼吸在通气中起着重要的作用,与胸式呼吸比较能耗低。慢性支气管炎、肺气肿患者由于肺和胸廓过度膨胀,下压横膈,使膈肌运动受限,肺通气量减少。患者为弥补呼吸量的不足,代偿性的辅助呼吸肌活动明显增强,呈浅快的胸式呼吸,甚至吸气时腹部内陷,即形成病理式呼吸模式,不但对改善通气作用不大,反而增加了呼吸肌本身的耗氧量。

3. 呼吸肌无力 患者有效呼吸减少,呼吸肌及辅助呼吸肌过度疲劳导致呼吸肌无力。

(二)运动能力障碍

当辅助呼吸肌过度紧张时,可增加无效的耗氧量,加重缺氧与呼吸困难形成恶性循环,患者表现为能耗增加和运动能力逐渐减退。

(三)ADL 能力障碍

患者因惧怕出现劳累性气短,限制自己的活动能力,生活质量下降。

(四)心理障碍

由于长期供氧不足,使患者精神紧张、烦躁不安,气短、气促等又影响患者的休息和睡眠,增加了患者的体能消耗,给患者带来很大的心理压力和精神负担,甚至出现焦虑。

三、康复护理评定

(一)呼吸功能评定

1. 气短、气促症状分级 根据 Borg 量表改进如下。

1 级:无气短、气促;2 级:稍感气短、气促;3 级:轻度气短、气促;4 级:明显气短、气促;5 级:气短、气促严重,不能耐受。

2. 呼吸功能改善或恶化程度 可以用以下分值(图 4-10)半定量化。

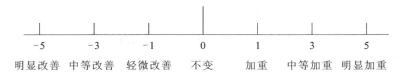

图 4-10 呼吸功能改善或恶化程度分值

3. 肺功能测试

(1)肺活量(VC):指用力吸气后缓慢而完全呼出的最大空气容量,是常用的指标之一。肺活量随病情加重而下降。

(2)FEV_1:指用力吸气后尽最大努力快速呼气,第 1 s 所能呼出的气体量。FEV_1 占用力肺活量(FVC)的比值(FEV_1/FVC)与 COPD 严重程度及预后有良好的相关性。

肺功能分级标准见表 4-7。

表 4-7 肺功能分级标准

COPD 分级	$FEV_1/FVC/(\%)$
Ⅰ级（轻）	≥70
Ⅱ级（中）	50～69
Ⅲ级（重）	<50

（二）运动能力评定

1. 平板或功率车运动试验 通过活动平板或功率车进行运动试验获得最大吸氧量、最大心率、最大代谢当量值、运动时间等相关量化指标来评定患者运动能力，也可通过平板或功率车运动试验中患者的主观用力程度分级（Borg 计分）等半定量指标来评定患者运动能力。

2. 定量行走评定 让患者步行 6 min 或 12 min，记录其所能行走的最长距离（试验与上述平板或功率车运动试验有良好相关性）。对于不能进行平板或功率车运动试验的患者可行此项检查，以判断患者的运动能力及运动中发生低氧血症的可能性。采用定距离行走，计算行走时间，也可以作为评定方式。

（三）ADL 能力评定

ADL 能力是衡量患者病情严重程度的指标，也是评价患者治疗效果最重要的指标，COPD 患者 ADL 能力评定见表 4-8。

表 4-8 COPD 患者 ADL 能力评定

分级	表现
0 级	虽存在不同程度的肺气肿，但活动如常人，对日常生活无影响，活动时无气短
1 级	一般劳动时出现气短
2 级	平地步行无气短，速度较快或登楼、上坡时，同步的同龄健康人不觉气短而自己有气短
3 级	慢走不及百步即有气短
4 级	讲话或穿衣等轻微动作时即有气短
5 级	安静时出现气短、无法平卧

四、康复护理

（一）康复护理诊断

1. 气体交换受损 与支气管炎症、痉挛、水肿及分泌物增多有关。

2. 低效性呼吸型态 与病理性呼吸模式有关。

3. 清理呼吸道低效 与咳痰无力有关。

4. 活动无耐力 与患者能耗增加和运动能力减退有关。

5. 焦虑 与疾病给患者带来较大痛苦、影响生活质量有关。

（二）康复护理目标

1. 近期目标

（1）尽可能恢复有效的腹式呼吸，并改善呼吸功能。

（2）清除支气管内分泌物，减少引起支气管炎症或刺激的因素，保持呼吸道卫生。

（3）采取多种措施，减少和治疗并发症。

2. 远期目标

（1）患者掌握呼吸训练、排痰训练、运动训练、能量节省技术方法。

（2）患者活动耐力有所增加。

（3）患者营养状况及不良情绪有所改善。

（4）患者回归社会、回归家庭，生活质量得到提高。

（5）减少用药量，缩短住院日，减少气短、气促现象。

（6）增加对疾病的认识，从而自觉采取预防措施，提高控制症状能力。

（三）康复护理措施

1. 呼吸训练　指导每次练习呼吸次数不宜过多，练习 3～4 次，休息片刻再练习，逐步做到习惯在活动中进行腹式呼吸。

（1）放松练习（表 4-9）：可以采用放松姿势，以放松紧张的辅助呼吸肌群，减少呼吸肌耗氧量，缓解呼吸困难症状。

表 4-9　放松练习

方　法	操　作
前倾依靠位	患者位于桌前或床前，桌上或床上置两床叠好的棉被或四个枕头，患者两臂置于棉被或枕下以固定肩带并放松肩带肌群，头靠于被上或枕上放松颈肌，前倾位还可降低腹肌张力，使腹肌在吸气时容易隆起，增加胃压，使膈肌更好收缩
椅后依靠位	患者坐于非常柔软舒适的有扶手的椅子或沙发上，头稍后靠于椅背或沙发背上，完全放松，坐 5～15 min
前倾站位	自由站立、两手手指互握置于身后并稍向下拉以固定肩带，同时身体稍前倾以放松腹肌，也可以前倾站立、两手支撑于前方的低桌上以固定肩带，此体位不仅起到放松肩部和腹部肌群的作用，而且是腹式呼吸的有利体位

（2）缩唇呼气法：增加呼气时的阻力，这种阻力可向内传至支气管，使支气管内保持一定压力，防止支气管及小支气管因为增高的胸内压过早压瘪，增加肺泡内气体排出，减少肺内残气量，从而可以吸入更多的新鲜空气缓解缺氧症状。其方法为经鼻腔吸气，呼气时将嘴缩紧如吹口哨样，在 4～6 s 内将气体缓慢呼出。

（3）暗示呼吸法（表 4-10）：通过触觉诱导腹式呼吸。

表 4-10　暗示呼吸法

方　法	操　作
双手置上腹部法	患者取仰卧位或坐位，双手置于上腹部（剑突下、脐上方），吸气时腹部缓缓隆起，双手加压做对抗练习，呼气时腹部下陷，两手随之下沉，在呼气末，稍用力加压，以增加腹内压，使横膈进一步抬高，如此反复练习，可增加膈肌活动

续表

方　　法	操　　作
两手分置胸部法	患者取仰卧位或坐位,一手置于胸部(通常置于两乳间胸骨处)、一手置于上腹部,呼气时腹部的手随之下沉,并稍加压,吸气时腹部对抗此加压的手,使之缓缓隆起。呼气过程中胸部的手基本不动
季肋部布带束胸法	患者取坐位,用宽布带交叉束于下胸季肋部,患者两手抓住布带两头,呼气时收紧布带(约束下胸廓,同时增高腹内压),吸气时对抗此加压的布带而扩展下胸部,同时徐徐放松布带,反复进行
抬臀呼气法	患者取仰卧位,两足置于床架上,吸气时抬高臀部,利用腹内脏器的重量将膈肌向胸腔推压,迫使横膈上抬,吸气时还原

(4)缓慢呼吸:这是与呼吸急促相对而言的缓慢呼吸。这一呼吸有助于减少解剖无效腔,提高肺泡通气量。当呼吸急促时,呼吸幅度必然较小,潮气量变小,缓慢呼吸可纠正这一现象,但过度缓慢呼吸可增加呼吸功,反而增加耗氧,因此每分钟的呼吸频率宜控制在 10 次左右。通常先呼气后吸气,呼吸方法同前。

(5)膈肌体外反搏呼吸法:使用低频通电装置或体外膈肌反搏仪,刺激电极位于颈胸锁乳突肌外侧、锁骨上 2～3 cm 处(膈神经部位),先用短时间低强度刺激,当确定刺激部位正确时,即可用脉冲波进行刺激治疗。每天 1～2 次,每次 30～60 min。

2. 促进有效排痰　尽快控制炎症,积极清除呼吸道分泌物,始终保持呼吸道通畅是治疗和控制 COPD 病情的有效手段。

(1)吸入疗法:适用于痰液黏稠难以咳出者。使用气雾器或超声雾化器等,将祛痰药、支气管扩张剂、抗生素、激素及水分等雾化,吸入气道,起到消炎、解痉、湿润及稀释痰液的作用。雾化时应注意以下几点:①防止窒息,在气道中黏稠、干燥的分泌物通过雾化后发生膨胀软化,使原来只是部分阻塞的气道变成完全阻塞,严重者可导致窒息死亡,因此在吸入时一定要帮助患者翻身、拍背,进行有效咳嗽,及时排出痰液;②因为吸入的雾化颗粒有异物,可诱发支气管痉挛,故护理人员在患者进行雾化吸入时应加强巡视;③控制雾化温度,一般控制雾化温度在 35～37 ℃,温度过高可引起呼吸道灼伤,过低则可能诱发哮喘、寒战反应;④防止交叉感染,定期进行雾化装置及病房环境的消毒,严格无菌操作,加强口腔护理;⑤用药注意事项,有严重肝脏疾病和凝血功能异常者禁用糜蛋白酶;⑥防止药物过量。

(2)排痰训练(表 4-11):排痰训练包括体位引流、胸部叩击和震颤、直接咳嗽以及理疗。目的是促进呼吸道分泌物排出,降低气流阻力,减少支气管、肺部的感染。

表 4-11　排痰训练

方　　法	操　　作
体位引流	利用重力促进各个肺段内积聚的分泌物排出,不同的病变部位采用不同的引流体位。引流频率视分泌物多少而定,分泌物少者,每天上、下午各引流 1 次,分泌物量多者宜每天引流 3～4 次,以餐前进行为宜,每次引流一个部位,时间为 5～10 min,如有数个部位,则总时间不超过 30～45 min,以免疲劳

方　法	操　作
胸部叩击和震颤	利用叩击和震颤使黏稠的痰液脱离支气管壁。方法:震颤治疗者手指并拢,掌心呈杯状,运用腕部力量在引流部位胸壁上双手轮流叩击拍打 30～45 s,患者可自由呼吸。叩击拍打后手按住胸壁加压,治疗者整个上肢用力,此时嘱患者做深呼吸,在深呼气时做震颤震动,连续做 3～5 次,再做叩击,如此重复 2～3 次,再嘱患者咳嗽以排痰
直接咳嗽	第一步:先进行深吸气,以达到必要的呼气容量 第二步:吸气后要有短暂闭气,以使气体在肺内得到最大分布,同时使气管到肺泡的驱动压尽可能保持持久 第三步:关闭声门,当气体分布达到最大范围后再紧闭声门,以进一步增强气道中的压力 第四步:通过增加腹内压来增加胸内压,使呼气时产生高速气流 第五步:声门开放,当肺泡内压力明显增高时,突然将声门打开,即可形成由肺内冲出的高速气流,促使分泌物移动,随咳嗽排出体外
理疗	超短波肺部治疗、超声雾化治疗等有助于消炎、抗痉挛,并利于排痰,保护纤毛功能。超短波肺部治疗的方法是应用无热量或微热量超短波作用于肺部,每天 1 次,15～20 次为 1 个疗程。超声雾化治疗每次 20～30 min,每天 1 次,7～10 次为 1 个疗程

3. 震动排痰仪的使用

（1）先向患者讲解震动排痰的操作目的、方法及注意事项,以得到患者的配合,患者取坐位或侧卧位。

（2）连接震动排痰仪（图 4-11）的电源,电源接通后,选择震动模式为自动模式或手动模式,一般采用自动模式。选择震动强度,根据病情和体质情况调节震动的速度和时间,建议从轻柔开始,逐渐增加强度。建议每次治疗时间以 10～20 min 为宜,每一位置持续震动 1～2 min,叩击头与患者肋缘充分紧密贴合,由下至上,从外至内。1～2 min 后,将叩击头上移继续持续震动,避开脊柱、心脏等部位。

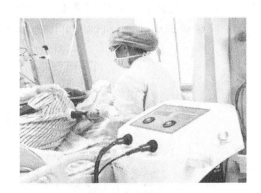

图 4-11　震动排痰仪的使用

（3）治疗过程中,如需更换体位或暂停治疗,按暂停按钮。密切观察患者病情及生命体征,如有不适,立即暂停。

（4）设定的治疗时间结束后,仪器自动停止震动,而后仪器自动断电。

（5）治疗结束后 5～10 min,协助患者拍背咳痰。

（6）整理用物及床单位。

4. 运动训练指导　主要采用有氧训练和医疗体操,包括下肢训练、上肢训练及呼吸肌训练,以改善肌肉代谢、肌力、全身运动耐力和气体代谢,提高机体免疫力,从而提高生活质量。

(1) 下肢训练:下肢训练可明显增加COPD患者的活动耐力,减轻呼吸困难症状,改善精神状态。通常采用有氧运动方法,如快走、划船、骑车、登山等。对于有条件的COPD患者可以先进行平板或功率车运动试验,得到实际最大心率,然后再确定运动强度。运动后不应出现明显气短、气促(即以仅有轻度至中度气短、气促为宜)或剧烈咳嗽。运动训练频率为2~5次/周,到靶强度运动时间为10~45 min,疗程为4~10周。为保持训练效果,患者应坚持终身训练。有运动诱发哮喘的患者可以在监护条件下,进行小强度的运动训练,让患者逐步适应运动刺激,最终多数患者可以进行一定的运动而不导致哮喘发作,这也是一种"脱敏"治疗。一次运动训练必须分准备活动、训练活动、结束活动3个部分进行。准备活动及结束活动以肢体牵张、缓慢步行及体操为宜,时间为5~10 min,在活动中宜注意呼气时必须放松,不应用力呼气。严重的患者可以边吸氧边活动,以增强活动信心。COPD患者常有下肢肌力减退,使患者活动受限,因此下肢训练也应包括力量训练。

(2) 上肢训练:由于上肢肩带部很多肌群即为上肢活动肌,又为辅助呼吸肌群,如胸大肌、胸小肌、背阔肌、前锯肌、斜方肌等均起自肩带,止于胸背部。当躯干固定时,起辅助肩带和肩关节活动的作用;而上肢固定时,这些肌群又可作为辅助肌群参与呼吸活动。COPD患者在上肢活动时,由于这些肌群减少了对胸廓的辅助活动而易产生气短、气促,从而对上肢活动不能耐受。而日常生活中的很多活动如做饭、洗衣、清扫等都离不开上肢活动,为了加强患者对上肢活动的耐受性,COPD患者的康复应包括上肢训练。上肢训练包括手摇车训练及提重物训练。手摇车训练从无阻力开始,每阶段递增5周,运动时间为20~30 min,速度为50 r/min,以运动时出现轻度气急、气促为宜。提重物训练:患者手提重物,开始时可提0.5 kg,以后渐增至2~3 kg,做高于肩部的各个方向的活动,每个活动做1~2 min,休息2~3 min,每天2次,监测以出现轻微的呼吸急促及上肢疲劳为度。美国胸科医师协会认为上肢训练可增加上肢活动能力,使单一上肢活动时代谢需求及呼吸需求下降,从而缓解呼吸困难症状。

(3) 呼吸肌训练:呼吸肌训练可以改善呼吸肌耐力,缓解呼吸困难症状。主要内容如下。

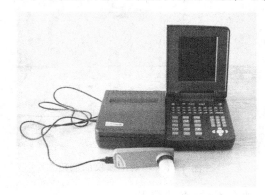

①吸气肌训练:临床中主要以激励式肺量计锻炼较常见,在患者可接受的前提下,将吸气阻力增大。开始练习时3~5分/次,3~5次/天,以后练习时间可增加至20~30分/次,以增加吸气肌耐力。下面详细介绍激励式肺量计(图4-12)的使用。

第一步:讲解激励式肺量计的结构。

第二步:连接好激励式肺量计装置。

第三步:指导患者将余气呼尽时立即含住咬嘴深慢地吸气,吸满后移开咬嘴缓慢做

图4-12 激励式肺量计

缩唇呼气。重复做这种呼吸训练5~10次,每天3~5次。

第四步:清洁。每次使用后,请将激励式肺量计咬嘴及连接管用水清洗、晾干、放回袋中备用,切记连接管不能用开水清洗。激励式肺量计主体切勿水洗,否则会改变浮子的重量影响值。

注意事项:请在做呼吸训练时一定要缓慢地吸气和呼气,不然达不到呼吸训练的目的。在患者可以行走时,就尽量选择走,吸气肌疲劳、呼吸肌功能重度受损的患者禁用。激励式肺

量计的柱上标示的数值只是表示肺功能恢复的程度,不具有任何医学诊断意义,即浮子上升的高度越高,阻力越大,持续时间越长,则肺容量恢复得越好。

②呼气肌训练:呼气肌训练(表4-12)是COPD最重要的基础训练之一。腹肌是最主要的呼气肌,COPD患者常有腹肌无力,使腹腔失去有效的压力,从而减少膈肌的支托及减少外展下胸廓的能力。因此,呼气肌训练对呼吸功能改善至关重要。

表 4-12　呼气肌训练

方　法	操　作
缩唇呼吸	患者闭嘴经鼻吸气,将嘴型缩小,双唇为"O"形,使之产生 2～5 cmH₂O 的阻力,缓慢呼气同时发出轻微的呼气声
腹肌训练	患者取仰卧位,腹部放置沙袋做挺腹练习(腹部吸气时隆起,呼气时下陷),开始为 1.5～2.5 kg,以后可以逐步增加至 5～10 kg,每次练习 5 min;也可仰卧做两下肢屈髋屈膝,两膝尽量贴近胸壁的练习
吹蜡烛法	将点燃的蜡烛放在口前 10 cm 处,吸气后用力吹蜡烛,使蜡烛火焰飘动。每次训练 3～5 min,休息数分钟,再反复进行。每 1～2 日将蜡烛与口的距离加大,直到距离增加到 80～90 cm
吹瓶法	用两个有刻度的玻璃瓶,瓶的容量为 2000 mL,各装入 1000 mL 水。将两个瓶用玻璃管或胶管连接(玻璃管或胶管插入液面以下),在其中一个瓶中插入吹气用的玻璃管或胶管(玻璃管或胶管不与液面接触),另一个瓶中再插入一个排气管(排气管不与液面接触)。训练时对吹气管吹气,使另一个瓶的液面升高 30 mm 左右,休息片刻后反复进行。以液面升高的程度作为呼吸阻力的标志,每天可以逐渐增加训练时的呼气阻力,直到达到满意的程度为止

5. 长期家庭氧疗　长期家庭氧疗是指给脱离医院环境后返回社会或家庭的慢性低氧血症患者实施每日低浓度吸氧,并持续较长时间的长期氧疗。对 COPD 慢性呼吸衰竭患者可提高生活质量和生存率,对血流动力学、运动能力、肺生理和精神状态均会产生有益的影响。标准的长期家庭养疗为每日 24 h 吸氧,即持续氧疗,大部分患者由于各种原因难以完成 24 h 吸氧。因此,目前长期家庭氧疗是指一昼夜吸入低浓度氧 15 h 以上,使 $PaO_2 \geqslant 60$ mmHg 或 SaO_2 升至 90% 的一种氧疗法。一般用鼻导管吸氧,氧流量为 1.0～2.0 L/min,吸氧时间为每日 15 h。长期家庭氧疗指征:①$PaO_2 \leqslant 55$ mmHg 或 $SaO_2 \leqslant 88\%$,伴或不伴有高碳酸血症;②$PaO_2 \leqslant 55$ mmHg 或 $SaO_2 \leqslant 88\%$,并有肺动脉高压、心力衰竭水肿或红细胞增多症(血红细胞比容大于 0.55)。由于便携式供氧装置的发明和不断完善及各种节氧装置的使用,长期家庭氧疗已逐渐为需要氧疗的患者所接受。

6. 日常生活指导

(1)能量节约技术(表4-13):在训练时要求患者费力,以提高身体功能的储备力。但是实际生活和工作活动中要强调省力,以节约能量,完成更多的活动。

表 4-13 能力节约技术

方　　法	操　　作
物品摆放有序化	事先准备好日常家务杂事或活动所需的物品或材料,并按照一定规律摆放
活动程序合理化	按照特定工作或生活任务的规律,确定最合理或者最顺手的流程或程序,以减少不必要的重复劳动
操作动作简单化	尽量采用坐位,并减少不必要的伸手、弯腰等动作
劳动过程工具化	搬动物品或劳动时尽量采用推车或其他省力的工具

(2)饮食指导:营养状态是 COPD 患者症状、残疾及预后的重要决定因子。患者应进食高热量、高蛋白、高维生素、易消化的饮食,由于呼吸道丢失大量的水分,每日应保证液体摄入量至少为 2500～3000 mL,多食瘦肉、鸡、鸭、鱼、蛋及豆制品等高蛋白食物,多食用富含维生素 A 和 E 的食物,同时注意补充铁、锌、硒等微量元素,忌烟酒及辛辣食品。

7. 心理护理　患者入院之初,对环境、人员、生活方式的改变及对疾病的接受程度的不同,会产生陌生感、不安、焦虑等,护士应热情接待、详细介绍、加强沟通,了解患者的需求,努力帮助患者认识疾病。通过自己积极的语言、行为,良好的心理素质、渊博的知识和精湛的技术使患者产生信任感和安全感。根据患者心理特点,给予最大的支持和帮助,使患者建立信心。指导患者学会分散注意力的方法,告知家属要多关心、体贴患者,鼓励其参加一些力所能及的工作和社交活动,同时可培养一些有利身心健康的兴趣和爱好,如养花、画画、钓鱼等。

五、健康教育

(一) 氧气的正确及安全使用

长期低流量吸氧(小于 5 L/min)可提高患者生活质量,使 COPD 患者的生存率提高 2 倍。在氧气使用过程中应防火、防油、防震、防热,在吸氧过程中禁止吸烟。

(二) 戒烟

吸烟可使肺功能进行性下降,是 COPD 病因中重要的因素之一。因此,停止吸烟是防治 COPD 的重要措施,各期的 COPD 患者均应戒烟。戒烟有助于减少呼吸道痰液的分泌,降低感染的危险性,减轻支气管壁的炎症,使支气管扩张剂发挥更有效的作用。

(三) 预防呼吸道感染

预防呼吸道感染包括预防病毒、支原体、衣原体及细菌感染。可通过体育锻炼增强体质,提高免疫力,也可应用生物制剂提高特异性免疫能力,如各种疫苗等,还可服用一些中药"扶正固本",调节机体的内环境,增强机体的免疫能力。可采用按摩、冷水洗脸、食醋熏蒸、增强体质等方法来预防感冒。

知识链接

(1)已有研究证实,主动循环呼吸技术(active cycle of breathing techniques,ACBT)可以有效清除支气管分泌物,并改善肺功能而不加重低氧血症和气流阻塞。ACBT 是一种灵活的方案,任何患者,只要存在支气管分泌物过量的问题,都可以单独应用 ACBT 或辅以其他技术。其可分为三个部分:呼吸控制,胸廓扩张运动和用力呼吸技术(FET)。

（2）有研究表明,常规治疗的同时加用震动排痰仪治疗脑卒中并发肺内感染,其疗效明显优于单纯常规治疗法。而且震动排痰仪操作简单、使用方便,在临床中更适用于年老体弱、无力咳嗽、体位改变受限等排痰困难的患者,但合并有心房颤动的患者慎用。

（3）腹式呼吸可增加呼吸做功,增加呼吸耗氧量,最终导致呼吸困难加重。停止腹式呼吸训练后,呼吸模式并不能持续改善。因此,目前已不主张在COPD患者中进行腹式呼吸训练。

练 习 题

一、选择题

1. COPD患者,为保持呼吸道通畅,胸部叩击的错误方式是(　　　)。

A. 叩击时方向为从背部两侧向中间　　B. 肺底部从背部肋骨下缘向上叩击

C. 叩击时间以 10~15 min 为宜　　　　D. 叩击的方向为从背部两侧向下

E. 叩击的方向为从背部两侧向上

2. (多选)促使痰不储积在肺内的方法包括(　　　)。

A. 深呼吸　　　　　　　　　　　B. 大声喊

C. 唱歌　　　　　　　　　　　　D. 有意识的咳嗽

E. 充分饮水

3. (多选)下列关于COPD的治疗和护理正确的有(　　　)。

A. 平卧位休息　　　　　　　　　B. 指导患者有效咳嗽

C. 叩击背部,协助排痰　　　　　D. 体位引流

E. 紫外线照射,消除肺部炎症

4. (多选)适合COPD患者康复的体位有(　　　)。

A. 平卧位　　B. 左侧卧位　　C. 右侧卧位　　D. 坐位　　E. 半坐卧位

5. (多选)对于COPD患者,关于缩唇呼吸锻炼说法正确的有(　　　)。

A. 呼气时间为 2 s　　　　　　　B. 吸气时间为 4~6 s

C. 呼气:吸气=1:2　　　　　　D. 每天休息 3~4 次

E. 每次 15~30 min

6. (多选)COPD患者的康复护理措施包括(　　　)。

A. 长期家庭氧疗　　　　　　　　B. 胸部叩击

C. 体位引流　　　　　　　　　　D. 腹式呼吸训练

E. 缩唇呼吸训练

二、填空题

COPD的常见并发症有_____、_____、_____。

三、简答题

COPD呼气肌训练的方法有哪些?

(聂玉琴)

任务三　骨骼肌肉系统疾病的康复护理

子任务一　颈肩腰腿痛的康复护理

学习目标

1. 掌握颈椎病、腰椎间盘突出症、肩周炎的康复护理措施及健康教育。
2. 熟悉颈椎病、腰椎间盘突出症、肩周炎的康复护理评估及腰椎间盘突出症的诱发因素。
3. 了解颈椎病、腰椎间盘突出症、肩周炎的康复护理目标。

案例引导

　　王先生,36岁,从事计算机软件开发,近日在空调房每日持续工作10 h左右。今晨起床后出现颈部僵硬,活动受限,右上肢麻木、上肢抬举无力、握力减退;右上肢肱三头肌肌肉轻度萎缩,右上肢上举、外展和后伸有不同程度受限,严重影响了 ADL 能力,王先生非常焦虑、痛苦,急诊入我院康复科,急切需要了解治疗康复方案,经康复科医生评定检查,医生以"颈椎病"收治。

　　请问:1. 作为责任护士,判断王先生属于哪种类型颈椎病?
　　2. 评估主要功能障碍有哪些?
　　3. 如何对王先生进行整体系统康复护理措施及健康教育?

颈椎病的康复护理

一、概述

1. 定义　颈椎病(cervical spondylosis)是颈椎间盘组织退行性变及其继发病理改变累及周围组织结构(神经根、脊髓、椎动脉、交感神经等),并出现相应的临床表现。

2. 病因　颈椎间盘退行性变是颈椎病的发生和发展的最基本原因,急性损伤可使原已退变的颈椎间盘损害加重而诱发颈椎病。

3. 临床表现　颈椎病是颈椎间盘退行性变,致神经、脊髓、神经、血管受到刺激或压迫而表现出的一系列症状、体征,故选用以下四种分型:神经根型颈椎病、脊髓型颈椎病、椎动脉型颈椎病、交感型颈椎病。

二、主要功能障碍

1. 神经根型颈椎病　主要的功能障碍为上肢的麻木、无力等上肢功能障碍,病程长者上肢肌肉可有萎缩的表现。患肢上举、外展和后伸不同程度受限,严重者可影响 ADL 能力。

2. 脊髓型颈椎病　依严重程度,可能表现为四肢麻木、无力、步态异常,影响上下肢功能,严重者可能截瘫。

3. 椎动脉型颈椎病　影响四肢功能,轻度影响生活和工作,但头晕严重者亦可影响 ADL 能力。

4. 交感型颈椎病　不影响四肢功能,以交感神经受刺激为主要表现。

三、康复护理评估

1. 健康史　询问患者的工作习惯、工作时间,近期有无受凉,睡眠状况,颈部及上肢有无疼痛、麻木或不适,既往有无急慢性损伤史以及治疗经过,父母及自身有无高血压、糖尿病及心脑血管疾病。

2. 身体评估　症状与功能综合评定。

(1)颈椎活动正常范围:前屈至后伸:35°~45°。侧屈:45°。旋转:60°~80°。

(2)肌力评定:徒手肌力评定三角肌、肱二头肌、肱三头肌。

(3)感觉、疼痛与麻木:神经根型颈椎病可以采用日本学者田中靖久等人的评定方法,正常值20分,除上述三个条目以外还包括椎间孔挤压实验、腱反射、工作和生活能力以及手的功能 7 个条目进行评定。

3. 心理-社会功能评定

(1)抑郁心理:出现情绪低落、体力差、记忆力减退、失眠、自责和内疚。

(2)焦虑心理:出现烦恼、焦躁、固执、多疑等。

4. 辅助检查

(1)MRI 检查:了解椎间盘突出的类型(膨出、突出、脱出),硬膜囊和脊髓受压情况,髓内有无缺血和水肿的病灶,脑脊液是否中断,有无神经根受压、黄韧带肥厚、椎管狭窄。

(2)肌电图检查、运动和体感诱发电位检查。

四、康复护理诊断

1. 疼痛　与肌肉痉挛、神经根受压有关。

2. 躯体活动障碍　与神经根受压、牵引手术治疗有关。

3. 焦虑　与疾病反复发作,担心疾病预后有关。

4. 知识缺乏　缺乏疾病治疗、康复护理与预防的有关知识。

五、康复护理目标

焦虑有所减轻,心理舒适感增加,疼痛得以解除,能独立或部分独立进行躯体活动,提高防病意识,增强治疗信心,掌握康复护理方法,循序渐进,持之以恒。

六、康复护理措施

颈椎病的治疗要点包括牵引治疗、运动治疗、理疗、手法治疗、局部封闭、矫形支具应用、中国传统康复疗法、手术疗法及心理治疗。根据不同治疗方法,选用不同康复护理措施。

1. 基础护理

(1)卧床休息:睡眠应以仰卧为主,头应放于枕头中央,侧卧为辅,要左右交替,侧卧时左右膝关节微屈对置。俯卧,半俯卧,半仰卧或上、下段身体扭转而睡,都属不良睡姿,应及时纠正。

仰卧位:枕头置于颈后,头略微后仰。

侧卧位:枕头调到与肩等高水平,维持颈椎生理弯曲度,同时使颈部和肩胛带的肌肉放松,解除肌肉痉挛(图 4-13)。

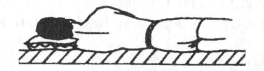

图 4-13　侧卧位

(2)饮食护理:颈椎病患者应多摄取营养价值高的食品,如豆类、瘦肉、海带、紫菜、木耳等,增强体质,延缓机能减退,多吃新鲜的蔬菜、水果等富含维生素 C 的食品,防止颈椎病进一步发展。

(3)防止诱发因素:颈部保暖,防止受凉、受风,避免长时间处于低温的空调房间,防止颈肩部软组织慢性劳损,纠正生活、工作中的不良姿势,防止外伤,避免各种生活意外及运动损伤,如乘车中睡眠,急刹车时,极易造成颈椎损伤,劳动或走路时要防止闪、挫伤。给予颈部制动,急性期发作时,给予颈托和围领保护颈椎,限制颈椎异常活动,使其在行动中不受影响。长期使用颈托或围领会导致颈部关节僵硬、肌肉萎缩,应避免长期使用。佩戴时注意颈托的高度适宜,保持颈椎处于中立位。若因颈部损伤所致,应用前宽后窄的颈托,使颈部处于轻度后伸位,以利于颈部损伤组织的修复。常见颈托如图 4-14 所示。

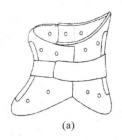 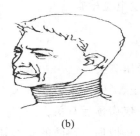 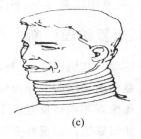

(a)　　　　　　　　(b)　　　　　　　　(c)

图 4-14　常见颈托

2. 病情监测　根据康复护理评估的四个方面,动态观察身心状况出现的症状及影响生活、工作的程度,及时了解检查的阳性结果,注意康复治疗及用药效果。

3. 执行医嘱

(1)按医嘱实施颈椎牵引治疗,解释牵引的目的、方法、作用,使其配合。

（2）颈椎牵引的康复护理：适用于神经根型颈椎病椎间盘突出或膨出者,颈椎不稳者禁用。牵引时取平卧位或坐位,采用枕颌带牵引(图 4-15),每次牵引时间为 20～30 min,牵引重量从 4 kg 开始,每天 1～2 次,20～30 次为 1 个疗程；根据患者体质及颈部肌肉状况逐步增加重量,牵引重量一般按体重的 1/12～1/8 计算,最大牵引重量为 12～15 kg；牵引过程中,密切观察有无头痛、头晕、下颌关节痛、心悸、胸闷等不良反应,当出现不适或症状加重时,适当调整或立即停止牵引,寻找原因。

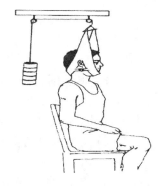

图 4-15 枕颌带牵引

（3）按医嘱给予神经营养药物及脱水药物。

4. 运动疗法的护理 通过医疗体操训练可以增强颈背部肌肉肌力,有效保持颈椎稳定性、恢复及增进颈椎活动范围,防止颈部僵硬,改善颈部血液循环,解除肌肉痉挛,减轻疼痛,防止肌肉萎缩。颈部关节活动操如下。

（1）双掌擦颈：用左手掌来回摩擦颈部,口中默念 8 下后,开始捏后颈,然后换右手,如此有助于颈部放松。

（2）左顾右盼：头向左转 90°,停留 3 s,再向右转,停留 3 s,做两个 8 拍。

（3）前后点头：把颈尽量向前伸,停留 3 s,再向后仰,停留 3 s,做两个 8 拍。

（4）旋肩舒颈：双手置两侧肩部,掌心向下,两臂先由后向前旋转 20～30 次,再由前向后旋转 20～30 次。

（5）颈项争力：左手放在背后,右手手臂放在胸前,手掌立起向左平行推出,同时头部向右看,保持几秒钟,再换左右手。

（6）摇头晃脑：左、右、前、后、360°旋转,旋转 5 次,再反方向旋转 5 次。

（7）头手相抗：双手交叉紧贴颈后,用力顶头颈,头颈向后用力,互相抵抗 5 次。

（8）仰头望掌：双手上举过头,手指交叉掌心向上,将头仰起看向手背,保持 5 s。

（9）放眼观景：眼球顺时针、逆时针转动,闭上眼睛,手掌搓热,附在眼皮上片刻,睁开眼睛看向远方,远方最好有绿色的树木。

5. 心理护理 因颈椎病的恢复需要较长时间,需遵医嘱实施治疗方案,并详细介绍疾病的康复过程,训练方法及注意事项、配合技巧,以减轻不适症状,增强患者战胜疾病的信心。

6. 健康教育 向患者讲明本病的发病原因、表现、诱发因素,改变不良生活习惯。合理适度的体育锻炼可以调整颈部组织间的相互关系,使相应的神经肌肉得到有规律的牵拉,有助于颈部活动功能的恢复,增加颈椎的稳定性,长期坚持可巩固疗效、预防复发。

（1）教会患者养成良好生活习惯,坚持每天颈部关节活动操训练,合理进食枸杞、木耳等食物。

（2）鼓励患者增强自信心、自尊心,学会自我照顾,保持心态良好。

（3）学会自我保健,纠正不良姿势。在工作中,尤其是办公室工作人员,要定时改变姿势做颈部及上肢活动,或组织做工间操；睡眠时,宜睡硬板床,注意睡眠姿势,枕头高度适当,一般枕头与肩部同高为宜；注意避免头颈部过伸或过屈。

七、康复护理评价

患者疼痛减轻,有效缓解上肢麻木、不适症状,上肢抬举活动范围增加,患者肢体感觉和活动能力逐渐恢复正常。

知识链接

颈椎病的易发人群

(1) 从年龄上讲中老年人患颈椎病的较多。

(2) 从职业上讲长期低头伏案工作者或头颈常向某一方向转动者易患颈椎病。

(3) 从睡眠姿势上讲喜欢高枕卧者及有反复"落枕"病史者易患颈椎病。

(4) 有头部外伤史的患者往往更容易诱发颈椎病。

(5) 有颈椎先天性畸形者,如先天性椎管狭窄、先天性椎体融合、颈肋和第7颈椎横突肥大等,易患颈椎病。

练习题

一、选择题

1. 四肢麻木、无力、步态异常,影响上下肢功能,严重者可能截瘫,这些是属于颈椎病哪种类型功能障碍的表现? (　　)

A. 神经根型颈椎病　　　　　　　B. 椎动脉型颈椎病

C. 交感型颈椎病　　　　　　　　D. 脊髓型颈椎病

E. 混合型颈椎病

2. 下列哪项是颈椎病患者的睡姿? (　　)

A. 俯卧　　　　　　　　　　　　B. 高枕卧

C. 无枕仰卧　　　　　　　　　　D. 上、下段身体扭转而睡

E. 8~15 cm 左右枕仰卧

3. 下列哪项不属于颈椎病康复护理措施? (　　)

A. 手法治疗　　　　　　　　　　B. 局部冷敷

C. 颈托和围领　　　　　　　　　D. 颈椎牵引

E. 物理治疗

4. 下列哪项颈椎病康复护理指导不正确? (　　)

A. 药物指导　　　　　　　　　　B. 纠正不良姿势

C. 体育锻炼　　　　　　　　　　D. 防止外伤长期佩戴颈托

E. 多食豆类、瘦肉、海带、紫菜

5. 颈椎牵引治疗适用于哪种类型的颈椎病? (　　)

A. 脊髓型颈椎病　　　　　　　　B. 神经根型颈椎病

C. 交感型颈椎病　　　　　　　　D. 椎动脉型颈椎病

E. 颈椎不稳者

6. 下列对颈椎病的康复护理措施叙述不妥的是(　　)。

A. 指导练习颈部关节活动操"左顾右盼"　　　B. 颈部关节活动操"头手相抗"

C. 颈椎牵引重量从 8~10 kg 开始　　　　　　D. 加强颈背部肌肉肌力训练

E. 应用神经营养药物及脱水药物

二、填空题

1. 佩戴颈托时注意颈托的高度适宜,保持_____。

2. 颈椎病患者侧卧位,枕头调到_____,维持颈椎生理弯曲度,同时使颈部和肩胛带的肌肉放松,解除肌肉痉挛。

三、案例分析题

患者,男,48 岁,间断自觉颈部疼痛不适,右上肢放射痛伴麻木,动作不灵活 2 年;近日右上肢不适明显加重,遂来就诊,医嘱给予查体,经 MIR 检查诊断为神经根型颈椎病。入院后,护士应如何实施康复护理指导?

肩周炎的康复护理

案例引导

患者,女,76 岁,近日出现右侧肩关节疼痛,位于肩部前外侧,扩大到腕部及手指,并放射至后背、三角肌;肩部怕冷,肩关节活动障碍和肌萎缩无力,三角肌出现萎缩,肩关节活动受限,活动以外展、内旋、外旋受限为主,严重影响了患者洗脸、梳头、进食等日常生活活动能力,急诊以"肩周炎"收入院。

请问:作为责任护士如何对患者实施康复护理评估及康复护理措施?如何对其进行健康教育?

一、定义

肩周炎(scapulohumeral peri-arthritis),又称粘连性肩关节囊炎,多见于中年人和老年人,50 岁左右易患,女性多于男性。因肩关节疼痛而致活动范围受限,进一步限制活动,最终致冻结肩,出现功能障碍而就诊。

二、常见功能障碍

1. 肩关节疼痛　疼痛的特点一般位于肩部前外侧,也可扩大到腕部或手指,有的放射至后背、三角肌、肱三头肌、肱二头肌。

2. 肩关节活动障碍和肌萎缩无力　三角肌出现萎缩,肩关节活动受限,活动以外展和内旋受限为主,其次为外旋,肩关节屈曲受累常较轻。

3. 日常生活活动能力障碍　由肩关节外展、内旋、外旋受限而引起。

三、康复护理评估

1. 健康评估　询问有无心、肺、脑血管系统疾病,有无药物过敏及所服用药物,曾经住院经历,有无头晕跌倒等不适症状。

2. 身体评估　除右肩疼痛、活动受限及怕冷外,影响生活自理能力,睡眠、饮食、排泄、活动及自身卫生方面有无障碍。

3. 心理-社会功能评估　焦虑,烦躁不安,孤独感明显,自理能力减退,担心无人照顾,有会增加子女等亲人负担的顾虑。

4. 辅助检查 X 线检查提示颈肩部骨质疏松征象,肩关节造影可见关节囊体积明显减小。

四、康复护理诊断

1. 卫生、穿衣等自理缺陷 与肩关节疼痛和活动受限有关。

2. 躯体活动障碍 与肩关节损伤或粘连固定有关。

3. 知识缺乏 缺乏对疾病的治疗、康复与预防相关知识。

4. 焦虑、急躁 与疼痛刺激、担心预后有关。

五、康复护理目标

(1) 早期:积极解除疼痛、预防关节功能障碍。晚期:积极恢复关节运动的功能。

(2) 增强肌肉力量,恢复肌肉的正常弹性和收缩功能,以达到全面康复和预防复发的目的,提高 ADL 的水平,有效预防疾病发生的诱因。

六、康复护理措施

1. 基础护理

(1) 放松休息:保护肩关节,维持良好姿势,将患侧肩关节用软枕垫起以减轻负荷、缓解疼痛,侧卧时减轻对患肩的挤压,避免患肢提举重物。

(2) 合理饮食:加强高钙、高维生素、高蛋白饮食,防止受凉,避免空调冷风吹肩。

2. 执行医嘱

(1) 肩周炎患者痛点局限时,协助医生给予局部注射醋酸泼尼松龙或复方倍他米松,并及时观察疼痛有无明显缓解。

(2) 若疼痛持续、夜间难以入睡时,可按医嘱短期服用非甾体抗炎药和适量口服骨骼肌松弛剂。

3. 运动治疗

(1) 下垂摆动练习:见图 4-16。

(2) 上肢无痛或轻痛范围内的功能练习,包括用吊环(图 4-17)或体操棒(图 4-18)等,用健侧带动患侧的各轴位练习。每次 10~15 min,1~2 次/天。

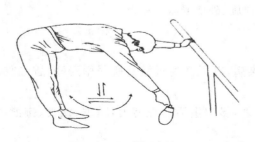

图 4-16　下垂摆动练习

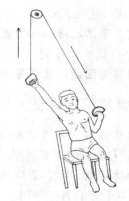

图 4-17　上肢吊环练习

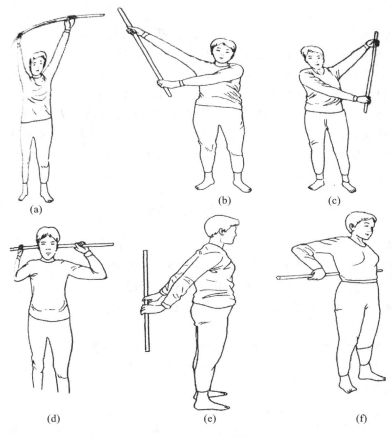

图 4-18　上肢体操棒练习

（3）关节松动术：通过活动、牵伸关节，改善血液循环、减轻肌痉挛。

4. 心理护理　加强心理疏导，及时沟通，协助完成生活护理，满足患者基本生理及安全需要，了解疼痛缓解情况，指导康复训练方法，讲解出院回家后坚持训练的必要性。

5. 健康教育

（1）生活自理基本动作的康复指导：如梳头，双手交替动作，由前额、头顶、枕后、耳后向前，纵向绕头一圈，每组可做 15～20 次，每日 3～5 组。

（2）爬墙练习：患肢上举用力，尽量向上爬墙；每日争取多向上爬一道砖缝，逐渐锻炼可抬高患肢，直至正常。

（3）揽腰练习：即将两手在腰后相握，以健侧手拉患肢，使肩内旋内收逐渐增加到摸背程度。

（4）加强体操棒和吊环训练，最大限度地恢复肩关节活动度。

六、康复护理评价

患者经过有效、全面、系统的康复治疗护理，坚持康复训练，疼痛明显减轻，肩关节活动度接近正常范围，生活自理能力增强。

知识链接

病 理 分 期

(1) 疼痛期：病变主要位于肩关节囊，肩关节造影常显示有关节囊挛缩，关节下隐窝闭塞，关节腔容量减少，肱二头肌腱粘连。

(2) 僵硬期：此期的临床表现为持续性肩痛，夜间加重，不能入眠，上臂活动及盂肱关节活动受限达高峰，通常在7～12个月或数年后疼痛逐渐缓解，进入末期。

(3) 恢复期：7～12个月后，炎症逐渐消退，疼痛逐渐减轻，肩部粘连，缓慢性、进行性松解，活动度逐渐增加，本病有自愈趋势，需要2年左右。

练 习 题

一、选择题

1. 以下对肩周炎致肩关节活动障碍和肌萎缩无力的描述哪项不妥？（ ）

A. 三角肌出现萎缩 　　　　B. 以内收和内旋受限为主

C. 外旋，肩关节屈曲（受累较轻） D. 外展、内旋、外旋受限

E. 严重影响日常生活活动

2. 肩周炎患者出院回家最有效的治疗是自我锻炼，以下哪项不妥？（ ）

A. 皮牵引 　　　　　　　　B. 体操棒练习

C. 梳头双手交替练习 　　　D. 爬墙练习

E. 揽腰练习

3. 患者，女，76岁，近日右肩疼痛、肩关节活动受限及怕冷，自行翻身困难，以"肩周炎"收入院，责任护士实施的康复护理中不妥的是（ ）。

A. 右侧卧位卧，肩关节负重 B. 夜间疼痛加重时按医嘱服用非甾体抗炎药

C. 局部注射醋酸泼尼松龙 　D. 指导下垂摆动练习

E. 爬墙、揽腰练习

4. 下列哪项关于肩周炎患者的康复护理目标不正确？（ ）

A. 解除疼痛 　　　　　　　B. 预防关节功能障碍

C. 恢复关节运动的功能 　　D. 增强肌肉力量

E. 彻底根治，不复发

5. 持续性肩痛，夜间加重，不能入眠，上臂活动及盂肱关节活动受限达高峰，属于肩周炎病理分期的哪一期？（ ）

A. 疼痛期 　　B. 恢复期 　　C. 僵硬期 　　D. 痉挛期 　　E. 后遗症期

6. 下列对肩周炎康复护理措施描述不正确的是（ ）。

A. 早期积极解除疼痛 　　　B. 预防关节功能障碍

C. 恢复关节运动的功能 　　D. 患肢制动，预防复发

E. 提高 ADL 的水平

二、填空题

1. 肩周炎运动疗法包括_____，上肢无痛或轻痛范围内的功能练习，包括用

_____或吊环等；_____：通过活动、牵伸关节,改善血液循环、减轻肌痉挛。

2. 肩关节活动障碍和肌萎缩无力指三角肌出现萎缩,肩关节活动受限,以_____和_____活动受限为主,其次为_____,肩关节屈曲受累常较轻。

腰椎间盘突出症的康复护理

 案例引导

患者,男,42岁,近日出现腰腿痛,伴有双侧大腿外侧反射性疼痛,大小腿、足跟及会阴部感觉迟钝,间歇性跛行,行走和站立时加重,下蹲和平卧时减轻,腰部屈曲、背伸活动受限,入住康复科。

请问:如何通过康复护理评估,为患者做好全面全程的康复护理措施及健康教育?

一、概述

(一) 定义

腰椎间盘突出症(lumbar disc herniation,LDH)是由于椎间盘变性、纤维环破裂,髓核突出刺激或压迫神经根所表现出的一种综合征。好发于青壮年,男性多于女性,为 $L_4 \sim L_5$、$L_5 \sim S_1$ 椎间盘突出为最多见。

(二) 诱发因素

诱发因素有退行性变、医源性损伤、体育活动、职业及心理因素。

二、常见功能障碍

(一) 疼痛

1. 腰痛　多数患者有反复腰痛发作史和数周或数月的腰痛史,一般休息后症状可减轻,咳嗽、打喷嚏或用力大便时,均可使疼痛加剧。

2. 坐骨神经痛　典型坐骨神经痛是从下腰部向臀部、大腿后方、小腿外侧直到足部的放射痛。

(二) 神经功能障碍

1. 感觉神经障碍　表现为麻木、疼痛敏感及感觉减退等。

2. 运动神经障碍　肌力可减退,少数较严重的病例可完全丧失。

3. 反射功能障碍　神经反射功能可出现亢进、减弱或消失。

(三) 日常生活活动能力障碍

(1) 椎间盘组织可压迫马尾神经,出现大小便障碍。

(2) 中央型巨大突出者,可出现会阴部麻木、刺痛、排便及排尿困难、男性阳痿等功能障碍。

（四）腰部活动障碍

略。

（五）步态和姿势异常

步态拘谨、步行缓慢，常伴有间歇性跛行。

（六）心理障碍

（1）严重时影响工作和日常生活活动能力。

（2）部分患者产生焦虑、紧张和压抑等心理症状，担心预后。

（3）有些患者伴有各种神经精神症状。

三、康复护理评估

1．健康评估　了解患者近期有无便秘致腹压增高，从事职业性质，是否存在姿势不当、搬重物致腰部突然负重、外伤等诱发疾病的因素，是否有吸烟史。

2．身体评估　下肢感觉神经障碍出现麻木、疼痛，运动障碍，肌力减退，反射功能减退，生活功能障碍，马尾神经受损致大小便障碍，直腿抬高试验和加强试验阳性。

3．心理-社会功能评估　严重影响患者工作和日常生活活动能力，出现焦虑、紧张和压抑等心理症状，有无神经精神焦虑、抑郁症状。

4．辅助检查　通过影像学检查（腰椎平片、CT 扫描、MRI 检查）评估，确定是否需要手术治疗。

四、康复护理诊断

1．腰痛　与椎间盘突出导致神经受压变形，腰肌痉挛有关。

2．日常生活自理能力下降　与神经受压，感觉运动功能障碍有关。

3．躯体活动功能障碍　与腰椎活动功能受限，下肢感觉运动功能障碍有关。

4．知识缺乏　与缺乏腰椎间盘突出症康复治疗方法的知识有关。

五、康复护理措施

（一）基础护理

1．卧床休息　卧硬板床、软垫子休息和制动，减轻肌肉痉挛、维持腰椎的生理前凸。

2．营养　加强高钙、高维生素、高蛋白饮食摄入，防止便秘。

（二）执行医嘱

腰椎牵引康复治疗有以下两种。

1．慢速牵引　①协助医生采用骨盆牵引、自体牵引、双下肢皮牵引。②牵引的重量目前临床多用体重的 30%，但一般不超过体重的 70%，牵引的时间为每次 20～40 min。

2．快速牵引　牵引时设定牵引距离，牵引重量随腰部肌肉抵抗力的大小而改变，牵引系统给定最大牵引力是 3000 N，牵引时间为 1～3 s，每次重复 2～3 次，多数牵引 1 次即可，再次牵引需间隔 5～7 天。

（三）物理治疗

物理治疗是非手术治疗中的重要治疗手段，常用的疗法有局部冰敷、直流药物离子导入疗法、超短波、红外线、石蜡、温水浴等。

（四）按摩

按摩方法有抚摩腰部法、推揉舒筋法、揉压闪颤法、提腿闪腰法、单腿倒搬法、双手倒搬法、对抗拔伸复位法、摇转大腿复位法、旋转躯干复位法和推拿神经根法。

（五）手法治疗

手法治疗是国外物理治疗师常用的方法,治疗作用主要是恢复脊柱的力学平衡,缓解疼痛,常用 Mckenzie 脊柱力学治疗法和 Maitland 的脊柱关节松动术。

（六）运动治疗

1. 体位疗法 开始可能仅仅维持数分钟,逐步增加至 1~2 h,此时可上升至第 2 级,升级标准为维持此姿势 1~2 h 无不适,1~2 日后,可升 1 个等级（图 4-19）。

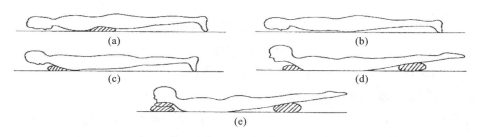

图 4-19 体位疗法

2. 肌力训练 ①疾病的亚急性期和慢性期:Mckenzie 式背伸肌训练和 Williams 式前屈肌训练（图 4-20）等。②椎间盘病变或手术后,需要及早进行腹背肌训练,注意不宜使脊柱屈曲或过伸,防止椎间隙变形导致椎间盘内压力增加。③无神经根刺激症状或当神经根刺激症状基本消除时,宜做腰椎的柔韧性练习,包括腰椎屈曲、左右侧弯及左右旋转运动。

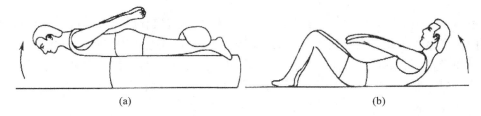

图 4-20 Mckenzie 式背伸肌训练（左）及 Williams 式前屈肌训练（右）

3. 康复训练 早期练习方法主要是腰背肌的训练（图 4-21）。

（1）五点支撑法:取仰卧位,头、双肘、双足支撑在床上,使臀部离床,腹部前凸如拱桥,坚持 5~10 s 放下稍休息,重复进行 15~30 min,每日 1~2 次。

（2）三点支撑法:腰背肌肌力增强后,改为三点支撑法。取仰卧位,双肘离床、两臂交叉于胸前,头、双足支撑身体抬起臀部。

（3）飞燕式:取俯卧位,双手后伸至臀部,以腹部为支撑点,把胸部和双下肢同时抬起离床如飞燕,坚持 5~10 s,然后放松,重复 10~20 min,每日 1~2 次。

（4）四点支撑法。

4. 恢复期练习方法 增加腰背肌的柔韧性。

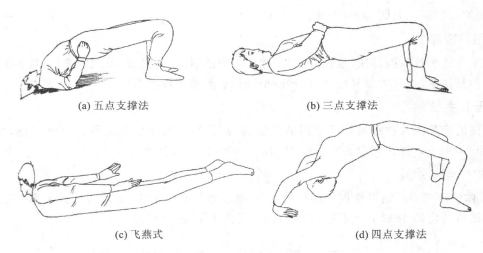

(a) 五点支撑法　　　　　　　　(b) 三点支撑法

(c) 飞燕式　　　　　　　　　(d) 四点支撑法

图 4-21　腰背肌的训练

恢复期练习方法包括：①体前屈练习；②体后伸练习；③体侧弯练习；④弓步行走；⑤后伸腿练习；⑥提髋练习；⑦蹬足练习；⑧伸腰练习；⑨悬腰练习。

（七）按医嘱指导患者佩戴腰围

告知患者注意事项：①长期使用腰围后会出现不同程度的废用肌萎缩，增加腰椎间盘的不稳定性；②患者在心理和身体上易产生对腰围的依赖性；③长期使用固定性强的腰围，可能引起腰椎功能障碍；④当某个部位被固定后，其他部位运动代偿性增加，可能引发邻近部位结构的疲劳性损伤。故佩戴时间不宜超过 3～6 个月，根据疾病的病变程度和病程选择合适的腰围；在不影响治疗效果的前提下，尽量缩短佩戴时间；应在医师和治疗师的指导下，适时脱下腰围，进行适当的、有针对性的运动。

（八）按医嘱进行药物治疗

非甾体消炎镇痛药，如对乙酰氨基酚、双氯芬酸钠等，观察胃肠道反应等不良反应明显；有肌痉挛的患者可以加用骨骼肌松弛剂，如氯唑沙宗等；脱水剂在腰椎间盘突出症急性期有神经根水肿时使用，如利尿剂、甘露醇等，注意静脉保护。疼痛明显者辅助性镇痛药包括抗抑郁药、抗痉挛药、抗惊厥药等，与非甾体抗炎药合用可以增强镇痛效果。

（九）心理护理

加强心理疏导，执行医嘱减轻疼痛，及时了解治疗效果，倾听患者的不适，协助解决所需，满足患者生理需求，使其得到尊重并实现自身价值。

（十）健康教育

（1）维持正确的坐、立姿势，保持正常的腰椎生理前凸。

（2）卧位时屈髋屈膝，两腿分开，大腿下垫枕；仰卧时在膝、腿下垫枕；俯卧时在腹部及踝部垫薄枕，使脊柱肌肉放松；行走时抬头、挺胸、收腹，使腹肌有助于支持腰部。

（3）坐时使用脚踏，使膝与髋保持同一水平，身体靠向椅背，同时在腰部衬一靠垫。站立时应尽量使腰部平坦伸直，收腹提臀。长时间固定同一姿势或重复同一动作时，定时调整姿势和体位，穿插简短的放松运动。

（4）日常生活指导：坚持选用硬板床卧床休息，保持脊柱生理弯曲；使患者保持良好的生活习惯,防止腰腿受凉和过度劳累;避免穿高跟鞋或缩短穿着时间;患者饮食应均衡,蛋白质、钙、维生素含量宜高,脂肪、胆固醇宜低;教育患者戒烟,因为吸烟过多也能发生腰背痛;应避免搬重物,教会患者省力技术,即充分利用杠杆的原理,学会省力的姿势和动作;肥胖的患者应减肥,因为肥胖增加了腰部负荷;有脊髓受压的患者,需佩戴围腰 3 ~ 6 个月,直至神经压迫解除,并适当活动腰部。

(5)运动指导:讲解通过锻炼可以使腰背肌力量加强、神经系统功能提高、腰椎负荷减轻、腰椎间盘的退行性变延缓。站立时,双脚前脚掌踩一本厚书,让脚跟低于脚掌,重心后移,减小腰椎曲度,矫正姿势。倒走锻炼是一种行之有效的方法,也可通过打太极拳、做广播操、跳健美操等方式来锻炼,特别推荐游泳运动。

(6)工作指导:工作时应注意姿势正确、劳逸结合、不宜久坐久站。

① 汽车驾驶员应有一个设计合理的座椅,保持坐姿的正确,避免或减少震动,驾驶期间让腰部适当地活动和休息。

② 腰部劳动强度大的工人,应佩戴有保护作用的宽腰带。

③ 参加剧烈运动时,注意运动前的准备活动和运动中的保护措施。

六、康复护理评价

经过镇痛、消炎、解痉、松解神经根粘连治疗后,恢复腰椎及其周围组织的正常结构和功能;改善心理状况,缓解焦虑、抑郁、紧张、暴躁等心理障碍;坚持康复训练以增强腰背肌肌力及柔韧性,有效避免诱发因素,维持疗效,预防复发。

知识链接

腰椎间盘突出症的临床分型及发病原因

1. 病理分型 退变型、膨出型、突出型、脱出后纵韧带下型、脱出后纵韧带后型、游离型。前三型为未破裂型,后三型为破裂型。前四型以非手术治疗可取得满意疗效,后两型应以手术治疗为主。

2. 发病原因 年龄:35~55 岁为多见。体型:与肥胖、妊娠等相关。遗传因素:部分病例有家族相关性。肌力失衡:躯干背伸肌、屈肌群的肌力失衡。吸烟:吸烟是骨质疏松症的发病原因之一,往往因微细骨折表现为慢性腰腿痛症状。职业因素:与所提重物的重量呈正相关,长时间保持坐位的职业发病率更高。

练习题

选择题

1. 以下关于腰椎间盘突出症的健康教育的叙述哪项不正确?(　　　)

A.睡软床保持正确的生理弯曲后凸位

B.卧位时屈髋屈膝,两腿分开,大腿下垫枕

C.仰卧时在膝、腿下垫枕;站立时应尽量使腰部平坦伸直,收腹提臀

D.俯卧时在腹部及踝部垫薄枕,使脊柱肌肉放松

E.行走时抬头、挺胸、收腹;坐时使用脚踏,使膝与髋保持同一水平,身体靠向椅背,同时

在腰部衬一靠垫

2. 下列哪项不是腰椎间盘突出症的诱发因素？（　　）

A. 腹压增高　　　　　　　　B. 腰姿不当　　　　　　　　C. 突然负重

D. 高热量饮食　　　　　　　E. 职业因素

3. 腰椎间盘突出症恢复期的练习方法不正确的是（　　）。

A. 体前屈练习　　　　　　　B. 后伸腿练习　　　　　　　C. 提髋练习

D. 伸腰练习　　　　　　　　E. 弯腰练习

4. 下列哪项腰椎间盘突出症术后早期康复教育不妥？（　　）

A. 直立坐位训练　　　　　　B. 踝关节主动背伸训练

C. 腰背肌和腹肌的锻炼　　　D. 进行呼吸训练

E. 直腿抬高训练

5. 患者，女，56岁，$L_4 \sim L_5$ 椎间盘突出症，神经根受累，大腿前外侧、小腿内侧、足后侧感觉障碍，膝反射减弱，进行腰椎牵引治疗，牵引的重量目前临床多用（　　）。

A. 体重的 50%，但一般不超过体重的 10%

B. 体重的 70%，但一般不超过体重的 5%

C. 体重的 70%，但一般不超过体重的 10%

D. 体重的 80%，但一般不超过体重的 70%

E. 体重的 30%，但一般不超过体重的 70%

6. 患者，男，45岁，出租车司机，身高 170 cm，体重 88 kg，患 $L_4 \sim L_5$ 椎间盘突出症，经康复科保守治疗后，准备出院，护士给予康复教育，下列哪项不妥？（　　）

A. 坚持卧硬板床

B. 避免腰腿受凉和过度劳累

C. 开车时胸腰前倾，学会省力的姿势

D. 指导合理饮食，控制体重

E. 合理佩戴腰围，减少神经刺激症状

7. 上题案例中，急性期康复治疗时，正确的体位及姿势是哪项？（　　）

A. 卧位时伸髋伸膝

B. 仰卧时在腰背部垫枕

C. 俯卧时在腹部及踝部垫薄枕，使脊柱肌肉放松

D. 行走时抬头，挺腰

E. 坐时，使用低矮的凳子

8. 腰椎间盘突出症康复护理措施中关于运动康复治疗的描述哪项不妥？（　　）

A. 疾病的亚急性期和慢性期采用 Mckenzie 式背伸肌训练

B. Williams 式前屈肌训练、腹背肌训练

C. 脊柱屈曲、过伸训练，增加椎间盘内压力

D. 慢性期腰椎屈曲、左右侧弯

E. 早期进行五点支撑法训练

（陶新玲）

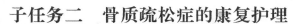

子任务二　骨质疏松症的康复护理

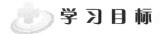

1. 掌握骨质疏松症的康复护理措施和健康教育。
2. 熟悉骨质疏松症的主要功能障碍、概念。
3. 了解骨质疏松症的概述与康复护理评定。

案例引导

　　患者,女,76 岁,初中文化,平时饮食习惯以清淡甜食为主,饮食结构单一,很少参加运动,行走无耐力,经常出现双下肢抽筋。口服钙片后稍减轻,但有胃肠道不适、纳差、恶心症状,近年来出现明显的驼背,颈椎变形,活动功能受限,严重影响患者生活自理能力,来康复科治疗,经检查诊断为"骨质疏松症"。
　　请问:1. 该患者属于哪种骨质疏松症?
　　　　　2. 如何对其进行康复护理?

一、概述

　　骨质疏松症(osteoporosis,OP)是以骨量减少、骨的微观结构退化为特征,致使骨的脆性增加以及易于发生骨折的一种全身性骨骼疾病。最典型的临床表现是疼痛,脊柱变形(身长变短、驼背),脆性骨折。双能 X 线评定被认为是目前骨质疏松症诊断的金标准。

　　目前,骨质疏松症已被世界卫生组织列为仅次于心血管疾病的第二大危害人类健康的疾病。据统计,我国 60～69 岁老年女性骨质疏松症发病率高达 50%～70%,老年男性发病率为 30%,年龄超过 80 岁的老年人半数以上患有骨质疏松症。

　　骨质疏松症可分为原发性骨质疏松症、继发性骨质疏松症和特发性骨质疏松症三大类。原发性骨质疏松症包括 I 型绝经后骨质疏松症和 II 型老年性骨质疏松症;继发性骨质疏松症由其他疾病和药物等一些因素诱发;特发性骨质疏松症多见于 8～14 岁的青少年或成人,一般有遗传病史,女性多见,妇女哺乳和妊娠期所致的骨质疏松症往往也归入特发性骨质疏松症。

二、主要功能障碍

(一) 负重能力下降

多数骨质疏松症患者表现为负重能力下降(约 2/3),甚至不能负担自己的体重。

(二) 躯干活动受限

表现为不能翻身、侧转及仰卧时不能从床上坐起。

（三）站立与行走受限

表现为久行久站后腰背部和下肢负重关节疼痛而导致站立与行走受限。

（四）日常生活活动或职业活动能力受限

由于骨质疏松症患者常有全身乏力、体力下降、精力不足等表现,从而导致其持续进行日常生活活动、社交活动或职业活动的能力下降,其骨质疏松症的程度不同对活动能力的影响不同。

（五）呼吸功能障碍

严重骨质疏松症导致长期卧床,胸腰椎压缩性骨折导致脊椎后弯、胸廓畸形,使肺活量和最大换气量减少,小叶型肺气肿发病率增加。

（六）心理障碍

由于长期的骨痛和反复的就医治疗可能导致心理的改变。

三、康复护理评定

（一）骨痛分级评定

1. 口述分级评分评定　骨质疏松症引起的疼痛常用四级口述分级评分法评定。Ⅰ级（剧痛）:活动时疼痛无法忍耐（3分）。Ⅱ级（中度疼痛）:活动时疼痛可以忍耐（2分）。Ⅲ级（轻度疼痛）:活动时疼痛可以意识到（1分）。Ⅳ级:无痛。

2. 疼痛评定计分方法　见项目二。

（二）肌力评定

包括腰背肌力评定及腹肌肌力评定,见项目二。

（三）肌耐力评定

包括背肌耐力评定、腹肌耐力评定、小腿三头肌耐力的评定、股四头肌耐力的评定等。

（四）平衡功能评定

多采用 Berg 平衡量表（Berg balance scale,BBS）来评定坐位和站立位的基本功能活动。大量研究显示,Berg 平衡量表与跌倒风险度具有高度相关性。45 分通常作为老年人跌倒风险的临界值,低于 45 分提示跌倒风险增大。通过平衡功能评定对跌倒风险度进行预测应是骨质疏松症患者必查的项目。

（五）步态分析

评定相关内容见康复评定相关章节。

（六）ADL 能力评定

评定相关内容见项目二。

四、康复护理

（一）康复护理诊断

1. 舒适度的改变　与骨质疏松症所致的疼痛有关。

2. 生活自理能力下降　与运动功能下降有关。

3. 焦虑、恐惧　与患者对疾病知识了解较少有关。

4. 潜在并发症　骨折、跌倒、呼吸功能下降、失用综合征。

5. 知识缺乏　与缺乏疾病相关知识有关。

（二）康复护理目标

（1）患者主诉疼痛症状减轻或消失。

（2）生活自理能力提高。

（3）患者焦虑、恐惧情绪减轻,配合治疗及护理。

（4）康复治疗期间未发生相关的并发症。

（5）患者掌握了相关用药知识及健康预防知识。

（三）康复护理措施

1. 药物治疗的护理　骨质疏松症的治疗药物大致有三类:①促骨矿化剂（钙质剂）:如碳酸钙、葡萄糖酸钙和维生素 D 等。口服钙剂,每日 1.0～1.5 g,连服 1 年以上。使用时,不可与绿叶蔬菜一起用,防止钙螯合物形成,减少钙的吸收,同时要增加饮水量,防止泌尿系统结石与便秘。维生素 D 可改善骨质疏松,缓解腰背疼痛,与降钙素、钙剂、雌激素合用有较好的治疗效果,可长期小剂量安全使用。②抗骨吸收剂（钙调节剂）:如降钙素、雌激素等。降钙素给药途径为肌内注射或皮下注射,不能口服,使用时要观察有无低血钙和甲状腺功能亢进的表现;使用雌激素者,应注意阴道出血情况,定期做乳房检查,防止肿瘤和心血管疾病的发生。③促骨形成剂:如氟化钠及合成类固醇（依替膦酸二钠、帕米膦酸钠）等,此类药有消化道反应,在晨起时空腹服用,同时饮清水 200～300 mL,半小时内禁饮食、禁平卧。

2. 加强日常生活护理　骨质疏松症患者容易发生骨折,一旦骨折后愈合慢,并发症、后遗症多。因此,在日常生活中,应防止碰伤、跌倒等;应保持正确姿势,不要弯腰驼背,不要经常采取跪坐的姿势,以免增加骨骼负担;40 岁以上应避免从事太激烈、负重太大的运动。

3. 充足的阳光照射　多在太阳光下活动,对骨质疏松症的预防和治疗都很有意义。太阳光中的紫外线可以通过皮肤合成维生素 D,调节体内钙的代谢。

4. 加强体育锻炼　适当进行体力活动如跑步、游泳、打球、打太极拳等可以增加机体的肌肉力量,这是骨密度增加的重要原因,长期运动使皮质骨增厚,骨小梁排列更发达,骨强度增加。体力活动还能增强机体免疫功能,增加钙的吸收,减少钙的排泄。

5. 骨质疏松症运动训练　见表 4-14。

表 4-14　骨质疏松症运动训练

握力锻炼	每日坚持握力训练 30 min 以上,能防治桡骨远端、肱骨近端骨质疏松症
耐力运动	以慢跑为主要方式,隔日跑 1000～2000 m
俯卧撑运动	每日 1 次,尽量多做,每次所做数目不得少于前一次,本运动能防治股骨颈、肱骨近端、桡骨远端骨质疏松症
转体运动	取坐位,曲臂平举,双手交叉,转体向右,目视右肘,坚持 5 s 后复原,每组重复 5 次
床上伸展运动	起床前,取仰卧位,双臂上伸过头,向手指及足尖两个方向伸展,待感到伸展满意后,放松;伸展双腿,足跟向下伸,足背向膝方向屈,感到满意后放松
侧体运动	取站立位,双足与肩等宽（背可以靠墙）,举左臂、垂右臂,右臂和上体向左侧屈,右手指向地面,坚持 5 s 后复原,每次重复 5 次

骨质疏松症患者锻炼方法有多种,掌握不适度,不但不能起到巩固疗效的作用,还会导致

病情复发,所以在运动时一定要注意以下要点。

（1）开始运动治疗时,运动量不可过多,应循序渐进,持之以恒;刚开始做运动时,动作宜缓,宜细心。

（2）患者在运动时若有轻微不适,持续时间仅有几分钟,属正常情况,不必紧张;若疼痛不适持续 15～20 min 时,应停止运动,请教康复护理人员或治疗师,以调整运动方式。

（3）运动过程中应以卧在已铺一条棉被或毛毯的硬板床上为佳,有无枕头均可,一般以置一枕头为佳。

（4）注意环境安全:如避免在地板上四处散布小物件,家具不可以常常更换位置,浴室必须保持干燥防滑,照明必须充足等。

（5）穿着要适宜:鞋子大小合适,鞋跟不要太高,不要穿太滑的鞋子和拖鞋,衣服要方便实用、大小适中。

6.控制饮食结构　避免酸性食物摄入过量,多进食蔬菜、水果,少饮酒,少吃甜的食物,戒烟。

7.预防跌倒

（1）尽可能减少使用影响平衡能力的药物,如镇静药物等。

（2）对易引起跌倒的疾病及伤残要进行有效治疗。

（3）适量活动,增强机体应变性及机体协调能力。

（4）定期检查视力,及时矫正视力。

（5）改造环境,尽量改造和去除家庭和周边环境中的障碍。

（6）采取切实有效的防跌倒措施,如穿戴髋保护器等。

五、健康教育

（一）饮食

1.能量　供给符合生理的需要。

2.蛋白质的适量适中　一般认为健康成年人每日摄入 1.2～1.4 g/kg 蛋白质比较合适。

3.科学补钙　中国营养学会推荐成人钙摄入量为 800 mg/d,中老年为 100 mg/d,补钙首选食物为乳类及其制品,其他含钙丰富的食物有干酪、虾皮、芝麻酱、黑芝麻、海带、紫菜、黑木耳、大豆及其制品、绿叶蔬菜、蛋黄、海虾米、瓜子、核桃等,也可采用钙剂或钙强化食品来补钙,见表 4-15。

表 4-15　常见高含钙量食物列表（mg/100 g）

食物名称	含量	食物名称	含量	食物名称	含量	食物名称	含量	食物名称	含量
芝麻酱	1170	海虾米	555	雪里蕻	230	红糖	157	黑枣	108
虾皮	991	海参	541	黑大豆	224	海虾	146	油菜	108
全鸡蛋粉	954	黑木耳	375	豌豆	195	毛豆	135	核桃仁	103
榛子	815	河虾	325	黄豆	191	牡蛎	131	柠檬	101
奶酪	799	豆腐干	308	燕麦片	186	酸奶	118	空心菜	99
豆腐卤干	731	泥鳅	299	苋菜	187	牛奶	110	小白菜	90
炒花生仁	284	芝麻	564	木耳菜	166	鸡蛋黄	112	红萝卜	86

4. 保持无机盐的平衡　高磷摄入对钙的代谢的影响在生长发育中最为明显,磷酸盐过多引起骨盐丢失。多吃富含钙质的食物,少饮含磷多的饮料,避免增加磷的摄入。

5. 供给丰富的维生素　中老年人应多晒太阳和进食富含维生素 D 的食物或适量补充维生素 D。摄入充足的维生素 A、K、C 和 E 皆有利于防治骨质疏松症。

6. 减少及避免不利于钙吸收的因素　食物应新鲜、清淡、少油腻,避免太咸或过多的植物纤维;适当吃些粗粮;对含钠多的食物如酱油、食盐、面酱、咸蛋、咸鱼、咸肉、火腿、香肠、腐乳、加碱馒头、挂面、苏打饼干等宜少吃或限量食用。

（二）功能训练

1. 呼吸运动　在运动时进行深呼吸训练,目的是放松肌肉,消除身心疲劳和紧张感。

2. 静力性体位训练　坐或站立时应伸直腰背,收缩腰肌和臀肌,增加腹压,吸气时扩胸伸背;接着收颌和向前压肩,或坐直背靠椅;卧位时应平仰、枕低,尽量使背部伸直,坚持睡硬板床。

3. 被动关节活动维持训练　每种运动各进行 3～5 次,手法轻柔适度,避免引起疼痛,速度缓慢、有节奏。

4. 腰背肌等长收缩训练　每次 20～30 min,每日 2～3 次。

5. 平衡与协调运动　太极拳对老年体弱的骨质疏松症患者尤其适宜。

（三）活动指导

骨折患者均应在复位、固定的前提下进行运动治疗。运动中应避免爆发性动作,运动强度应从小逐渐加大,以防发生运动损伤。以伸展、等长和静力性运动为主,少做屈曲、等张和动力性运动。运动时间:在已经确定的运动强度范围内可依据所选择的运动项目及本人的主观感觉来决定,总的运动时间视具体情况而定,20～30 min 不等。

（四）体位指导

急性期,从卧位坐起时应保持躯干在伸直位,或经侧卧位坐起,以防止屈曲躯干而加重疼痛或加重椎体压缩。股骨骨折者注意将两下肢置于外展位并避免内收和旋转;脊柱、下肢骨质疏松症患者忌跑、跳、久站等运动,以免发生骨折等意外。

（五）药物指导

骨质疏松症的药物治疗一定要在有经验的医生指导下使用,可单独使用,也可联合使用,在联合使用时要注意是否有不良反应发生。当维生素 D 和钙剂联合使用时,一定要注意钙剂中钙离子的量不能超过 600 mg。

药物治疗的疗程:现代研究表明,人体骨代谢(即骨吸收与骨重建)周期需 3 个月左右。也就是说,无论使用哪种药物治疗,如要获得可靠的治疗效果,至少需要 3 个月以上的治疗时间,否则就很难达到较满意的效果。一般来说,骨质疏松症的药物治疗以 3～6 个月为 1 个疗程,可视病情的轻重,连续治疗 1～3 个疗程。

知识链接

10 月 20 日是"世界骨质疏松症日",国际骨质疏松症基金会设计了"一分钟风险测试",用于帮助中老年人了解自己是否属于骨质疏松症的潜在患者。

一分钟风险测试

如果以下任何一道问题的答案为"是",就表明有患骨质疏松症的风险。

如果答案中有相当一部分或者全部为"是",就应当及时去医院做进一步的骨密度检测。

---

1. 您的父母有没有轻微碰撞或跌倒时就会发生髋骨骨折的情况?

2. 您是否曾经因为轻微的碰撞或者跌倒就会伤到自己的骨骼?

3. 您经常连续3个月以上服用可的松、泼尼松等激素类药品吗?

4. 您的身高是否降低了3 cm?

5. 您经常过度饮酒吗?

6. 您每天吸烟超过20支吗?

7. 您经常患痢疾腹泻吗?

8. 女士回答:您是否在45岁之前就绝经了?

9. 女士回答:您曾经有过连续一年以上没有月经吗(除了怀孕期间)?

10. 男士回答:您是否有阳痿或者缺乏性欲的症状?

练习题

一、选择题(多选)

1. 关于骨质疏松症的说法中正确的是(　　　)。

A. 是一种全身性的骨骼疾病

B. 其特征是骨量减少或(和)骨的微观结构退化,极易发生骨折

C. 主要见于年轻人

D. 以疼痛、驼背变矮、骨折为临床特征

E. 以椎体、髋骨、股骨、桡骨远端为主要受害区

2. 对骨质疏松症患者的护理中正确的是(　　　)。

A. 保持正确姿态　　　　　　B. 避免阳光照射

C. 鼓励适当的体育运动　　　D. 避免酸性食物摄入过量,多进食蔬菜、水果

E. 预防急性跌倒、坠床

3. 摄入以下哪些维生素,有利于防治骨质疏松症?(　　　)

A. 维生素 A　　　B. B族维生素　　　C. 维生素 C　　　D. 维生素 D　　　E. 维生素 E

4. 下列哪些食物不利于钙的吸收?(　　　)

A. 大量植物纤维　　　　　　B. 咸鱼

C. 食盐　　　　　　　　　　D. 加碱馒头

E. 苏打饼干

二、名词解释

骨质疏松症

三、问答题

骨质疏松症药物治疗的护理有哪些？

（聂玉琴）

子任务三　骨折的康复护理

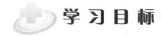

1. 掌握骨折后导致的主要功能障碍和康复护理措施。
2. 熟悉常见骨折的康复要点和骨折的健康教育。
3. 了解骨折的康复护理评价。

 案例引导

　　患者,男,54岁,不慎从10 m高处摔下,神志清楚,自觉全身多处疼痛难忍,双下肢感觉、踝关节背伸运动良好,躯干移动受限,急诊"120"送入医院,维持生命体征,呼吸平稳,以"多发伤"收入院。

　　请问:1. 责任护士应如何协助医生做好评估处置？

　　2. 根据骨折恢复过程,如何防止继发性功能障碍以落实康复护理措施？

　　3. 不同部位骨折愈合时间及康复护理原则是什么？

一、概述

（一）定义

骨折(fracture)是指骨或骨小梁的完整性和连续性发生断离。

（二）骨折后长期制动对机体的影响

1. 肌肉萎缩　肌力减退、关节内粘连、关节活动度减少、韧带退变。

2. 全身反应　直立性低血压、心肺功能下降、代谢异常等。

3. 心理障碍　悲观、抑郁。

（三）骨折的愈合过程

1. 血肿机化期　伤后6 h至2周后,血肿并凝结成块,以后逐渐机化,肉芽形成并逐渐纤维化,形成纤维连接,即纤维性骨痂。

2. 原始骨痂期　一般需要4～8周。

3. 骨痂改造期　一般需要8～12周。

4. 塑形期　一般需要2～4年才能完成。

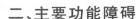

二、主要功能障碍

疼痛、局部肿胀和瘀斑、畸形、关节粘连僵硬、肌肉萎缩。潜在并发症有周围血管功能障碍、周围神经损伤、骨筋膜室综合征等。

三、康复护理评估

1. 健康史 询问患者以往有无摔倒经历，有无头晕、视物模糊等症状，有无心脑血管疾病、COPD 等慢性疾病，以及住院史、家族遗传病史等。

2. 身体评估 早期观察生命体征，躯干、上下肢局部有无疼痛、局部肿胀和瘀斑，关节有无畸形，关节活动度(受累关节、非受累关节)，肌力(受累关节周边肌肉)，肢体长度及周径，潜在并发症，周围血管有无功能障碍、有无周围神经损伤及骨筋膜室综合征等；后期观察关节有无粘连僵硬、肌肉萎缩症状。

3. 心理-社会功能评估 评估有无悲观、抑郁、烦躁、焦虑、担心预后，影响日常生活活动能力及劳动能力，致心理负担加重。

4. 辅助检查

(1) X 线摄片：是骨折的常规检查，需包括正、侧位和邻近关节，有时还需加摄特定位置及健侧相应部位做对比。

(2) CT：目前三维 CT 成像技术日渐成熟，在临床上也已广泛应用，它对了解骨折的类型、移位情况、复位固定和骨折愈合情况等均有重要价值。

(3) MRI：通过损伤部位的信号高低判定是新鲜骨折还是陈旧性骨折及骨折愈合情况。

四、主要康复护理问题/康复护理诊断

1. 疼痛 与骨折部位神经损伤、软组织损伤、肌肉痉挛和水肿有关。
2. 有外周神经血管功能障碍的危险 与骨和软组织损伤、外固定不当有关。
3. 潜在并发症 休克、脂肪栓塞综合征、骨筋膜室综合征、关节僵硬等。
4. 知识缺乏 缺乏疾病治疗、康复护理相关知识。

五、康复护理目标

改善心理状况，消除患肢肿胀，防止关节粘连，恢复关节活动度，早期进行肢体主动或/和被动运动，增强关节周围肌群肌力，尽早进行日常生活活动能力训练，防止各种并发症，减少后遗症的发生，提高患者整体的生活能力。

六、康复护理措施

(一) 骨折愈合早期(骨折后 1~2 周)

1. 按医嘱卧床休息，做好疼痛的处理 采用 PRICE 治疗方案：protection(保护)，rest(休息)，ice(冰敷)，compress(包扎)，elevation(抬高)，以防止肢体肿胀。

2. 肌力训练 健肢肌力增强及患肢远端等长肌力训练。

3. 关节活动度训练 根据骨折部位早期训练远端关节活动度，在稳定、牢固的内外固定下，循序渐进加强受累关节活动范围。

4. 正常活动和呼吸训练 卧床期间有效地加强腹式呼吸及健侧肢体的活动功能。

5. 物理因子疗法　超短波疗法、低频磁疗、超声波等。

（二）骨折愈合中期（骨折后 3～8 周）

（1）坚持早期的关节活动训练，不断增加关节活动度的训练时间、强度、关节活动。

（2）增强全身及局部肌力训练。

（3）物理因子疗法有红外线、蜡疗、紫外线、音频电疗、超声波等。

（4）改善日常生活活动能力训练及工作能力训练。

（三）骨折愈合后期（骨折后 8～12 周）

（1）每日坚持肌力训练，促进骨折愈合。

（2）增强关节活动度训练，增加关节活动度、柔韧性。

（3）负重练习及步态训练应在安全保护、支具、拐杖扶持下进行。

（4）日常生活活动能力及工作能力训练。

七、健康教育

按照康复护理原则，在良好的复位和坚实可靠的固定后，肢体锻炼与固定同步进行，在骨折愈合的不同阶段，以不同的康复护理措施来保证早期的康复治疗，监测和防治骨折后各种并发症的发生。

1. 心理调适　加强心理疏导，保证睡眠，鼓励患者树立战胜疾病的信心，讲解疾病愈合的过程，坚持康复训练的必要性。

2. 饮食　高钙、高维生素、高蛋白、粗纤维食物，多吃蔬菜、水果，各类坚果宜少量多次食用。

3. 自我观察病情　指导患者注意观察局部肢体皮肤颜色、温度、末梢血运、肿胀减轻或有无加重情况，肢体远端的感觉运动。

4. 自我护理　利用健侧肢体的力量，学会调整体位，完成生活所需，如刷牙、洗脸、进食、排泄等，每日准确地进行功能锻炼。

5. 出现皮肤功能异常来院随访　指导患者根据肢体功能恢复情况定期进行随访。

八、护理评价

在良好的复位和坚实可靠的固定后，骨折愈合的不同阶段采取了不同的康复护理措施，通过心理干预，指导患者接受康复训练，增加患者自信心，使患者积极主动参与康复训练，通过运动、物理因子疗法等促进血肿和渗出物的吸收，改善血液回流，尽早地消除肿胀，监测和防治骨折后各种并发症，提高生活自理能力。

知识链接

骨折的分类

1. 按骨折端的稳定程度：稳定性骨折和不稳定性骨折。

2. 按骨折处是否与外界相通：闭合性骨折和开放性骨折。

3. 按骨折的原因：外伤性骨折和病理性骨折。

4. 按骨折的程度：完全性骨折和不完全性骨折。

5. 按骨折后的时间：新鲜骨折和陈旧性骨折。

练习题

一、选择题

1. 肱骨中段骨折不愈合率较高,复位固定后,下列哪项功能锻炼不妥?(　　)
A. 患肢悬吊于胸前,肘屈曲 90°　　　　B. 进行指、掌、腕关节主动运动
C. 进行上臂肌群的主动等长收缩练习　　D. 做上臂旋转运动
E. 解除外固定后,全面进行肩、肘关节的活动度及肌力练习

2. 股骨干骨折内固定术后,下列哪项康复训练指导不妥?(　　)
A. 第 1 天即可开始肌肉的主动等长收缩练习及踝、足部运动
B. 术后第 3 天,开始床上足跟滑动练习以屈伸髋、膝关节
C. 给予髌骨松动术,膝下垫枕增加膝屈曲姿势体位下做主动伸膝练习,可逐步增加垫枕的高度
D. 术后 2～3 个月扶双拐或助行器,患肢不负重行走
E. 术后 2～3 周内逐渐负重,根据患者的耐受程度而定

3. 患者,男,30 岁,车祸致右下肢肿胀、疼痛 8 h,足背动脉搏动弱、足趾感觉运动受限,以"右胫腓骨骨折"收入,患者可能出现的并发症是哪项?(　　)
A. 畸形、反常活动　　　　B. 胫后动脉损伤
C. 骨筋膜室综合征　　　　D. 脂肪栓塞
E. 腓总神经损伤

4. 患者,女,53 岁,不慎被车创伤左大腿,致疼痛、下肢活动受限,足趾感觉运动好,急诊以"左股骨颈"收入,医嘱给予下肢皮牵引治疗,需卧床 3 个月,卧床期间的康复护理措施中以下哪项不妥?(　　)
A. 做患肢各肌群的主动等长收缩练习
B. 早期疼痛,不宜运动,保持肌力
C. 4 周解除牵引,开始练习在床边坐
D. 增加患肢内收、外展、直腿抬高等肌力及关节活动度练习
E. 4～8 周增加髋及膝关节的屈伸运动,患肢不负重

5. 患者,女,72 岁,行走时不慎摔倒,致腰部疼痛难忍,双下肢感觉运动好,经 X 线示 L_1 压缩性骨折(压缩 1/4),遵医嘱给予卧床 3 个月休息治疗,对该患者的康复护理指导正确的是(　　)。
A. 骨折部位垫约 10 cm 的软垫　　　　B. 受伤后 2 h 翻身练习
C. 取仰卧位摇高床头 60°　　　　D. 1 周后协助坐位训练
E. 6 周后加强仰卧起坐动作训练

6. 下列关于骨折患者常见的功能障碍描述错误的是(　　)。
A. 全身软组织疼痛　　　　B. 局部肿胀和瘀斑
C. 局部关节疼痛、畸形,活动受限　　D. 晚期关节粘连僵硬
E. 固定制动致肌肉萎缩

7. 患者,男,35 岁,车祸致右大腿疼痛、肿胀,活动受限,急诊 X 线示"右股骨干中段骨折",收治入院。查体:右足背动脉搏动弱、皮温凉、足趾发白、末梢血运差。完善术前检查:急

诊行血管神经探查吻合＋骨折切开复位内固定术,下列有关康复治疗评估描述正确的是哪项?(　　)

　　A.周围血管神经功能障碍　　　　B.患肢烤灯照射

　　C.肢体气压泵应用　　　　　　　D.按摩患肢

　　E.术后开始直腿抬高训练

　　8.指导患肢远端等长肌力训练属于骨折哪个阶段的训练?(　　　　)

　　A.骨折愈合中期 3～4 周　　　　B.骨折愈合早期 1～2 周

　　C.骨折愈合后期 8～12 周　　　　D.骨折愈合中期 4～8 周

　　E.骨折愈合中期 6～8 周

　　9.2 周后,开始腕关节屈伸和桡侧偏斜活动及前臂旋转活动的练习,是下列哪种骨折的康复训练措施?(　　　)

　　A.肱骨外科颈骨折　　　　　　　B.肱骨干骨折

　　C.尺桡骨骨折　　　　　　　　　D.Colles 骨折

　　E.肱骨髁上骨折

　　10.术后 3～5 天,可带外固定物做直腿抬高练习和屈膝位主动伸膝练习,是下列哪种骨折的康复训练措施?(　　　)

　　A.单纯稳定型脊椎骨折　　　　　B.胫腓骨骨折

　　C.股骨颈骨折　　　　　　　　　D.股骨干骨折

　　E.踝关节骨折

二、判断题

　　1.外展型肱骨外科颈骨折多属稳定型,用三角巾悬吊固定 4 周,限制肩关节外展肌力训练。(　　　)

　　2.内收型肱骨外科颈骨折复位后,用三角巾制动 4～6 周,限制肩关节外展肌力训练。(　　　)

　　3.股骨颈骨折患者伤后 3 个月逐步增加患肢内收、外展、直腿抬高肌力及关节活动度练习,逐步开始负重练习。(　　　)

　　4.胫腓骨骨折术后当天开始足、踝、髋、膝关节的主动活动度练习,股四头肌、胫前肌、腓肠肌的等长练习,膝关节保持屈曲外展位,防止旋转。(　　　)

　　5.肱骨干骨折复位固定后,患肢悬吊于胸前,肘屈曲 90°,前臂稍旋前,尽早进行指、掌、腕关节主动运动,增强上臂旋转运动。(　　　)

三、填空题

　　1.骨折患者健康教育,按照_____,在_____和坚实可靠的固定后,肢体锻炼与固定同步进行,在骨折愈合的_____,按不同的康复措施来保证早期的康复治疗,监测和防治骨折后各种_____的发生。

　　2.骨折患者康复护理目标:改善心理状况,消除_____,防止_____,恢复关节活动度,早期进行肢体主动或/和被动运动,增强关节周围_____,尽早进行日常生活活动能力训练,防止各种并发症,减少_____的发生,提高患者整体生活能力。

四、案例分析题

　　1.患者,女,78 岁,行走时不慎摔倒,摔倒时左手撑地,致左手腕疼痛、畸形、活动受限,X线示桡骨远端骨折,医生给予手法闭合复位,行石膏外固定术,石膏固定松紧适宜,末梢血运好,手指感觉运动好,作为责任护士应如何指导患者进行康复训练?

2. 患者,男,35岁,车祸致右小腿疼痛、肿胀、出血、活动受限,急诊X线示"右胫腓骨开放性粉碎性骨折"急诊入院;查体示右足背动脉搏动弱,皮温凉、足趾发白、末梢血运差;完善术前检查,急诊行血管神经探查吻合+骨折切开复位内固定术。请问术后康复护理措施有哪些?

(陶新玲)

子任务四　截肢后的康复护理

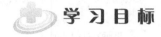

1. 掌握截肢的定义、理想的残肢、康复护理措施和康复教育。
2. 熟悉截肢后的主要功能障碍,假肢佩戴后的康复护理。
3. 了解截肢概述和康复护理评估。

 案例引导

患者,男,42岁,小学文化,骑摩托车时不慎发生车祸,致左下肢开放性损伤,出血多,下肢皮肤撕脱伤明显,伴有休克症状,伤后10 h急诊以"左胫腓骨开放性骨折"收入院。体温38.50 ℃,有糖尿病,血糖10.8 mmol/L,急诊完善术前准备,维持生命体征后行清创+血管神经探查骨折复位外固定术,手术经历7 h后安返病房,足趾末梢血运差,皮温凉,足背动脉因敷料包裹无法触及,给予保暖,按医嘱给予抗炎、扩张动脉药物,6 h后患者出现下肢疼痛难忍,肿胀明显加重,出现骨筋膜室综合征,因家属经济负担重,为了保住生命,同意实施截肢手术。

请问:1. 如何为患者提供截肢后康复护理措施?

2. 如何进行假肢佩戴后的康复教育?

一、概述

(一) 定义

截肢(amputation)是指通过手术将失去生存能力、没有生理功能、威胁人体生命的部分或全部肢体切除,包括截骨(将肢体截除)和关节离断(从关节处分离)两种。严重创伤、肿瘤、周围血管性疾病、感染肢体坏死是截肢的主要原因。截肢手术中应尽可能保留肢体的长度,需正确处理皮肤、血管、神经、骨骼、肌肉等。该手术是一种重建与修复性手术,实际是使患者回归到家庭和社会进行康复的第一步。

二、主要功能障碍

1. 残端出血和血肿　与术中止血不彻底,组织处理不当,血管结扎线脱落有关。

2. 残端感染　与开放性损伤、糖尿病患者、伤口延迟愈合有关。

3. 残端窦道和溃疡　与佩戴假肢时局部受压过久或压力过大,残端血液循环不佳有关。

4. 疼痛　与残肢痛、幻肢痛有关。

5. 躯体活动功能障碍　与残肢关节挛缩、肌力减弱有关。

6. 膀胱、直肠功能障碍　与术后长期卧床,残肢处于不合适的体位有关。

7. 心理障碍　与截肢术后恐惧、焦虑、抑郁有关。

三、康复护理评估

1. 全身状况的评估　一般情况:年龄,性别,身高,体重,职业,截肢日期、原因、部位,造成截肢原发病的情况,心肺功能。

2. 残肢的评估

(1) 残肢外形长度:理想残肢的外形是圆柱形,残肢长度包括骨和软组织的长度,大腿截肢从坐骨结节开始,长度在 25 cm 左右;小腿截肢从髌韧带中央开始,长度在 15 cm 左右。

(2) 残肢皮肤:有无感染、窦道、溃疡、损伤及皮肤的感觉情况。

(3) 关节活动度及肌力:检查髋、膝关节活动度及臀大肌和臀中肌的肌力。

(4) 残肢痛或幻肢痛明显者不能佩戴假肢。

(5) 残肢畸形的情况:髋关节屈曲外展畸形影响假肢安装。

3. 临时假肢的评估　包括临时假肢接受腔适应程度、假肢悬吊情况、假肢对线、穿戴假肢后的残肢情况、佩戴假肢后的步态等。

4. 正式假肢的评估　包括假肢佩戴后,残肢情况及日常生活活动完成能力,对上肢假肢应观察其协助正常手动作的能力,而对下肢假肢主要评估站立、上下楼梯、平地行走(前进与后退)、手杖或拐杖的使用情况等。

四、康复护理诊断/主要问题

1. 焦虑/绝望　与缺乏截肢的相关知识及丧失肢体带来的影响有关。

2. 自理缺陷　与假肢的代偿功能不佳有关。

3. 疼痛　与残肢痛或幻肢痛有关。

4. 皮肤完整性受损的危险　与假肢不合适有关。

五、康复护理目标

(1) 穿戴假肢前,需改善残肢关节活动度、增强残肢肌力,增强残端皮肤弹性和耐磨性,消除残端肿胀,增强全身体能,增强健侧肢体和躯干的肌力。

(2) 穿戴临时假肢后,需掌握穿戴假肢的正确方法,假肢侧单腿站立,不使用辅助具独立行走,能上下台阶、左右转身。

(3) 穿戴正式假肢后,提高步行能力,减少异常步态,日常生活活动自理,提高对突然的意外做出反应的能力,跌倒后能站立。

六、康复护理措施

1. 心理护理　给予积极的生理协助和心理疏导,帮助患者解决生活和工作上的困难,分析患者心理状态,依据个体情况制订适宜的康复训练计划。

2. 装配假肢前期的康复护理

（1）保持合理的残肢体位：大腿截肢残侧髋关节置于伸直中立位，不能在残肢下和两腿间放置枕头；每日2次俯卧坚持30 min，健侧卧位患髋内收，禁止长期坐位；小腿截肢保持膝关节伸直，卧位不能将残肢垂于床缘。膝下截肢的正确体位与错误体位见图4-22。

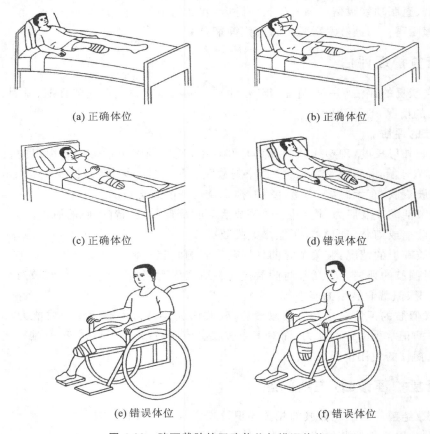

图 4-22　膝下截肢的正确体位与错误体位

（2）残肢弹力绷带包扎及角化训练：预防和减少残肢肿胀和过多的脂肪组织，促进残肢定型成熟，只要1年内不穿戴假肢、睡眠时必须使用弹力绷带。弹力绷带包扎法见图4-23。

（3）髋关节活动度训练：患者取俯卧位，护理人员一手固定臀部，另一手固定大腿残端，利用双手向上和向下的反作用力扩大髋关节活动范围。

（4）膝关节活动度训练：采取仰卧位、俯卧位、坐位被动伸直膝关节，屈膝时指导患者与护理人员相对抗做等长收缩运动。

（5）肌力训练：大腿截肢后，加强髋伸肌、内收肌、内旋肌的肌力训练；小腿截肢后，加强伸肌肌力训练。

3. 术后即装假肢的训练　术后即装假肢是一种截肢术后立即在手术台上安装的临时假肢。术后即装假肢能促使伤口一期愈合，促使患者早期下地行走。术后第一日，助行器内患肢站立负重1～5 min，伤口愈合前患肢负重不宜超过7 kg，3周后扶拐行走，患肢负重不宜超过10 kg。

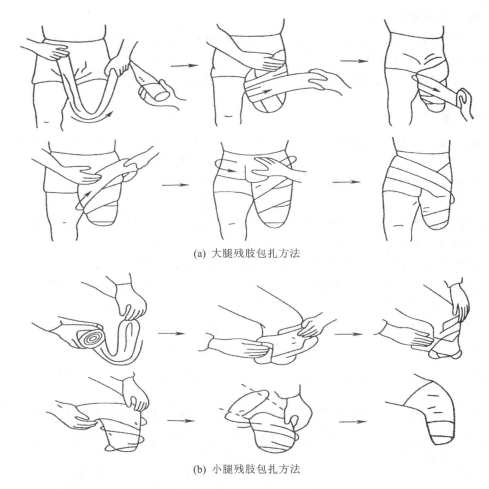

(a) 大腿残肢包扎方法

(b) 小腿残肢包扎方法

图 4-23　弹力绷带包扎法

4. 假肢佩戴后的康复护理

（1）穿脱假肢的训练：残肢需穿袜套，注意假肢接受腔适宜。

（2）使用假肢的训练：下肢假肢纠正异常步态和特殊地面的练习，上肢假肢训练身体各部位的开闭运动、日常生活活动训练、利手交换训练。

（3）站立位平衡训练：双下肢站立平衡—健肢站立平衡—假肢站立平衡。

（4）步行训练：假肢迈步—假肢站立—健肢迈步—双手扶杆—单手扶杆—平衡杆内—平衡杆外—用拐或助行器步行—独立行走—转弯—上下楼梯—过障碍物。

5. 幻肢痛的康复护理

（1）做好宣传解释工作，使患者建立充分的思想准备，术后引导患者注视残端，以提高其对肢体截肢的事实认可，做好心理治疗是预防幻肢痛的有效方法。

（2）对疼痛病史较长者，可采用经皮神经电刺激、超声波、热敷、离子导入、蜡疗等物理因子治疗；对顽固性疼痛，可行神经阻滞治疗、神经毁损手术治疗。

（3）早期装配假肢，对残肢间隙性加压刺激，患肢和健肢同时尽力做双侧操练能缓解症状，多不主张镇痛药物治疗，药物治疗虽有止痛和暗示作用，但并不解决根本问题，且易形成药物的依赖性。必要时可联合使用三环类抗抑郁药阿米替林片和抗癫痫药。

6. 佩戴假肢后的残端护理

（1）每次佩戴假肢训练尽量不超过 1 h，训练后脱下假肢，需注意观察残端情况，有无皮肤磨损、颜色的变化、感觉的改变等。

（2）训练后需做好患肢的卫生清洁工作，保持残端干燥、清洁。

七、康复教育

1. 需持续进行肌肉力量训练　可防止肌肉萎缩，避免残端周径变小而导致的残端与接受腔不匹配；残肢肌肉力量的增强，也使得残肢的操控更准确、灵活。

2. 防止残肢肿胀和脂肪沉积　脱掉假肢后，残肢就应用弹力绷带包扎以保持残肢皮肤清洁，防止残肢皮肤发生红肿、溃疡、毛囊炎、皮炎、过敏等。

3. 假肢需定期保养　脱下假肢后需注意观察接受腔的完整性，有无破损和裂缝，以免皮肤损伤；定期保养假肢，包括连接部件和外装饰套等。

4. 保持适当体重　体重每增减 3 kg 就会引起接受腔的过紧或过松。

5. 注意安全　合理安排训练和休息的时间，循序渐进，避免跌倒等意外事件的发生。

知识链接

穿戴假肢后的功能分级标准

分　级	患者的整体情况
Ⅰ级	完全康复：仅略有不适感，生活完全自理，恢复原工作，参与社交活动
Ⅱ级	部分康复：有轻微功能障碍，生活基本自理，不能恢复原工作
Ⅲ级	完全自理：生活能完全自理，但不能参加正常工作
Ⅳ级	部分自理：生活部分自理，相当一部分需要依赖他人
Ⅴ级	仅外观改善：美容改善，功能无改善

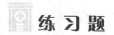 练习题

一、名词解释

截肢

二、单选题

1. 下列关于大腿截肢残体位摆放不妥的是（　　）。

A. 侧髋关节置于伸直中立位　　B. 在残肢下和两腿间放置枕头

C. 每日 2 次俯卧位坚持 30 min　D. 健侧卧位时患髋内收

E. 禁止长期坐位

2. 下列关于装配假肢前期的康复护理哪项不对？（　　）

A. 小腿截肢后膝关节屈曲位　　B. 残肢弹力绷带包扎及角化训练

C. 髋关节活动度训练　　　　　D. 髋伸肌、内收肌、内旋肌肌力训练

E.俯卧位、坐位被动伸直膝关节

3.下列关于假肢佩戴后的康复护理哪项不妥?(　　)

A.穿脱假肢的训练　　　　　　B.日常生活活动训练

C.利手交换训练　　　　　　　D.先训练假肢站立平衡,再训练健肢站立平衡

E.先假肢迈步,后假肢站立

4.下列关于为截肢后患者提供的康复护理指导哪项是不正确的?(　　)

A.持续进行肌肉力量训练　　　B.应用弹力绷带包扎

C.增加体重不超过 5 kg　　　　D.假肢需定期保养

E.循序渐进,避免跌倒

5.下列哪项是预防幻肢痛最有效的方法?(　　)

A.心理治疗　　　　　　　　　B.麻醉药持续阻滞

C.皮牵引　　　　　　　　　　D.静脉应用镇静剂

E.患肢抬高制动

三、多选题(2～5 个正确答案)

1.下列属于截肢后功能障碍的有哪些?(　　)

A.残端出血和血肿　　　　　　B.残端感染

C.残端窦道和溃疡　　　　　　D.膀胱、直肠功能障碍

E.疼痛(残肢痛、幻肢痛)

2.下列截肢患者假肢佩戴后的步行训练顺序正确的是(　　)。

A.假肢迈步—假肢站立　　　　B.健肢迈步—双手扶杆

C.单手扶杆—平衡杆内—平衡杆外　　D.用拐或助行器步行—独立行走

E.转弯—上下楼梯—过障碍物

3.下列关于假肢佩戴后的康复护理正确的是(　　)。

A.穿脱假肢的训练　　　　　　B.站立平衡训练

C.纠正异常步态　　　　　　　D.日常生活活动训练

E.假肢站立平衡训练—健肢站立平衡训练

4.下列关于截肢后对康复护理指导描述正确的是(　　)。

A.持续进行肌肉力量训练　　　B.防止肌肉萎缩

C.防止残肢肿胀和脂肪沉积　　D.增加体重在 5 kg 以上

E.保持假肢无破损和裂缝

5.下列关于截肢后对康复护理目标描述正确的是(　　)。

A.穿戴假肢前,改善残肢关节活动度

B.穿戴临时假肢后,增强残肢肌力

C.穿戴假肢前,增强残端皮肤弹性和耐磨性,增强健侧肢体和躯干的肌力

D.穿戴临时假肢后,假肢侧单腿站立,独立行走

E.穿戴正式假肢后,提高步行能力,提高对突然的意外做出反应的能力,跌倒后能站立

(陶新玲)

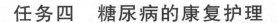

任务四　糖尿病的康复护理

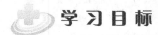

学习目标

1. 掌握糖尿病的定义、分类、并发症、康复护理措施、主要功能障碍、饮食疗法。
2. 熟悉糖尿病患者的推荐运动方式。
3. 了解常用的口服降糖药物。

案例引导

　　患者,女,53岁,身高161 cm,体重65 kg。主诉口渴、多饮、乏力3年余。4年前因与领导不和,精神抑郁而渐感口渴、多饮、乏力。到当地医院就诊,查空腹血糖为8.7 mmol/L,诊断为"糖尿病",予消渴丸5粒/次,3次/日,盐酸二甲双胍250 mg/次,3次/日治疗,症状逐渐减轻,血糖下降。之后一直规律服用上药,病情控制较为平稳。半个月前患者自觉口渴、多饮、乏力症状明显加重,到当地医院就诊,查空腹血糖较前明显升高,经加用降糖药治疗后,症状无明显改善,血糖下降不明显,遂于2014年8月20日到我院就诊。现纳差,食后腹胀,寐差,大便正常,小便频数(每日7～10次)。体格检查未见异常。

　　实验室及功能科检查结果如下。

　　空腹血糖8.9 mmol/L,餐后1 h 16.3 mmol/L,餐后2 h 17.5 mmol/L,餐后3 h 16.2 mmol/L。尿常规:白细胞5～10个/HP。血常规:白细胞1.5×10^9/L,中性粒细胞0.8,淋巴细胞0.2。肝功能,肾功能,血脂,乙肝五项,尿微量蛋白四项,胸片,心电图,肝胆脾双肾B超未见异常。

　　请问:1. 该患者的诊断是什么?

　　2. 该患者存在哪些功能障碍?

　　3. 应采取哪些康复护理措施?

一、概述

　　糖尿病(diabetes mellitus,DM)是在遗传因素、环境因素、自身免疫因素等各种致病因子作用下,血液中胰岛素分泌相对或绝对不足以及靶组织细胞对胰岛素敏感性降低而导致血糖过高出现糖尿,进而引起蛋白质、脂肪、水和电解质等一系列代谢紊乱的综合征。

　　据WHO估计,全球有超过2.3亿糖尿病患者,预测到2025年将上升到3亿。我国现有糖尿病患者约 4 千万,居世界第 2 位(第 1 位是印度,第 3 位是美国)。糖尿病已成为发达国家的第三大非传染性疾病。

(一)病因以及分类

1. 1 型糖尿病(type 1 diabetes,T1DM)　胰岛功能完全丧失,临床也称之为胰岛素依赖型糖尿病。有 HLA 某些易感基因,病毒感染诱发自身免疫反应,B 细胞破坏的程度有很大的不同,婴儿和青少年破坏迅速,而成年人则缓慢。

2. 2 型糖尿病(type 2 diabetes,T2DM)　胰岛功能相对丧失,临床称之为非胰岛素依赖型糖尿病,约占糖尿病患者总数的 95%,为多基因遗传病。胰岛素抵抗和胰岛素分泌缺陷是其发病基础,多见于成年人,起病比较缓慢,病情较轻。

3. 妊娠糖尿病(gestational diabetes mellitus,GDM)　属于女性妊娠期间引起的暂时性血糖升高,分娩后大部分都可以自行痊愈。

4. 其他特殊类型糖尿病　一般都是在临床上使用激素类药物导致的,发病概率很低。

现在我国糖尿病患者主要以 2 型糖尿病为主,大约占糖尿病患者总数的 90%;1 型糖尿病多发于青少年,只占糖尿病患者总数的 10% 左右。糖尿病的病因和发病机制极为复杂,至今未完全阐明。不同类型糖尿病的病因不尽相同,即使在同一类型中也存在着很大的异质性。

知识链接

什么样的人容易得 2 型糖尿病?

1. 有糖尿病家族史。
2. 有不良的饮食及生活习惯。
3. 生活压力大。
4. 缺乏体力活动。
5. 肥胖。
6. 年龄大的人群。
7. 曾经分娩过巨大胎儿的妇女。

(二)临床表现

1. "三多一少"　多尿、多饮、多食、体重减轻。

2. 皮肤瘙痒　由于高血糖及末梢神经病变导致皮肤干燥和感觉异常,患者常有皮肤瘙痒。女性患者可因尿糖刺激局部皮肤,出现外阴瘙痒。

3. 其他症状　四肢酸痛、麻木、腰痛、性欲减退、阳痿不育、月经失调、便秘等。

(三)并发症

1. 急性并发症

(1)糖尿病酮症酸中毒(DKA):糖尿病代谢紊乱加重时,脂肪动员和分解加速,大量脂肪酸在肝脏经 β 氧化产生大量乙酰乙酸、β-羟丁酸和丙酮,三者统称为酮体。乙酰乙酸和 β-羟丁酸均为较强的有机酸,大量消耗体内储备碱,若代谢紊乱进一步加剧,血酮体继续升高,超过机体的处理能力时,便发生代谢性酸中毒,称为糖尿病酮症酸中毒。

(2)高渗性非酮症昏迷:简称高渗性昏迷,多见于 50 至 70 岁的老人,男女发病率相似。常见诱因有感染、急性胃肠炎、胰腺炎、脑卒中、严重肾病、血液或腹膜透析,以及某些药物,如糖皮质激素、免疫抑制剂、噻嗪类利尿药物的应用等。起病时常先有多尿、多饮，但多食不明显，或反而饮食减退，失水随病程进展逐渐加重，出现神经-精神症状，表现为嗜睡、幻觉、定向力障碍、偏盲、偏瘫等，最后陷入昏迷。

（3）感染：疖、痈等皮肤化脓性感染多见，可致败血症或脓毒血症，真菌感染也较常见，女性患者常并发真菌性阴道炎。

（4）低血糖症：低血糖症的诊断标准为血糖水平小于 2.8 mmol/L，而接受药物治疗的糖尿病患者只要血糖水平不高于 3.9 mmol/L 就属低血糖范畴。糖尿病患者常伴有自主神经功能障碍，影响机体对低血糖的反馈调节能力，增加了严重低血糖发生的风险。

知识链接

低血糖症状

低血糖症状：①发抖；②心跳加快；③头晕想睡；④焦虑不安；⑤饥饿；⑥出虚汗；⑦视力模糊；⑧四肢无力；⑨头疼；⑩情绪不稳。

2. 慢性并发症

（1）糖尿病性眼病：糖尿病并发的眼病有糖尿病性视网膜病变、糖尿病性色素膜病变、糖尿病性白内障、糖尿病性视神经改变、糖尿病性视网膜脂血症、糖尿病性青光眼、糖尿病性屈光改变共 7 种。其中，糖尿病性视网膜病变是糖尿病患者致盲的重要原因。

（2）糖尿病性心脏病：糖尿病性心脏病主要是因糖尿病引发大小血管病变、自主神经病变而出现冠心病、心肌病变及心脏自主神经病变。

（3）糖尿病性神经病变：糖尿病性神经病变是糖尿病在神经系统发生的多种病变的总称，它涵盖自主神经系统、中枢神经系统、运动神经系统、周围神经系统等。其中，糖尿病性周围神经病变是糖尿病最常见的合并症。

（4）糖尿病性肾病：糖尿病性肾病是导致糖尿病患者死亡的重要原因。其病变能累及肾血管、肾小管和间质，常见的肾脏损害是糖尿病性肾小球硬化症、小动脉性硬化症、肾盂肾炎、肾乳头坏死、尿蛋白等。其中，糖尿病性肾小球硬化症是糖尿病特有的肾脏并发症。

（5）糖尿病足：广义糖尿病足是由糖尿病血管、神经病变引起的下肢异常改变，其包括糖尿病肢端坏疽、糖尿病末梢血管变化等。而狭义糖尿病足仅仅是由糖尿病引起的足部异常变化，一般是指糖尿病末梢血管病变的发展。

（6）糖尿病性功能障碍：多数糖尿病患者都有阳痿、早泄、性欲低下、月经紊乱等性功能障碍，并且随着年龄增长发生率亦增加，女性糖尿病患者还易出现外阴瘙痒等症状。

二、主要功能障碍

（一）生理功能障碍

1. 认知功能障碍　糖尿病与认知功能降低密切相关，而且糖尿病病程越长，患者认知功能下降越明显。糖尿病可以导致中枢神经系统的代谢、神经化学、形态学、电生理及神经行为等多方面的改变，导致糖尿病患者学习、记忆等认知功能障碍。此外糖尿病患者脑的微血管结构改变，毛细血管数目减少，基底膜增厚，动静脉短路增加等都可影响必需营养物质向神经组织转运，脑组织在灌注压下降或血流不畅的情况时易受到缺氧损害，更进一步导致认知功能障碍。

2. 心血管功能障碍　糖尿病患者,容易发生细胞内信号转导过程异常或细胞外信号分子调节异常,导致中动脉粥样硬化。动脉粥样硬化主要侵犯冠状动脉,引起冠心病,导致患者出现胸痛、胸闷、心悸、气短、焦虑等症状,严重时发生大范围心肌梗死,危及生命。

3. 泌尿系统功能障碍　糖尿病患者常伴有糖尿病肾病。糖尿病引起的中动脉粥样硬化除了侵犯冠状动脉,也常侵犯肾脏动脉导致肾动脉硬化和肾小球动脉硬化。糖尿病初级泌尿系统改变常表现为尿量增多,紧接着就出现蛋白尿。若糖尿病控制不佳,会出现尿蛋白增多,肾小球滤过率下降,伴有水肿和高血压,随病情的加重严重者会出现尿毒症。

4. 神经功能障碍　糖尿病中动脉粥样硬化侵犯脑动脉导致缺血性或出血性脑血管病。病变血管周围的神经缺血或压迫,导致临床上常出现缺血性脑卒中、直立性低血压、尿失禁、阳痿等病变,同时还增加老年痴呆症的发病率。

5. 视觉功能障碍　糖尿病患者视觉功能障碍主要由视网膜病变引起。视网膜病变经过视网膜微血管瘤、小出血点、硬化渗出、新血管形成、玻璃体积血、纤维血管增殖、玻璃体机化等一系列的病理改变,最后导致视网膜脱落。糖尿病还可引起白内障、青光眼等眼部疾病,导致视力降低,严重时可导致患者失明。

6. 运动功能障碍　糖尿病常引起患者周围神经功能异常。周围神经功能异常通常为对称性,下肢较上肢严重。疾病初期先出现肢端感觉异常,伴有痛觉过敏、疼痛;后期可出现运动神经受累,出现肌力减弱甚至肌萎缩和瘫痪。糖尿病患者因下肢远端神经异常和不同程度周围血管病变引起足部溃疡、感染或深层组织破坏等。糖尿病足是糖尿病患者截肢、致残的主要原因。

（二）心理功能障碍

糖尿病患者随着生理功能减退,社会地位改变,人际关系改变,疾病折磨,身体营养不良,经济生活的改变等诸多因素导致患者情绪烦躁,沉默寡言,表情淡漠,自控能力下降,固执与偏执。严重者可出现焦虑、抑郁等疾病。除此之外,糖尿病患者的社会适应力降低,出现一种失落感,容易失去自信,加上活动减少,免疫力低下,会引起更多慢性疾病。

（三）生活功能障碍

糖尿病患者由于代谢失常、能量利用减少、失水等原因,患者感觉疲乏、虚弱无力。此外,糖尿病患者出现足部溃疡、感染或深层组织破坏等糖尿病足时,患者走路困难或无法走路,导致糖尿病患者日常生活自理能力降低,生活质量降低。

三、康复护理评定

（一）一般情况

1. 身体健康状况评定　了解糖尿病患者一般情况、身体素质、对康复治疗的承受能力、身体营养状况、日常活动状况、生活自理状况等。

2. 社会功能评定　社会功能是指个体作为社会成员发挥的作用的大小程度,社会功能状态与患者的社会健康息息相关。糖尿病患者随着生理功能减退、社会地位改变、人际关系改变、疾病折磨、身体营养不良、经济生活的改变,导致社会适应力降低,出现一种失落感,容易失去自信。糖尿病患者的社会功能评定应从社会角色、社会网络、社会支持、社会参与、满意度评价进行评定。

3. 生活质量评定　生活质量又称为生存质量、生命质量,是指人在躯体上、精神上以及社会生活中处于一种完好状态。糖尿病患者身心健康较为脆弱,再加上自身身体健康、周围环境、人际关系、经济收入等都影响生活质量。对糖尿病患者生活质量评定时对这些应该要综合性地进行评定。

（二）糖尿病慢性并发症的评定

1. 眼部并发症　以糖尿病视网膜病变最为常见,通过眼底检查和荧光血管造影来评定糖尿病眼部病变。

2. 糖尿病肾病　尿蛋白排泄率(UAER)是诊断早期糖尿病肾病的重要指标,也是判断本病预后的重要指标。UAER 小于 20 $\mu g/min$ 为正常白蛋白尿期;UAER 在 20～200 $\mu g/min$ 为微量白蛋白尿期,临床诊断为早期糖尿病肾病;当 UAER 持续大于 200 $\mu g/min$ 或常规尿蛋白定量大于 0.5 g/24 h,即诊断为糖尿病肾病。

3. 糖尿病多发性神经病变　诊断必须符合下列条件:①糖尿病诊断明确;②四肢(至少双下肢)有持续性疼痛和感觉障碍;③双踇趾或至少有一侧踇趾的振动觉异常——用分度音叉在踇趾末关节处测 3 次振动觉的均值小于正常同年龄组;④双踝反射消失;⑤主侧(按利手测算)腓总神经感觉传导速度低于同年龄组的正常值的 1 个标准差。

四、康复护理措施

（一）饮食疗法

1. 热量分布　三餐分配,三餐(早餐、中餐、晚餐)分配一般为 1/5、2/5、2/5,或 1/3、1/3、1/3,或分成四餐为 1/7、2/7、2/7、2/7,三餐或四餐饮食内容要搭配均匀,每餐均有谷类、肉类、油类,且要定时定量,这有利于减缓葡萄糖的吸收,增加胰岛素的释放。一段时间以后,若血糖仍然不降,则饮食应做调整。

2. 食物中碳水化合物、蛋白质、脂肪的分配　碳水化合物占食物总热量的 50%～60%;蛋白质占总热量的 12%～15%,按成人每日每千克标准体重 0.8～1.2 g 计算,儿童、孕妇、乳母、营养不良者可增加至 1.5～2.0 g;脂肪占总热量的 30%～35%。

饮食治疗的原则是控制总热量和体重,少吃多餐。减少食物中脂肪,尤其是饱和脂肪酸含量,增加食物纤维含量,使食物中碳水化合物、脂肪和蛋白质所占比例合理。控制膳食总能量的摄入,合理均衡分配各种营养物质。维持合理体重,超重/肥胖患者减少体重的目标是在 3～6 个月期间体重减轻 5%～10%。消瘦患者应通过均衡的营养计划恢复并长期维持理想体重。

(1) 脂肪:膳食中脂肪所提供的能量不超过总能量的 30%,饱和脂肪酸的摄入量不超过总能量的 10%。食物中胆固醇每日摄入量不超过 300 mg。

(2) 碳水化合物:膳食中碳水化合物所提供的能量应占总能量的 50%～60%,食物中应富含膳食纤维。

(3) 蛋白质:肾功能正常者,推荐蛋白质的摄入量占总能量的 10%～15%;有显性蛋白尿的患者每日蛋白质摄入量按每千克体重不超过 0.8 g 计;从肾小球滤过率下降起,即应实施每日低蛋白质摄入量(每千克体重不超过 0.6 g),并同时补充复方 α-酮酸制剂。

(4) 饮酒:不推荐糖尿病患者饮酒。每日不超过 1～2 份标准量(1 份标准量为啤酒 350 mL、红酒 150 mL 或低度白酒 45 mL,各约含酒精 15 g)。

（5）食盐：食盐摄入量限制在每日 6 g 以内，高血压患者更应严格限制摄入量。

知识链接

　　饮食原则总结为：甜食不吃，水果少吃，主食限量，少吃多餐，远荤近素，戒酒忌咸。

（二）运动疗法

运动疗法是糖尿病基本治疗方法之一，运动疗法尤其对 2 型糖尿病治疗效果较好。有研究证明，运动可加强胰岛素的信号传导，增强胰岛素的敏感性。运动引起骨骼肌的适应性改变以提高胰岛素的敏感性，包括肌肉葡萄糖转运蛋白（GLUT4）的上调、酶作用的增强、肌肉毛细血管的增多。

1. 准备活动、运动锻炼与放松活动

（1）准备活动：5～10 min 的四肢和全身活动，如步行、太极拳和各种保健操等。逐步增加运动强度，冬季准备活动时间相应延长。

（2）运动锻炼：是核心部分，通常用于糖尿病患者低、中等强度的有氧运动或称耐力运动。主要由机体中大肌肉群参加的持续性运动，运动心率相当于最高心率的 70%～80%。

（3）放松运动：每次运动锻炼结束后有 5～10 min 放松运动，如慢走、自我按摩或其他低强度活动等。

2. 运动强度、时间和频度的控制

（1）运动强度：运动强度决定了运动效果，只有当运动强度达到 50% 最大摄氧量时，才能改善代谢和心血管功能。

（2）运动时间：可自 10 min 开始逐步延长至 30～40 min。可穿插必要的间歇时间，达到靶心率累计时间以 20～30 min 为佳。运动强度和运动时间共同决定了再次运动的量。

（3）运动频度：每周 3～4 次最适宜，但运动间歇超过 3～4 日，则运动锻炼的效果及蓄积作用将减少，难以产生疗效，因此运动锻炼不应间断。

3. 推荐运动方式

（1）步行：简便易行，安全有效，易于坚持。注意姿势和动作要领，即全身放松、身体重心落在脚掌前部。运动量的大小是由步行速度和时间所决定的，每分钟 90～100 m 为快速步行，每分钟 70～90 m 为中速步行，每分钟 40～70 m 为慢速步行。

（2）游泳：游泳时能量消耗较大，水的温度越低，散热越多，能量消耗也越大。如人在水中停留 4 min 放散的热量，就相当于在陆地上 1 h 所放散的热量。同时水的浮力能使脊柱得到很好的锻炼，胸廓受到水的压力，使呼吸肌力量增大。

（3）室内运动：①踮脚尖：手扶在椅背上踮起脚尖，左右交替提足跟 10～15 min。②爬楼梯：背部要伸直，速度要依体力而定。③坐椅运动：屈肘，两手叉腰，背部挺直，椅上坐、立反复进行，时间以自己体力而定。④抗衡运动：双手支撑在墙壁上，双脚并立使上体前倾，以增加肌肉张力，每次支撑 15 s 左右，做 3～5 次。

4. 运动训练的适应证、禁忌证及注意事项

（1）适应证：轻度和中度的 2 型糖尿病，肥胖的 2 型糖尿病为最佳适应证，1 型糖尿病患者只有在病情稳定、血糖控制良好时,方能进行适当的运动。

（2）禁忌证：糖尿病患者发生某些情况时禁忌运动。具体如下：①急性并发症如酮症酸中毒及高渗状态；②空腹血糖＞15.0 mmol/L 或有严重的低血糖倾向；③感染；④心力衰竭或心律失常；⑤严重糖尿病肾病；⑥严重糖尿病视网膜病变；⑦严重糖尿病足；⑧新近发生血栓。

（3）运动前后的注意事项：必须要有热身活动和放松运动,以避免心脑血管事件发生或肌肉关节的损伤；适当减少口服降糖药或胰岛素的剂量,以防发生低血糖；胰岛素的注射部位应避开运动肌群,以免加快该部位的胰岛素吸收,诱发低血糖,注射部位一般选择腹部为好；运动训练的时间选择在餐后 1 h 左右；运动中适当补充糖水或甜饮料,预防低血糖的发生；避开胰岛素分泌的高峰期,或降糖药物作用的高峰期。"三定"的原则：定时定量饮食、定时定量运动、定时定量使用降糖药物。运动应尽量避免恶劣天气,天气炎热应保证水的摄入,寒冷天气注意保暖。随身携带糖果,当出现饥饿感、心慌、出冷汗、头晕及四肢无力等低血糖症状时食用。身体状况不良时应暂停运动。

（三）药物疗法

根据作用机制不同,分为促胰岛素分泌剂（磺脲类、格列奈类）、双胍类、噻唑烷二酮类（胰岛素增敏剂）、α-糖苷酶抑制剂、二基肽酶-Ⅵ（DPP-Ⅵ）抑制剂等。药物选择应基于 2 型糖尿病的两个主要病理生理改变——胰岛素抵抗和胰岛素分泌受损来考虑。此外,患者的血糖波动特点、年龄、体重、重要脏器功能等也是选择药物时要充分考虑的重要因素。联合用药时应采用具有机制互补的药物,以增加疗效、降低不良反应的发生率。

1. 双胍类　此类药物能减少肝糖原生成,促进肌肉等外周组织摄取葡萄糖,加速糖的无氧酵解,减少糖在肠道中的吸收,有降脂和减少尿酸的作用。适用于 2 型糖尿病,应为肥胖者的首选药物。制剂有苯乙双胍和二甲双胍,目前最为常用的是二甲双胍。双胍类药物罕见的严重副作用是诱发乳酸酸中毒,二甲双胍引起者极少。双胍类药物禁用于肾功能不全（血肌酐水平男性大于 1.5 mg/dL,女性大于 1.4 mg/dL 或肾小球滤过率小于 60 mL/(min・1.73 m^2)）、肝功能不全、严重感染、缺氧或接受大手术的患者。在做造影检查使用碘化造影剂时,应暂时停用二甲双胍。二甲双胍的主要副作用为胃肠道反应,胃肠道症状见于 10% 的患者,可有腹部不适、厌食、恶心、腹泻,偶有口干或金属味。

课堂互动

问：在中国最常用的口服降糖药物是什么？

答：二甲双胍。

许多国家和国际组织制定的糖尿病防治指南中推荐二甲双胍作为 2 型糖尿病患者控制高血糖的一线用药和联合用药中的基础用药。临床试验显示,二甲双胍可以使 HbA1c 下降 1%～2%,并可使体重下降。在英国前瞻性糖尿病研究（UKPDS）中,二甲双胍还被显示可减少肥胖 2 型糖尿病患者心血管疾病和死亡的发生。

2. 磺脲类　此类药物主要作用于胰岛 B 细胞表面的磺脲类受体,促进胰岛素分泌。适用于胰岛 B 细胞尚有功能,而无严重肝、肾功能障碍的糖尿病患者。磺脲类药物如果使用不当会导致低血糖,特别是对老年患者和肝、肾功能不全者；磺脲类药物还会导致体重增加。临床试验显示,磺脲类药物可以使 HbA1c 降低 1%～2%,是目前许多国家和国际组织制定的糖尿病防治指南中推荐的控制 2 型糖尿病患者高血糖的主要用药。

磺脲类药物有甲苯磺丁脲、格列本脲、格列齐特、格列吡嗪、格列喹酮、格列美脲等。磺脲类药物还有一些缓释和控释剂型,例如格列齐特缓释片、格列吡嗪控释片等。

3. 苯甲酸衍生物类促泌剂　包括瑞格列奈及那格列奈。本类药物主要通过刺激胰岛素的早期分泌而降低餐后血糖,具有吸收快、起效快和作用时间短的特点,可使 HbA1c 降低 0.3%～1.5%。此类药物需在餐前即刻服用,可单独使用或与其他降糖药物联合应用(磺脲类除外)。格列奈类药物的常见副作用是低血糖和体重增加,但低血糖的发生频率和程度较磺脲类药物轻。

4. α-糖苷酶抑制剂　能选择性作用于小肠黏膜刷状缘上的葡萄糖苷酶,抑制多糖及蔗糖分解成葡萄糖,延缓碳水化合物的消化,减少葡萄糖吸收,能改善餐后血糖的高峰。主要包括阿卡波糖和伏格列波糖等。α-糖苷酶抑制剂可使 HbA1c 下降 0.5%～0.8%,α-糖苷酶抑制剂的常见不良反应为胃肠道反应。

5. 噻唑烷二酮类(胰岛素增敏剂)　通过激活核受体 PPARγ,增强周围组织对胰岛素的敏感性,如增加脂肪组织葡萄糖的吸收和转运,抑制血浆游离脂肪酸(FFA)释放,抑制肝糖原释放,加强骨骼肌合成葡萄糖等来减轻胰岛素抵抗,适用于以胰岛素抵抗为主的肥胖患者 2 型糖尿病。临床试验显示,噻唑烷二酮类药物可以使 HbA1c 下降 1.0%～1.5%。主要包括罗格列酮和吡格列酮。体重增加和水肿是噻唑烷二酮类药物的常见副作用,噻唑烷二酮类药物的使用还与骨折和心力衰竭风险增加相关。

知识链接

关于罗格列酮的使用

罗格列酮的安全性问题尚存在争议,其使用在我国受到了较严格的限制。对于未使用过罗格列酮及其复方制剂的糖尿病患者,只能在无法使用其他降糖药或使用其他降糖药无法达到血糖控制目标的情况下,才可考虑使用罗格列酮及其复方制剂。对于已经使用罗格列酮及其复方制剂的患者,应评估心血管疾病风险,在权衡用药利弊后,方可继续用药。

6. 二肽基肽酶-Ⅳ(DPP-Ⅳ)抑制剂　DPP-Ⅳ抑制剂通过抑制 DPP-Ⅳ而减少胰高血糖素样肽-1(GLP-1)在体内的失活,增加 GLP-1 在体内的水平。GLP-1 以葡萄糖浓度依赖的方式增强胰岛素分泌,抑制胰高血糖素分泌。在包括中国 2 型糖尿病患者在内的临床试验显示西格列汀可使 HbA1c 降低 1.0%,目前国内上市的 DPP-Ⅳ抑制剂为西格列汀和沙格列汀。

(四) 胰岛素疗法

1. 胰岛素的种类

(1)按来源分类,有动物胰岛素(猪、牛)和基因重组人胰岛素。人胰岛素的制剂免疫反应较轻,不易产生抗体。

(2)按起效时间分成不同类型制剂:①短效胰岛素:起效快,而作用时间短,常规属于短效胰岛素,制剂透明。②中效胰岛素:起效时间、峰值和作用时间皆较短效胰岛素长,最常用的是中性鱼精蛋白锌胰岛素(NPH)。③预混胰岛素:50R 为 50%NPH 胰岛素和 50%正规胰岛素的混合液;30R 为 70%NPH 胰岛素和 30%正规胰岛素的混合液。④超短效胰岛素类似物:合成的胰岛素类似物,餐时注射,作用时间短,有赖脯胰岛素和门冬胰岛素两种。⑤长效胰岛素类似物:合成的胰岛素类似物,作用时间长,作为基础量胰岛素的补充,如甘精胰岛素和地特胰岛素。⑥超长效胰岛素类似物:合成的胰岛素类似物,作用时间更长,如德谷胰岛素等。

2. 胰岛素的起始治疗   1型糖尿病患者需终生用胰岛素替代治疗;2型糖尿病患者经过较大剂量多种口服药物联合治疗后 HbA1c 仍大于 7.0% 时,就可以考虑启动胰岛素治疗。新发病并与1型糖尿病鉴别困难的消瘦的糖尿病患者,应把胰岛素作为一线治疗药物。在糖尿病病程中出现无明显诱因的体重下降时,应该尽早使用胰岛素治疗。

3. 胰岛素的用法   短效胰岛素可用于静脉滴注治疗酮症酸中毒等的重症糖尿病。1型糖尿病一经诊断,目前仍需终生应用皮下胰岛素治疗;2型糖尿病可用胰岛素补充治疗或替代治疗,有下述几种方案。

(1) 对于口服降糖药失效或部分失效患者,继续使用口服降糖药物,并于睡前皮下注射中效或长效胰岛素,初始剂量为 0.1~0.2 U/kg,监测血糖,3日后调整剂量,每次调整量在 2~4 U。

(2) 每日早晚两次注射预混胰岛素。起始的胰岛素剂量一般为每日每千克体重注射 0.4~0.6 U,按 1∶1 的比例分配到早餐前和晚餐前。优点是方便,减少午餐前注射的不便利,但午餐血糖波动大,不易控制。

(3) 在上述胰岛素起始治疗的基础上,经过充分的剂量调整,如患者的血糖水平仍未达标或出现反复的低血糖,需进一步优化治疗方案。可以采用餐时＋基础胰岛素:根据睡前和三餐前血糖的水平分别调整睡前和三餐前的胰岛素用量。

(4) 胰岛素泵治疗。主要适用人群有1型糖尿病患者、计划受孕和已孕的糖尿病妇女、需要胰岛素强化治疗的2型糖尿病患者。

4. 胰岛素使用的注意事项   要特别注意注射胰岛素与运动的关系,胰岛素注射后达到血液高峰浓度时运动容易发生低血糖反应,因此要避免在胰岛素作用高峰时运动。注射部位参加运动有可能加快胰岛素的吸收,提高其血液浓度,因此要避免活动注射部位,必要时可将注射部位改在不参加运动的部位。

(五) 局部护理

1. 皮肤护理   鼓励患者勤洗澡,勤换衣服,保持皮肤清洁,以防皮肤化脓感染;指导患者选择质地柔软、宽松的衣服,避免使用松紧带和各种束带。

2. 呼吸道、口鼻腔的护理   指导患者保持口腔清洁卫生,做到睡前、早起后刷牙,饭后要漱口;保持呼吸道通畅,避免与呼吸道感染者接触,如肺炎、感冒、肺结核患者等。

3. 足部护理

(1) 促进肢体的血液循环:冬天注意足部的保暖,避免长期暴露于寒冷或潮湿环境;每天进行适度的运动,以促进血液循环;经常按摩足部,按摩方向由趾端往上;积极戒烟。

(2) 保持足部清洁,避免感染:每日用中性肥皂和温水清洁足部,水温与体温相近即可,脚趾缝之间要洗干净,洗净后应以清洁、柔软的毛巾轻轻擦干;指甲不要剪太短,应与脚趾齐平。

(3) 预防外伤:教育患者不赤脚走路,以防刺伤;冬天使用电热毯或烤灯时谨防烫伤。

4. 潜在并发症   酮症酸中毒。

(1) 病情监测。

(2) 监测患者生命体征的变化,记录神志状态、瞳孔大小和反应,记录液体出入量。

(3) 监测患者的临床症状:有无口渴、多饮、多尿、食欲减退、恶心、呕吐、头痛、烦躁、嗜睡、呼吸深快有烂苹果味、昏迷等,发现病情变化立即通知医师处理及配合抢救。

（4）监测并记录尿糖、血糖和血、尿酮体水平。遵医嘱监测动脉血气分析,监测血钾水平,注意有无低血钾症状,如意识障碍、震颤、虚弱、出汗等,根据患者症状遵医嘱给予低钾处理。

（5）一旦发生酮症酸中毒,则立即建立静脉通路,遵医嘱补液,给予相关治疗用药。

五、康复教育

（1）指导糖尿病患者积极调节自己的心理状态,顺应环境,充分发挥自己的能力来提高个人社会适应能力,保持良好的人际关系,适当地表达与控制自己的感情,从而以愉悦、舒畅的心态来面对生活。

（2）指导糖尿病患者掌握饮食调整原则和方法。要定时定量进食,要合理饮食调配,少进甜食、根茎类蔬菜,多进纤维食物,适当限制水果,多食用瘦肉、鸡蛋、牛奶、鱼类等精蛋白,要选用植物油,少吃动物内脏类食物。

（3）在使用胰岛素时必须根据医生的指导来使用,要保证按时按量使用胰岛素。

（4）指导糖尿病患者戒烟、限酒,养成良好的生活习惯来提高生活质量。

（5）要求糖尿病患者及家属坚持康复训练,并根据患者的健康状况的改善,定期进行检查,合理地改变康复训练计划。

（6）每天测空腹血糖,四段血糖每周测一次,有低血糖感觉时随时测。

知识链接

预防糖尿病顺口溜

　　少饮酒,不吸烟;常运动,多果菜;限制肥肉限制糖;合理膳食少放盐;主食宜粗不宜细;起居规律足睡眠;精神放松情绪稳;超重肥胖要避免。

六、糖尿病并发症的十大预警信号

1. 来自眼的信号　眼部病变主要是由于血糖长期控制不好,对血管和视神经造成损害。视力急剧变化,如青少年双眼同时患上白内障,发展迅速;瞳孔变小而在眼底检查时用扩瞳剂效果不佳,放大瞳孔的能力也较正常人差;反复眼睑疖肿、眼睑炎、睑缘炎;或见眼外肌麻痹,突然上睑下垂、视物模糊、复视、头痛、头晕等症状都是糖尿病眼病的预警信号。

2. 来自耳的信号　医学家发现糖尿病患者耳垢异常增多,而且常常是糖尿病越重耳垢越多,在对 1200 名可疑糖尿病患者的耳垢进行葡萄糖含量检测后发现,其耳垢中葡萄糖含量多在 $0.1~\mu g$ 以上,而健康人耳垢中不含葡萄糖或含量甚微。近年来,我国医务人员对健康人及糖尿病患者的耳垢也做过葡萄糖的含量测定,结果与上述报告类似。因此,凡感耳痒且耳垢异常增多者,应考虑血糖是否控制不良。

3. 来自口腔的信号　口腔烧灼感、口腔黏膜干燥型患者可见牙龈红肿、压痛,牙周组织水肿,牙周袋形成,牙齿叩痛、松动、脱落等。糖尿病患者血管病变和神经病变使牙周组织局部微循环损害,修复能力差,感觉迟钝,易受损伤,免疫力低下易感染。如有糖尿病性骨病,还会使牙槽骨质疏松,加重牙周病,可见牙齿脱落等。

4. 来自肾的信号　微量白蛋白尿可能是糖尿病肾病的先兆。有些患者得了糖尿病并没有症状,即使患糖尿病很多年,自己仍一无所知,而当发现糖尿病时可能已经有微量白蛋白尿。糖尿病病程 10 年的患者微量白蛋白尿的出现率可达到 10%～30%;糖尿病病程 20 年的患者,微量白蛋白尿的出现率为 40%,且 20 年后有 5%～10% 的患者恶化成终末期肾病。青年期发病的糖尿病患者到 50 岁时有 40% 的患者发展为严重的肾病,需要血液透析和肾移植,否则只能面临死亡。

5. 来自皮肤的信号 皮肤瘙痒症、反复出现毛囊炎、疖肿、痈及皮肤溃疡、红斑和皮肤破损等疾病,严重者甚至导致局部组织坏死或坏疽,常见于肥胖和血糖过高的患者,也可见真菌感染,如股癣、手足癣和念珠菌感染导致的甲沟炎,真菌感染容易发生在身体温暖和潮湿的部位(外阴部、乳房下、脚趾间等)。

6. 来自汗的信号 糖尿病患者常常出汗,中医通过辨汗可以了解患者的病证虚实及患者处于糖尿病哪一阶段。糖尿病初期患者一般属中医实证,常在饭后、运动后出汗,为实汗。实汗又有热汗、黏汗之分,身热而汗出伴有口渴、大便秘结、小便色黄为热汗,为实热熏蒸而汗出;汗出色黄而黏,舌苔黄腻者为湿热熏蒸所致。患糖尿病时间较长后人体正气亏虚,体质不热,以手足多汗常见,称为虚汗。虚汗有冷汗、自汗之分。汗出而皮肤凉,平时也常感手脚发凉或夜尿多者为冷汗;因为阳气不足,皮肤不凉而汗出不断者为自汗,此类患者小鱼际(手掌小指侧)及手腕部皮肤常潮湿,易感冒,因气虚所致,手腕部皮肤出汗常常是糖尿病进入中期的标志。

7. 来自便秘的信号 便秘是指排便频率减少,7 天内排便次数少于 3 次,或次数不少而排便时困难,粪便干结。可能为周围自主神经病变、平滑肌变性所致,而且高血糖可直接抑制消化道运动。中医认为便秘主要由于气虚以及阴津的不足所致,虽有便意但无力将粪便排出,为气虚便秘,多见于老年人或体质较虚者;阴津不足表现为大便干结,腹中胀满,口干口臭,多伴有热。

8. 来自夜尿多的信号 夜尿多是指夜间尿量或排尿次数的异常增多。一般来说健康人每 24 h 排尿约 1.6 L,正常人排尿次数昼夜比为:青少年 3∶1 或 4∶1,中老年 1∶1,70 岁以上的老年人 1∶3。如果夜尿量大于一天总尿量的 1/2 或昼夜排尿次数比值减少都为夜尿多。其临床表现除有夜间尿量或次数增多外,患者往往兼有睡眠不足、精力减退、食欲不振、焦虑烦躁、精神萎靡等症。糖尿病所致夜尿多主要由于其导致肾小管损伤,如糖尿病代谢障碍、血液的高渗、高黏状态,微血管损伤,肾小球的高滤过、高灌注状态等均可使肾小管的结构异常,结构的异常必然导致功能受损。当远端肾小管受损时,出现尿浓缩功能减退,从而产生低渗透压、低比重尿。

9. 来自自主神经的信号 患者心跳加快,安静时心率可达 90～100 次/分。正常人夜间心率比白天偏慢,而此类患者夜间和白天的心率变化不大。从卧位或蹲位起立时,常伴头晕、软弱无力、心慌、大汗,严重时晕倒。胃胀满、腹痛、恶心、食欲不振、吞咽困难、饮食后烧灼感、排便异常,间断出现夜间腹泻,量多呈水样,无腹痛,无便血,一般不伴有体重减轻或吸收不良。排尿时无力,小腹下坠,小便滴沥不尽,严重时尿失禁,阴茎不能勃起直至完全阳痿。

10. 来自四肢的信号 感觉异常多是从足趾开始,经数月或数年逐渐向上发展。症状从很轻的不适感、表浅的皮痛到难以忍受的痛或深部的“骨痛”。典型的疼痛可为针刺、火烧、压榨或撕裂样疼痛,还会有麻木、发冷感。常有蚁行感或麻木感,由于温度感丧失、痛觉迟钝而易发生下肢各种创伤和感染。

知识链接

1. 在我国患病人群中,以 T2DM 为主,T2DM 占 93.7%,T1DM 占 5.6%,其他类型 DM 仅占 0.7%。

2. 经济发达程度和个人收入与 DM 患病率有关:流行病学研究发现,人均年收入高低与 DM 的患病率密切相关。同时,中心城市和发达地区患病率显著高于欠发达地区。

3. 国内缺乏儿童 DM 的流行病学资料,从临床工作中发现,20 岁以下的人群 T2DM 患病率显著增加。

4. 我国未诊断的 DM 比例高于发达国家:1994 年 25 岁以上人口全国调查确认的 DM 患者中,新诊断的 DM 患者占总数的 70%,远高于美国的 48%。应该在群众中宣传 DM 知识,定期对高危人群进行普查。

练 习 题

一、单选题

1. 胰岛素注射优先选择的部位是(　　)。

A. 腹部　　　　B. 大腿内侧　　C. 臀部　　　　　D. 手臂　　　　　E. 指腹部

2. 以下哪种胰岛素属于速效胰岛素?(　　)

A. 诺和灵 R　　B. 诺和锐　　　C. 诺和灵 N　　D. 甘精胰岛素　E. 消糖灵

3. 胰岛素推注完毕后针头至少在体内停留多长时间?(　　)

A. 5 s　　　　　B. 10 s　　　　C. 15 s　　　　D. 20 s　　　　　E. 25 s

4. 患者发生糖尿病足时,皮肤表面溃疡,无感染;请问为几级糖尿病足?(　　)

A. 0 级　　　　B. 1 级　　　　C. 2 级　　　　D. 3 级　　　　　E. 4 级

5. 糖尿病患者温水洗足的温度应(　　)。

A. <30 ℃　　　B. <35 ℃　　　C. <37 ℃　　　D. <42 ℃　　　　E. <50 ℃

6. 合理的糖尿病饮食中,碳水化合物应占总热量的百分比为(　　)。

A. 25%～30%　B. 35%～40%　C. 45%～50%　D. 50%～60%　E. 60%～70%

7. 合理的糖尿病饮食中,脂肪应占总热量的百分比为(　　)。

A. 5%～10%　　B. 15%～20%　C. 25%～30%　D. 35%～40%　E. 45%～50%

8. 下列哪一项属于糖尿病大血管并发症?(　　)

A. 冠心病　　　B. 眼底病变　　C. 糖尿病肾病　D. 神经病变　　E. 筋脉瘀阻

9. 诊断早期糖尿病肾病的主要依据是(　　)。

A. 血肌酐水平升高　　　　　　B. 伴有糖尿病眼底病变

C. 水肿　　　　　　　　　　　D. 尿中有微量白蛋白　　　　　E. 眼睛干涩

10. 糖尿病酮症酸中毒时最典型的早期临床表现为(　　)。

A. 头晕、乏力　B. 恶心、呕吐　C. 视物模糊　　D. 意识改变　　E. 兴奋多语

11. 为了解有无糖尿病视网膜病变,糖尿病患者应多长时间检查一次眼底?(　　)

A.两年一次　　　　　　　　B.一年一次

C.每次体检时都要查　　　　D.出现眼部症状后检查　　　E.半年一次

12.胰岛素治疗时,以下控制血糖最理想的治疗方案为(　　)。

A.每日两次注射预混胰岛素　　B.每日三次注射短效胰岛素

C.每日四次注射短效胰岛素

D.每日三次餐前注射短效胰岛素＋睡前注射中效或长效胰岛素

E.每日五次注射短效胰岛素

13.下列哪个是糖尿病的适应证?(　　)

A.感染　　　　　　　　　　B.严重糖尿病肾病

C.新近发生的血栓　　　　　D.肥胖的2型糖尿病患者　　E.心脏病

14.糖尿病患者的最佳运动频度是多少?(　　)

A.每周1～2次　　　　　　　B.每周3～4次

C.每周5～6次　　　　　　　D.每周7次　　　　　　　　E.每周8次以上

15.患者,女,28岁,患1型糖尿病7年,平时用胰岛素治疗,血糖控制满意。现妊娠32周,下列考虑正确的是(　　)。

A.为了避免胎儿低血糖,宜减少胰岛素用量

B.妊娠中后期,对胰岛素敏感性降低,应适当增加胰岛素用量

C.可增加运动,胰岛素剂量不变

D.为了避免胎儿过大,应减少糖类摄取,并减少胰岛素用量

E.考虑终止妊娠

二、多选题

1.超短效胰岛素包括(　　)。

A.诺和锐　　　B.优泌乐　　　C.诺和灵R　　　D.甘精胰岛素　　E.二甲双胍

2.胰岛素注射可以选择的部位是(　　)。

A.腹部　　　　B.大腿内侧　　　C.臀部　　　　D.手臂　　　　E.指腹部

3.可以引起注射胰岛素疼痛的原因包括(　　)。

A.消毒药水过多　　　　　　B.用消毒棉签擦拭针头

C.注射部位有硬块　　　　　D.未及时更换针头　　　　E.用量过大

4.可能发生血糖读数不准的错误是(　　)。

A.测试技术太差　　　　　　B.血糖仪的维护不够

C.试纸过期　　　　　　　　D.血糖仪使用前未校准　　　E.血糖仪损坏

5.胰岛素笔芯注射时可以选用(　　)。

A.40 U/mL注射器　　　　　B.100 U/mL注射器

C.胰岛素注射笔　　　　　　D.胰岛素泵　　　　　　　　E.一次性注射针头

三、填空题

1.正在使用的胰岛素,应在室温下储存,开启后最长可以保存_____,且不能超过保质期。

2.同一注射部位内的区域轮换,注射点与注射点之间,距离至少_____。

3.血糖监测最常用的采血部位是_____。

4._____是控制感染最重要的方法。

5.每日用温水洗足_____。

四、名词解释

1. 2型糖尿病　2. 低血糖

五、简答题

1. 简述糖尿病患者常见的并发症。

2. 简述糖尿病足护理五部曲。

（帕丽达·买买提）

任务五　阿尔茨海默病的康复护理

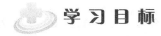

学习目标

1. 掌握阿尔茨海默病的康复护理措施。

2. 熟悉阿尔茨海默病的康复护理评估。

3. 了解阿尔茨海默病的概述。

要点提示

阿尔茨海默病患者常见首发症状	
学习和记忆保持障碍	不能记起近期发生的事件、与人谈话的内容,忘记物品放置的位置
完成复杂工作时存在困难	不能通过仔细的思考去完成复杂的任务,如处理账务或做饭等
推理能力障碍	不能对家务和工作进行合理排序,不知道如何有条理地处理家务,不能根据环境调整自己的行为
定向障碍	如驾车困难或在熟悉的环境迷失方向等
言语障碍	不能用恰当的词语表达自己的思想或不能与人进行有效的交谈
行为障碍	对环境反应敏感性下降,烦躁不安和疑虑增多

案例引导

张奶奶,62岁,平时在家买菜做饭,做做家务,最近老爱忘事,刚出门买的菜,还准备去买。最近这段日子总是穿得邋里邋遢的,要么扣错扣子,要么胡乱穿衣服。近几天张奶奶出门经常走丢,让家人非常头疼,于是前往医院"记忆障碍门诊"就诊,头颅 CT 检查显示轻度脑萎缩,视力和听力均正常,诊断为阿尔茨海默病,至康复科住院治疗。

请问:1. 什么是阿尔茨海默病?

2. 阿尔茨海默病会带来哪些功能障碍?

3. 如何评估这些功能障碍?

4. 其康复护理措施是什么?

一、概述

阿尔茨海默病(Alzheimer disease,AD)是发生于老年和老年前期,以进行性认知功能障碍和行为损害为特征的中枢神经系统退行性病变。临床上表现为记忆障碍、失语、失用、失认、视空间能力损害、抽象思维和计算力损害、人格和行为改变等。AD 是老年期最常见的痴呆类型,占老年期痴呆的 50%~70%。随着对 AD 认识的不断深入,目前认为 AD 在痴呆阶段之前还存在一个极为重要的痴呆前阶段,此阶段可有 AD 病理生理改变,但没有或仅有轻微临床症状。

最新的 WHO 报告显示 2015 年全球已有超过 3500 万 AD 患者,预计 2030 年将翻倍,到 2050 年全世界将有 1.15 亿人患病。我国 60~69 岁人群中 AD 的患病率为 2.30%,70~79 岁为 3.97%,80 岁以上为 32.00%,2010 年我国 AD 患病人数达 569 万,位居世界各国之首。阿尔茨海默病目前没有特效的治疗方法,但早期发现、有效干预非常重要。因此,早期的康复护理干预就成为延缓病情进展、提高阿尔茨海默病患者生活质量的重要手段。

二、主要功能障碍

阿尔茨海默病主要功能障碍表现为认知功能障碍和非认知功能障碍。认知功能障碍包括记忆损害、执行功能障碍、言语功能障碍、视空间缺陷、计算和抽象能力损害等。非认知功能障碍包括失认、失用、偏瘫、理解障碍情绪及行为变化、反常精神与行为、饮食睡眠障碍等。

(一)痴呆前阶段

轻度认知功能障碍发生前期没有任何认知障碍的临床表现或者仅有极轻微的记忆力减退。

轻度认知功能障碍期记忆力轻度受损,学习和保存新知识的能力下降,其他认知域,如注意力、执行能力、语言能力和视空间能力等也可出现轻度受损,但不影响基本日常生活活动能力。

(二)痴呆阶段(即传统意义上的 AD)

1. 轻度　主要表现是记忆障碍。先出现的是近事记忆减退,常将日常所做的事和常用的一些物品遗忘。随着病情的发展,可出现远事记忆减退,即对发生已久的事情和人物的遗忘。部分患者出现视空间障碍,外出后找不到回家的路,不能精确地临摹立体图。面对生疏和复杂的事物容易出现疲乏、焦虑和消极情绪,还会表现出人格方面的障碍,如不爱清洁、不修边幅、暴躁、易怒、自私、多疑等。

2. 中度　除记忆障碍继续加重外,工作、学习新知识和社会接触能力减退,特别是原已掌握的知识和技巧,出现明显的衰退。出现逻辑思维、综合分析能力减退,言语重复、计算力下降,明显的视空间障碍,如在家中找不到自己的房间,还可出现失语、失用、失认等,有些患者还可出现癫痫、强直-少动综合征。此时患者常有较明显的行为和精神异常,性格内向的患者变得易激惹、兴奋欣快、言语增多,而原来性格外向的患者则可变得沉默寡言,对任何事情提不起兴趣,出现明显的人格改变,甚至做出一些丧失羞耻感(如随地大小便等)的行为。

3. 重度 此期的患者除上述各项症状逐渐加重外,还有情感淡漠、哭笑无常、言语能力丧失以致不能完成日常简单的生活事项,如穿衣、进食等。终日无语而卧床,与外界(包括亲友)逐渐丧失接触能力,四肢出现强直或屈曲瘫痪,括约肌功能障碍。此外,此期患者常可并发全身系统疾病的症状,如肺部及尿路感染、压疮以及全身性衰竭症状等,最终因并发症而死亡。

三、康复护理评估

阿尔茨海默病主要表现为记忆和认知功能不断恶化,有效、正确的康复护理评估,对指导康复护理措施的实施十分重要,常见的康复护理评估有痴呆筛选量表、记忆功能评估、注意力评估、失认症评估、失用症评估等。

(一)简易精神状况检查

简易精神状况检查(mini-mental state examination,MMSE)是国内外最普及、应用较多、范围较广的检查方法,不仅可用于临床认知障碍检查,还可用于社区人群中痴呆的筛选。该方法与 WAIS 测验结果比较,一致性较理想。各国在引进时,对其在不同文化背景下的效度和信度,以及影响评估结果的因素也进行过较为系统的研究,认为 MMSE 作为认知障碍的初步检查方法,具有简单、易行、效度较理想等优点(表 4-16)。

表 4-16 简易精神状况检查

题号	检查内容	记分	说明
1	现在是哪一年?	1	时间定向。失语症患者可以用写字来回答,或者做选择题(需大于 3 个备选项)
2	现在是什么季节?	1	
3	现在是几月份?	1	
4	今天是几号?	1	
5	今天是星期几?	1	
6	我们现在是在哪个国家?	1	地点定向。失语症患者可以用写字来回答,或者做选择题(需大于 3 个备选项)
7	我们现在是在哪个城市?	1	
8	我们现在是在哪个城区(或什么路、哪一个省)?	1	
9	这里是什么地方?(这里是哪个医院?)	1	
10	这里是第几层楼?(你是哪一床?)	1	
11	我告诉你三样东西,在我说完之后请你重复一遍它们的名字,"树""钟""汽车"; 请你记住,过一会儿我还要你回忆出它们的名字来	1(树) 1(钟) 1(汽车)	瞬时记忆。每词间隔约 1 s,三个词讲完后再让患者复述。在开始前要告知患者需要做什么

题号	检查内容	记分	说明
12	请你算算下面几组算术： 100－7＝？（93） 93－7＝？（86） 86－7＝？（79） 79－7＝？（72） 72－7＝？（65）	1 1 1 1 1	计算题。评定时不给予对错评价，不予提示，不重复患者得出的结果。如果第一步错了，但第二步对了，第二步仍然给分
13	现在请您说出刚才我让你记住的那三种东西的名字？	1（树） 1（钟） 1（汽车）	回顾。顺序不要求，只要内容正确即可得分
14	（出示手表）这个东西叫什么？	1	命名。如无道具，可改用其他两种常用的物品
15	（出示铅笔）这个东西叫什么？	1	
16	请你跟我说"如果、并且、但是"	1	评价复述
17	我给你一张纸，请你按我说的去做，现在开始： "用左/右手（未受累侧）拿着这张纸"； "用（两只）手将它对折起来"； "把纸放在你的左腿上"	1 1 1	听理解及听指令。用未受累侧手完成指令。指令可以重复多次；三步指令，说一步，完成一步，再进行下一步
18	请你念念这句话"闭上你的眼睛"，并按上面的意思去做	1	失语症患者不能念出来，但能照做，可以得分
19	请你给我写一个完整的句子	1	要求包含主谓宾语
20	（出示图案）请你按这个样子把它画下来	1	视空间构图。要求完成两个五边形并有交叉即可
	总　　　分	30	

测量方法：MMSE 由 20 个问题共 30 项组成。每项回答正确计 1 分，错误或不知道计 0 分，不适合计 9 分，拒绝回答或不理解计 8 分。在积累总分时，8 分和 9 分均按 0 分计算。最高分为 30 分，文化文盲小于 17 分、小学小于 20 分、中学以上小于 24 分为痴呆。MMSE 的适应证主要是 AD 及认知域全面、同步下降的人群。其灵敏度为 86%（假阴性率较高），特异度为 100%。血管性痴呆的患者需用特殊的量表。

（二）记忆功能评估

在临床上，阿尔茨海默病患者认知障碍首先表现为记忆功能障碍，这就是要求对患者的记忆状况进行客观的评定，韦氏记忆量表（Wechsler memory scale，WMS）（表 4-17）是应用较广的成套记忆测验，共有 10 项：A～C 测长时记忆；D～I 测短时记忆；J 测瞬时记忆；记忆商（MQ）值为记忆的总水平。本测验也有助于鉴别器质性和功能性记忆障碍。

表 4-17 韦氏记忆量表

测试项目	内容	评分方法
A(经历)	5 个与个人经历有关的问题	每回答正确一题记 1 分
B(定向)	5 个有关时间和空间定向的问题	每回答正确一题记 1 分
C(数字顺序关系)	①顺数 1~100; ②倒数 100~1; ③累加从 1 起每次加 3~49 为止	限时记错、记漏或退数次数,扣分分别按记分公式算出原始分 限时记错、记漏或退数次数,扣分分别按记分公式算出原始分 限时记错、记漏或退数次数,扣分分别按记分公式算出原始分
D(再认)	每套识记卡片有 8 项内容,呈现给受试者 30 s 后,让受试者再认	根据受试者再认内容与呈现内容的相关性分别记 2、1、0 或扣 1 分,最高分 16 分
E(图片回忆)	每套图片中有 20 项内容,呈现 90 s 后,要求受试者说出呈现内容	正确回忆记 1 分、错误扣 1 分,最高得分为 20 分
F(视觉再生)	每套图片中有 3 张,每张上有 1~2 个图形,呈现 10 s 后让受试者画出来	按所画图形的准确度记分,最高分为 14 分
G(联想学习)	每套卡片上有 10 对联想词,分别读给受试者听,同时呈现 2 s	5 s 内正确回答 1 词记 1 分,3 遍测验的容易联想分相加后除以 2,与困难联想分之和即为测验总分,最高分为 21 分
H(触觉记忆)	使用一副槽板,上有 9 个图形,让受试者蒙眼用利手、非利手和双手分别将 3 个木块放入相应的槽中再睁眼,将各木块的图形及其位置默画出来	计时并计算正确回忆和位置的数目,根据公式推算出测验原始分
I(逻辑记忆)	3 个故事包含 14、20 和 30 个内容。将故事讲给受试者听,同时让其看着卡片上的故事,念完后要求复述	回忆 1 个内容记 0.5 分,最高分为 25 分和 17 分
J(背诵数目)	要求顺背 3~9 位数,倒背 2~8 位数	以能背诵的最高位数为准,最高分分别为 9 和 8,共计 17 分

(三)注意力评估

1. 视觉注意 包括视跟踪、形态辨认以及删字母测试。

2. 听觉注意 包括听认字母测试、背诵数字以及词辨认。

3. 声辨认 包括声音辨认和在杂音背景中辨认词。

（四）失认症评估

1. 单侧忽略　单侧忽略是指患者对脑损害部位对侧一半的身体和空间内的物体不能辨认的症状。常用的评估方法有平分直线、看图说物、绘图、删字、Albert 试验。

2. 触觉失认　触觉失认是指虽然触觉、温度觉、本体感觉功能正常，但不能通过手触摸的方式来辨认物体的形态。评估方法：在桌子上摆放各种物品，如球、铅笔、硬币、戒指、纽扣、积木块、剪刀，先让患者闭眼用手认真触摸其中一件，辨认是何物，然后放回桌面。再睁开眼，从物品中挑出刚才触摸过的物品，能在适当的时间内将所有物品辨认清楚者为正常。

3. 疾病失认　患者否认自己有病，对自己的病漠不关心，主要依靠临床患者的表现进行评估。

4. 视觉失认　患者对所见的物体、颜色、画面不能辨别其名称和作用，但经触摸或听到声音或嗅到气味，则能正确说出。

（五）失用症评估

失用症是指在运动、感觉、反射均无异常的情况下，患者不能完成某些以前通过学习而会用的动作。主要包括结构性失用、运用失用、穿衣失用、意念性失用、意念运动性失用。

四、康复护理原则和目标

（一）康复护理原则

（1）早发现、早诊断、早治疗。

（2）综合治疗。

（3）家庭训练和医生指导相结合，提高生活自理能力。

（4）改造和帮助患者适应环境，减少痴呆的影响。

（5）及时掌握患者心理需求，对其给予更多的心理支持及精神支持，鼓励增加社会活动，减少独自活动。

（二）康复护理目标

（1）通过综合治疗，帮助患者最大限度地保持记忆能力、语言沟通能力和社交能力，重建患者以前的生活经验。

（2）预防和减少继发性损伤、意外的发生，患者能较好地发挥残存功能。日常生活由部分自理到全部自理。

（3）帮助患者和家属调整心理状态，家庭能应对痴呆患者，促进患者回归家庭和社会。

五、康复护理措施

（一）阿尔茨海默病患者的功能康复训练

躯体功能训练，是积极配合护理人员，在护理人员的指导下通过患者自身的力量借助器械进行主动或被动的运动，以改善局部或全身功能为目的的一种训练方法。常见的方法：物理治疗维持关节活动度和增强肌力；作业治疗增强肌肉协调能力以改善日常生活活动能力、平衡和步行功能训练；有氧运动增强肌肉耐力和心肺功能；运动再学习方案改善运动技能和认知功能；医疗体操、太极拳。

（二）阿尔茨海默病患者智能训练

阿尔茨海默病患者的认知功能障碍可分为智力、记忆、注意力、视空间、言语和情感反应障碍等。由于各种认知功能障碍的发生机制和表现形式不同,要根据患者的情况灵活选用康复护理方案,对患者来说除用于训练患者残存智能外,还用于开发潜在的认知能力,来改善患者脑的智能,其活动内容丰富、方法多样。

1. 记忆功能训练护理　鼓励患者回忆过去的生活经历,帮助其认识目前生活中的真实人物与事件,以恢复记忆并减少错误判断。常用瞬时记忆康复法、短时记忆康复法、长时记忆康复法、无错误学习技术、取消提示技术、3R技术激发法。

(1)瞬时记忆康复法:念一串不按顺序排列的数字,从三位数起,每次增加一位数。如125,2334,51498……念完后立即让患者复述,直至不能复述为止。

(2)短时记忆康复法:给患者看几件物品,如苹果、饭碗、手机、钢笔等,然后马上收起来,让他回忆刚才看到了什么。物品的数量可由少到多,逐渐增加,观看的时间可由长到短。

(3)长时记忆康复法:常让患者回忆家里的亲戚朋友和原来单位同事的姓名、前几天看过的电视节目内容、家中刚发生不久的事情等。除上述护理人员或家属与患者一对一人工训练方法之外,可在计算机上通过软件进行记忆训练,根据程度选择合适的难度级别进行训练,并及时调整训练内容和难度。

2. 注意力康复护理

(1)猜测游戏:取两个不透明的玻璃杯和一个弹球,在患者注视下由术者将一杯覆扣在弹球上,让患者指出哪个杯中有弹球,反复数次,无误差后换成两个不透明杯子,操作同上,反复数次,成功后换成三个或更多的杯子,通过增加游戏难度,提高患者注意力。

(2)删除作业:在纸上连续打印成组的字母或数字(如"KBLZBOY"),让患者用铅笔删去护理人员指定的字母(如"B")。反复数次,成功后可通过缩小字体、增加字符行数、区分大小写等增加难度,从而提高患者的注意力。

(3)时间感:将闹钟定时为1 min报1次时,让患者读报纸或杂志,每当报时时停顿一下,反复数次,终止闹钟报时,继续让患者阅读,估计1 min到时再停止,逐渐延长阅读时间至2 min、5 min、10 min,当每分钟误差不超过5 s时再改为一边与患者交谈一边让患者进行上述训练,要求患者尽量不受讲话影响而分散注意力。

3. 知觉功能障碍训练

(1)失认症的训练:可训练患者反复辨认左右方的物体;让患者说出各手指的名称;可用拼板玩具训练患者的形状认知功能。

(2)视觉空间失认的训练:让患者自己画钟面、房屋等图形;让患者辨认、排拼、配对各种色调图片和拼板。

(3)视觉单侧忽略的训练:重点训练患者把注意力集中于他所忽略的一侧,如站在患侧与患者说话等。

4. 失用症训练

(1)意念性失用:患者不能按顺序完成指定动作,如刷牙等,训练时可通过视觉暗示,将动作逐步分解,演示给患者看,让患者分步练习,在上一个动作结束时,提醒下一个动作,启发患者有意识活动,直至患者完全掌握。

(2)运动性失用:重点加强精细动作训练,护理人员可事先把要做的动作,如倒水,将其按步骤分解,先示范给患者看,然后反复训练患者至能独立完成。

(3)结构性失用:可选取患者进行简单抄写或模仿的课题练习,如抄写图形或文字、叠衣服、搭积木、拼图等。

（4）意念运动性失用：此类患者常缺乏有意识的主动活动，训练前需向患者说明活动目的、方法、要领，设法触动其无意识的自发运动。如当患者手握牙刷时，通过触觉提示可自动做出刷牙动作等。

（三）阿尔茨海默病患者日常生活活动训练

对生活尚能自理的早期患者，通过选择性"家庭作业"疗法督促和提醒他们主动完成日常事务劳动。中期除采用上述方法外，还可以通过训练来恢复患者丧失的日常生活活动能力。晚期患者的日常生活活动能力受损严重，训练有一定的难度，应从基本的生活功能开始训练。

（四）阿尔茨海默病患者的心理护理

（1）关心、理解患者：在帮助、护理痴呆患者时，照顾者的真诚最重要。对待患者要特别亲切、耐心，并注意患者的情绪变化，以保护患者的自尊心。

（2）沟通技巧：与患者谈话时，语调要低、语气温和、语速要慢，清晰地说出每个字；语句简短，使用名词，不用代名词；在每次交谈之前，称呼患者的名字且说出自己的身份，最好重复关键词并用手势。

六、健康教育

（1）目前对阿尔茨海默病患者无特效药物治疗，重在预防，早发现、早诊断、早治疗；摆正心态早期接受正确的治疗和康复锻炼有助于患者康复。早期、规范、长期治疗是延续美好记忆的关键。

（2）老年痴呆患者的家庭护理需要有医师指导，建立家庭病房，定期检查随访。

（3）家庭病床要注意保持清洁卫生。

（4）老年患者的护理除了生活护理外，还要注意合理调制饮食与心理护理。

（5）帮助患者做一些轻柔动作，循序渐进地锻炼，并经常锻炼其思维活动。患者及其家属要树立战胜疾病的信心。

（6）家庭积极参与，医护人员要与患者家庭保持密切联系，并且要教会家庭照料者基本的互利原则，包括：①回答患者的问题时，语言要简明扼要，以免使人迷惑；②患者生气和发怒时不必与之产生争执；③如果患者吵闹应冷静坚定予以劝阻；④不要经常变换对待患者的方式；⑤尽可能提供有利于患者定向和记忆的提示或线索，如使用物品标注名称，厕所、卧室给予适当的图示；⑥可在患者衣服兜里装上写有患者及其保护人的名字、家庭住址、电话号码的卡片，并教给照料者预防走失的护理方法。

知识链接

阿尔茨海默病现已成为继心血管疾病、恶性肿瘤、脑卒中之后老年人的第四大杀手。为了在更大范围内引起人们对老年痴呆症的关注，9月21日被定为"世界老年痴呆日"。

练习题

一、名词解释

阿尔茨海默病

二、选择题

1. 阿尔茨海默病早期记忆损害的特点是（　　）。

A. 近记忆力下降　　　　　　　B. 远记忆力下降

C. 同时有近、远记忆力下降　　　D. 顺行性记忆

E. 无记忆

2. 在护理阿尔茨海默病患者时，错误的做法是（　　）。

A. 促进患者多料理自己的生活，积极维持自己的能力

B. 反复强化训练患者用脑，维持大脑活动

C. 多帮助患者回忆往事，锻炼记忆力

D. 患者回忆出现错误并坚持己见时，要坚持说服其接受正确观点

E. 保证夜间休息，保证充足的睡眠

3. 阿尔茨海默病的早期症状主要是（　　）。

A. 性格改变　　　　　　　　　B. 记忆减退

C. 情绪急躁、易怒　　　　　　D. 幻觉

E. 妄想

三、简答题

1. 简述阿尔茨海默病康复护理原则。

2. 简述阿尔茨海默病康复护理目标。

四、案例分析题

张奶奶，79岁，小学文化，工人。记忆力减退，买东西对数量没概念，常一买一大堆。2015年开始对时间、空间认知有障碍，特别对空间认知障碍，不知道家在几号楼，最近更是严重，衣服自己穿不了，对饮食数量、次数没概念，常呆坐呆立。入院前3天无目的外出走失，被家人找回送入医院，入院诊断为阿尔茨海默病。

1. 什么是阿尔茨海默病？

2. 哪些功能障碍提示张奶奶得了阿尔茨海默病？

3. 针对该患者，作为责任护士的您应如何给予健康教育？

（许菊芳）

项目五　常见并发症的康复护理

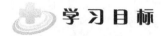

任务一　压疮的康复护理

学习目标

1. 掌握压疮的定义和护理原则。
2. 熟悉压疮的病因和分期。
3. 了解压疮的预防和健康教育。

案例引导

患者,男,65 岁,极重度颅脑损伤、双侧额颞部去骨瓣减压术后 14 天。左股骨粉碎性骨折切开复位内固定术后第 1 天,患者处于昏迷状态,股骨骨折行胫骨结节牵引 12 天,术后头部用纱布绷带包扎,于 8 月 10 日主管医生打开绷带后责任护士发现患者枕后部位皮肤有 5 cm×6 cm 压疮,受压表面呈紫红色,表皮有水疱形成。

请问:1. 该患者压疮分期应是哪一期?

2. 简述压疮各期的护理原则。

一、概述

(一) 定义

压疮又称褥疮、压力性溃疡,是由于局部组织长期受压,或受剪切力、摩擦力作用后,引起血液循环障碍,导致局部皮肤和皮下组织发生持续缺血、缺氧、营养不良而致组织溃烂、坏死。引起压疮最基本、最重要的因素是压力,故目前倾向于将压疮改称为"压力性溃疡或压力性伤口"。

（二）病因及高危因素

1. 病因　皮肤局部持续的垂直压力、摩擦力、剪切力。

2. 高危因素　长期卧床、肥胖、营养不良、潮湿环境、年龄、体重、精神心理因素等。

（三）易发部位

压疮易发生于无肌肉包裹或肌肉层较薄、缺乏脂肪组织保护的骨隆突处。因患者卧位不同，好发部位也有所变化。

1. 仰卧位　枕骨粗隆、肩胛部、肘、椎体隆突处、骶尾部、足跟。

2. 侧卧位　耳部、肩峰、肘部、髋部、内外踝、膝关节内外侧。

3. 俯卧位　耳、颊部、肩部、乳房、膝部、男性生殖器、髂嵴、足趾。

4. 坐位　坐骨结节。

二、压疮的分期与临床表现

1. 可疑深部组织损伤期　由于压力或剪切力造成皮下软组织损伤引起的局部皮肤颜色的改变（如变紫、变红等），但皮肤完整。

2. Ⅰ期压疮　皮肤完整、发红，与周围皮肤界限清楚，压之不褪色，常局限于骨突处。

3. Ⅱ期压疮　部分表皮缺损，皮肤表浅溃疡，基底红，无结痂，也可为完整或破溃的血疱。

4. Ⅲ期压疮　全层皮肤缺失，但肌肉、肌腱和骨骼尚未暴露，可有结痂、皮下隧道。

5. Ⅳ期压疮　全层皮肤缺失伴有肌肉、肌腱和骨骼的暴露，常有结痂和皮下隧道，可能深及肌肉和/或支撑组织（如筋膜、肌腱或关节囊等）。

6. 不可分期　全层皮肤缺失，但溃疡基底部覆有腐痂和/或痂皮。伤口床被腐肉（黄色、棕褐色、灰色或褐色）和/或焦痂（棕褐色、褐色或黑色）覆盖，只有彻底清创后才能测量伤口真正的深度，否则无法分期。

三、预防

护士在工作中应做到"七勤"：勤观察、勤翻身、勤按摩、勤擦洗、勤整理、勤更换、勤交班。预防压疮关键在于消除诱发因素。

（一）避免局部长时间受压

1. 变换体位　变换体位是卧床患者解除压力的最简单有效的方法。定时翻身，鼓励和帮助患者更换体位，翻身的间隔时间视病情及受压处皮肤情况而定，一般每2 h翻身一次，必要时1 h翻身一次。

2. 保护骨隆突处和受压局部　使之处于空隙位，对易发生压疮的患者应卧气垫床。

3. 正确使用石膏、绷带及夹板固定　衬垫要平整，松软应适度，使用石膏、绷带及夹板固定后，密切观察局部情况及仔细倾听患者主诉，如皮肤及指（趾）甲的颜色、皮肤温度变化、疼痛等，若发现石膏过紧或凹凸不平，立即通知医生，及时调整。

（二）避免皮肤受潮湿、摩擦等不良刺激

（1）保持床单被服清洁、平整、无屑，以避免皮肤与碎屑及衣服、床单皱褶产生摩擦。

（2）翻身时，动作应轻巧，避免推、拉、拖等动作产生摩擦力和剪切力。

（3）对大小便失禁、出汗及分泌物多的患者，应及时洗净擦干，局部皮肤涂凡士林软膏。

（三）促进局部血液循环

（1）长期卧床的患者，每日应进行全范围关节运动。

（2）定期为患者温水擦浴，背部可用红花酒精局部按摩。

（四）改善机体营养状况

患者营养缺乏不利于压疮的愈合，对易发生压疮的患者，在病情允许情况下，予高蛋白、高维生素饮食，不能进食者，应考虑进行鼻饲或静脉补充。

四、护理原则

根据压疮的分期给予护理，包括以下几种。

1. 可疑深部组织损伤期　此期的护理原则是保护局部，防止继续受压，密切观察发展趋势。对无血疱、黑硬者，可使用泡沫敷料、水胶体敷料；有血疱、黑硬者，可剪去疱皮，根据渗出量情况选择敷料，可用泡沫敷料或水胶体敷料，并密切观察发展趋势。

2. Ⅰ期　此期的护理原则是积极去除病因及高危因素，避免压疮进一步发展。此期为可逆性改变，如及时去除致病原因，则可阻止压疮的发展。护士应做好评估，针对患者的个体情况制订恰当有效的防护措施。应用透明薄膜敷料粘贴在发红和容易受到摩擦力的部位，以减轻摩擦力，同时给患者翻身时不要拖拉，避免敷料卷曲；或使用泡沫敷料或水胶体敷料减轻压力。粘贴的透明薄膜敷料或泡沫敷料如无卷边和脱落，通常1周左右更换，如有渗液流出或卷边，应及时更换。改善局部血液循环，可采用湿热敷、红外线或紫外线照射等。

3. Ⅱ期　此期的护理原则是保护皮肤、预防感染，即用生理盐水清创后，保持创面无菌、湿润，避免受压。

（1）小水疱（直径小于5 mm）：未破的小水疱要减少和避免摩擦，防止破裂感染，使其自行吸收。先按伤口消毒标准消毒后，直接粘贴透气性薄膜敷料或泡沫敷料，水疱吸收后再将敷料撕除。

（2）大水疱（直径大于5 mm）：大水疱可在无菌操作下加以处理。首先按照标准消毒水疱周围后，用注射器在水疱的边缘抽出疱内液体或用针头刺破水疱；然后用无菌棉签挤压干净水疱内的液体或用无菌纱布吸干水疱内渗液；最后贴敷泡沫敷料，待水疱吸收后再将敷料撕除。如水疱直径较大，渗液多，或水疱反复出现，可在发现水疱后初次即完全去除水疱皮，彻底清洁，然后覆盖泡沫敷料。

（3）真皮层破损：首先用生理盐水清洗伤口及周围皮肤，以去除残留在伤口上表皮破损的组织，然后根据伤口的渗液情况及基底情况可选择水胶体敷料或藻酸盐敷料。敷料更换间隔根据伤口的渗液情况确定。

4. Ⅲ期、Ⅳ期、不可分期　这三期的护理原则是进行彻底清创、去除坏死组织、减少感染机会，有助于准确评估伤口、选择合适的伤口敷料以促进愈合。

（1）焦痂（黑痂皮和黄痂皮）：有焦痂的伤口在没有去除焦痂时不能直接判断伤口的分期，一定要清除焦痂后才能判断，创面过于干燥或有难以清除的坏死组织时，用水凝胶进行自溶清创。水凝胶清创时在焦痂上用刀片画上"V"字样痕迹，以便于水凝胶的吸收，有利于焦痂溶解。焦痂开始溶解后，再配合采用外科清创的方法将焦痂和坏死组织清除，如有黑痂且伤口有红肿热痛的感染症状时，必须要进行外壳切开，将脓液引流出来和清除坏死组织。

（2）伤口有黄色腐肉，渗液多的处理：创面渗液多时，使用高吸收的敷料，如藻酸盐敷料，间隔换药。

（3）伤口合并感染的处理：使用银离子敷料或含碘敷料，但不能长期使用，1～2次炎症控制后就要停止使用，否则影响创面的愈合。碘剂对肝脏有毒性作用，感染的创面应定期采集分泌物做细菌培养及药敏试验，每周1次，结果及时报告医生，按检查结果用药。如合并骨髓炎的伤口，应请骨科医生会诊处理。

（4）对大且深的伤口清创后，基底肉芽好的伤口可请外科医生会诊，确定能否给予皮瓣移植修复术。压疮是全身局部综合因素所引起的变性坏死病理过程，因此要积极预防，采取局部治疗为主，全身治疗为辅的综合防治措施。针对不同病例不同时期采取相应恰当有效的措施，促进伤口愈合，缩短伤口的愈合时间，减少患者的痛苦和经济负担。

五、健康教育

向患者及家属讲解保持皮肤清洁的重要性，介绍压疮的产生原因、好发部位、发生发展及治疗护理的一般知识，指导家属学会预防压疮的方法，如定时翻身、擦浴、按摩等。压疮发生后，指导患者和家属积极配合治疗，防止感染及并发症的发生。

知识链接

医院压疮风险评估与报告制度

（1）对所有新入院患者必须进行皮肤评估。

（2）对于病情危重、生活不能自理的患者，应仔细交接，认真评估患者皮肤情况。高危者填写压疮风险评估表，将评估分值写在入院评估单上，护理措施写在护理记录单上。

（3）对高危压疮、难免压疮、压疮患者，应在入院、转入或发生压疮24 h内填写压疮报告表，并由护士长或科内伤口管理员评估签名后及时上报压疮管理小组，如遇节假日，则报至节假日查房护士长处。当班护士在护理记录单上详细记录压疮情况及护理措施。

（4）院内发生的压疮及护理难度大的压疮应在24 h内上报护理部。

（5）难免压疮的认定：在存在大小便失禁、高度水肿、极度消瘦3项中的1项或几项，并取强迫体位，严格限制翻身的情况下，需经压疮管理小组成员会诊认定。

（6）未及时上报者按护理部规定对个人、护士长及科室进行相应处罚。

（7）积极采取护理措施，密切观察皮肤变化并及时准确记录。

（8）患者转科时，将压疮风险评估表随病历一起交至科室，患者出院或死亡后将此表交至压疮管理小组处。

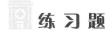 练 习 题

一、名词解释

压疮

二、选择题

1. 压疮形成的主要原因是（　　　）。

A. 全身营养不良　　B. 年老体弱　　C. 理化刺激　　D. 局部长期受压　　E. 抽烟

2. 下列哪个不是造成压疮的力学因素?（　　　）

A. 垂直压力　　B. 摩擦力　　C. 剪切力　　D. 反作用力　　E. 按压

3. 仰卧时最易发生压疮的是（　　　）。

A. 肩胛部　　　B. 骶尾部　　　C. 肘部　　　D. 足跟部　　　E. 手指

4. 长期取俯卧位的卧床患者,最易发生压疮的部位是（　　　）。

A. 额部　　　　B. 大转子处　　C. 髂前上棘　　D. 髂后上棘　　E. 手臂

5. Ⅱ期炎性浸润期已经侵犯到皮肤的（　　　）。

A. 真皮层　　B. 表皮层　　　C. 皮下脂肪层　　　D. 肌肉　　E. 神经

6. 皮肤层全层受伤已深到肌膜、肌肉时属于哪期?（　　　）

A. 淤血红润期　B. 炎性浸润期　C. 浅度溃疡期　D. 深度溃疡期　E. 缓解期

7. 预防压疮的关键在于（　　　）。

A. 消除诱因　　B. 合理安排治疗　C. 高热量饮食　D. 合理使用气垫床

E. 使用按摩仪

三、问答题

1. 描述压疮的分期。

2. 说出压疮各期的护理原则。

（方福如）

任务二　疼痛的康复护理

 学 习 目 标

1. 熟悉疼痛的概念、疼痛康复护理的对象、影响疼痛的因素。

2. 掌握疼痛的分类、评估、处理。

3. 了解疼痛的护理技术及措施。

一、概述

(一) 疼痛的定义

疼痛(pain)是一种复杂的生理心理活动,是临床上最常见的症状之一。它包括伤害性刺激作用于机体所引起的痛感觉,以及机体对伤害性刺激的痛反应(躯体运动性反应和/或内脏植物性反应,常伴随有强烈的情绪色彩)。痛觉可作为机体受到伤害的一种警告,引起机体一系列防御性保护反应;但另一方面,疼痛作为报警也有其局限性(如癌症等出现疼痛时,已为时太晚)。而某些长期的剧烈疼痛,对机体已成为一种难以忍受的折磨,是痛苦的体验,护理应采取积极的措施,尽快减轻患者的疼痛。鉴于疼痛给患者造成的多方面损害,国际上将疼痛列为继呼吸、脉搏、体温、血压之后的第五生命体征。

(二)疼痛康复护理的对象

疼痛是多种疾病的首发和主要症状,临床只要可见疼痛的患者都需要进行疼痛康复护理,尤其以癌性疼痛、手术后疼痛、慢性疼痛、特发性神经疼痛为主。

(三)影响疼痛的因素

人体所能感受到的引起疼痛的最小刺激称为疼痛阈限。疼痛阈限有很大的个体差异,同样性质、同样强度的刺激可引起不同个体的不同疼痛反应。疼痛反应的强弱与以下因素有关。

1. 年龄　一般认为老年人疼痛阈限提高,对疼痛不太敏感,表现为得病后虽然主诉不多,但病情却比较严重,护理时应引起重视;但有时老年人对疼痛的敏感性也会增强,应根据不同情况分别对待。儿童对疼痛的原因不能正确理解,疼痛体验会激起恐惧和愤怒情绪。婴幼儿常不能很好地表达疼痛感受,护士对他们的疼痛反应也应充分关注。

2. 社会文化背景　不同的社会文化背景使人对疼痛的感受和表达有所不同。在推崇勇敢和忍耐精神的文化氛围中,人们更善于耐受疼痛;患者的文化教养也会影响其对疼痛的反应和表达方式。

3. 个人的经历　曾反复经受疼痛折磨的人会对疼痛产生恐惧心理,对疼痛的敏感性会增强。他人的疼痛经历也对人有一定作用,如手术患者的疼痛会对同病室将要做相同手术的患者带来恐惧心理,增强敏感性。

4. 注意力　个体对疼痛的注意程度会影响对疼痛的感觉。当注意力高度集中于某件事时,痛觉可以减轻甚至消失。松弛疗法等就是通过转移患者对疼痛的注意力,达到减轻疼痛的效果。

5. 情绪　情绪可以改变患者对疼痛的反应,积极的情绪可以减轻疼痛,消极的情绪可使疼痛加剧。如恐惧、焦虑、悲伤、失望等消极情绪常使疼痛加剧,而疼痛加剧又会使情绪进一步恶化,形成恶性循环。反之,愉快和信心常可减轻患者的疼痛感受。

6. 个人心理素质　个人的气质、性格可影响对疼痛的感受和表达。性格外向和稳定的人,疼痛阈限较高,耐受性较强;内向和较神经质的人,对疼痛较敏感,易受其他疼痛者的暗示。

(四)疼痛的分类

1. 按发展现状涉及的疼痛诊疗项目分类

(1)急性疼痛:软组织及关节急性损伤疼痛,手术后疼痛,产科疼痛,急性带状疱疹疼痛,痛风。

(2)慢性疼痛:软组织及关节劳损性或退变疼痛,椎间盘源性疼痛,神经源性疼痛。

(3)顽固性疼痛:三叉神经痛,疱疹后遗神经痛,椎间盘突出症疼痛,顽固性头痛。

(4)癌性疼痛:晚期肿瘤痛,肿瘤转移痛。

(5)特殊疼痛:血栓性脉管炎,顽固性心绞痛,特发性胸腹痛。

(6)相关学科疾病:早期视网膜血管栓塞,突发性耳聋,血管痉挛性疾病等。

2. 按疼痛程度分类

(1)微痛:似痛非痛,常与其他感觉复合出现,如痒、酸麻、沉重、不适感等。

(2)轻痛:疼痛局限,痛反应出现。

(3)甚痛:疼痛较显著,痛反应强烈。

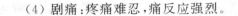

（4）剧痛：疼痛难忍，痛反应强烈。

3. 按疼痛性质分类

（1）钝痛、酸痛、胀痛、闷痛。

（2）锐痛、刺痛、切割痛、灼痛、绞痛。

4. 疼痛的神经生理学分类 可分为伤害感受性疼痛和非伤害感受性疼痛。伤害感受性疼痛又分为躯体疼痛和内脏疼痛；非伤害感受性疼痛又分为神经病理性疼痛和心理性疼痛。

5. 按疼痛持续时间分类 可分为急性疼痛和慢性疼痛，急性疼痛发生于创伤或手术后，有自限性，当组织损伤恢复后即减轻，若不减轻即可发展为慢性疼痛；慢性疼痛指持续时间超过急性损伤或疾病的正常痊愈时间，间隔几个月或几年就复发的疼痛，也可简单定义为持续时间超过一个月的疼痛。慢性疼痛能影响生活的各个方面，如就业、社会活动和人际关系等。

病因分类更注重引起疼痛的原发疾病，如可分为癌性疼痛、关节炎疼痛及镰状细胞疾病的疼痛等，前者占疼痛患者的 20%～50%。

6. 按发病部位 可分为头痛、肩痛、腰痛和腿痛等。在大多数调查中显示，腰痛占很大比例。在英国，去医院的患者中有 20% 是治疗腰痛的。

二、疼痛的评估

（一）疼痛评估方法

护士应在患者入院 2 h 内完成对患者的疼痛评估，住院患者疼痛消失或出院时疼痛评估即停止。

1. 交谈法 主要是询问疼痛病史，包括现病史和既往史。护士应主动关心患者，认真听取患者的主诉。询问包括疼痛的部位、时间、频率、诱发因素及疼痛的程度、性质、持续时间，镇痛治疗情况及镇痛效果。在询问时，护士应避免根据自身对疼痛的理解和经验对患者的疼痛强度给予主观判断。在与患者交谈的过程中，要注意患者的语言和非语言表达，以便获得更可靠的资料。

2. 观察与临床检查 主要观察患者疼痛时的生理行为和情绪反应。护士可以通过患者的面部表情、体位、躯体紧张度和其他体征帮助评估疼痛的严重程度，还有疼痛与活动、体位的关系。观察患者身体活动可判断其疼痛的情况，如：①静止不动：患者维持某一种最舒适的体位或姿势，常见于四肢或外伤疼痛者。②无目的乱动：在严重疼痛时，有些患者常通过无目的乱动来分散其对疼痛的注意力。③保护动作：是患者对疼痛的一种逃避性反射。④规律性动作或按摩动作：为了减轻疼痛的程度常使用的动作（如头痛时用手指按压头部，内脏性腹痛时按揉腹部等）。此外，头痛发生时，患者常发出各种声音，如呻吟、喘息、尖叫、呜咽、哭泣等。对小儿的疼痛按照面部表情、哭声、睡眠、肢体活动度进行判断评估；对意识障碍患者的疼痛按照面部表情、动作体态进行评估。

3. 疼痛评估工具的使用 可视患者的病情、年龄和认知水平选择相应的评估方法。

（1）数字分级法（NRS）：使用疼痛程度数字评估量表（图 5-1）对患者的疼痛程度进行评估。用 0～10 代表不同程度的疼痛，0 为无痛，10 为剧痛。交由患者自己选择一个最能代表自身疼痛程度的数字，或由医护人员询问患者（"你的疼痛有多严重？"），由医护人员根据患者对疼痛的描述选择相应的数字。按照疼痛对应数字将疼痛程度分为轻度疼痛（1～3）、中度疼痛（4～6）、重度疼痛（7～10）。

（2）面部表情疼痛评分量表法：由医护人员根据患者疼痛时的面部表情状态，对照面部表

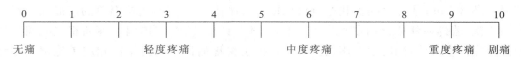

图 5-1 疼痛程度数字评估量表

情疼痛评分量表(图 5-2)进行疼痛评估,适用于表达困难的患者,如婴儿、意识障碍或无法交流的患者。

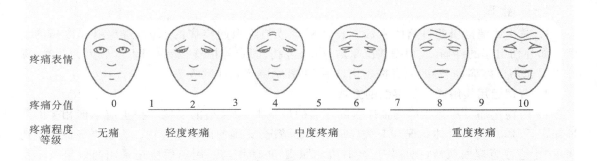

图 5-2 面部表情疼痛评分量表

(二)疼痛评估流程

疼痛评估的流程见图 5-3。

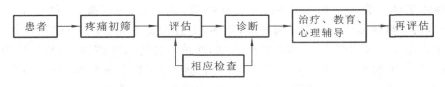

图 5-3 疼痛评估流程图

(三)疼痛的处理与记录

1. 疼痛的处理

(1)对于有疼痛的患者,护士在入院后 2 h 内应完成首次评估。护理人员对所有疼痛患者都要进行疼痛的部位、时间、性质、程度等内容评估,评估持续至住院患者疼痛消失或患者出院时为止。患者如果在医技科室检查中发生疼痛或疼痛加重,医护人员应立即给予关心,并通知主管医生做出相应处理。

(2)对于产妇的疼痛由护士或助产士观察和评估记录,分娩时正常宫缩引起的疼痛按照医疗常规处理。如果有异常疼痛立即告诉医生,由医生进行评估和相应的处理。

(3)护士对评估发现 1~6 分(轻度、中度)的疼痛患者,要在 1 h 内告诉主管或值班医生,医生根据情况进行相应处理。对于 7 分以上的疼痛(重度以上),护士立即告诉医生,并应按疾病诊疗常规在 30 min 内进行处理。

2. 疼痛的记录

(1)如疼痛评估评分≤3 分,应每日评估 1 次,时间为 14:00,并将评估分值记录在体温单疼痛栏内。

(2)如疼痛评估评分≥4 分,医生应根据疼痛情况进行相应处理。护士在患者口服给药 1

h,静脉给药 30 min 后对疼痛症状进行再评估。若评估分≤3 分,在体温单的疼痛相应时间栏内记录 1 次;若疼痛评估分仍在 4 分及以上,每 4 h 评估 1 次,在体温单疼痛相应时间栏内随时记录疼痛评估分值,同时建立疼痛护理单。护士将疼痛评估和给予的相应措施记录在疼痛护理单中,记录内容突出疼痛的时间、程度、部位、性质、镇痛方法和时间,疼痛缓解程度及疼痛对睡眠和活动的影响,评估持续至住院患者疼痛消失或患者出院时为止。

三、疼痛的护理技术及措施

(一) 止痛

1. 减少或消除引起疼痛的原因　设法减少或消除引起疼痛的原因,避免引起疼痛的诱因。如外伤引起的疼痛,应根据情况采取止血、包扎、固定等措施;胸腹部手术后因为咳嗽、深呼吸引起伤口疼痛,应协助患者按压伤口后,再鼓励咳痰和深呼吸等。

2. 合理运用缓解或消除疼痛的方法

1) 药物止痛　药物止痛是临床解除疼痛的最基本、最主要的手段。护士应掌握相关的药理知识,了解患者的身体状况和有关疼痛治疗的情况,正确使用镇痛药物。为了更好地使用药物,护士应注意观察病情,把握好用药时机和原则,正确用药。用药后应记录用药效果及不良反应,同时积极处理药物不良反应,做好宣教,以免患者因为不适而拒绝再次用药。以下介绍镇痛药物的分类,镇痛药物的常见给药途径,癌痛三阶梯镇痛疗法的基本原则和内容,患者自控镇痛泵的应用等。

(1) 分类:①麻醉性镇痛药:麻醉性镇痛药又称为阿片类镇痛药,是最常见的镇痛药,通过对中枢的阿片受体结合产生镇痛作用,主要有吗啡、芬太尼、哌替啶、喷他佐辛、纳洛酮等。②解热镇痛药:解热镇痛药是一类具有解热、镇痛,而且大多数还有抗炎、抗风湿作用的药物。主要包括非选择性环氧酶抑制药,如水杨酸类(如阿司匹林等)、苯胺类(如醋氨酚等)、吡唑酮类(如保泰松等)、有机酸类(如布洛芬、吲哚美辛等)等;选择性环氧酶抑制药,如尼美舒利、美洛昔康、塞来昔布等。③抗神经痛药:主要包括抗癫痫药(如苯妥英钠等)、抗抑郁剂(如阿米替林等)、局部麻醉药(如利多卡因等),其他如神经妥乐平等。④抗偏头痛药:5-HT 受体阻断药,如美西麦角等;5-HT1 受体激动剂,如舒马曲坦等;麦角类生物碱,如麦角胺等;β 受体阻断药,如普萘洛尔等;钙通道阻滞药,如尼莫地平等。⑤解痉止痛药:M 受体阻断药,如阿托品等;硝酸酯类,如硝酸甘油等;维生素 K,如维生素 K_3 等。

(2) 常见给药途径有以下几种。

①肠内给药:包括口服、舌下给药和直肠给药。

a. 口服:是最常用,也是最安全、最方便、最经济的给药方法。其缺点为:某些药物因本身的物理性质而不能吸收;有些药物对胃黏膜有刺激作用可引起呕吐;或因消化酶和胃酸而被破坏;此外在食物和其他药物同时存在时,吸收多不恒定。

b. 舌下给药:尽管口腔黏膜可用于吸收的表面积不大,但对某些药物来说,经口腔黏膜吸收有特殊意义。例如,硝酸甘油在舌下吸收十分迅速,可迅速产生治疗效果。

c. 直肠给药:在患儿呕吐或意识消失的情况下,经常通过直肠给药。经直肠吸收的药物,约有 50% 不经过肝脏,但直肠吸收往往不规则、不完全。

②肠外注射:包括静脉注射、肌内注射和皮下注射等。

a. 静脉注射:把药物的水溶液直接注入静脉血流中,可准确而迅速获得期望的血药浓度,因而作用产生迅速、可靠,这是其他给药方法所不能达到的。但由于高浓度的药物迅速到达血浆和组织,增加了发生不良反应的可能性。反复注射还有赖于持续保持静脉通畅,这种方法不适用于油溶液或不溶性物质。

b.皮下注射:仅适用于对组织无刺激性的药物,否则可引起剧烈疼痛和组织坏死。皮下注射的吸收速率通常均匀而缓慢,因而作用持久。

c.肌内注射:药物水溶液肌内注射时吸收十分迅速,适用于油溶液和某些刺激性物质。

③肺的吸收:气体或挥发性药物吸入后,由肺上皮和呼吸道黏膜吸收。由于表面积大,药物可经这一途径迅速进入血液循环。此外,药物的溶液可以经雾化以气雾剂形式吸入,对肺部疾病可使药物直接作用于病变部位。主要缺点是药物剂量不好控制,用法较麻烦。

④局部用药:包括黏膜、皮肤和眼的用药。

a.黏膜:将药物用于结膜、鼻咽、口腔、直肠、尿道和膀胱等,主要是利用它们的局部作用。

b.皮肤:很少有药物能迅速穿过完整的皮肤,但药物可经皮肤吸收,一般药效与其覆盖的表面积和药物的脂溶性成正比。虽然表皮有脂质屏障作用,但很多溶质能自由通过真皮,因此药物通过磨损、创伤或剥脱处皮肤产生的吸收作用要快得多。

c.眼:局部应用眼科药物主要是为了发挥其局部作用。

(3)癌痛三阶梯镇痛疗法的基本原则和内容如下。

①根据疼痛程度选择镇痛药。

②口服给药,一般以口服药为主。

③按时服药,根据药理特性有规律地按时给药。

④个体化应用。

第一阶梯:轻度疼痛时,选用非阿片类镇痛药,代表药物是阿司匹林,也可选用胃肠道反应较轻的布洛芬和对乙酰氨基酚等。

第二阶梯:在轻、中度疼痛时,单用非阿片类镇痛药不能控制疼痛,应加用弱阿片类镇痛药以提高镇痛效果,代表药物为可待因。

第三阶段:选用强阿片类镇痛药,代表药物是吗啡。其选用应根据疼痛的强度(如中、重度癌性疼痛者),而不是根据癌性疼痛的预后或生命的时限,常用缓释或控释剂型。

(4)患者自控镇痛泵的应用:患者自控镇痛泵的运用是指患者疼痛时,通过计算机的微量泵主动向体内注射设定剂量的药物,符合按需镇痛的原则,既减少了医务人员的操作,又减轻了患者的痛苦和心理负担。医生视患者病情设定合理处方,利用反馈调节,患者自己支配给药镇痛,最大限度地减少错误指令,确保疼痛控制系统在医务人员参与时关闭反馈环,以保证患者安全。

2)物理止痛　利用物理因子作用于患者机体,以减轻疼痛的方法。主要有冷热疗、湿热敷、经皮神经电刺激疗法、推拿、按摩等。

3)针刺治疗　如针刺合谷、足三里等。

(二)心理护理

(1)尊重并接受患者对疼痛的反应,建立良好的护患关系。护士不能以自己的体验来评判患者的感受。

(2)解释疼痛的原因、机理,介绍减轻疼痛的措施,有助于减轻患者焦虑、恐惧等负性情绪,从而缓解疼痛压力。

(3)通过参加有兴趣的活动,看报、听音乐、与家人交谈、深呼吸、放松按摩等方法分散患者对疼痛的注意力,以减轻疼痛。

（4）尽可能地满足患者对舒适的需要，如帮助变换体位，减少压迫；做好各项清洁卫生护理；保持室内环境舒适等。

（5）做好家属的工作，争取家属的支持和配合。

（三）健康教育

（1）告诉患者选择正确的给药途径：口服是首选给药途径，因为安全、方便、经济。在美国，口服给药占各种给药途径的80%。

①直肠给药：适用于恶心呕吐不能进食的患者，不适于有肛门或直肠疾病以及腹泻、年老体弱的患者。

②经皮肤给药：适用于患者不能口服的情况下。

（2）掌握止痛药物应用的要点：三阶梯镇痛疗法的基本原则，为口服、按时、按阶梯、个体化和注意具体细节。

（3）口服控、缓释片剂不能嚼碎或碾碎，因为一旦捣碎，药物会立即释放，起不到持续镇痛的作用。

（4）按时给药是持续缓解癌性疼痛的前提，要督促患者按时服药，如果患者没有执行，要及时向医生汇报；如有特殊原因中断服药，也要及时与医生联系。

（5）有些患者疼痛不易控制，需要使用较大剂量的吗啡，应向患者或家属做必要的解释，提高患者的顺应性。

（6）护士要了解各类药物及主要副作用，包括药物过量的表现及解救方法。

（7）对于应用阿片类镇痛药最常出现的便秘不良反应，要教育患者接受预防性治疗。

（8）告知患者及家属出现疼痛时报告疼痛及治疗疼痛的必要性，疼痛的病因和预后、预防和控制的方法、疼痛和病情的关系等内容。

（9）使用镇痛泵的患者要进行相应健康教育。

（10）出院时仍有疼痛的患者，要向其进行疼痛的病因、预防、自我控制方法、休息、饮食、止痛药的使用方法和注意事项等教育，并告诉什么时候、什么情况下应该复诊。

知识链接

世界卫生组织（WHO）将疼痛划分成以下5种程度。

0度：不痛。

Ⅰ度：轻度痛，可不用药的间歇痛。

Ⅱ度：中度痛，影响休息的持续痛，需用止痛药。

Ⅲ度：重度痛，非用药不能缓解的持续痛。

Ⅳ度：严重痛，持续的痛伴血压、脉搏等的变化。

练习题

一、名词解释

疼痛

二、选择题

1. 三叉神经痛属于哪一类疼痛？（　　　）

A.急性疼痛　　B.慢性疼痛　　C.顽固性疼痛　D.特殊疼痛　　E.肌肉疼痛

2.面部表情疼痛评分量表中 4～6 分属于（　　　）。

A.轻度疼痛　　B.中度疼痛　　C.重度疼痛　　D.无痛　　　E.轻微疼痛

三、填空题

1.关于疼痛的处理与记录,对于有疼痛的患者,护士在入院后 _____ h 内完成首次评估。

2.影响疼痛的因素包括 _____、_____、_____、_____、_____、_____。

四、判断题

1.药物止痛是临床解除疼痛的最基本、最主要的手段。（　　　）

2.血栓性脉管炎属于慢性疼痛。（　　　）

五、简答题

简述世界卫生组织（WHO）将疼痛划分的 5 种程度。

（蔡涛　夏晗）

任务三　吞咽障碍的康复护理

学习目标

1.掌握吞咽障碍的定义、训练和康复护理。

2.了解吞咽障碍的分类。

3.熟悉吞咽障碍的评定方法。

 案例引导

患者,男,50 岁,因"右侧额纹消失,不能进食,左肢乏力 2 天"入院。头部 MRI 示:右侧延髓外侧梗塞波及桥脑,未排除右椎动脉瘤伴狭窄;数字减影血管造影（DSA）检查示:右侧小脑后下动脉闭塞,未见动脉瘤;吞咽造影示:舌肌功能异常,不能吞咽,有误吸、残留。

请问:1.说出吞咽障碍的定义。

2.简述吞咽障碍的训练和康复护理。

一、概述

（一）定义

吞咽障碍（dysphagia）指食物从口腔至胃的过程中出现的食团运动障碍或传送延迟，可由多种原因引起，常见于脑卒中患者。吞咽障碍易引起误吸和误吸性肺炎，常导致营养不良，应引起足够重视。

（二）正常吞咽过程

1. 口腔前期　通过视觉和嗅觉感知食物，用餐具、杯子或手指将食物送至口中。

2. 口腔准备期　充分张口、接受食团并保持在口腔内，在口腔内感知食物，品评食团的味道与质地。在这个阶段，软腭位于舌后部以防止食物或流质流入咽部。

3. 口腔期　预备好的食团经过口腔向咽部推动。唇与颊肌收缩后送食团，同时舌与硬腭接触向后推动食团，驱动食团到舌根部。

4. 咽期　软腭上抬、关闭鼻腔、声门关闭、气道关闭防止误吸、喉穿透。会厌反折、喉上抬向前，关闭喉门。环咽肌位于食管上部，放松时食团可通过，进入食管。

5. 食管期　开始于食团通过环咽肌。

知识链接

吞咽有关的神经支配

脑　神　经	功　能
三叉神经（Ⅴ）	面部牙齿感觉，颌肌及牙槽的本体感觉，咀嚼活动
面神经（Ⅶ）	味觉，控制颌下腺、舌下腺、泪腺及面部表情肌
舌咽神经（Ⅸ）	喉部感觉，乳头上的味蕾，吞咽动作，唾液腺分泌
迷走神经（Ⅹ）	颌及咽喉的肌肉感觉
舌下神经（Ⅻ）	舌内外肌和舌肌的运动
副神经（Ⅺ）	协助迷走神经的活动

（三）分类

1. 器质性吞咽障碍　口腔、咽、喉的恶性肿瘤手术后的患者因局部解剖结构异常引起的吞咽障碍。

2. 功能性吞咽障碍　由中枢神经系统或周围神经系统损伤、肌病等引起运动功能异常，此类障碍解剖结构没有异常。

二、评定

明确有无吞咽障碍、是否有误咽危险。

（一）口面部评定

直接观察唇、颊部、颌、舌、软腭、咽、喉的运动及功能。

1. 唇　首先观察是否对称,是否有流涎,然后嘱患者做露齿、微笑、嘴角上翘、噘嘴、吹口哨、吸吮动作。

2. 颊肌　嘱患者鼓腮,然后用手叩击鼓起的腮部,观察是否漏气。

3. 下颌　嘱患者做主动开合动作,主动左右研磨动作,如不行,则检查者协助被动开合、被动左右研磨活动。

4. 舌　嘱患者做舌的前伸、回缩、左右摇摆动作,并令患者用舌尖沿着齿颊沟从左到右、从上到下舔一圈,然后在各个方向上用压舌板给予阻力。

5. 软腭　嘱患者张口发"a"音,观察软腭抬高程度及对称性;用压舌板刺激舌根诱发恶心反射并检查舌根上抬的力量。

6. 咽　用棉棒触及咽后壁,观察咽反射是否存在。

7. 喉　观察呼吸状态和音质。通过观察患者自主咳嗽是否有力,声强是否够大来判断呼吸状态;音质的评价主要是嘱患者发音,观察是否存在声音嘶哑、音调过低、声强下降、失音、鼻音过重等声带功能异常情况。

(二)吞咽功能评定

1. 反复唾液吞咽试验　嘱患者采取放松体位,检查者将手指放在受检者的喉结和舌骨位置,让其尽量快速反复吞咽。观察受检者30 s内吞咽次数和活动度,健康成人至少能完成5~8次,如果少于3次,提示需要进一步检查;高龄者30 s内完成3次即可。若患者口腔干燥可在舌面上注入1 mL水再进行吞咽;对于因意识障碍或认知障碍不能听从指令的,可在口腔和咽部进行冷按摩,观察吞咽情况和吞咽启动所需要的时间。

2. 洼田饮水试验　患者端坐,喝下30 mL温开水,观察所需时间和呛咳情况。根据饮水结果进行分级。Ⅰ级:能1次喝完,无呛咳,5 s内喝完为正常,超过5 s为可疑吞咽障碍;Ⅱ级:分2次以上喝完,无呛咳,可疑吞咽障碍;Ⅲ级:能1次喝完,但有呛咳,确定有吞咽障碍;Ⅳ级:分2次以上喝完,且有呛咳,确定有吞咽障碍;Ⅴ级:频发呛咳,难以全部喝完,确定有吞咽障碍。

(三)摄食-吞咽评定

了解患者对食物的认识、进食姿势、放入口的位置、每口量、摄食-吞咽所需时间、呼吸情况、口腔残留情况,是否有吞咽失用等。摄食-吞咽功能等级评定见表5-1。

表 5-1　摄食-吞咽功能等级评定

等级及表现	相关训练项目
Ⅰ.重度　无法经口腔进食 完全辅助进食	(1)吞咽困难或无法进行,不适合吞咽训练; (2)误咽严重,吞咽困难或无法进行,只适合基础性吞咽训练; (3)条件具备时误咽减少,可进行摄食训练
Ⅱ.中度　经口腔和辅助混合进食	(4)可以少量、乐趣性进食; (5)一部分(1~2餐)营养摄取可经口腔进行; (6)三餐均可经口腔摄取营养
Ⅲ.轻度　完全口腔进食 需辅以代偿和适应等方法	(7)三餐均可经口腔摄取吞咽食品; (8)除特别难吞咽的食物外,三餐均可经口腔摄取; (9)可以吞咽普通食物,但需要临床观察和指导
Ⅳ.正常　完全口腔进食 无需代偿和适应等方法	(10)摄食-吞咽能力正常

（四）影像学检查

为了正确评价吞咽功能，了解是否有误咽的可能及误咽发生的具体时期，必须采用录像吞咽造影、内窥镜、超声波、吞咽压检查等手段。其中录像吞咽造影法是目前公认的吞咽障碍检查的金标准，是唯一能直接观察误吸的方法。它是借助 X 线及录像设备，在吞咽造影的同时进行影像学检查并录像，动态评价摄食吞咽的过程。

三、吞咽障碍的训练和康复护理

（一）吞咽器官运动训练

1. 口唇运动 单音单字训练，要求患者尽最大能力张口发"a、u、i"音。鼓励患者进行吹蜡烛、吹口哨、缩唇、微笑等动作以促进唇的运动。

2. 颊肌运动 要求患者做鼓腮练习，并在鼓腮的同时使用适当阻力挤压双腮；也可让患者吸吮手指，以收缩颊部及口轮匝肌增强肌力。

3. 下颌运动及咀嚼训练 通过主动、被动运动让患者体会张闭下颌的感觉；也可让患者用牙齿咬紧压舌板练习，以强化咬肌肌力。

4. 舌体运动训练 舌体无任何运动时，治疗者可用纱布包裹患者舌体轻轻向前牵拉及左右摆动。若舌体可自主运动时，指导患者面对矫正镜做伸舌、后缩、左右及上下运动，用舌尖顶两侧面颊等。

5. 软腭训练 指导患者发"g、k、h"音；或让患者深吸气，屏气 10 s，然后从口中将气体呼出。

（二）感觉促进综合训练

1. 口腔感知觉训练 让患者用温水和冰水交替漱口进行冷热温度刺激，可同时给予不同味道的食物（如柠檬、辣椒等）进行味觉刺激。

2. 冰刺激 用头端呈球状的不锈钢棒蘸冰水或用冰棉签棒刺激软腭、腭弓、舌根及咽后壁，左右相同部位交替刺激，然后嘱患者做空吞咽动作，使咽部肌肉收缩，促进口腔及咽喉壁的感觉功能恢复和腺体分泌。

（三）摄食直接训练

对于有一定吞咽功能的患者通过进食体位、食物的选择、一口量、进食速度等进行指导。对意识障碍的患者，先采用非经口摄取营养的方法，如鼻饲等，以保证营养需求。

1. 进食体位 吞咽障碍患者在早期训练时应选择既有代偿作用又安全的体位。一般可采取床头抬高 30°～45°的半坐卧位，头部前屈，可利用重力使食物易于摄入和吞咽；颈部前倾可使颈前肌群放松，有利于吞咽。

2. 食物的选择 选择容易吞咽的食物：①柔软、密度及性状均一；②有适当的黏性、不易松散；③易于咀嚼，通过咽及食道时容易变形；④不易在黏膜上滞留等。同时应根据患者的饮食习惯进行选择，兼顾食物的色、香、味等。

3. 一口量 即最适于患者吞咽的每次喂食量。过多，食物很难通过咽喉，残留会加大误咽的危险；过少，难以诱发吞咽反射，容易发生误咽。要从少量开始，一般先以少量试之（流质1～4 mL），然后酌情增加。

4. 进食速度 指导患者以较常人缓慢的速度进行摄食、咀嚼和吞咽，一般每餐进食的时间控制在 45 min 左右为宜。

（四）辅助性训练

咳嗽训练、呼吸训练、侧方吞咽、空吞咽、交替吞咽、用力吞咽、点头样吞咽、低头吞咽、门德尔松吞咽法、声门上吞咽法、超声门上吞咽法等。

（五）心理治疗及护理

心理治疗在训练过程中非常关键。吞咽障碍患者多同时伴有不同程度的肢体偏瘫、失语症等，易出现烦躁、易怒，甚至可能发展为抑郁。所以，在进行吞咽训练时应针对不同患者的性格特点、文化程度和社会阅历等进行针对性的心理疏导。护理人员要注重交流技巧，争取患者的信任，积极耐心地讲解吞咽知识与治疗过程，缓解其紧张及恐惧情绪，保证治疗顺利进行。

四、注意事项

（1）在吞咽功能评定的基础上进行吞咽障碍训练。

（2）尽量消除和减少误咽：经口腔摄取时，要充分了解患者状况并采取相应对策，摸索出最佳的吞咽方法。在进食下一口食物时要确保患者前一口食物已经吞咽完全，如果患者出现窒息立即停止喂食。

（3）保持口腔清洁，防止食管反流误吸：进食后上抬头部，保持数十分钟坐位。

（4）保证营养供给：对摄入不足者应通过鼻饲和静脉点滴方式予以补充。

知识链接

吞咽治疗的一般指南

治疗方法	一般建议	备　注
姿势	坐直（或至少 45°），颈微曲	使气道入口狭窄，降低误吸危险；减少吞咽之前食物提前进入咽部的量；减少餐后胃食管反流的可能
口腔卫生	维持最佳口腔卫生，降低误吸	用棉签刺激唾液分泌维持口腔湿润，提供湿化空气；餐后清洁牙齿和黏膜，取出残留食物
进餐环境	安静，不受干扰	有监督人，但尽量少说话，观察运动计划的异常
认知问题	进食之前检查意识状态（意识清醒程度）	避免意识不完全清醒和注意力不集中的患者进食；不允许判断力下降，缺乏自我监督能力的患者单独进食
食物和液体的送入	小量，最好用勺，每口之间间隔至少 30 s，食物的外观及味道要好；每一次食团咽下之后鼓励干咽	口通过时间/口准备阶段受损的患者避免每口食物量过大；指导照看者观察每一次吞咽（观察和感觉喉部提升）
饮食性质	稠的液体及软的黏的固体通常是最安全的黏度，使味道和温度尽量达到最佳	确保进食稠厚液体的患者的水的入量，必要时经静脉或鼻胃管补充

练 习 题

一、名词解释

吞咽障碍

二、选择题

1. 进食摄食直接训练时,选择一口量的流质食物先从多少开始?(   )

A. 4 mL   B. 5 mL   C. 10 mL   D. 8 mL   E. 9 mL

2. 对咽部吞咽障碍的最准确的诊断工具是(   )。

A. 医学病史   B. 查体   C. 吞咽造影   D. 食管测压   E. 叩诊锤

三、问答题

1. 试述吞咽障碍的评定方法。

2. 说出吞咽障碍的吞咽训练及康复护理。

(方福如)

任务四　神经源性疾病的康复护理

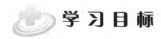 学 习 目 标

1. 掌握神经源性疾病的概念,常见神经源性疾病。

2. 熟悉神经源性膀胱、直肠的定义。

3. 了解神经源性膀胱、直肠的康复护理技术。

一、概述

(一) 神经源性疾病

当神经系统受到理化伤害、暴力损伤、原发疾病等因素影响时,机体会随之出现一些特有的症状和体征。广义上讲,一切因神经系统受损而产生的疾病都可以称为神经源性疾病。根据神经系统解剖定位,可以分为上运动神经元疾病和下运动神经元疾病,也可以称作是中枢神经系统疾病和周围神经疾病。

(二) 常见神经源性疾病

康复临床中常见神经源性疾病有脑卒中、脑外伤术后、脑瘫、脊髓炎、脊髓损伤、各类周围神经损伤、格林-巴利综合征、脊髓侧索硬化症等。在本书中,此类疾病已有详细介绍,故本任务神经源性疾病特指这类源于神经系统受损而出现的特有症状和体征、并发症。如神经源性

膀胱、神经源性直肠、神经源性皮肤等。

二、神经源性膀胱

（一）定义及分类

1. 定义　神经源性膀胱是指各种原因导致自主神经受损,使膀胱排尿功能紊乱或丧失。

2. 分类

（1）按照神经损伤的解剖位置:分上运动神经源性膀胱（upper motor neuron bladder）和下运动神经源性膀胱（lower motor neuron bladder）。上运动神经源性膀胱发生于颈胸腰髓的损伤患者,而下运动神经源性膀胱发生于骶髓和马尾神经的损伤患者。上运动神经源性膀胱的特点是膀胱的肌肉痉挛,膀胱容量缩小,因此小便次数增加而每次的小便量减少;下运动神经源性膀胱的特点是膀胱肌肉瘫痪,膀胱容量增大,当膀胱不能容纳更多的尿量时会发生溢出。膀胱 B 超和尿动力学检查对检测膀胱的残余尿容量以及膀胱的功能非常有用。

（2）按照症状特点:可分为无抑制性膀胱、反射性膀胱、自主性膀胱、感觉麻痹性膀胱、运动麻痹性膀胱等。

（二）康复护理要点

1. 原则　首先保护肾脏功能,防止肾盂肾炎、肾积水、尿路感染、尿路结石等导致的急慢性肾功能衰竭;其次是改善排尿症状以减轻其生活上的痛苦。采用各种措施,通过减少残余尿量（50 mL 以下）来减少尿路并发症。但必须注意,有少数患者由于膀胱逼尿肌的强烈收缩或痉挛,膀胱内压可高达 19.72 kPa（201 cmH$_2$O）以上（正常应在 6.9 kPa 即 70 cmH$_2$O 以下）,这时虽然膀胱残余尿量很少甚至完全没有,但仍发生肾盂积水、肾盂肾炎、肾功能减退等并发症。对这些患者应及早采取措施,解除下尿路梗阻,缓解膀胱内的高压状态。

2. 常见康复护理技术

（1）间歇导尿或连续引流:在脊髓损伤后的脊髓休克期或有大量残余尿或尿潴留者,如肾功能正常,可用间歇导尿术。初时由医护人员操作,如患者全身情况较好,可训练患者自行导尿。间歇导尿对女性较为适宜,如各种手术疗法均无效,可终生进行自家间歇导尿。如患者全身情况不佳或肾功能有损害,应用留置导尿管连续引流。

（2）使用药物:凡膀胱残余尿较多的患者,不论是否有尿频、尿急、急迫性尿失禁等逼尿肌反射性亢进的症状,都应首先应用 α 受体阻滞剂以减少残余尿。如单独应用 α 受体阻滞剂效果不佳,可同时应用乌拉胆碱、新斯的明等增加膀胱收缩力的药物。对于有逼尿肌反射亢进症状（尿频、尿急、遗尿）而无残余尿或残余尿很少的患者可应用抑制膀胱收缩的药物,如尿多灵、异搏定、普鲁本辛等。对于有轻度压力性尿失禁而没有残余尿者可应用麻黄素、心得安等促进膀胱颈部和后尿道收缩的药物。对于功能有损害的患者,应先采取措施使尿液引流畅通,而不是应用药物改善排尿症状。

（3）针灸:针灸对治疗糖尿病所致的感觉麻痹性膀胱有较好效果,对于早期病变疗效尤其显著。对于一些周围神经损伤引起的尿潴留采用针灸法效果良好,常选用中极、关元、气海等穴位。

（4）封闭疗法:此法由 Bors 所倡导,适用于上运动神经元病变（逼尿肌反射亢进）,对于下运动神经元病变（逼尿肌无反射）效果不佳。封闭后效果良好者,残余尿量显著减少,排尿症状明显好转。少数患者在封闭 1 次之后,效果能维持数月至 1 年之久,这些患者只需定期进行封闭,无须采用手术。封闭疗法按下列次序进行:①黏膜封闭:用导尿管排空膀胱,注入 0.25% 潘托卡因溶液 90 mL,10~20 min 后排出。②双侧阴部神经阻滞。③选择性骶神经阻滞:每 次阻滞 S_2~S_4 中的一对骶神经,如无效果,可做 S_2、S_4 和 S_4 联合阻滞。

(5) 膀胱功能训练和扩张:对尿频、尿急症状严重,无残余尿或残余尿很少者可采用此法 治疗。嘱患者白天定时饮水,每小时饮 200 mL,将排尿间隔时间尽量延长,使膀胱容易逐步扩 大,同时在排尿时通过听流水声、做下腹部按摩、膀胱叩击等诱发排尿反射,上运动神经源性膀 胱一般可建立此反射。

(6) 神经电调节和神经电刺激:最近在神经泌尿学领域重要的进展是神经电调节和神经 电刺激,为目前治疗下尿路功能障碍最具前景的途径之一。目前,世界范围内对神经调节的各 种方法进行了实验室和临床研究,如脊髓刺激、骶神经刺激、外周的盆神经、阴部神经刺激、盆 底肌和逼尿肌等效应器官刺激。A 型肉毒毒素(BTX-A)也被作为一种调节剂来调节膀胱尿 道功能,这些技术的进展为我们展示了较好的前景。

3. 护理注意事项

(1) 保持会阴部清洁。

(2) 保留导尿期间按保留导尿常规护理。

(3) 每 1~2 周行尿常规检查一次,注意有无尿路感染。

(4) 保护患者的隐私。

(5) 和患者共同制订饮水计划。

(6) 合理安排间歇导尿时间,避免影响日常生活及日间其他康复治疗,避免影响夜间 睡眠。

(7) 准确记录残余尿量,根据残余尿量安排导尿次数。

(8) 膀胱功能训练每日 1~2 次。

(9) 指导并教会患者或照顾者行自家间歇导尿。

(三) 健康教育

(1) 膀胱功能训练是一个长期的过程,鼓励患者要有足够的信心和耐心。

(2) 保留导尿期间适当多饮水,达到自动冲洗膀胱的目的。

(3) 定时开放尿管,每次排尿时有意识地做正常排尿的动作,同时叩击耻骨上区。

(4) 行间歇导尿期间,严格按要求饮水(饮水计划),以保持每次膀胱残余尿量不超过 500 mL。

(5) 导尿前先自排小便。

三、神经源性直肠

(一) 定义

神经源性直肠(neurogenic rectum)是指控制直肠功能的中枢神经系统或周围神经受到损 害,而引起的直肠功能障碍,主要表现为便秘、大便失禁等。

(二) 分类

1. 按病机分类

(1) 无抑制性直肠:由大脑上运动神经元损伤引起,如脑卒中、多发性硬化、脑肿瘤及外伤 等。此时,尽管排便感觉冲动从骶反射中心传至大脑,但是大脑无法理解并抑制排便冲动,即产生无意识的排便行为。

（2）反射性直肠：即上运动神经源性直肠，骶反射中枢以上脊髓的运动神经元及感觉通路受损，而骶髓 $S_2 \sim S_4$ 相应的周围神经仍然完好，则直肠功能是属于反射性的。此时虽然有完整的骶反射弧存在，但缺乏排便的感觉冲动，同时，括约肌的自主性活动也有部分或完全缺失。由于副交感神经性排便仍有功能，其肛门内括约肌维持正常的休息张力，而当直肠充盈刺激直肠黏膜时即引起反射性松弛，即反射性排便。反射性直肠常见于四肢瘫痪、多发性硬化、血管性疾病及脊髓空洞症患者。

（3）自主性直肠：自主性直肠即无反射性直肠，由于脊髓或周围神经损伤，致使骶反射弧受损，副交感神经对内括约肌的正常抑制作用消失，内括约肌因而收缩，加上副交感性排便反射亦因该神经损伤而消失，结果肠道蠕动减少，肠内容物推进缓慢，水分过度吸收，大便硬结、便秘，引起大便潴留。另外，由于体壁神经受损，支配肛管外括约肌阴部神经作用丧失，外括约肌舒缩紊乱，直肠自身内压增高时，外括约肌松弛反射消失，排便障碍。静息状态下肛管外括约肌紧张度下降，大便失禁导致自主性直肠的产生。

2. 按解剖定位分类

（1）上运动神经源性直肠：发生于颈胸腰髓的损伤患者。由于脊髓圆锥内的低级中枢未损伤，因此可建立排便反射。完全性损伤的患者可隔天定时排便，可促进排便反射的建立，有的患者需用手指按摩诱发排便反射，一般于餐后 $30 \sim 45$ min 为宜。

（2）下运动神经源性直肠：发生于骶髓和马尾神经的损伤患者。对于下运动神经源性直肠，则需手工清除大便。大便时，有些患者可能发生自主性反射障碍，使用麻醉膏可减少对直肠的刺激，而预防自主性反射障碍的发生。

（三）康复护理技术

1. 使用药物 主要针对便秘，目的是软化粪便，促进肠道动力，刺激排便，而不是造成水泻。具体可选用下列药物。

（1）容积性泻药，又称膨松剂，主要为富含纤维素和欧车前的各种制剂，如小麦麸皮、玉米麸皮、魔芋、琼脂、甲基纤维素、车前子制剂等。

（2）渗透性泻药，如硫酸镁、硫酸钠等，但应注意不要过量或反复使用盐类渗透性泻药，因其可引起高镁血症、高钠血症等。糖类渗透性泻药如乳果糖。

（3）刺激性泻药，又称接触性泻药，主要作用为刺激肠道蠕动，促进排便，如蒽醌类植物性泻药（包括大黄，番泻叶，芦荟等）、双苯甲烷类（包括酚酞）等。

（4）润滑性泻药，如液体石蜡、甘油制剂、多库酯钠等。

2. 电刺激 包括肛门外括约肌电极置入，促进或抑制排便功能。

3. 肠道管理 早期有效的肠道管理训练是神经源性直肠功能障碍患者重要的肠道康复手段。

1）目标

（1）使大部分患者自己能在厕所便器上利用重力和自然排便的机制独立完成排便。

（2）具备在社会活动时间内能控制排便的"社会节律"功能。

2）脊髓休克期的处理

（1）脊髓休克期肠道功能丧失，有的患者可能有麻痹性肠梗阻，肠鸣音消失，腹部膨胀，如食物反流可能影响膈肌运动，四肢瘫痪患者可能出现呼吸困难等。对此类患者应加强护理，行胃肠减压、胃肠道营养和补液，注意肛门局部清洁卫生。

（2）可使用新斯的明肌内注射，每次 0.3～0.5 mg；或乌拉胆碱皮下注射，每次 2.5 mg，每 6 h 一次，帮助恢复肠道活动。

3）排便训练

（1）原则：急性期过后即应鼓励患者开始进行排便训练，应遵循下列原则。

①尽量沿用伤前的排便习惯。

②避免长期使用缓泻剂，可使用大便软化剂，用量个体化。

③当出现问题时，应该找出是由何种原因引起的。

④如果患者有陪护，尽量安排在有陪护的时间进行训练。

⑤如果患者不是每日排便，不应该强迫患者每日进行。

⑥向患者讲解排便障碍的有关问题，取得患者的理解和配合，鼓励患者主动参与解决问题。

（2）训练方法：包括以下三种训练方法。

①行为管理：养成每日定时排便的习惯，每日早晨胃肠反射最强。

②排便体位：排便体位以蹲、坐位为佳，如不能蹲坐，则采用左侧卧位较好。

③肌肉训练：站立和步行可减少便秘。腹肌和骨盆肌肉的力量在排便动作中的作用非常重要，应进行腹肌训练和吸气训练，如仰卧起坐、腹式深呼吸和提肛运动等。

（3）排便方法：餐后半小时进行腹部按摩，或用手指轻柔地按摩肛门周围，刺激排便反射产生。定时刺激使肛门括约肌和盆底肌收缩，可促进排便中枢反射形成。如上述方法无效，可用手法清除大便，操作应轻柔，避免损伤肛门和直肠黏膜及肛门括约肌。

4. 饮食管理

（1）应该进食高纤维素食物，如糙米、全麦食品、蔬菜、水果等。

（2）注意进食高容积和高营养食物。

（3）便秘时多吃桃、杨梅、樱桃等食物，腹泻时加茶、白米、苹果酱等。

（4）每日应摄入适量的水，以每日 2～2.3 L 为宜，不包含酒精、咖啡和利尿剂。

（四）护理注意事项

（1）保持床单整洁，保持会阴部清洁，预防压疮发生。

（2）营造一个适合排便的环境。

（3）肠鸣音恢复后，不论损伤平面如何，都应鼓励患者行排便训练。

（4）尽量少用药物，可使用大便软化剂，用量个体化。

（5）行直肠功能训练：腹式呼吸，腹部按摩，穴位刺激，肛周刺激，肛门内、外括约肌刺激等，坚硬的大便应该用手抠出。

（6）使用栓剂（如开塞露等）时应越过括约肌，贴近肠壁上，注意勿损伤肠壁。

（7）每日 1～2 次模拟排便。

（8）如果患者能坐直到 90°，应让患者坐在便池或坐便椅上，用重力协助排便。

（五）健康教育

（1）指导患者进食高纤维、高容积和高营养的食物。

（2）尽量沿用伤前的排便习惯，根据出院后的情况适当调整排便训练时间。

（3）避免长时间使用缓泻剂。

（4）鼓励患者积极参与排便训练，并坚持长期训练。

知识链接

周围神经病损

　　周围神经病损是指周围神经干或其分支因损伤或疾病而致靶组织的运动、感觉或自主神经的结构和功能障碍。周围神经是由神经细胞和神经纤维所组成的神经干、神经丛、神经节和神经终末装置。周围神经按其功能和在中枢的起始部位,可分为脊神经、脑神经和自主神经。周围神经病损常因神经挤压、神经牵拉、神经断裂、感染、中毒和营养代谢障碍等所致,临床按外伤对轴索造成的损害程度可分为神经失用症、轴索断裂、神经断裂三类。

练习题

一、名词解释

神经源性疾病

二、选择题

1. 上运动神经源性膀胱发生于(　　　)。

A. 骶尾神经损伤　　　　　　　　　　B. 马尾神经损伤

C. 腰髓神经损伤　　　　　　　　　　D. 颈胸腰髓神经损伤

E. 周围神经损伤

2. 关于上运动神经源性直肠的说法错误的是(　　　)。

A. 属于颈胸腰髓损伤的患者

B. 不能建立排便反射

C. 可建立排便反射

D. 可用手指按摩诱发排便反射

E. 可以用一定的方法诱导排便

三、填空题

1. 康复临床中常见的神经源性疾病有_____、_____、_____、_____。

2. 神经源性直肠按病机分为_____、_____、_____。

四、判断题

1. 运用药物治疗便秘,可以反复使用盐类渗透性泻药。(　　　)

2. 在脊髓损伤后的脊髓休克期或有大量残余尿或尿潴留者,如肾功能正常,可用间歇导尿术。(　　　)

五、简答题

简述神经源性直肠的护理注意事项。

（蔡　涛）

任务五　特殊体位护理

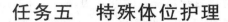

学习目标

1. 掌握特殊体位护理的定义,特殊体位护理对疾病康复的意义。
2. 熟悉常见疾病的特殊体位护理方法。
3. 了解特殊体位护理的健康教育。

一、概论

(一) 特殊体位护理的定义

患者因为缓解病痛、治疗需要或疾病本身等因素,往往会主动或被动保持一定的身体姿势,这种相对固定的姿势称为体位。护理工作中针对这些特殊体位而形成的护理方法称为特殊体位护理。

(二) 特殊体位护理对疾病康复的意义

1. 良好的体位　良好的体位指人体各部位的位置所处的状态能保持各组相拮抗的肌群作用平衡,无过度的伸张或屈曲;各关节、韧带也能相应地保持稳定,不过分牵扯。良好的体位护理是患者保持舒适体位必不可少的活动,也是患者术后最早的活动。通过体位护理,不仅可减轻患者痛苦、增加舒适感、防止并发症,还可给患者提供更多的心理支持,促进患者恢复。

2. 体位护理　体位护理贯穿于疾病的诊断、治疗、康复的整个过程。在康复护理中应针对不同疾病采取相应要求的对策,结合人体力学要求,避免剪切应力或旋转应力的产生,达到省力、防止损伤及预防并发症的目的,对于一些患者减少活动强度是有益的,但身体骨骼、肌肉、关节的固定可以造成患者的虚弱无力、背部疼痛、肌肉萎缩、关节强直及挛缩、废用性骨质疏松甚至是永久性的病变,因此护理中应注意被动、主动活动关节,肌肉收缩锻炼与按摩。在做体位护理前做好患者及家属的解释工作,说明主动翻身的意义,发挥患者的主观能动性,增加患者的床上运动,提高肺活量及促进全身血液循环,预防压疮、肺部感染等并发症,由此也能增进护患的沟通,提高患者的治疗信心。

3. 骨科术后体位护理可以减少多种并发症

(1) 人工关节脱位:目前,全球每年进行的人工关节置换手术有 180 万~200 万例。据有关部门估计,未来我国关节置换手术例数会以每年 15%~20% 的比例递增,5 年后人工关节置换手术可达每年 10 万例。术后早期不注意特殊体位的护理,极容易在手术室回病房的搬运过程、全身麻醉清醒过程的躁动状态下或术后 3 周卧床翻身操作中发生髋关节脱位。

(2) 压疮:压疮称为压力性溃疡,是因神经营养紊乱及血液循环障碍,局部组织持续缺血、营养不良而发生的软组织坏死。传统观念认为,人工关节置换术后忌翻身,以免脱位;再者术后疼痛,患者怕翻身等导致局部受压过久。骨科病房有 65%～75% 患者均需卧床休息,压疮预防已成为骨科护理工作的重要内容,更是骨科护理工作中的难题。研究指出不同骨折部位、年龄、牵引及支具固定时间、疼痛程度与患者的压疮发生率差异有统计学意义,牵引时间、支具固定时间及疼痛程度是导致压疮发生的危险因素。按时翻身是减轻身体对皮肤的垂直压力,杜绝压疮发生最有效的护理方法。

(3)下肢深静脉血栓形成:是骨科患者常见的并发症。国外文献报道,择期骨科手术下肢深静脉血栓形成的发生率为 52%,人工全髋关节、全膝关节置换术为 50%～60%,脊髓损伤引起瘫痪者为 75%～80%。正常人卧床 5 天即可造成全身血液缓滞、红细胞聚集力增强、血黏度增高,骨科创伤患者长期的石膏外固定或持续骨牵引,因疼痛而不敢活动肢体,由此可增加静脉血栓形成的风险。

(三)特殊体位护理的对象

临床各类需要卧床休息的患者都需要进行特殊体位护理,特殊体位护理可以有效减少各种并发症的发生,促进疾病及患者的全面康复,具体如下。

(1)骨科术后,如各类骨折内固定植入术患者等。

(2)神经损伤疾病,如脑卒中、脊髓损伤、脊髓炎、神经脱髓鞘性疾病患者等。

(3)慢性衰竭性疾病,如各类肿瘤晚期患者、严重肾功能衰竭患者等。

二、常见疾病的特殊体位护理方法

(一)人工颈椎间盘置换术后

1. 特殊体位护理目的　防止颈椎过度伸屈旋转,造成植骨块移动或脱落。

2. 特殊体位护理方法

(1)患者术后搬运时颈部行颈托固定,颈部保持中立位,切忌扭转、过屈或过伸。

(2)术后颈部两侧放置沙袋,翻身时可保持头部和身体一致,进行轴线翻身。严格限制患者点头、摇头等颈部活动,告知患者如有不适应与医护人员及家属以语言沟通。

(3)平卧 6 h 后可行滚动式翻身,保持头、颈、肩、背、臀在同一水平线,侧卧位时枕头的高度要与同侧肩宽相等。

(二)腰椎管狭窄症术后

1. 特殊体位护理目的　降低切口张力和止血,预防睡眠呼吸暂停综合征。

2. 特殊体位护理方法

(1)腰椎管狭窄症常见于椎管的退行性变,是老年人的常见病、多发病。腰椎管狭窄症术后常规予以去枕平卧位,以利于降低切口张力和止血,但老年性腰椎管狭窄症术后伴睡眠呼吸暂停综合征(OSAS),在 65 岁以上老年人中的发病率是 40% 左右,对于伴有 OSAS 的患者,应有针对性地改去枕平卧位为睡枕侧卧位,以防止呼吸暂停的发生。

(2)保持患者脊柱平直,防止脊柱屈曲或扭曲引起切口活动性出血。在其双腿之间放一个软枕,以防止腰部肌肉过度牵拉。将枕头置于背部和胸前,以保持侧卧位。每 1～2 h 给予轴线翻身 1 次,翻身时先平卧再翻转至对侧,再持续侧卧位。

(三)强直性脊柱炎术后

1. 特殊体位护理目的　防止骨折脱位造成脊髓损伤及手术切口出血。

2．特殊体位护理方法

（1）强直性脊柱炎（ankylosing spondylitis，AS）的主要病理改变为脊柱的骨性强直，韧带、纤维环及椎间盘的钙化，椎体的骨质疏松，这些常导致脊柱的脆性增加和弹性下降，即使在较轻外力的作用下也可能导致严重的骨折。因此，术前搬运患者或协助患者更换体位时，应保持脊柱为直线，勿扭曲，动作要轻柔，忌粗暴。

（2）由于强直性脊柱炎患者往往有严重的脊柱后凸畸形，患者不能平卧，如果取平卧位时，在脊柱后凸处上下背部各垫一个软枕，帮助患者平卧。

（3）术后患者平卧硬板床4～6 h，以压迫切口，减少出血。6 h后协助更换体位，进行轴线45°翻身，同时避免开胸术后侧卧位，以免引起反射性咳嗽、胸痛等症状，以及切口疼痛加剧，使患者呼吸运动幅度减小。

（四）退行性脊柱侧弯三维矫形术后

1．特殊体位护理目的　防止内固定脱位造成脊髓损伤及手术切口出血。

2．特殊体位护理方法

（1）退行性脊柱侧弯（DS）患者平均年龄约60岁。外科治疗时，彻底减压、重建腰椎序列的稳定性是手术的主要目的。现多采用多节段椎弓根螺钉三维矫正技术矫治退行性脊柱侧弯。

（2）术后平卧硬板床3～4 h，以压迫切口减少出血。手术由于内固定坚强，大大简化了术后的翻身要求，但术后早期在软组织修复前，仍需进行轴线45°翻身，防止扭转。

（3）术后1周病情稳定者予以摄片，无问题患者可佩戴支具协助其坐起，2周左右下床行走。下床时嘱患者两手支撑，保持躯体整体性，不要扭曲，缓慢移至床边，保持上身直立，慢慢站起。

（五）膝关节置换术后

1．特殊体位护理目的　预防假体松动及膝关节功能障碍的发生。

2．特殊体位护理方法

（1）人工膝关节置换（TKR）是我国20世纪90年代开展的一项新的关节成形手术，是关节疾病终末治疗的有效方法，主要用于治疗类风湿性关节炎、骨性关节炎、强直性脊柱炎等疾病引起的膝关节畸形、疼痛或活动受限的患者。

（2）术后采用弹力绷带包扎并抬高患肢使其略高于心脏15°，切口用冰袋冷敷2～3天，使用弹力长筒袜，尽快消除肿胀。

（3）保持膝关节屈曲15°～30°，以提高局部组织压力，有利于帮助止血。

（4）开展早期膝关节训练，防止下肢关节静脉血栓，如踝泵训练、关节活动度训练等。

（六）股骨头骨骺滑脱术后

1．特殊体位护理目的　预防内固定松动及关节功能障碍的发生。

2．特殊体位护理方法

（1）股骨头骨骺滑脱（slipped capital femoral epiphysis，SCFE）是股骨近端在干骺端上的移位，是发生在青少年中的一种区别于创伤性股骨头骺分离的疾病，主要采用Russell牵引逐渐复位后原位空心钉固定的方法进行治疗。股骨头骨骺滑脱是向后、向内发生移位，因此牵引时体位应保持屈髋、屈膝、外展、内旋位，并且每周床旁拍X线片，根据显示的复位情况，逐渐调整屈髋、内旋的角度。

（2）患肢小腿下垫两个 10～15 cm 长的棕垫,上下放置,前后错开。为防止垫子滑动影响牵引状态,均使用绷带固定,长时间保持这种特殊体位,极易造成腘窝周围的压疮。

（3）在皮肤与垫子的接触面放置吸汗性强的柔软毛巾,保持皮肤清洁干燥。主动询问患者感受,经常检查患肢大腿屈侧及腘窝处皮肤情况,预防压疮形成。

（七）不稳定性桡骨远端骨折术后

1. 特殊体位护理目的　预防内固定松动及关节功能障碍的发生。

2. 特殊体位护理方法

（1）该型骨折手法复位后以石膏托或夹板固定往往不能维持复位,而出现桡骨短缩及骨折断端再移位,最终遗留腕关节功能障碍。因此现多采用动力型外固定架治疗不稳定性桡骨远端骨折。

（2）因手术创伤引起患肢静脉回流受阻,患肢末梢肿胀明显,特别在手术后 2～5 天达到高峰,指导患者注意抬高患肢,勿下垂,坐立位时可将患肢曲肘 90°,用三角巾或方巾悬吊于胸前。

（3）因外固定架有一定重量,悬吊时颈部后侧垫一软垫,避免勒伤;卧位时患肢伸直放于身体外侧,抬高 10～12 cm 与心脏水平平齐,以利于血液回流,减轻肿胀。

（4）同时鼓励患者做手指和腕部的被动和主动活动,加强肌肉收缩,促进血液和淋巴回流,有利于早期消肿。

（八）髋关节置换术后

1. 特殊体位护理目的　预防假体松动及髋、膝关节功能障碍的发生。

2. 特殊体位护理方法

（1）人工髋关节置换术(total hip replacement,THR)是指用生物相容性好的人工关节替代和置换病变或损伤的髋关节,其目的是最大限度地增加患者的活动度及日常生活活动能力,使患者过上正常人的生活。

（2）采用阶段性体位护理方法,术前要进行患肢皮牵引 10～14 天,改善挛缩的软组织以便于手术,提高手术效果。在牵引过程中,要注意保持患肢外展中立位,外展 15°～20°,抬高患肢 20°～30°,防止外旋。

（3）手术结束搬动患者过床时,将整个髋关节托起,同时保持患肢外展中立位,不能单纯牵拉抬动患肢,避免髋关节外旋、内收;术后 6 周内保持正确的体位对预防髋关节脱位至关重要。

（4）术后一般要求患肢保持外展 15°～30°,并需行皮牵引或穿"丁"字鞋,保证人工股骨头在髋臼,防止患肢内收致髋关节向外脱位,必要时可在双下肢置三角垫,同时抬高患肢 10°～15°,以利静脉回流。

（5）术后可以取健侧卧位,翻身时利用枕头支持整个患肢,维持外展姿势,将患肢与身体同时转为侧卧,并在两腿间放置 20 cm 厚的软枕隔开,保持患肢外展位,防止髋关节内收造成向外脱位。

（6）可将床头摇起至患者感到舒适的高度,但不宜超过 30°,避免髋关节向后脱位;术后 1 周可抬高床头 45°～70°,但不宜超过 90°。放置便盆时要将骨盆整个托起,切忌屈髋,防止髋关节向后脱位。一般术后 7～10 天可练习坐起,坐位遵循的原则是髋关节屈曲不能大于 90°。

（7）宜选用带扶手、高度适宜的硬椅,坐时两腿稍分开,以保持患肢外展状态,身体不要前倾,避免过度屈髋;坐位起立时,用两手支撑扶手,协助起立。避免坐矮板凳或沙发、盘腿、跷二郎腿等。

(九)断指再植术后

1. 特殊体位护理目的 预防关节功能障碍的发生。

2. 特殊体位护理方法 断指再植术后的体位直接影响断指的血供,关系着再植的成败。要求1～2周绝对卧床,将患肢抬高略高于心脏水平10～15 cm,但动脉危象时,应与心脏同一水平,取平仰卧位或健侧卧位为宜,不可卧于患侧,否则受压后影响患肢断指的动脉供血或静脉血流,但小儿往往难以做到绝对卧床,强行卧位造成啼哭及不配合,反而可能引起血管痉挛,因此除加强小儿心理护理和正确指导家属外,可予半卧位或坐位,保持患肢制动固定于略高于心脏水平。

(十)下肢截肢术后

1. 特殊体位护理目的 预防并发症。

2. 特殊体位护理方法 截肢通常是为了挽救生命,但必然会给患者带来身体缺陷和不同程度的精神打击,安装假肢的目的是对患者进行功能重建及心理补偿,术后正确的体位是安装假肢的基础保证。因此要求术后2天内抬高患肢,以减少出血、减轻疼痛,有利于静脉回流。以后予伸展位,在残肢和臀部放一枕垫,增加支撑面,病情允许时术后2～3天可坐起,不宜让残肢垂于床缘而造成水肿;5～6天可扶拐,下床活动。

(十一)偏瘫患者的良肢位摆放

1. 特殊体位护理目的 防止偏瘫患者早期肢体痉挛、肌肉萎缩畸形。其贯穿于偏瘫患者治疗的全过程,在发病初期尤为重要,是康复护理中不可缺少的重要技术。通过良肢位的摆放还有助于关节保护,防止足下垂、压疮、肺部感染、尿路感染、静脉血栓等并发症的出现,利于皮肤清洁、生活护理、大小便护理、通风透气。

2. 仰卧位的摆放

(1) 在患侧臀部、大腿下面放置一个枕头,使骨盆向前,以防止患肢外旋。禁用沙袋或其他坚硬物体靠在腿上,机械性地保持下肢体位,因为下肢的体位实际上源于这一侧骨盆的后旋。如果骨盆的姿势不正确,腿将因此不断受到任何固定形式的压力,容易引起这一区域的压疮或神经损伤。

(2) 在偏瘫肩胛下放一个枕头,保持其前伸,并使上肢处于正确抬高的位置,即伸肘、腕背屈和伸指。

(3) 下肢伸直,应避免将枕头放置在膝下或小腿下,因为前者导致膝过于屈曲,后者引起膝过伸或对下肢静脉造成不必要的压迫。

3. 健侧卧位的摆放

(1) 达到舒适的健侧卧位可能有些困难,因为患侧在上面时患者感到更无助,无力的患侧手臂尤其需要很好的支持,以保持在不引起肩痛的位置。

(2) 偏瘫上肢由于枕头支持在患者的前面,上举90°伴肩胛前伸。为保持舒适的体位,必须注意肩胛带不能处于上提位,像在软瘫期常有的倾向那样,肩头几乎可触到耳朵。需要用一个大的支持枕头靠胸放在整个臂下面直到腋窝。如果患者肩内旋、前臂旋前,肘就应该稍屈曲,以避免固定的伸肌模式。

(3) 健侧上肢可放在患者感觉最舒适的位置,有时可屈曲在枕头下面,或放在胸、腹部。

（4）偏瘫侧腿向前稍屈髋、屈膝，并完全由枕头支持，尤其要注意，不能让足悬在枕头边缘内翻。健侧下肢平放在床上，稍伸髋，微屈膝，用大枕头防止健侧腿移向前面，尤其是在偏瘫早期。

4. 患侧卧位的摆放

（1）患侧卧位是所有体位中最重要的体位，从一开始就应采用。实际上，大部分患者喜欢这种体位，可能是因为这样可使感觉比较正常的一侧肢体处在上面。由于整个患侧被拉长而减轻了痉挛，且患者的体重压在患侧肢体的床面上，增加了对患侧肢体的感觉刺激输入。另外一个明显的好处是健肢能自由活动，如拉起床单等。

（2）在理想体位上，头应有良好的支持，使头稍高于胸部。如果头部位置舒适，患者更喜欢保持这种正确体位并以这种体位入睡。头部应在上颈段屈曲而不是使其后伸。躯干稍向后旋转，后背用枕头牢固支持住。

（3）患侧上肢应前伸，与躯干的角度不小于90°，前臂旋后，腕被动地背伸。帮助者站在患者的前面，将一只手放在患肩和肩胛骨下面，使肩胛骨前伸。患者的体位保持这种前伸，在其肩胛骨前伸时，整个上肢的屈曲痉挛就会减轻，使正确体位得以保持。要检查肩胛骨确实前伸，帮助者应经常检查胸背部。当患者的体位正确时，肩胛骨的内缘不突出，而是平坦地靠在胸后壁上。若前伸不充分，患者常主诉肩痛或不舒适，因为肩受压。

（4）健侧上肢可放在身上或枕头上，如果健侧上肢放在前面，它将带动整个躯干向前，这将引起患者肩胛骨后缩。

（5）下肢呈迈步位，健肢髋、膝屈曲并由枕头支持。髋和膝都不应完全屈曲，而应以小于80°的舒适体位放置，大枕头放在健肢下面也有助于使偏瘫下肢保持在伸髋并且稍屈膝的体位。

三、特殊体位护理的健康教育

（1）告知患者保持适当体位对于疾病康复的重要意义。

（2）在进行健康教育之前要做好动态评估，根据评估结果结合人体力学原理为患者进行特殊体位护理指导，做到多观察、勤评估。如入院后患者应采取的体位；不同骨折部位不同时期的体位要求；病情治疗有变化时体位的相应变化；体位不当应采取的护理干预措施等。

（3）鼓励患者主动参与体位护理，自理模式强调护士的工作就是增进患者的自我护理能力。自行变换体位的护理方法就是指导患者怎样利用力学原理，运用自己的健肢、各肌肉群来进行自我体位变换，从而使患者达到在床上限定的区域内能够实现自我照顾的能力。

（4）推荐体位垫的使用。体位垫在体位护理中具有重要作用，它可以帮助保持患肢功能体位或满足患者卧床期间有一个舒适的体位，促进肢体血液循环、减轻肢体肿胀、防止足下垂等。

（5）应用更好的护理宣教方式。目前，临床上采取的健康宣教手段主要有书面宣教和口头宣教，这些宣教方式存在耗费时间长、信息反馈速度慢、无法运用情景和非语言要素、人们不愿意阅读书面文字等缺点，因此提倡开展生动且易于接受的电视、录像等教育，即数字多媒体传播材料。

知识链接

你知道什么是凝胶体位垫吗？

　　凝胶体位垫，简而言之就是凝胶材质的体位垫。体位垫是各大医院手术室必备手术辅助工具，将其放在患者身体之下，用来缓解患者因手术时间过长而导致的压疮发生。体位垫材质分很多种，凝胶是最能很好发挥其手术辅助作用的材质。体位垫可以分为各种类型：梯形垫体位垫；上肢垫体位垫；下肢垫体位垫；三角垫体位垫；手术体位垫；侧卧位体位垫；踝骨固定套；颈椎牵引带；冬夏两用弹力腰围；俯卧位体位垫等。

练习题

一、名词解释

特殊体位护理

二、选择题

1. 关于人工颈椎间盘置换术后的护理方法错误的是（　　　）。

A. 患者术后搬运时颈部行颈托固定

B. 翻身需保持头部和身体一致，进行轴线翻身

C. 严格限制患者点头、摇头等颈部活动

D. 平卧 4 h 后可行滚动式翻身

E. 搬运时注意保持颈部稳定

2. 关于偏瘫患者的体位护理说法错误的是（　　　）。

A. 防止偏瘫患者的肢体痉挛、肌肉萎缩畸形

B. 在瘫痪初期不需要体位护理

C. 通过良肢位的摆放还有助于关节的保护

D. 可防止肺部感染、尿路感染、静脉血栓等并发症的出现

E. 可以预防多种并发症

三、填空题

1. AS 术后患者平卧硬板床＿＿＿＿＿＿＿，以压迫切口，减少出血。

2. 偏瘫患者仰卧位的体位护理是＿＿＿＿＿＿、＿＿＿＿＿＿、＿＿＿＿＿＿。

四、判断题

1. 腰椎管狭窄术后对于伴有 OSAS 的患者，应有针对性地改去枕平卧位为睡枕侧卧位。（　　　）

2. 偏瘫侧卧位的体位护理是所有体位中最重要的体位护理，从发病开始就应该采用。（　　　）

五、简答题

简述特殊体位护理的健康教育。

（夏　晗）

扫码看答案

项目六 实 训 指 导

实训一 徒手肌力评定

【实训目的】

（1）掌握徒手肌力的评定标准。

（2）熟悉常用器械肌力评定方法。

【实训准备】

1. 物品 记录笔、纸。

2. 器械 捏力计、握力计、背力计等。

3. 环境 康复实训中心。

【评定标准】

评定标准采用 Lovett 肌力分级标准表，见表 6-1。

表 6-1 Lovett 肌力分级标准表

级　别	评 定 标 准	名　称
0 级	未触及肌肉的收缩	零
1 级	触及肌肉的收缩，但不能引起关节活动	微弱
2 级	解除重力的影响，能完成全关节活动范围的运动	差
3 级	能抗重力完成全关节活动范围的运动，但不能抗阻力	可
4 级	能抗重力及轻度阻力，完成全关节活动范围的运动	良好
5 级	能抗重力及最大阻力，完成全关节活动范围的运动	正常

【实训学时】

2 学时。

【实训方法与内容】

（一）实训方法

（1）由老师做示范性操作，指出操作要点和操作技巧。

（2）学生分组，每两名学生为一个小组，按要求互相进行徒手肌力评定的操作，老师在旁边观看,随时纠正学生在实训过程中出现的错误。

（3）老师抽查 3～4 名学生进行操作演示,边操作边描述,操作结束后其他同学评议其操作顺序、方法是否正确,内容有无遗漏。

（4）学生使用器械进行捏力、握力、背力的测定并记录测定值。

（二）实训内容

1. 上肢主要肌肉（或肌群）的徒手肌力评定 临床常用的肌力评定方法如下。

（1）肩胛骨内收（图 6-1）：主动肌有斜方肌、大菱形肌、小菱形肌;辅助肌有斜方肌（下部和上部纤维）。

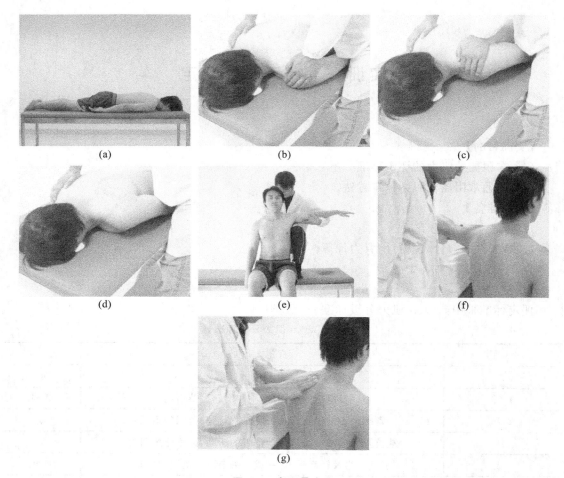

图 6-1 肩胛骨内收

① 检查 3～5 级,被检者俯卧,两臂自然放松置于体侧,如图 6-1(a)。

② 检查者一手固定被检者对侧胸廓,另一手置于肩胛骨外角,向肩胛骨外展方向施加阻力,令被检者上臂后伸使肩胸关节内收,如图 6-1(b)。

③ 能对抗最大阻力完成全关节活动范围的运动为 5 级,仅能对抗中等阻力完成全关节活动范围的运动为 4 级,如图 6-1(c)。

④ 能克服重力完成全关节活动范围的运动为 3 级,如图 6-1(d)。

⑤ 检查 0～2 级,被检者取坐位,上肢外展 90°,检查者固定被检者胸廓,一手置于肘关节

内侧支托,如图 6-1(e)。

⑥ 指导被检者肩胸关节内收,能完成关节活动范围的运动为 2 级,如图 6-1(f)。

⑦ 检查者另一手置于被检者肩与脊柱之间,在肩胛冈上触诊斜方肌中部纤维,有收缩为 1 级,无收缩为 0 级,如图 6-1(g)。

(2) 肩胛骨内收、下压(图 6-2):主动肌有斜方肌(下部纤维);辅助肌有斜方肌(中部纤维参与内收)。

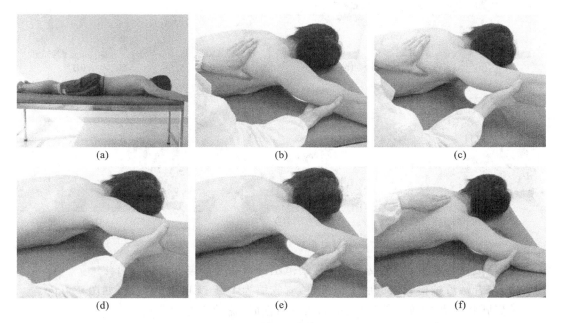

图 6-2　肩胛骨内收、下压

① 检查 3~5 级,被检者俯卧,头转向对侧,被检侧肩关节外展 145°,如图 6-2(a)。

② 检查者一手置于被检者上臂远端支托,另一手置于肩胛下角,向肩胸关节外展、外旋方向施加阻力,令被检者上肢抬离床面,如图 6-2(b)。

③ 能对抗最大阻力完成全关节活动范围的运动为 5 级,仅能对抗中等阻力完成全关节活动范围的运动为 4 级,如图 6-2(c)。

④ 能克服重力完成全关节活动范围的运动为 3 级,如图 6-2(d)。

⑤ 能完成全关节活动范围的运动为 2 级,如图 6-2(e)。

⑥ 检查者触诊被检者斜方肌下部,有收缩为 1 级,无收缩为 0 级,如图 6-2(f)。

(3) 肩胛骨上提(图 6-3):主动肌有斜方肌、肩胛提肌;辅助肌有大、小菱形肌。

① 检查 3~5 级,被检者取坐位,两臂自然放松置于体侧,如图 6-3(a)。

② 检查者双手分别置于被检者肩锁关节上方,向下方施加阻力,令被检者耸肩,如图 6-3(b)。

③ 能对抗最大阻力完成全关节活动范围的运动为 5 级,仅能对抗中等阻力完成全关节活动范围的运动为 4 级,如图 6-3(c)。

④ 能克服重力完成全关节活动范围的运动为 3 级,如图 6-3(d)。

⑤ 检查 0~2 级,被检者俯卧,两臂自然放松置于体侧,检查者一手置于被检者肩关节前方,另一手置于上臂远端支托,如图 6-3(e)。

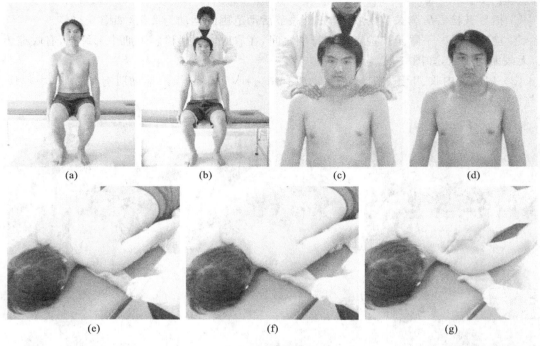

图 6-3　肩胛骨上提

⑥ 指导被检者耸肩，能完成全关节活动范围的运动为 2 级，如图 6-3(f)。

⑦ 检查者触诊被检者斜方肌上部纤维，有收缩为 1 级，无收缩为 0 级，如图 6-3(g)。

（4）肩胛骨外展、上旋（图 6-4）：主动肌有前锯肌；辅助肌有胸大肌。

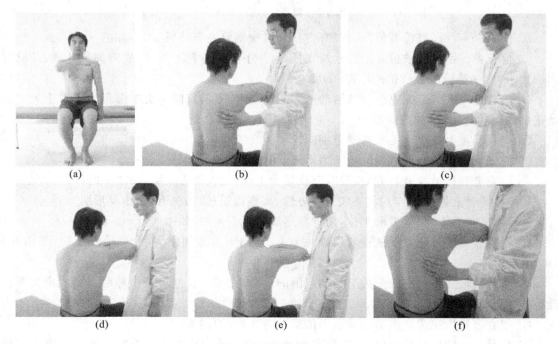

图 6-4　肩胛骨外展、上旋

① 检查 3～5 级,被检者取坐位,被检侧肩、肘关节屈曲 90°,如图 6-4(a)。

② 检查者一手虎口抵于被检者肩胛下角,另一手置于上臂远端,向后方施加阻力,令被检者上臂前移,如图 6-4(b)。

③ 能对抗最大阻力完成全关节活动范围的运动为 5 级,仅能对抗中等阻力完成全关节活动范围的运动为 4 级,如图 6-4(c)。

④ 能克服重力完成全关节活动范围的运动为 3 级,如图 6-4(d)。

⑤ 检查 0～2 级,检查者一手置于被检者肘关节内侧支托,令被检者上臂前移,能完成全关节活动范围的运动为 2 级,如图 6-4(e)。

⑥ 检查者另一手虎口抵于被检者肩胛下角,在肩胛骨内、外侧缘触诊前锯肌,有收缩为 1 级,无收缩为 0 级,如图 6-e(f)。

(5) 肩关节前屈(图 6-5):主动肌有三角肌(前部纤维)、喙肱肌;辅助肌有三角肌(中部纤维)、胸大肌(锁骨部纤维)、肱二头肌。

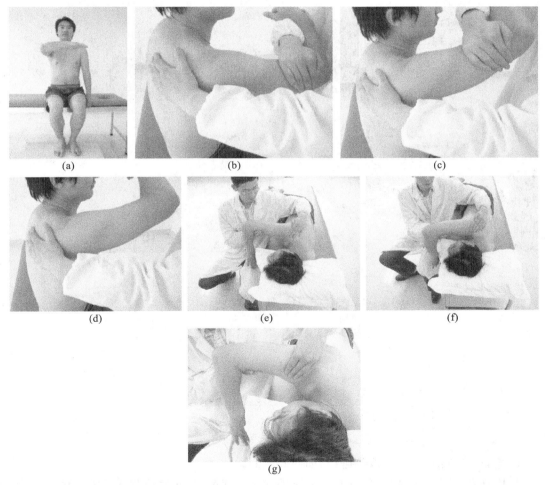

图 6-5 肩关节前屈

① 检查 3～5 级,被检者取坐位,被检侧肩、肘关节屈曲 90°,如图 6-5(a)。

② 检查者一手固定被检者肩胛骨,另一手置于上臂远端,向肩关节后伸方向施加阻力,令

被检者肩关节前屈,如图 6-5(b)。

③ 能对抗最大阻力完成全关节活动范围的运动为 5 级,仅能对抗中等阻力完成全关节活动范围的运动为 4 级,如图 6-5(c)。

④ 能克服重力完成全关节活动范围的运动为 3 级,如图 6-5(d)。

⑤ 检查 0～2 级,被检者取对侧卧位,肩、肘关节屈曲 90°,检查者一手固定被检者肩胛骨,另一手置于上臂远端支托,如图 6-5(e)。

⑥ 令被检者肩关节前屈,能完成全关节活动范围的运动为 2 级,如图 6-5(f)。

⑦ 检查者手置于被检者上肢近端 1/3 处触诊三角肌前部纤维,有收缩为 1 级,无收缩为 0 级,如图 6-5(g)。

(6) 肩关节后伸(图 6-6):主动肌有背阔肌、大圆肌、三角肌;辅助肌有小圆肌、肱三头肌。

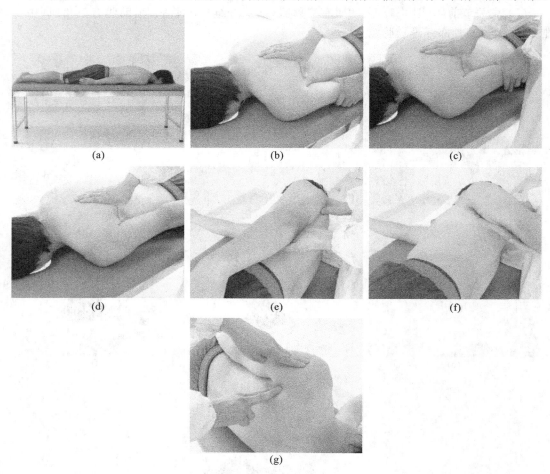

图 6-6　肩关节后伸

① 检查 3～5 级,被检者取俯卧位,如图 6-6(a)。

② 检查者一手固定被检者肩胛骨,另一手置于上臂远端,向肩关节前屈方向施加阻力,令被检者肩关节后伸,如图 6-6(b)。

③ 能对抗最大阻力完成全关节活动范围的运动为 5 级,仅能对抗中等阻力完成全关节活动范围的运动为 4 级,如图 6-6(c)。

④ 能克服重力完成全关节活动范围的运动为 3 级,如图 6-6(d)。

⑤ 检查 0～2 级,被检者取对侧卧位,检查者一手固定被检者肩胛骨,另一手置于上臂远端支托,如图 6-6(e)。

⑥ 令被检者肩关节后伸,能完成全关节活动范围的运动为 2 级,如图 6-6(f)。

⑦ 检查者手触诊肩胛下缘大圆肌,稍下方背阔肌,上臂后方三角肌后部纤维,有收缩为 1 级,无收缩为 0 级,如图 6-6(g)。

(7) 肩关节外展(图 6-7):主动肌有三角肌中部纤维、冈上肌;辅助肌有三角肌(前、后部纤维)、前锯肌。

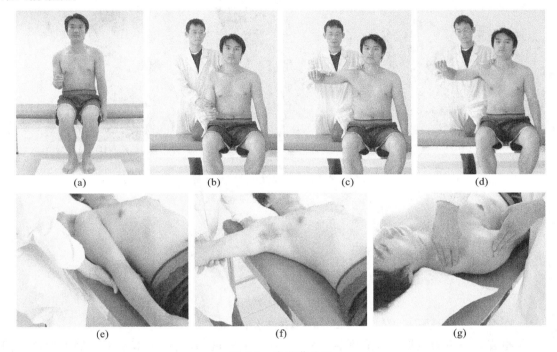

(a)　　　　　　(b)　　　　　　(c)　　　　　　(d)

(e)　　　　　　　　(f)　　　　　　　　(g)

图 6-7　肩关节外展

① 检查 3～5 级,被检者取坐位,被检侧上肢自然下垂,肘关节屈曲 90°,如图 6-7(a)。

② 检查者一手固定被检者肩胛骨,另一手置于上臂远端,向肩关节内收方向施加阻力,令被检者肩关节外展,如图 6-7(b)。

③ 能对抗最大阻力完成全关节活动范围的运动为 5 级,仅能对抗中等阻力完成全关节活动范围的运动为 4 级,如图 6-7(c)。

④ 能克服重力完成全关节活动范围的运动为 3 级,如图 6-7(d)。

⑤ 检查 0～2 级,被检者取仰卧位,检查者一手固定被检者肩胛骨,另一手置于上臂远端支托,如图 6-7(e)。

⑥ 令被检者肩关节外展,能完成全关节活动范围的运动为 2 级,如图 6-7(f)。

⑦ 检查者手置于被检者上肢近端 1/3 处触诊三角肌中部纤维,肩胛冈上窝处的冈上肌,有收缩为 1 级,无收缩为 0 级,如图 6-7(g)。

(8) 肩关节水平内收(图 6-8):主动肌有胸大肌;辅助肌有三角肌。

① 检查 3～5 级,被检者仰卧,被检侧肩关节外展 90°、肘关节屈曲 90°,如图 6-8(a)。

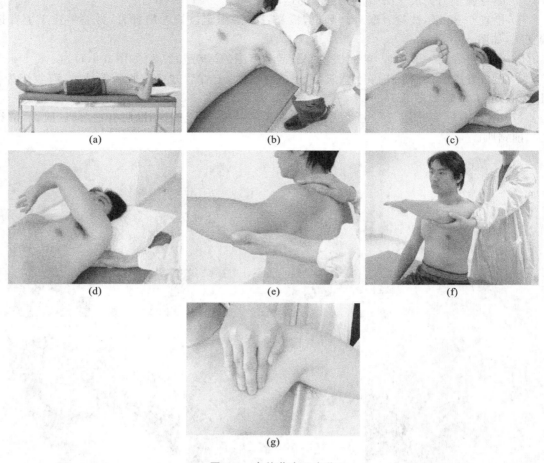

图 6-8　肩关节水平内收

② 检查者一手固定被检者肩胛骨,另一手置于上臂远端,向肩关节水平外展方向施加阻力,令被检者肩关节水平内收,如图 6-8(b)。

③ 能对抗最大阻力完成全关节活动范围的运动为 5 级,仅能对抗中等阻力完成全关节活动范围的运动为 4 级,如图 6-8(c)。

④ 能克服重力完成全关节活动范围的运动为 3 级,如图 6-8(d)。

⑤ 检查 0~2 级,被检者取坐位,肩关节外展 90°、肘关节屈曲 90°。检查者一手固定被检者肩胛骨,另一手置于上臂远端支托,如图 6-8(e)。

⑥ 令被检者肩关节水平内收,能完成全关节活动范围的运动为 2 级,如图 6-8(f)。

⑦ 检查者手触诊胸大肌,有收缩为 1 级,无收缩为 0 级,如图 6-8(g)。

(9) 肩关节水平外展(图 6-9):主动肌有三角肌;辅助肌有冈下肌、小圆肌。

① 检查 3~5 级,被检者俯卧,被检侧肩关节外展 90°、肘关节屈曲 90°,如图 6-9(a)。

② 检查者一手固定被检者肩胛骨,另一手置于上臂远端,向肩关节水平内收方向施加阻力,令被检者肩关节水平外展,如图 6-9(b)。

③ 能对抗最大阻力完成全关节活动范围的运动为 5 级,仅能对抗中等阻力完成全关节活动范围的运动为 4 级,如图 6-9(c)。

④ 能克服重力完成全关节活动范围的运动为 3 级,如图 6-9(d)。

⑤ 检查 0~2 级,被检者取坐位,肩关节外展 90°、肘关节屈曲 90°,检查者一手固定被检者肩胛骨,另一手置于上臂远端支托,如图 6-9(e)。

⑥ 令被检者肩关节水平外展,能完成全关节活动范围的运动为 2 级,如图 6-9(f)。

⑦ 检查者手触诊三角肌后部纤维,有收缩为 1 级,无收缩为 0 级,如图 6-9(g)。

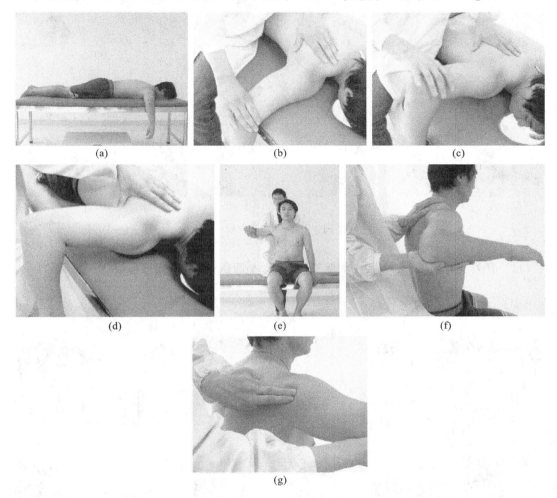

(a)　　　　　　　　　(b)　　　　　　　　　(c)

(d)　　　　　　　　　(e)　　　　　　　　　(f)

(g)

图 6-9　肩关节水平外展

(10) 肩关节内旋(图 6-10):主动肌有肩胛下肌、胸大肌、背阔肌、大圆肌;辅助肌有三角肌(前部纤维)。

① 检查 3~5 级,被检者俯卧,被检侧肩关节外展 90°,前臂自然下垂,如图 6-10(a)。

② 检查者一手固定被检者肩胛骨,另一手置于前臂远端,向肩关节外旋方向施加阻力,令被检者肩关节内旋,如图 6-10(b)。

③ 能对抗最大阻力完成全关节活动范围的运动为 5 级,仅能对抗中等阻力完成全关节活动范围的运动为 4 级,如图 6-10(c)。

④ 能克服重力完成全关节活动范围的运动为 3 级,如图 6-10(d)。

⑤ 能完成全关节活动范围的运动为 2 级,如图 6-10(e)。

⑥ 检查者手触诊背阔肌、大圆肌,有收缩为 1 级,无收缩为 0 级,如图 6-10(f)。

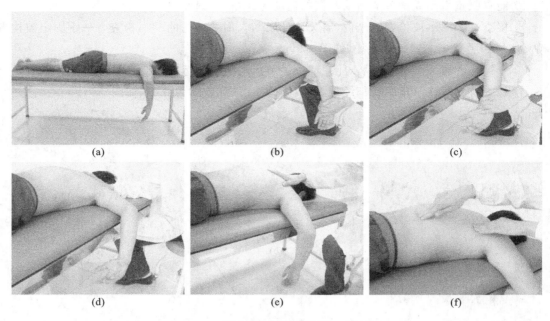

图 6-10　肩关节内旋

（11）肩关节外旋（图 6-11）：主动肌有冈下肌、小圆肌；辅助肌有三角肌（后部纤维）。

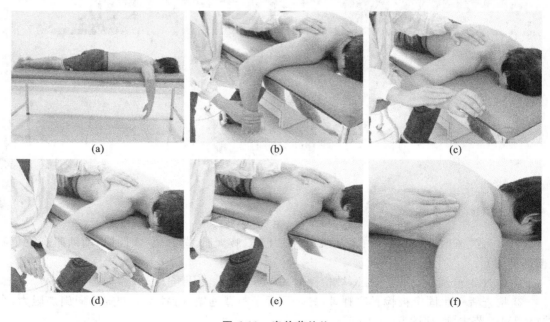

图 6-11　肩关节外旋

① 检查 3～5 级，被检者俯卧，被检侧肩关节外展 90°，前臂自然下垂，如图 6-11（a）。

② 检查者一手固定被检者肩胛骨，另一手置于前臂远端，向肩关节内旋方向施加阻力，令被检者肩关节外旋，如图 6-11（b）。

③ 能对抗最大阻力完成全关节活动范围的运动为 5 级,仅能对抗中等阻力完成全关节活动范围的运动为 4 级,如图 6-11(c)。

④ 能克服重力完成全关节活动范围的运动为 3 级,如图 6-11(d)。

⑤ 能完成全关节活动范围的运动为 2 级,如图 6-11(e)。

⑥ 检查者手触诊肩胛骨外侧缘小圆肌,有收缩为 1 级,无收缩为 0 级,如图 6-11(f)。

(12) 肘关节屈曲(图 6-12):主动肌有肱二头肌、肱肌、肱桡肌;辅助肌有其他前臂屈肌群。

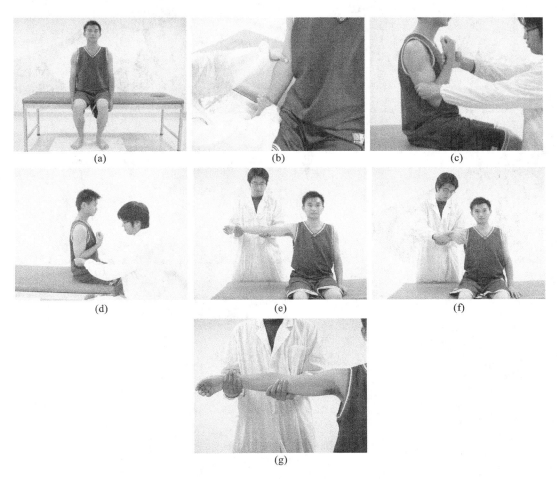

图 6-12　肘关节屈曲

① 检查 3～5 级,被检者取坐位,两臂自然放松置于体侧,如图 6-12(a)。

② 检查者一手固定被检者上臂,另一手置于前臂远端,向肘关节伸展方向施加阻力,令被检者肘关节屈曲,如图 6-12(b)。

③ 能对抗最大阻力完成全关节活动范围的运动为 5 级,仅能对抗中等阻力完成全关节活动范围的运动为 4 级,如图 6-12(c)。

④ 能克服重力完成全关节活动范围的运动为 3 级,如图 6-12(d)。

⑤ 检查 0～2 级,被检者取坐位,肩关节外展 90°,检查者一手置于被检者上臂远端,另一手置于前臂远端支托,如图 6-12(e)。

⑥ 令被检者肘关节屈曲，能完成全关节活动范围的运动为 2 级，如图 6-12(f)。

⑦ 检查者手置于被检者肘关节前方触诊肱二头肌肌腱，有活动为 1 级，无活动为 0 级，如图 6-12(g)。

（13）肘关节伸展（图 6-13）：主动肌有肱三头肌；辅助肌有肘肌、前臂伸肌群。

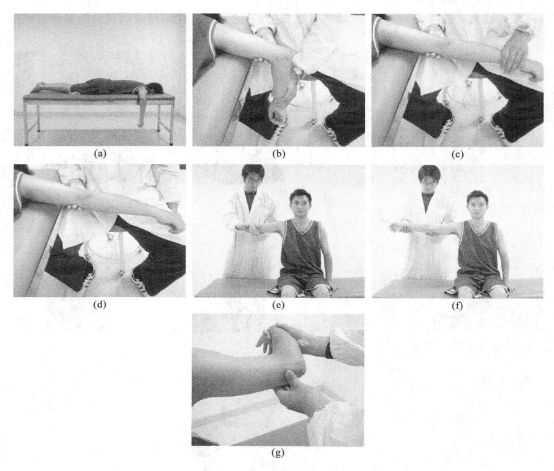

图 6-13　肘关节伸展

① 检查 3~5 级，被检者俯卧，被检侧肩关节外展 90°，前臂伸出诊疗床边下垂，如图 6-13(a)。

② 检查者一手固定被检者上臂，另一手置于前臂远端，向肘关节屈曲方向施加阻力，令被检者肘关节伸展，如图 6-13(b)。

③ 能对抗最大阻力完成全关节活动范围的运动为 5 级，仅能对抗中等阻力完成全关节活动范围的运动为 4 级，如图 6-13(c)。

④ 能克服重力完成全关节活动范围的运动为 3 级，如图 6-13(d)。

⑤ 检查 0~2 级，被检者取坐位，肩关节外展 90°，肘关节屈曲，检查者一手置于被检者肘关节内侧支托，另一手置于前臂远端支托，如图 6-13(e)。

⑥ 令被检者肘关节伸展，能完成全关节活动范围的运动为 2 级，如图 6-13(f)。

⑦ 检查者手置于被检者鹰嘴近端触诊肱三头肌肌腱,有活动为 1 级,无活动为 0 级,如图 6-13(g)。

(14) 前臂旋前(图 6-14):主动肌有旋前圆肌、旋前方肌;辅助肌有桡侧腕屈肌。

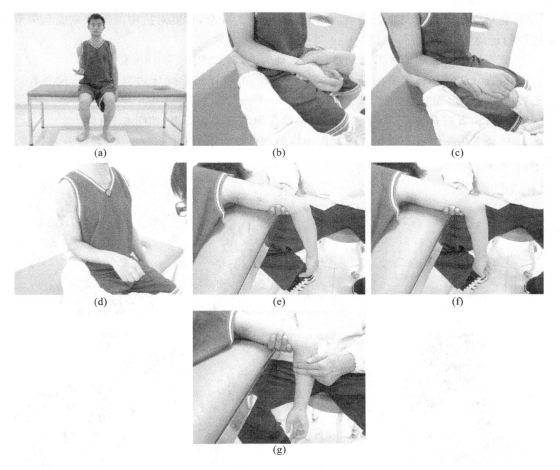

图 6-14　前臂旋前

① 检查 3~5 级,被检者取坐位,被检侧肘关节屈曲 90°,前臂旋后位,如图 6-14(a)。

② 检查者一手固定被检者上臂,另一手置于前臂远端,向前臂旋后方向施加阻力,令被检者前臂旋前,如图 6-14(b)。

③ 能对抗最大阻力完成全关节活动范围的运动为 5 级,仅能对抗中等阻力完成全关节活动范围的运动为 4 级,如图 6-14(c)。

④ 能克服重力完成全关节活动范围的运动为 3 级,如图 6-14(d)。

⑤ 检查 0~2 级,被检者俯卧,肩关节外展,前臂伸出诊疗床边自然下垂,检查者一手置于被检者上臂远端内侧支托,如图 6-14(e)。

⑥ 令被检者前臂旋前,能完成全关节活动范围的运动为 2 级,如图 6-14(f)。

⑦ 检查者另一手置于被检者前臂近端前方触诊旋前圆肌,有收缩为 1 级,无收缩为 0 级,如图 6-14(g)。

（15）前臂旋后（图 6-15）：主动肌有肱二头肌、旋后肌；辅助肌有肱桡肌。

① 检查 3～5 级，被检者取坐位，被检侧肘关节屈曲 90°，前臂旋前位，如图 6-15（a）。

② 检查者一手固定被检者上臂，另一手置于前臂远端，向前臂旋前方向施加阻力，令被检者前臂旋后，如图 6-15（b）。

③ 能对抗最大阻力完成全关节活动范围的运动为 5 级，仅能对抗中等阻力完成全关节活动范围的运动为 4 级，如图 6-15（c）。

④ 能克服重力完成全关节活动范围的运动为 3 级，如图 6-15（d）。

⑤ 检查 0～2 级，被检者俯卧，肩关节外展 90°，前臂伸出诊疗床边自然下垂，检查者一手置于被检者上臂远端支托，如图 6-15（e）。

⑥ 令被检者前臂旋后，能完成全关节活动范围的运动为 2 级，如图 6-15（f）。

⑦ 检查者另一手置于被检者前臂近端桡侧触诊旋后肌，有收缩为 1 级，无收缩为 0 级，如图 6-15（g）。

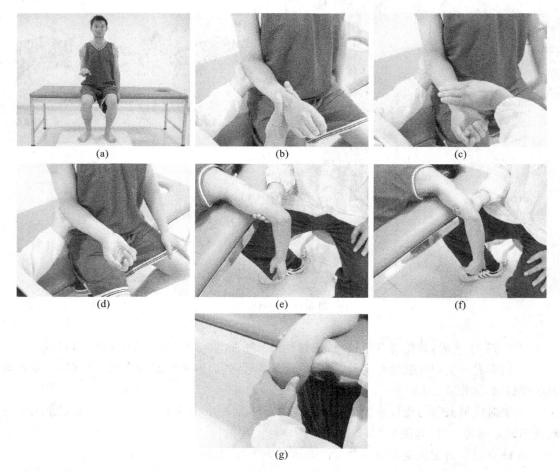

图 6-15　前臂旋后

（16）腕关节掌屈（掌尺屈）（图 6-16）：主动肌有桡侧腕屈肌、尺侧腕屈肌；辅助肌有掌长肌。

① 检查 3～5 级，被检者取坐位，被检侧前臂及手置于台面上，前臂旋后位，手指放松，如

图 6-16(a)。

② 检查者一手固定被检者前臂,另一手置于小鱼际,向背侧、桡侧施加阻力令被检者腕关节掌尺屈,如图 6-16(b)。

③ 能对抗最大阻力完成全关节活动范围的运动为 5 级,仅能对抗中等阻力完成全关节活动范围的运动为 4 级,如图 6-16(c)。

④ 能克服重力完成全关节活动范围的运动为 3 级,如图 6-16(d)。

⑤ 检查 0～2 级,被检者取坐位,前臂旋后 45°,检查者一手置于被检者前臂下方,另一手置于掌骨尺侧背面支托,如图 6-16(e)。

⑥ 令被检者腕关节掌尺屈,能完成全关节活动范围的运动为 2 级,如图 6-16(f)。

⑦ 检查者手置于被检者腕关节掌面尺侧触诊尺侧腕屈肌肌腱,有活动为 1 级,无活动为 0 级,如图 6-16(g)。

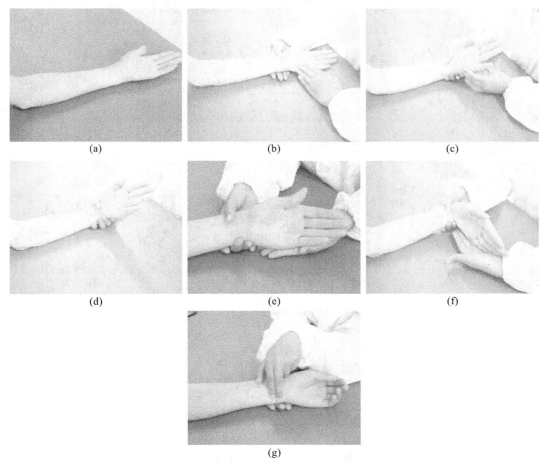

图 6-16　腕关节掌屈(掌尺屈)

(17) 腕关节掌屈(掌桡屈)(图 6-17):主动肌有桡侧腕屈肌、尺侧腕屈肌;辅助肌有掌长肌。

① 检查 3～5 级,被检者取坐位,被检侧前臂及手置于台面上,前臂旋后 45°,手指放松,如图 6-17(a)。

② 检查者一手固定被检者前臂,另一手置于大鱼际,向背侧、尺侧施加阻力,令被检者腕关节掌桡屈,如图 6-17(b)。

③ 能对抗最大阻力完成全关节活动范围的运动为 5 级,仅能对抗中等阻力完成全关节活动范围的运动为 4 级,如图 6-17(c)。

④ 能克服重力完成全关节活动范围的运动为 3 级,如图 6-17(d)。

⑤ 检查 0~2 级,被检者取坐位,前臂旋前 45°,检查者一手置于被检者前臂下方,另一手置于小鱼际支托,如图 6-17(e)。

⑥ 令被检者腕关节掌桡屈,能完成全关节活动范围的运动为 2 级,如图 6-17(f)。

⑦ 检查者手置于被检者腕关节掌面桡侧触诊桡侧腕屈肌肌腱,有活动为 1 级,无活动为 0 级,如图 6-17(g)。

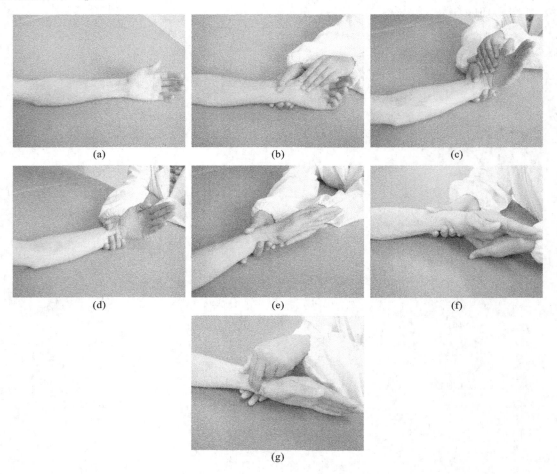

图 6-17 腕关节掌屈(掌桡屈)

(18) 腕关节背伸(背尺伸)(图 6-18):主动肌有桡侧腕长伸肌、桡侧腕短伸肌、尺侧腕伸肌。

① 检查 3~5 级,被检者取坐位,被检侧前臂及手置于台面上,前臂旋前位,手指放松,如图 6-18(a)。

② 检查者一手固定被检者前臂,另一手置于掌背尺侧,向掌侧、桡侧施加阻力,令被检者

腕关节背尺伸,如图 6-18(b)。

③ 能对抗最大阻力完成全关节活动范围的运动为 5 级,仅能对抗中等阻力完成全关节活动范围的运动为 4 级,如图 6-18(c)。

④ 能克服重力完成全关节活动范围的运动为 3 级,如图 6-18(d)。

⑤ 检查 0~2 级,被检者取坐位,前臂旋前 45°,检查者一手置于被检者前臂下方,另一手置于第 5 掌骨尺侧支托,如图 6-18(e)。

⑥ 令被检者腕关节背尺伸,能完成全关节活动范围的运动为 2 级,如图 6-18(f)。

⑦ 检查者手置于被检者第 5 掌骨尺侧背面触诊尺侧腕伸肌肌腱,有活动为 1 级,无活动为 0 级,如图 6-18(g)。

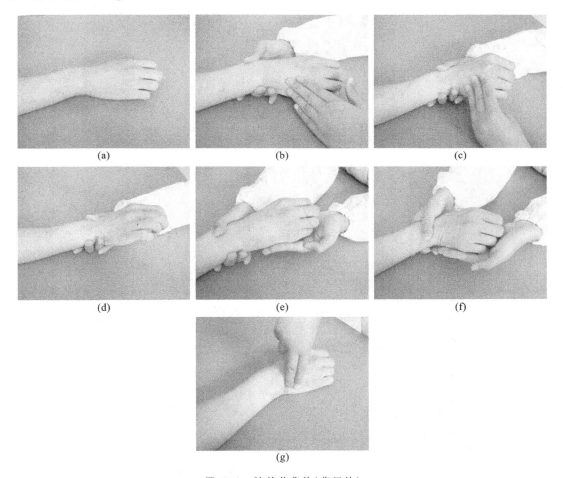

图 6-18 腕关节背伸(背尺伸)

(19) 腕关节背伸(背桡伸)(图 6-19):主动肌有桡侧腕长伸肌、桡侧腕短伸肌、尺侧腕伸肌。

① 检查 3~5 级,被检者取坐位,被检侧前臂及手置于台面上,前臂旋前 45°,手指放松,如图 6-19(a)。

② 检查者一手固定被检者前臂,另一手置于掌背桡侧,向掌侧、尺侧施加阻力,令被检者腕关节背桡伸,如图 6-19(b)。

③ 能对抗最大阻力完成全关节活动范围的运动为 5 级，仅能对抗中等阻力完成全关节活动范围的运动为 4 级，如图 6-19(c)。

④ 能克服重力完成全关节活动范围的运动为 3 级，如图 6-19(d)。

⑤ 检查 0～2 级，被检者取坐位，前臂旋后 45°，检查者一手置于被检者前臂下方，另一手置于小鱼际背侧支托，如图 6-19(e)。

⑥ 令被检者腕关节背桡伸，能完成全关节活动范围的运动为 2 级，如图 6-19(f)。

⑦ 检查者手置于被检者腕关节桡侧背面触诊桡侧腕伸肌肌腱，有活动为 1 级，无活动为 0 级，如图 6-19(g)。

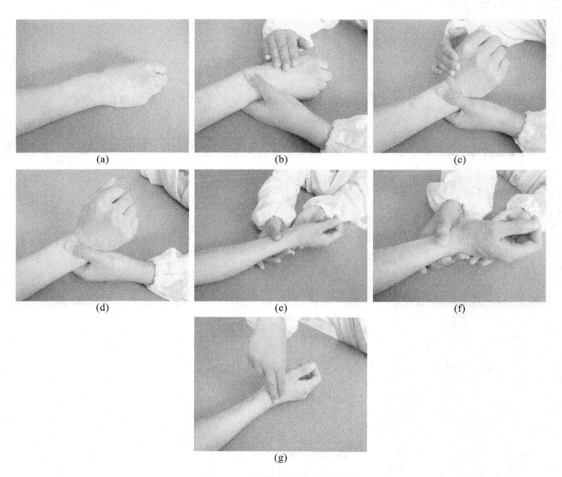

图 6-19　腕关节背伸(背桡伸)

2. 下肢主要肌肉(或肌群)的徒手肌力评定　临床常用的肌力评定如下。

(1) 髋关节屈曲(图 6-20)：主动肌有腰大肌、髂腰肌；辅助肌有股直肌、缝匠肌、阔筋膜张肌、耻骨肌、短收肌、长收肌。

① 检查 3～5 级，被检者仰卧，小腿伸出诊疗床边自然下垂，如图 6-20(a)。

② 检查者一手固定被检侧骨盆，另一手置于股骨远端向髋关节伸展方向施加阻力，令被检者髋关节屈曲，如图 6-20(b)。

③ 能对抗最大阻力完成全关节活动范围的运动为 5 级,仅能对抗中等阻力完成全关节活动范围的运动为 4 级,如图 6-20(c)。

④ 能克服重力完成全关节活动范围的运动为 3 级,如图 6-20(d)。

⑤ 检查 2 级,被检者取对侧卧位,被检侧下肢伸展,对侧下肢屈曲。检查者一手固定被检侧骨盆,另一手置于股骨远端支托,如图 6-20(e)。

⑥ 令被检者屈髋屈膝,能完成全关节活动范围的运动为 2 级,如图 6-20(f)。

⑦ 检查 0～1 级,被检者仰卧位,检查者一手置于被检侧小腿支托,另一手置于腹股沟处触诊腰大肌,有收缩为 1 级,无收缩为 0 级,如图 6-20(g)。

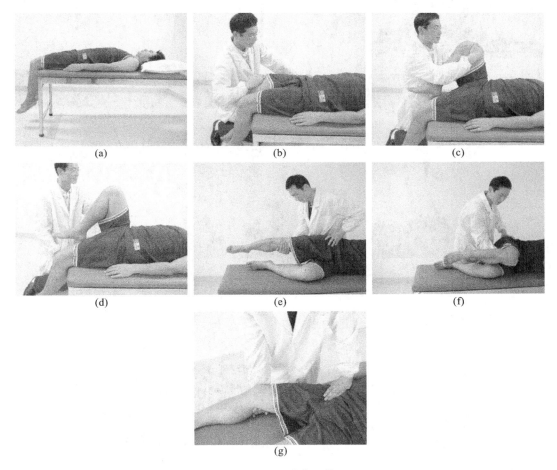

图 6-20　髋关节屈曲

(2) 髋关节伸展(图 6-21):主动肌有臀大肌、半腱肌、半膜肌、股二头肌长头。

① 检查 3～5 级,被检者俯卧,双臂自然放松置于体侧,如图 6-21(a)。

② 检查者一手固定被检侧骨盆,另一手置于股骨远端向髋关节屈曲方向施加阻力,令被检者髋关节伸展,如图 6-21(b)。

③ 能对抗最大阻力完成全关节活动范围的运动为 5 级,仅能对抗中等阻力完成全关节活动范围的运动为 4 级,如图 6-21(c)。

④ 能克服重力完成全关节活动范围的运动为 3 级，如图 6-21(d)。

⑤ 检查 2 级，被检者取对侧卧位，被检侧下肢伸展，对侧下肢屈曲。检查者一手固定被检侧骨盆，另一手置于股骨远端支托，如图 6-21(e)。

⑥ 令被检者髋关节伸展，能完成全关节活动范围的运动为 2 级，如图 6-21(f)。

⑦ 检查 0～1 级，被检者俯卧，检查者手置于被检侧臀部、臀肌粗隆上方，触诊臀大肌的上下两部分，有收缩为 1 级，无收缩为 0 级，如图 6-21(g)。

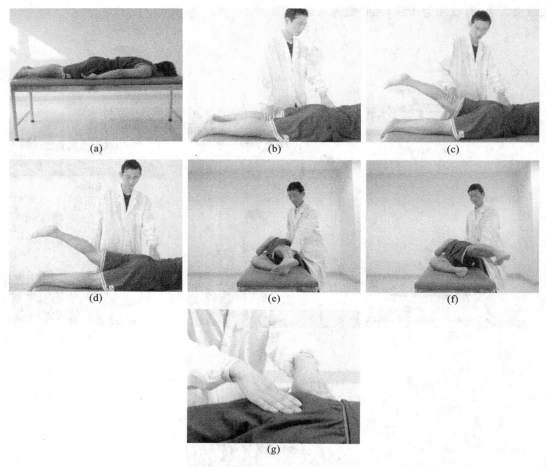

图 6-21　髋关节伸展

（3）髋关节内收（图 6-22）：主动肌有大收肌、短收肌、长收肌、耻骨肌、股薄肌。

① 检查 3～5 级，被检者取同侧卧位，如图 6-22(a)。

② 检查者一手托起对侧下肢约 25°外展，另一手置于被检侧股骨远端向髋关节外展方向施加阻力，令被检者下肢内收，如图 6-22(b)。

③ 能对抗最大阻力完成全关节活动范围的运动为 5 级，仅能对抗中等阻力完成全关节活动范围的运动为 4 级，如图 6-22(c)。

④ 能克服重力完成全关节活动范围的运动为 3 级，如图 6-22(d)。

⑤ 检查 2 级，被检者仰卧，双下肢外展约 45°。检查者一手置于被检者小腿远端后方支

托,如图 6-22(e)。

⑥ 令被检者髋关节内收,能完成全关节活动范围的运动为 2 级,如图 6-22(f)。

⑦ 检查 0~1 级,检查者另一手置于被检者大腿内侧耻骨附近触诊内收肌群,有收缩为 1 级,无收缩为 0 级,如图 6-22(g)。

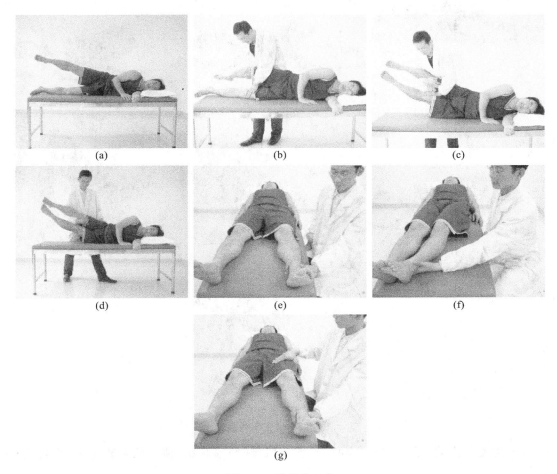

(a)　　　　　　(b)　　　　　　(c)

(d)　　　　　　(e)　　　　　　(f)

(g)

图 6-22　髋关节内收

(4) 髋关节外展(图 6-23):主动肌有臀中肌;辅助肌有臀小肌、阔筋膜张肌、臀大肌。

① 检查 3~5 级,被检者取对侧卧位,被检侧下肢伸展,对侧下肢屈曲,如图 6-23(a)。

② 检查者一手固定被检侧骨盆,另一手置于股骨远端外侧,向髋关节内收方向施加阻力,令被检者髋关节外展,如图 6-23(b)。

③ 能对抗最大阻力完成全关节活动范围的运动为 5 级,仅能对抗中等阻力完成全关节活动范围的运动为 4 级,如图 6-23(c)。

④ 能克服重力完成全关节活动范围的运动为 3 级,如图 6-23(d)。

⑤ 检查 0~2 级,被检者仰卧,检查者一手固定被检者骨盆,另一手置于小腿远端支托,如图 6-23(e)。

⑥ 令被检者髋关节外展,能完成全关节活动范围的运动为 2 级,如图 6-23(f)。

⑦ 检查者手置于被检者股骨大转子上方外侧触诊臀中肌,有收缩为 1 级,无收缩为 0 级,如图 6-23(g)。

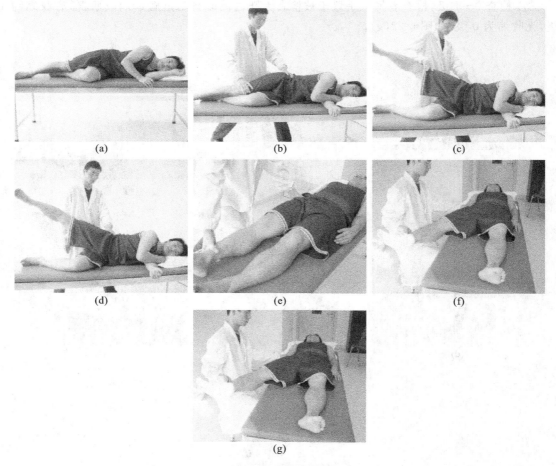

(a) (b) (c)

(d) (e) (f)

(g)

图 6-23　髋关节外展

(5) 髋关节内旋(图 6-24):主动肌有臀小肌、阔筋膜张肌;辅助肌有臀中肌、半腱肌、半膜肌。

① 检查 3～5 级,被检者取坐位,小腿伸出诊疗床边自然下垂,如图 6-24(a)。

② 检查者一手固定被检者大腿远端内侧,另一手置于小腿远端外侧,向髋关节外旋方向施加阻力,令被检者髋关节内旋,如图 6-24(b)。

③ 能对抗最大阻力完成全关节活动范围的运动为 5 级,仅能对抗中等阻力完成全关节活动范围的运动为 4 级,如图 6-24(c)。

④ 能克服重力完成全关节活动范围的运动为 3 级,如图 6-24(d)。

⑤ 检查 0～2 级,被检者仰卧,检查者一手固定被检者对侧骨盆,另一手置于小腿远端支托,如图 6-24(e)。

⑥ 令被检者髋关节内旋,能完成全关节活动范围的运动为 2 级,如图 6-24(f)。

⑦ 检查者手置于被检者髂前上棘后下方触诊阔筋膜张肌、臀小肌,有收缩为 1 级,无收缩为 0 级,如图 6-24(g)。

(6) 髋关节外旋(图 6-25):主动肌有闭孔外肌、闭孔内肌、股方肌、梨状肌、上孖肌、下孖

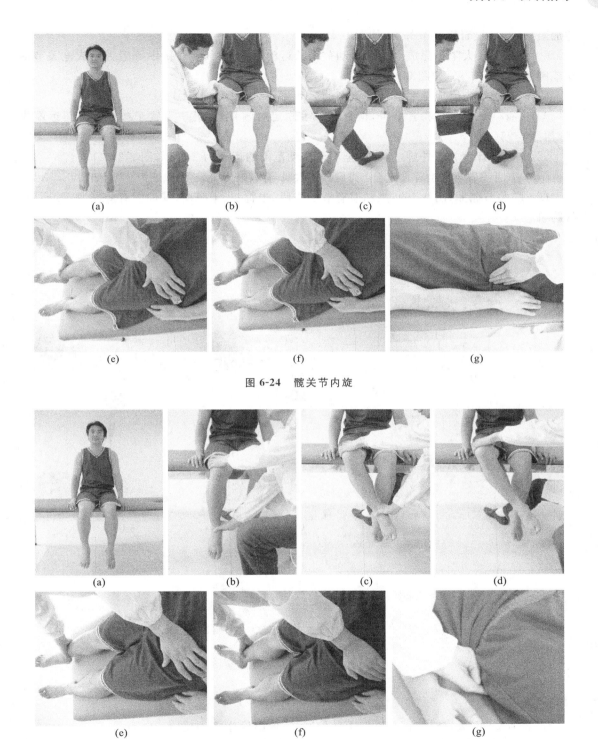

图 6-24 髋关节内旋

图 6-25 髋关节外旋

肌、臀大肌;辅助肌有缝匠肌、股二头肌。

① 检查 3～5 级,被检者取坐位,小腿伸出诊疗床边自然下垂,如图 6-25(a)。

② 检查者一手固定被检者大腿远端外侧,另一手置于小腿远端内侧,向髋关节内旋方向

施加阻力,令被检者髋关节外旋,如图 6-25(b)。

③ 能对抗最大阻力完成全关节活动范围的运动为 5 级,仅能对抗中等阻力完成全关节活动范围的运动为 4 级,如图 6-25(c)。

④ 能克服重力完成全关节活动范围的运动为 3 级,如图 6-25(d)。

⑤ 检查 0～2 级,被检者仰卧,检查者一手固定对侧骨盆,另一手置于被检者小腿远端支托,如图 6-25(e)。

⑥ 令被检者髋关节外旋,能完成全关节活动范围的运动为 2 级,如图 6-25(f)。

⑦ 检查者手置于被检者大转子上方触诊臀大肌,有收缩为 1 级,无收缩为 0 级,如图 6-25(g)。

(7) 膝关节屈曲(图 6-26):主动肌有股二头肌、半腱肌、半膜肌;辅助肌有缝匠肌、股薄肌、腓肠肌。

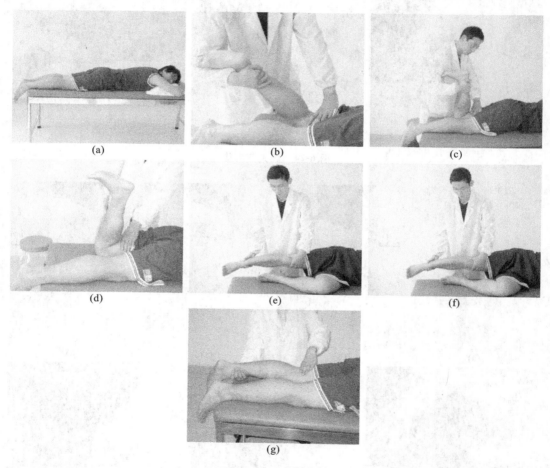

图 6-26　膝关节屈曲

① 检查 3～5 级,被检者俯卧,双下肢伸展,足伸出诊疗床,如图 6-26(a)。

② 检查者一手固定被检者大腿,另一手置于小腿远端后方,从膝关节屈曲 45°开始,向膝关节伸展方向施加阻力,令被检者膝关节屈曲,如图 6-26(b)。

③ 能对抗最大阻力完成膝关节屈曲约 90°的运动为 5 级,仅能对抗中等阻力完成膝关节屈曲约 90°的运动为 4 级,如图 6-26(c)。

④ 能克服重力完成全关节活动范围的运动为 3 级,如图 6-26(d)。

⑤ 被检者取对侧卧位,检查者固定被检者骨盆,一手置于被检者大腿远端支托,另一手置于小腿远端支托,如图 6-26(e)。

⑥ 令被检者膝关节屈曲,能完成全关节活动范围的运动为 2 级,如图 6-26(f)。

⑦ 被检者俯卧,足伸出诊疗床,检查者一手置于被检者小腿远端前方支托,另一手置于被检者大腿远端后方触诊腘绳肌肌腱,有活动为 1 级,无活动为 0 级,如图 6-26(g)。

(8) 膝关节伸展(图 6-27):主动肌有股四头肌。

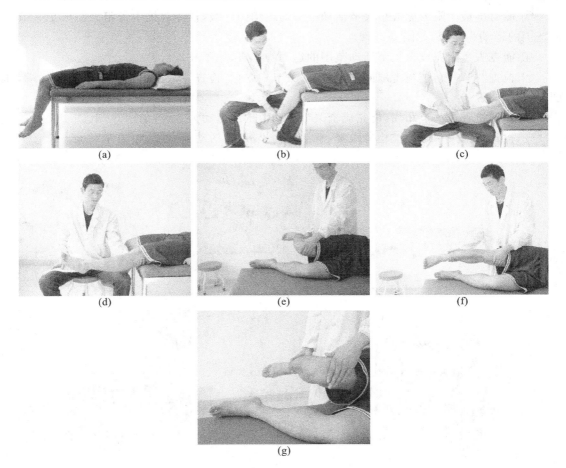

图 6-27 膝关节伸展

① 检查 3～5 级,被检者仰卧,小腿伸出诊疗床边自然下垂,如图 6-27(a)。

② 检查者一手置于被检者大腿远端后方保持大腿呈水平位,另一手置于小腿远端前方,向膝关节屈曲方向施加阻力,令被检者膝关节伸展,如图 6-27(b)。

③ 能对抗最大阻力完成全关节活动范围的运动为 5 级,仅能对抗中等阻力完成全关节活动范围的运动为 4 级,如图 6-27(c)。

④ 能克服重力完成全关节活动范围的运动为 3 级,如图 6-27(d)。

⑤ 检查 0～2 级,被检者取对侧卧位,检查者一手置于被检者大腿远端支托,另一手置于小腿远端支托,保持被检侧髋关节伸展,膝关节屈曲 90°,如图 6-27(e)。

⑥ 令被检者膝关节伸展,能完成全关节活动范围的运动为 2 级,如图 6-27(f)。

⑦ 检查者手置于被检者髌骨上方触诊股四头肌肌腱,有活动为 1 级,无活动为 0 级,如图

6-27(g)。

（9）踝关节跖屈（不负重位）（图 6-28）：主动肌有腓肠肌、比目鱼肌；辅助肌有胫骨后肌、腓骨长肌、腓骨短肌、长屈肌、趾长屈肌、跖肌。

① 检查 3～5 级，被检者俯卧，足伸出诊疗床，踝关节中立位，如图 6-28(a)。

② 检查者一手固定被检者小腿远端，另一手置于足跟，向踝关节背伸方向施加阻力，令被检者踝关节跖屈，如图 6-28(b)。

③ 能对抗最大阻力完成全关节活动范围的运动为 5 级，仅能对抗中等阻力完成全关节活动范围的运动为 4 级，如图 6-28(c)。

④ 能克服重力完成全关节活动范围的运动为 3 级，如图 6-28(d)。

⑤ 检查 0～2 级，被检者取同侧卧位，踝关节中立位，检查者一手固定被检者小腿远端，如图 6-28(e)。

⑥ 令被检者踝关节跖屈，能完成全关节活动范围的运动为 2 级，如图 6-28(f)。

⑦ 检查者另一手触诊被检者跟腱，有活动为 1 级，无活动为 0 级，如图 6-28(g)。

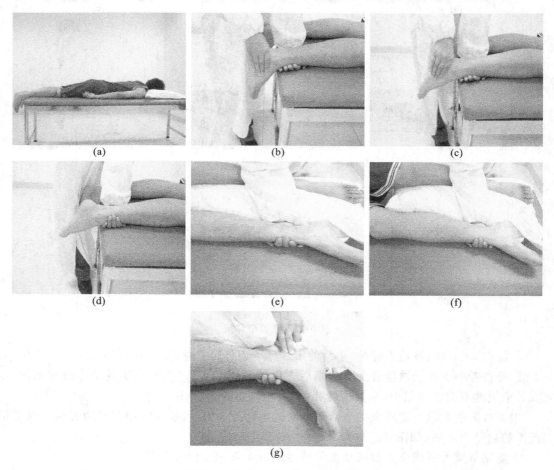

图 6-28　踝关节跖屈（不负重位）

（10）踝关节跖屈（负重位）（图 6-29）。

① 检查 3～5 级，被检者取站立位，如图 6-29(a)。

② 被检者用一或两个手指按在诊疗床上，单腿站立，令被检者踮脚，如图 6-29(b)。

③ 能连续完成 20 次踮脚运动并无疲劳感为 5 级，仅能连续完成 10～19 次踮脚运动并无疲劳感为 4 级，如图 6-29(c)。

④ 能连续完成 1～9 次踮脚运动并无疲劳感为 3 级。

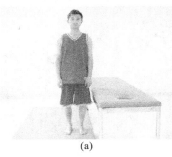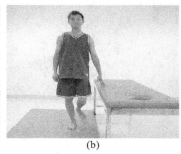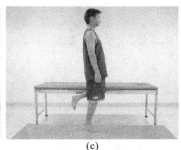

(a)　　　　　　　　　　　(b)　　　　　　　　　　　(c)

图 6-29　踝关节跖屈(负重位)

(11) 踝关节背伸(图 6-30)：主动肌有胫前肌。

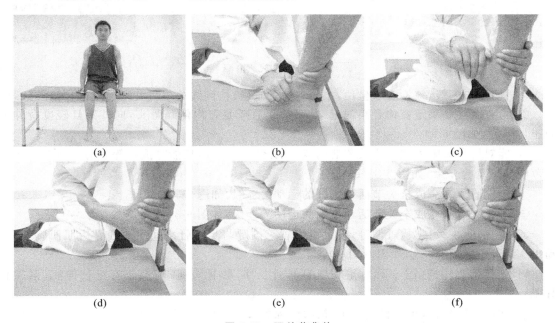

(a)　　　　　　　　　　(b)　　　　　　　　　　(c)

(d)　　　　　　　　　　(e)　　　　　　　　　　(f)

图 6-30　踝关节背伸

① 被检者取坐位，小腿自然下垂，踝关节中立位，如图 6-30(a)。

② 检查者一手固定被检者小腿远端，另一手置于足背内侧，向踝关节跖屈方向施加阻力，令被检者踝关节背伸，如图 6-30(b)。

③ 能对抗最大阻力完成全关节活动范围的运动为 5 级，仅能对抗中等阻力完成全关节活动范围的运动为 4 级，如图 6-30(c)。

④ 能克服重力完成全关节活动范围的运动为 3 级，如图 6-30(d)。

⑤ 令被检者踝关节背伸，能完成全关节活动范围的运动为 2 级，如图 6-30(e)。

⑥ 检查者手置于被检者踝关节内侧、背侧触诊胫前肌肌腱，有活动为 1 级，无活动为 0 级，如图 6-30(f)。

（12）踝关节内翻（图6-31）：主动肌有胫骨后肌；辅助肌有趾长屈肌、姆长屈肌、腓肠肌（内侧头）。

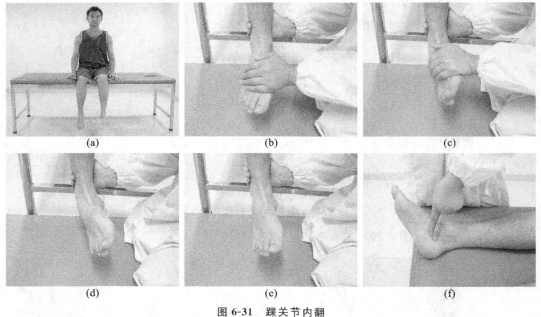

(a)   (b)   (c)
(d)   (e)   (f)

图 6-31　踝关节内翻

① 检查 2～5 级，被检者取坐位，小腿自然下垂，被检侧踝关节轻度跖屈位，如图 6-31(a)。

② 检查者一手固定被检者小腿远端，另一手置于足背内侧跖骨头，向外翻且轻度背伸方向施加阻力，如图 6-31(b)。

③ 能对抗最大阻力完成全关节活动范围的运动为 5 级，仅能对抗中等阻力完成全关节活动范围的运动为 4 级，如图 6-31(c)。

④ 能克服重力完成全关节活动范围的运动为 3 级，如图 6-31(d)。

⑤ 能克服重力完成全关节活动范围的运动为 2 级，如图 6-31(e)。

⑥ 检查 0～1 级，被检者仰卧，检查者手置于内踝与足舟骨之间触诊胫骨后肌肌腱，有活动为 1 级，无活动为 0 级，如图 6-31(f)。

（13）踝关节外翻（图 6-32）：主动肌有腓骨长肌、腓骨短肌；辅助肌有趾长伸肌、第三腓骨肌。

① 被检者取坐位，小腿自然下垂，被检侧踝关节中立位，如图 6-32(a)。

② 检查者一手固定被检者小腿远端，另一手置于足背，向踝关节内翻方向施加阻力，令被检者踝关节外翻，如图 6-32(b)。

③ 能对抗最大阻力完成全关节活动范围的运动为 5 级，仅能对抗中等阻力完成全关节活动范围的运动为 4 级，如图 6-32(c)。

④ 能克服重力完成全关节活动范围的运动为 3 级，如图 6-32(d)。

⑤ 能克服重力完成全关节活动范围的运动为 2 级，如图 6-32(e)。

⑥ 检查者一手置于被检者踝关节后外侧触诊腓骨长肌肌腱，另一手置于第 5 跖骨底外侧触诊腓骨短肌肌腱，有活动为 1 级，无活动为 0 级，如图 6-32(f)。

3. 颈和躯干主要肌肉（或肌群）的徒手肌力评定　临床常用的肌力评定如下。

（1）颈前屈（图 6-33）：主动肌有胸锁乳突肌；辅助肌有头长肌、颈长肌、前斜角肌、舌骨下

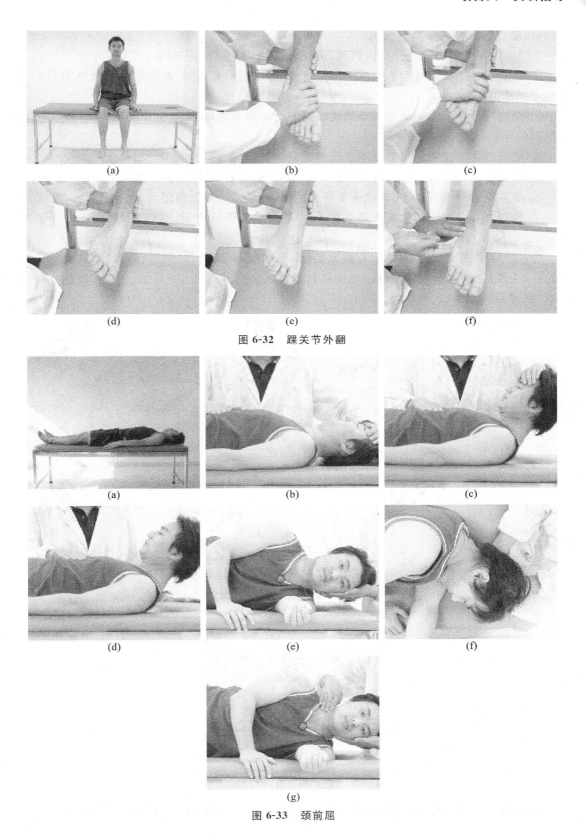

图 6-32　踝关节外翻

图 6-33　颈前屈

肌、斜角肌、后斜角肌、头前直肌肉。

① 检查 3～5 级,被检者仰卧,两臂自然放松置于体侧,如图 6-33(a)。

② 检查者一手固定被检者胸廓下部,另一手置于被检者额部,向颈后伸方向施加阻力,令被检者颈部前屈,如图 6-33(b)。

③ 能对抗最大阻力完成全关节活动范围的运动为 5 级,仅能对抗中等阻力完成全关节活动范围的运动为 4 级,如图 6-33(c)。

④ 能克服重力完成全关节活动范围的运动为 3 级,如图 6-33(d)。

⑤ 检查 0～2 级,被检者侧卧,检查者双手置于被检者头部支托,如图 6-33(e)。

⑥ 令被检者颈前屈,能完成全关节活动范围的运动为 2 级,如图 6-33(f)。

⑦ 检查者一手置于被检者头部支托,另一手触诊胸锁乳突肌,有收缩为 1 级,无收缩为 0 级,如图 6-33(g)。

(2) 颈后伸(图 6-34):主动肌有斜方肌、头半棘肌、头夹肌、颈夹肌、骶棘肌、颈髂肋肌、头最长肌、头棘肌、颈棘肌、颈半棘肌;辅助肌有多裂肌、头上斜肌、头下斜肌、头后大直肌、头后小直肌、肩胛提肌。

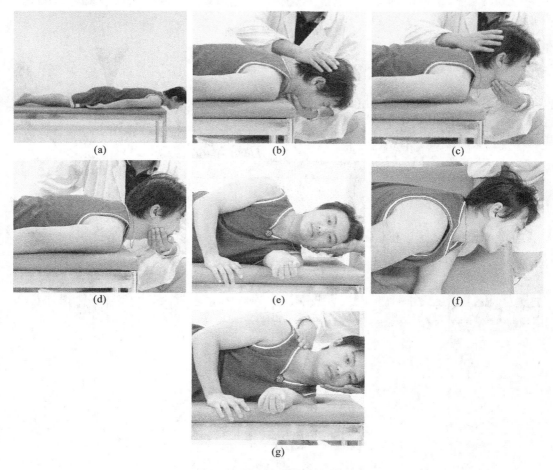

图 6-34　颈后伸

① 检查 3～5 级,被检者俯卧,头部伸出诊疗床,两臂自然放松置于体侧,如图 6-34(a)。

②检查者一手置于被检者下颌保护,另一手置于被检者的头后部,向颈前屈方向施加阻力,令被检者颈后伸,如图 6-34(b)。

③能对抗最大阻力完成全关节活动范围的运动为 5 级,仅能对抗中等阻力完成全关节活动范围的运动为 4 级,如图 6-34(c)。

④能克服重力完成全关节活动范围的运动为 3 级,如图 6-34(d)。

⑤检查 0~2 级,被检者侧卧,检查者双手置于被检者头部支托,如图 6-34(e)。

⑥令被检者颈后伸,能完成全关节活动范围的运动为 2 级,如图 6-34(f)。

⑦检查者一手置于被检者头部支托,另一手置于颈后外侧触诊斜方肌,有收缩为 1 级,无收缩为 0 级,如图 6-34(g)。

(3)躯干前屈(图 6-35):主动肌有腹直肌;辅助肌有腹内斜肌、腹外斜肌。

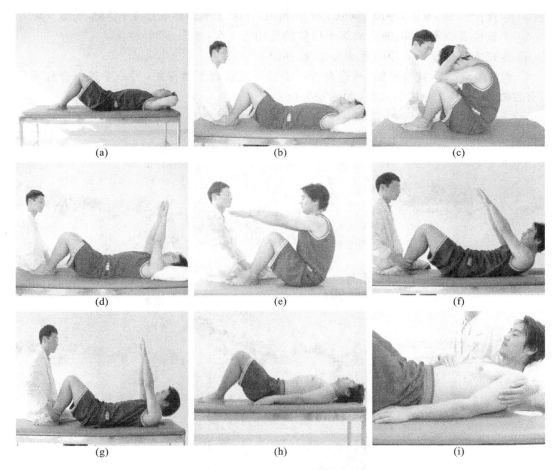

图 6-35　躯干前屈

①检查 5 级,被检者仰卧,髋及膝屈,双手抱头,如图 6-35(a)。

②检查者固定被检者双下肢踝关节,令被检者躯干前屈,如图 6-35(b)。

③能完成躯干前屈并坐起的运动为 5 级,如图 6-35(c)。

④检查 2~4 级,被检者仰卧,髋及膝屈,双上肢肩关节屈曲 90°,如图 6-35(d)。

⑤令被检者躯干前屈,能完成前屈并坐起的运动为 4 级,如图 6-35(e)。

⑥能完成抬起头部及肩胛下角的运动为 3 级,如图 6-35(f)。

⑦ 仅能完成抬起头部的运动为 2 级,如图 6-35(g)。

⑧ 检查 0~1 级,被检者两臂自然放松置于体侧,如图 6-35(h)。

⑨ 检查者一手支托被检者头部,另一手置于上腹部,触诊腹直肌,令被检者咳嗽,有收缩为 1 级,无收缩为 0 级,如图 6-35(i)。

(4) 躯干后伸(图 6-36):主动肌有骶棘肌、胸髂肋肌、胸最长肌、棘肌、腰髂肋肌、腰方肌;辅助肌有头半棘肌、旋转肌、多裂肌。

① 检查 4~5 级,被检者俯卧,胸以上身体伸出诊疗床,双手在头后交叉,如图 6-36(a)。

② 检查者固定被检者双下肢踝关节,令被检者躯干后伸,如图 6-36(b)。

③ 能完成躯干后伸并维持体位为 5 级,能完成躯干后伸但不能维持体位为 4 级,如图 6-36(c)。

④ 检查 2~3 级,被检者俯卧,胸以上身体伸出诊疗床,两臂自然放松置于体侧,如图 6-36(d)。

⑤ 令被检者躯干后伸,能完成躯干后伸的运动为 3 级,如图 6-36(e)。

⑥ 能完成部分躯干后伸的运动为 2 级,如图 6-36(f)。

⑦ 检查 0~1 级,被检者俯卧,检查者一手置于被检者下颌保护,另一手置于脊柱两侧触诊,有收缩为 1 级,无收缩为 0 级,如图 6-36(g)。

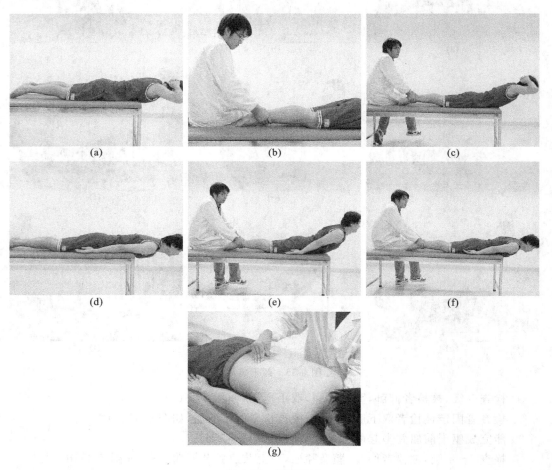

图 6-36 躯干后伸

（5）躯干旋转（图6-37）：主动肌有腹内斜肌、腹外斜肌；辅助肌有背阔肌、半棘肌、多裂肌。

① 检查5级，被检者仰卧，髋及膝屈，双手抱头，如图6-37（a）。

② 检查者固定被检者双下肢踝关节，令被检者躯干旋转，如图6-37（b）。

③ 能完成转体并坐起的运动为5级，如图6-37（c）。

④ 检查4级，被检者双上肢肩关节屈曲90°，能完成转体并坐起的运动为4级，如图6-37（d）。

⑤ 检查3级，被检者两臂自然放松置于体侧，能完成一肩离床的运动为3级，如图6-37（e）。

⑥ 检查0～2级，被检者取坐位，检查者于被检者身后支托，如图6-37（f）。

⑦ 令被检者躯干旋转，能完成大幅度转体的运动为2级，如图6-37（g）。

⑧ 检查0～1级，检查者手置于被检者肋骨下缘以下，触诊同侧腹内斜肌、对侧腹外斜肌，有收缩为1级，无收缩为0级，如图6-37（h）。

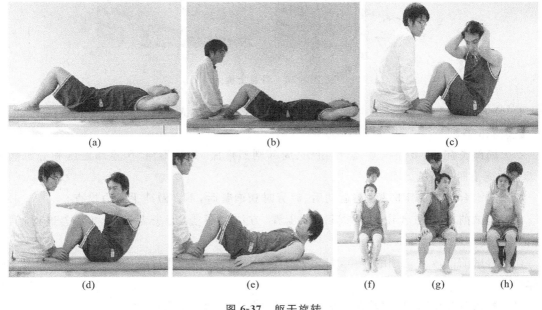

图6-37 躯干旋转

（6）骨盆上提（图6-38）：主动肌有腰方肌、腰髂肋肌；辅助肌有腹外斜肌、腹内斜肌。

① 检查3～5级，被检者仰卧，双手扶持诊疗床以固定胸廓，如图6-38（a）。

② 检查者双手握住被检者踝关节，向骨盆下降的方向施加阻力，令被检者骨盆上提，如图6-38（b）。

③ 能对抗最大阻力完成全关节活动范围的运动为5级，仅能对抗中等阻力完成全关节活动范围的运动为4级，仅能对抗较小阻力完成全关节活动范围的运动为3级，如图6-38（c）。

④ 检查0～2级，检查者一手置于被检者踝关节后方支托，另一手置于膝关节后方支托，如图6-38（d）。

⑤ 令被检者骨盆上提，能克服重力完成全关节活动范围的运动为2级（骨盆上提肌肉深部肌群较深，触诊较困难，一般临床上不做0～1级的检查），如图6-38（e）。

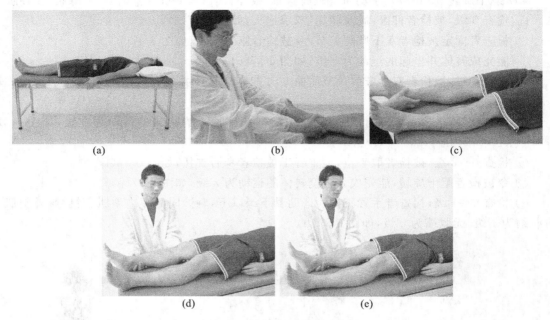

图 6-38　骨盆上提

4. 肌力评定常用器械　认识肌力评定常用器械,并且熟练、掌握器械的使用方法。

【注意事项】

(1) 局部炎症、关节腔积液、急性扭伤、局部剧烈疼痛、关节不稳、严重高血压和心脏病患者禁止做徒手肌力检查。

(2) 选定合适的测定时机,在运动后、疲劳时获饱餐后,不宜做徒手肌力检查。

(3) 测试前应向患者说明检查目的、步骤、方法和感受,使患者了解测试全过程,消除紧张。

(4) 测试前摆放好正确的体位,对 3 级以下不能抗重力者,测试时应将被测肢体安置于除重体位。

(5) 测试时应做对比,尤其在 4 级、5 级难以辨别时,要与健侧对比。

(6) 测试动作应标准,方向正确,近端肢体应固定于适当姿势,防止代偿动作。

(7) 受检肢体肌肉有痉挛或者挛缩时,应做标记。

(8) 对 4 级以上肌力的受检肌肉,在检查时所施加的阻力应为持续性,且阻力方向与肌肉用力方向相反。

(9) 中枢神经系统疾病所致的痉挛性瘫痪不宜做徒手肌力检查,否则结果不准确。

(10) 室温应保持在 22～24 ℃。

(王娟　廖世燕)

实训二　良肢位摆放和转移训练

【实训目的】

（1）掌握各种良肢位摆放。

（2）熟悉转移训练的方法。

【实训准备】

1. 物品　枕头、抱枕等。

2. 器械　床、轮椅、拐杖等。

3. 环境　康复实训中心。

【实训学时】

2 学时。

【实训方法与内容】

（一）实训方法

（1）由教师做示范性操作，指出操作要点和操作技巧。

（2）学生分组，每 2 名学生为一小组，按要求互相进行良肢位摆放和转移训练的操作，教师在旁边观看，随时纠正学生在实训过程中出现的错误。

（3）教师抽查 3～4 名学生进行操作演示，边操作边描述，操作结束后其他同学评议其操作顺序、方法是否正确，内容有无遗漏。

（4）学生互相练习，互相监督指导。

（二）实训内容

1. 良肢位摆放

（1）仰卧位：如图 6-39。

① 患者头下垫枕，不宜过高。

② 肩胛骨下放一枕头，使肩上抬前挺，上臂外旋稍外展，肘、腕均伸直，掌心向上，手指伸直并分开，整个上肢放在枕头上。

③ 患侧下肢，在臀部和大腿外侧垫一个枕头，髋关节稍向内旋。

④ 膝关节呈轻度屈曲位。

⑤ 脚底不要接触任何东西。

注意事项如下。①避免被子太重而压迫偏瘫足造成足尖的外旋，足底此时不垫物是为了协助患者活动踝关节以防止足下垂。②避免使用过高的枕头，头部不要有明显的左右偏斜（可以稍偏向患侧）。③骶尾部、足跟和外踝等处发生压疮的危险性增加，因此要尽量减少仰卧的时间。

（2）健侧卧位：如图 6-40。

① 健侧肢体在下方。

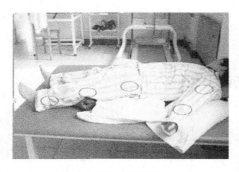

图 6-39　仰卧位

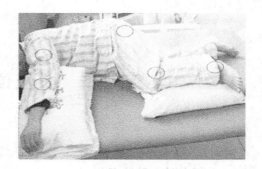

图 6-40　健侧卧位

② 患侧上肢,肩向前伸,肘和腕关节保持自然伸展,手心向下自然伸展,腋下垫软枕,使肩和上肢保持前伸。

③ 患侧下肢,骨盆旋前,髋关节呈自然半屈曲位,置于枕上。

④ 健侧下肢可放在自觉舒适的放置,轻度伸髋,稍屈膝。

注意事项如下。

① 手腕呈背伸位,防止手屈曲在枕头边。

② 足不能内翻悬在枕头边。

③ 两腿之间用枕头隔开。

健侧卧位是患者最舒适的体位,对患侧肢体有益。

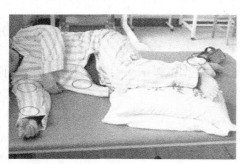

图 6-41　患侧卧位

（3）患侧卧位:如图 6-41。

① 患侧肢体在下方。

② 患侧上肢的肩和肩胛骨向前伸,前臂往后旋,使肘和腕伸展,手掌向上,手指伸开。

③ 健侧上肢可放在躯干上。

④ 患侧下肢膝、髋关节屈曲,稍稍被动背屈踝关节。

⑤ 健侧下肢髋、膝关节屈曲,由膝至脚部用软枕支持,避免压迫患侧下肢肢体。

注意事项如下。

① 卧位躯干应稍稍后仰,偏瘫侧肩部略向前伸,避免偏瘫侧肩部过多承受身体压力而引起疼痛。

② 保持偏瘫侧肩胛骨前伸位时,不能直接牵拉患侧上肢,以避免对患侧肩关节的损伤。

患侧卧位增加了对患侧的知觉刺激输入,使整个患侧被拉长,对于痉挛可起到一定的抑制作用。而且健侧手臂可以自由活动,因此是最佳体位。

（4）坐位:如图 6-42。

① 床铺尽量平,患者下背部放枕头。

② 头部不要固定,能自由活动。

③ 躯干伸直。

④ 臀部应 90°屈曲,重量均匀分布于臀部两侧。

⑤ 上肢可放在一张可调节桌上,上置一枕头。

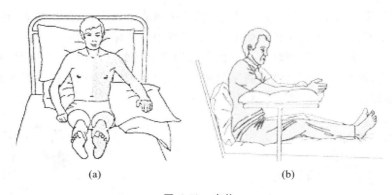

图 6-42 坐位

注:图中阴影代表偏瘫侧。

2. 转移训练

1)床上翻身法

(1)一人协助患者翻身法:如图 6-43。

① 患者仰卧,双手交叉相握于胸前上举或放于腹部,双膝屈曲,双足支撑于床面上。

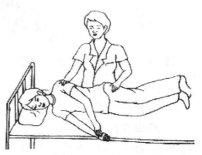

图 6-43 一人协助患者翻身法

② 操作者站在病床一侧,先将患者两下肢移向近侧床缘,再移患者肩部,然后一手扶托肩部,一手扶托髋部,轻推患者向对侧呈侧卧位,使患者背向操作者。如果在此卧位下进一步翻转,则可成为俯卧位。

③ 整理床铺,使患者舒适并维持功能位。

(2)两人协助患者翻身法:如图 6-44。

① 患者仰卧,双手放于腹部或置于身体两侧。

② 操作者两人同站在患者将翻向的对侧床边,一名操作者双手分别扶托患者颈肩部和腰部,另一名操作者双手分别扶托患者臀部和腘窝部,两人动作一致,同时抬起患者使其转向对侧呈侧卧位。

③ 整理床铺,使患者舒适并维持功能位。

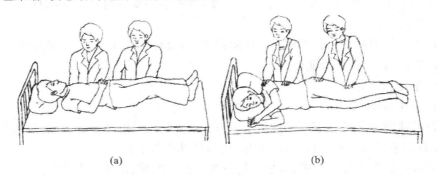

图 6-44 两人协助患者翻身法

2)移向床头法

(1)一人协助患者移向床头法:如图 6-45。

① 视病情将床头摇平,或放平床头支架,将枕头横立于床头,以保护患者、避免碰伤。

② 患者仰卧屈膝,双足支撑于床面上,一手或双手拉住床头栏杆。

③ 操作者一手稳住患者双脚,另一手在臀部提供上移的助力,协助患者移向床头。

④ 放回枕头,恢复床头原位或按需要抬高床头,整理床铺,使患者舒适并维持功能位。

（2）两人协助患者移向床头法:如图 6-46。

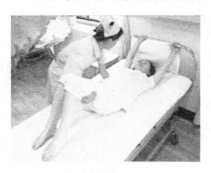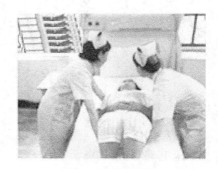

图 6-45 一人协助患者移向床头法   图 6-46 两人协助患者移向床头法

① 视病情将床头摇平,或放平床头支架,将枕头横立于床头,以保护患者、避免碰伤。

② 患者仰卧屈膝,双足支撑于床面上。

③ 操作者两人分别站在床的两侧,面向床头,两人同时一手扶托患者颈肩部,另一手扶托患者臀部,动作一致地抬起患者移向床头。

④ 放回枕头,恢复床头原位或按需要抬高床头,整理床铺,使患者舒适,并维持功能位。

3）仰卧位与平坐位转换法

（1）从仰卧位到平坐位

① 患者为仰卧位,双上肢置于身体两侧,肘关节屈曲支撑于床面上。

② 操作者站于患者侧前方,以双手扶托患者双肩并向上牵拉。

③ 指导患者利用双肘的支撑抬起上部躯干后,逐渐改用双手掌支撑身体而坐起。

④ 使患者保持舒适坐位。

（2）从平坐位到仰卧位

① 患者为平坐位,从双手掌支撑于床面开始,逐渐改用双侧肘关节支撑身体,使身体缓慢向后倾倒。

② 操作者用双手扶持患者双肩以保持倾倒速度,缓慢完成从平坐位到仰卧位的转换。

③ 使患者舒适,并保持功能位。

4）从椅坐位到站立位

① 患者为椅坐位,双足着地,力量较强的足在后,躯干前倾。

② 操作者面向患者站立,两足分开与肩同宽,用双膝夹紧患者双膝外侧以固定,双手扶托其双髋或拉住患者腰带,利用身体重心力量,用力帮助患者上抬。

③ 患者双手置于操作者肩胛区,根据操作者的指令抬臀、伸腿完成站立。

5）床-轮椅转移法

（1）从床到轮椅的转移:如图 6-47。

① 检查轮椅装置是否完好。

② 推轮椅到床旁与床呈 45°夹角,刹住车闸,竖起脚踏板。

③ 协助患者坐于床边,双足着地,躯干前倾。

④ 操作者面向患者站立,用双膝夹紧患者双膝外侧以固定,双手拉住患者腰带或扶托其双髋。让患者双手搂抱操作者的颈部,并将头放在操作者靠近轮椅侧的肩上。操作者微后蹲,同时向前、向上拉患者,使患者完全离开床并站住。

⑤ 在患者站稳后,操作者以足为轴旋转躯干,使患者转向轮椅,臀部正对轮椅正面,然后使患者慢慢弯腰,平稳坐至轮椅上。

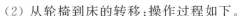

图 6-47　从床到轮椅的转移

⑥ 帮助患者调整位置,尽量向后坐,翻下脚踏板,将患者双脚放于脚踏板上。

(2) 从轮椅到床的转移:操作过程如下。

① 当患者下轮椅返回病床时,将轮椅推至床旁与床呈 45°夹角,刹住车闸,竖起脚踏板。

② 协助患者坐于轮椅边,双足着地,躯干前倾。

③ 操作者面向患者站立,用双膝夹紧患者双膝外侧以固定,双手拉住患者腰带或扶托其双髋。让患者双手搂抱操作者的颈部,并将头放在操作者靠近床侧的肩上。操作者微后蹲,同时向前、向上拉患者,使患者完全离开轮椅并站住。

④ 在患者站稳后,操作者以足为轴旋转躯干,使患者臀部正对床沿,然后使患者平稳坐在床上。

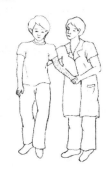

图 6-48　扶持步行
训练

6) 立位转移法

(1) 独立步行:操作过程如下。

① 步行前训练:患者在扶持站立位下,患腿进行前后摆动、踏步、屈膝、伸髋练习;患腿负重,健腿向前向后移动及进一步训练患腿的平衡。

② 扶持步行训练:康复护理人员站在患者偏瘫侧,一手握住患侧的手,另一手放在患者腰部,与患者一起缓缓向前步行,训练时要按照正确的步行动作行走或在平行杠内步行,如图 6-48。

③ 复杂步行训练:如高抬腿步、弓箭步、绕圈走、转换方向跨越障碍、上下斜坡、各种速度和节律地步行等。

(2) 扶拐步行:操作过程如下。

① 双拐站立:如拐杖置于足趾前外侧 15~20 cm,双肩下沉,双肘微屈,双手抓握拐杖横把,使上肢支撑力落于横把上。肌力较差者,可取三点位站立,即两支拐杖置于足前外方 20~25 cm,此时患者的足及两支拐杖呈三点支撑身体。

② 扶拐行走:根据患者的残疾和肌力情况,分别指导练习不同的步态,如摆至步、摆过步、四点步等。

3. 实训结果　认识良肢位的具体摆放和转移训练的方法。

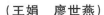

实训三　关节活动度(四肢)测量与训练

【实训目的】

(1) 掌握四肢关节活动障碍的康复训练方法。

(2) 熟悉四肢关节康复训练中常用器械的使用。

【实训准备】

1. 物品　量角器、刻度盘等。

2. 器械　PT床、上下肢CPM机、自动滑轮等。

3. 环境　康复实训中心。

【实训学时】

2学时。

【实训方法与内容】

一、实训方法

(1) 教师选择1名学生作为患者,示教具体的康复治疗及训练方法,学生观摩。

(2) 学生分组操作,每2名学生为一组,1名作为患者,另外1名作为治疗师,练习具体的康复治疗及训练方法。

(3) 教师抽查3～4名学生进行操作演示,边操作边描述,操作结束后其他同学评议其操作顺序、方法是否正确,内容有无遗漏。

二、实训内容

(一) 关节活动范围(ROM)测量

1. ROM测量方法

(1) 肩关节ROM测量法:见表6-2。

(2) 肘关节ROM测量法:见表6-3。

(3) 髋关节ROM测量法:见表6-4。

(4) 膝关节ROM测量法:见表6-5。

表6-2　肩关节ROM测量法

	正常范围	中心	固定臂	移动臂	测量方法
屈	0°～180°	肩峰	腋中线	肱骨纵轴	
伸	0°～60°	肩峰	腋中线	肱骨纵轴	
外展	0°～180°	肩峰	躯干纵轴	肱骨纵轴	

测量体位:坐位或立位,臂置于体侧,肘伸直

表 6-3　肘关节 ROM 测量法

	正常范围	中心	固定臂	移动臂	测量方法
屈	0°～150°	肱骨外上髁	肱骨纵轴	桡骨纵轴	150°
伸	0°(10°)	肱骨外上髁	肱骨纵轴	桡骨纵轴	

测量体位:坐位或仰卧位,上臂紧靠躯干,肘关节伸展,前臂旋后

表 6-4　髋关节 ROM 测量法

	正常范围	中心	固定臂	移动臂	测量方法
屈	0°～120°	股骨大转子	躯干纵轴	股骨纵轴	120°
伸	0°～30°	股骨大转子	躯干纵轴	股骨纵轴	

测量体位(屈):仰卧或侧卧,对侧下肢伸直。测量体位(伸):仰卧或侧卧(被测下肢在上)

表 6-5　膝关节 ROM 测量法

	正常范围	中心	固定臂	移动臂	测量方法
屈	0°～135°	股骨外上髁	股骨纵轴	腓骨头与外踝连线	135°
伸	0°(10°)	股骨外上髁	股骨纵轴	胫骨纵轴	

测量体位:俯卧

2. 注意事项

(1) 正确体位检查,防止邻近关节的替代。

(2) 位置准确,中心-固定臂-移动臂。

(3) 先测主动 ROM,后测被动 ROM。

(4) 同一患者由专人测量,不同器械、不同方法测得的 ROM 有差异,不宜互相比较。

(5) 注意两侧对比。

(6) 避免在按摩、运动及其他康复治疗后立即进行测量。

(二) 关节功能训练

1. 主动和主动-辅助关节活动度训练

患者能够主动收缩肌肉,但因各种原因所致的关节粘连或肌张力增高而使关节活动受限,

可进行主动训练;肌力较弱(低于 3 级)者采用主动-辅助关节活动度训练;有氧训练时,多次重复的主动或主动-辅助关节活动度训练可改善心肺功能。

1) 体操棒　如图 6-49。

仰卧,两手分开约 60 cm,手握住一体操棒,保持肘关节伸直,手臂上举过头部至最大限度,停留 1 min,还原,重复此动作。仰卧,两手分开约 60 cm,手握住一体操棒,使需要锻炼的手臂伸直,再向外侧摆动到最大限度,停留 1 min,还原,重复此动作。手握一体操棒置于背后,健侧手放在头部上面,患侧手放松置于后背,上面的手慢慢上提,带动下面的手同时上提,换手臂位置重复此练习。

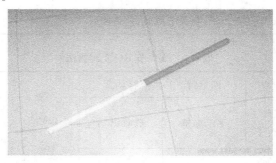

图 6-49　体操棒

2) 自我牵伸训练

(1) 增加肩前屈活动范围:如图 6-50。

当上肢前屈不到 90°时,可侧坐在桌旁。牵伸侧上肢放在桌上,伸肘,前臂旋前,身体向前方及桌子方向倾斜,以牵伸肩后伸肌群。

(2) 增加肩后伸活动范围:如图 6-51。

患者背对桌子而坐,牵伸侧上肢后伸,手放在桌上,肘、非牵伸侧手放在肩部以固定肩关节,身体向前并向下运动,以牵伸肩前屈肌群。

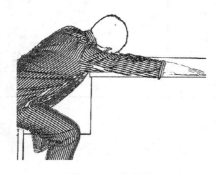

图 6-50　肩前屈

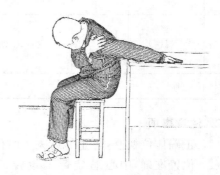

图 6-51　肩后伸

(3) 增加肩外展活动范围:如图 6-52。

当上肢外展不到 90°时,可坐在桌旁。牵伸侧上肢放在桌上,伸肘,前臂旋前。非牵伸侧手放在上臂上面,身体向下及桌子方向倾斜。

(4) 增加屈肘活动范围:如图 6-53。

在牵伸侧肘窝处放一毛巾卷,将肘关节支持在治疗床上,非牵伸侧手握住前臂远端,屈肘至最大范围,以牵伸肱三头肌。

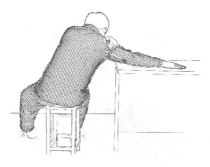

图 6-52　肩外展

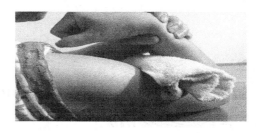

图 6-53　屈肘

（5）增加屈髋活动范围：如图 6-54。

患者手膝跪位，腰部保持稳定，臀部向后运动至最大范围，以牵伸伸髋肌群。

（6）增加伸膝活动范围：如图 6-55。

患者坐在床沿，牵伸侧下肢伸膝于床上，非牵伸侧下肢放在地上，上身向前弯曲至最大范围，以牵伸屈膝肌群。

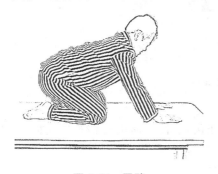

图 6-54　屈髋

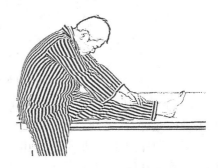

图 6-55　伸膝

2. 被动关节活动度训练和连续被动运动（CPM）

患者不能主动活动，如昏迷、完全卧床等；为避免关节挛缩、肌肉萎缩、骨质疏松和心肺功能降低等并发症需进行被动训练；主动关节活动导致明显疼痛的患者也需进行被动活动。

1）被动关节活动度训练

（1）增加颈椎屈曲的关节活动度：如图 6-56。

下方手固定脊柱，上方手放置于头部，轻柔地向下压颈部伸肌群，使颈部屈曲达到最大的活动范围。

（2）增加颈椎后伸活动度：如图 6-57。

下方手固定脊柱，上方手在前额部轻柔地向后推，牵拉屈颈肌群，使颈部后伸达到最大的活动范围。

2）连续被动运动（CPM）　如图 6-58。

与一般被动运动相比，作用时间长，运动缓慢、稳定、可控，更为安全、舒适。与主动运动相比，不引起肌肉疲劳，可长时间持续进行，关节受力小。可在关节损伤或炎症时早期应用且不引起损害；可在术后即刻，甚至患者仍处于麻醉状态下进行。

3. 注意事项

（1）每个关节的活动均在各个轴面上进行，并在最大角度时，保持 4～5 s。每个轴面至少

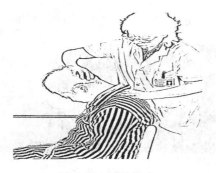
图 6-56　颈椎屈曲

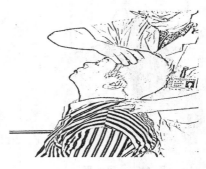
图 6-57　颈椎后伸

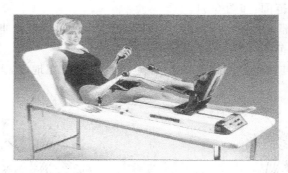
图 6-58　连续被动运动

进行 10～20 遍,每日 3～4 次,循序渐进,反复多次。

（2）动作应轻柔、缓慢,对截瘫患者尤为重要,防止出现骨折、肌肉拉伤等二次损伤。

（3）活动顺序应由近端到远端,由大关节到小关节。

（4）患者要在安全、放松的环境和体位下接受治疗。

（5）关节急性炎症、肿胀、异常活动时,终止运动。

（王娟　廖世燕）

实训四　助行器、轮椅训练

【实训目的】

（1）掌握助行器、轮椅在肢体康复中的训练方法。

（2）熟悉助行器、轮椅在肢体康复训练中的使用。

【实训准备】

1. 物品　手杖、腋杖等。

2. 器械　助行架、轮椅等。

3. 环境　康复实训中心。

【实训学时】

1 学时。

【实训方法与内容】

一、实训方法

（1）教师选择 1 名学生作为患者,示教具体的康复训练方法,学生观摩。

（2）学生分组操作,每 2 名学生为一组,1 名作为患者,另外 1 名作为治疗师,练习具体的康复治疗及训练方法。

（3）教师抽查 3～4 名学生进行操作演示,边操作边描述,操作结束后其他同学评议其操作顺序、方法是否正确,内容有无遗漏。

二、实训内容

（一）助行器、轮椅功能

助行器和轮椅都属于肢体残疾类辅助器具,是供残疾人使用的、能改善残疾人功能状况的器具。

（1）提高运动功能,减少并发症。

（2）提高生活自理能力,改善生活质量,节省体力。

（3）增加就业机会、减轻社会负担。

（4）改善心理状态。

（5）节省人力资源,减轻照顾者的负担。

（二）助行器、轮椅临床应用

1. 助行器

1）适用范围

（1）手杖:手杖的适用范围如下。

①直杆和弯杆手杖:如图 6-59。

用于手有一定握力,且有一定平衡能力的下肢功能障碍者和体弱者。

② 四足手杖:如图 6-60。

适用于平衡能力欠佳而使用单脚手杖不安全者。

③ 坐椅手杖:如图 6-61。

用单侧手支撑的坐椅手杖,方便使用者在行走中休息。

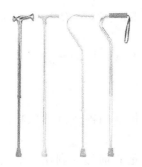
图 6-59　直杆和弯杆手杖

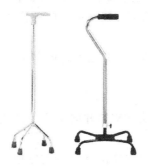
图 6-60　四足手杖

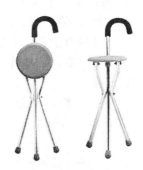
图 6-61　坐椅手杖

④ 助站手杖:如图 6-62。

用单侧手支撑,使用者可利用中间扶手从坐位到站位。用于手有一定握力,且有一定平衡能力的下肢功能障碍者和体弱者。

(2)腋杖:如图 6-63。

① 单侧下肢无力而不能部分或完全负重的情况,如小儿麻痹后遗症、胫腓骨骨折,或骨折后因骨不连而植骨后。

② 双下肢功能不全,不能用左、右腿交替迈步的情况,如截瘫、双髋用石膏固定或用其他方法制动时。

(3)助行架:如图 6-64。

身体保持平衡方面有困难或者很容易摔倒的话,助行架可提供足够的稳定性。

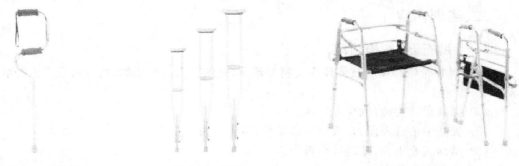

图 6-62　助站手杖　　　　　　图 6-63　腋杖　　　　　　图 6-64　助行架

2)使用方法

(1)手杖:手杖的使用方法如下。

① 三点步行:伸出手杖→迈出患足→迈出健足。

手杖三点步行分三型:后型、并列型及前型。

后型:健足迈出的步幅较小,健足落地后足尖在患足足尖之后。步行稳定性好,恢复早期患者常用此种步行方式。

并列型:健足落地后足尖与患足足尖在一条横线上。

前型:健足迈出的步幅较大,健足落地后足尖超过患足足尖,此种步行稳定性最差。

② 两点步行:同时伸出手杖和患足并支撑体重,再迈出健足,手杖与患足作为一点,健足作为一点,交替支撑体重的步行方式。

③ 利用单只手杖和楼梯扶手上下楼梯:其过程如下。

利用单只手杖和楼梯扶手上楼梯:健侧手先向前向上移→健侧下肢迈上一级楼梯→将手杖上移→最后迈上患侧下肢。

利用单只手杖和楼梯扶手下楼梯:健侧手先向前向下移→手杖下移→患侧下肢下移→健侧下肢下移。

(2)腋杖:腋杖使用方法如下。

① 摆至步:同时伸出两支腋杖→支撑并向前摆身体使双足同时拖地向前→到达腋杖落地点附近。

② 摆过步:双侧腋杖同时向前方伸出→患者支撑把手→使身体重心前移→利用上肢支撑力使双足离地→下肢向前摆动→双足在腋杖着地点前方位置着地→再将双侧腋杖向前伸出取得平衡。

③ 四点步行：先伸出左侧腋杖→迈出右足→再伸出右侧腋杖→最后迈出左足。

④ 三点步行：先将两侧腋杖同时伸出，双侧腋杖先落地→后迈出患足或不能负重的足→最后再将对侧足伸出。

⑤ 两点步行：一侧腋杖和对侧足同时伸出作为第一着地点→另一侧腋杖和另一侧足再向前伸出作为第二着地点。

⑥ 部分负重步态：将腋杖与部分负重下肢同时向前移动→健侧下肢迈越腋杖的足。

⑦ 免负荷步态：先将腋杖向前→负重下肢向前。

（3）助行架（标准型）：助行架的使用方法如下。

① 助行架基本步态模式：提起助行架放在前方（上肢远方）→向前迈一步，落在助行架两后足连线水平附近，如一侧下肢较弱则先迈弱侧下肢→迈另一侧下肢。

② 助行架免负荷步态：行走时先将助行架向前，然后负重下肢向前。

③ 助行架部分负重步态：将助行架与部分负重下肢同时向前移动→健侧下肢迈至助行架两后足的连线上。

④ 助行架摆至步：将助行架的两侧同时前移→将双足同时迈至前移后的助行架双足连线处。

⑤ 恢复早期使用交互式助行架步态模式（四点步）：将一侧助行架向前移→迈对侧下肢→移对侧助行架→移另一侧下肢。

⑥ 恢复后期交互式助行架步态模式（四点步）：一侧助行架及其对侧下肢向前移动→另一侧助行架及其对侧下肢向前移动。

3）注意事项

（1）通过代偿与适应的方法，先用助行器具以完成日常生活活动。

（2）合理选用，减少体能消耗，预防并发症。

（3）选用时必须考虑使用者的个人情况。

（4）符合患者所处环境要求。

（5）考虑患者生活方式及个人爱好。

（6）美观、安全、耐用，使用方便、舒适，维修便利。

2. 轮椅　如图 6-65。

1）适用范围

（1）步行功能减退或丧失者：如截肢、下肢骨折未愈合、截瘫、其他神经肌肉疾病引起双下肢麻痹、严重的下肢关节炎症或疾病等。

（2）非运动系统本身疾病但步行对全身状态不利者：如严重的心脏病或其他疾病引起的全身性衰竭等。

（3）中枢神经疾病使独立步行有危险者：如有认知、感知障碍的脑血管意外、颅脑损伤患者，严重帕金森病、脑瘫难以步行的患者等。

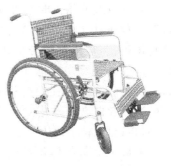

图 6-65　轮椅

（4）高龄老人：如步履困难易出意外者。

2）使用方法

（1）转移训练：练习床⇌轮椅、轮椅⇌厕、轮椅⇌浴盆、轮椅⇌地面等转移训练。

在训练从轮椅到床的转移时（以偏瘫患者为例），首先将轮椅放在患者健侧，靠近床边，在与床边呈30°～45°角的斜前方,刹车,竖起脚踏板。双足全脚掌着地,双侧膝关节屈曲不得超过90°,患侧身体重心向前移,健侧手扶轮椅扶手起立。然后健侧腿向前方迈出一步,以健侧腿为轴,身体旋转,用健侧手支撑床面,重心前移,弯腰慢慢坐下。

患者从床坐回到轮椅时,轮椅放在健侧,与床呈30°～45°夹角,刹住车轮,移开脚踏板。患者健侧手握住轮椅外侧扶手站起,站稳后以健足为轴缓慢转动身体,使臀部对着椅子缓慢坐下。

(2)减压训练:患者坐在轮椅上,每隔15～20 min用双上肢支撑身体,抬起臀部减压。肱三头肌肌力较弱不能用手支撑起身体者,可将躯干侧倾,使一侧臀部离开坐垫,持续片刻后,换另一侧臀部抬起,交替地给左、右臀部减压。

(3)推进与后退训练:患者臀部坐稳,身体保持平衡,双眼注视前方,然后双臂向后伸,肘关节微屈,手握轮环(稍偏后),身体略向前倾,双臂同时用力搬动轮环向前推,使轮椅前行,重复上述动作;后退时,双臂动作相反,身体微前倾,缓慢后退。

(4)上、下马路沿石或台阶训练:先在治疗人员保护下,练习在后轮上的平衡。患者双手用同等力量推动双侧轮环,使小轮悬空,轮椅后倾,双手不断调节轮环或前或后,在躯体的协调下,使轮椅后轮着地而保持平衡。当熟练这种技巧后,再练习过台阶。过台阶时,轮椅面向台阶,距离约为20 cm,身体向前微倾,双手握住轮环后部,用同等力量快速向前推进,此时小轮抬起,落在台阶上,再顺势推动大轮向前移动,直到整个轮椅越过台阶。

(5)上、下斜坡训练:患者练习两手同步地用力推或拉,并学会灵活地用车闸,以便在失控时能尽快把车刹住。

(6)坐在轮椅上开关门训练:对于一般的门,开门时需后退才能拉开;进门后又需后退才能关上。

(7)其他训练:包括从椅子上站起或坐下、特殊控制(如电动、气控、颌控、声控、舌控等轮椅)的专门练习、上肢肌力、整体体力和耐力的训练等。

3)注意事项

(1)选用轮椅时需注意使用的安全性、患者的操作能力、轮椅的重量、使用的地点、舒适性、价格、外观等。应特别注意选用合适的轮椅坐垫,以防压疮。对躯干和头颈部控制不平衡的患者可用头托或颈托。

(2)由他人推轮椅时在推动轮椅前要注意患者的体位是否正确,有无前倾与歪斜;帮助患者将双手放于扶手上,双足踩住脚踏板,必要时用固定带束紧;平衡功能障碍严重的患者,难以保持身体平衡,应采用腰带将其固定,这一点在下斜坡时尤其重要;行进速度宜缓慢,应随时注意周围环境和观察患者情况,以免发生意外;下马路沿石或台阶时,让轮椅后方先下。上马路沿石、台阶或门槛时,让轮椅前轮先上。

(3)患者自己操作轮椅时,要掌握轮椅操作要领,坐姿正确、保持平稳;随时注意周围环境,并对自己的体力要有充分的估计,特别是上台阶和上坡时更应小心;上、下坡时要注意保持相应的前倾或后仰的体位,防止身体被前抛或后翻;长期使用轮椅的患者,操作时要戴防护手套,以免手部损伤。

(王娟　廖世燕)

<h1 style="text-align:center">实训五　日常生活活动能力训练</h1>

【实训目的】

（1）掌握 ADL 能力训练的内容。

（2）熟悉 ADL 能力训练的方法。

【实训准备】

1. 物品　记录笔、纸等。

2. 器械　床、椅子、轮椅、手杖、拐杖、厨房用品、洗漱用品、宽松衣裤和模拟卫生间等。

3. 环境　康复实训中心。

【评定标准】

评定标准详见项目二任务二相关内容。

【实训学时】

1 学时。

【实训方法与内容】

一、实训方法

（1）由教师做示范性操作，指出操作要点和操作技巧。

（2）学生分组，每 2 名学生为一小组，按要求互相进行 ADL 能力的操作，教师在旁边观看，随时纠正学生在实训过程中出现的错误。

（3）教师抽查 3～4 名学生进行操作演示，边操作边描述，操作结束后其他同学评议其操作顺序、方法是否正确，内容有无遗漏。

（4）体验者根据不同障碍情况模拟患者的动作进行 ADL，根据动作完成情况进行评分，如不能独立完成，根据帮助量的多少给予分值。

二、实训内容

（一）自我照顾性 ADL 训练

1. 穿脱衣物训练　先穿患侧，后脱患侧。

（1）穿脱上衣：操作过程如下。

开衫衣：患侧手伸入袖内→将衣领拉到肩上→穿入健侧手→系好扣子，如图 6-66。

套头衫：患侧手穿好袖子→健侧手的袖子→套头，如图 6-67。

（2）穿脱裤子：患腿放在健腿上→套上裤腿→放下患腿→穿健腿→站起整理。

（3）穿脱袜子和鞋：患侧腿置于健侧腿上→健侧手为患足穿袜子或鞋→健侧下肢放在患侧下肢上方→穿好健侧。

2. 修饰

（1）梳头：取坐位或半坐卧位。

① 靠近一个台子并安全坐下。

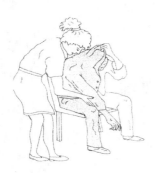

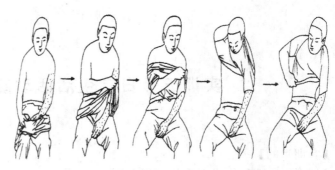

图 6-66　穿开衫衣　　　　　　　　　　　　图 6-67　穿套头衫

② 照着放在面前的镜子,拿起放在台上的梳子。

③ 如果鼓励患者使用患侧手来梳头,建议加粗或加长梳柄。

④ 先梳前面的头发,然后再梳后面的头发。

(2) 盥洗:操作过程如下。

① 把毛巾放在健侧手上,如图 6-68,训练使用患侧手帮助固定毛巾。

② 用患侧手清洗健侧上肢,如图 6-69。

a. 用健侧手把毛巾放在患侧手上,把健侧手放在面前。

b. 要引导患者练习患侧手清洗动作;康复师在偏瘫侧支撑患者偏瘫侧肘关节;保持患者肩关节向前;康复师握患者患侧手一起做清洗动作;协调动作,防止上肢痉挛,防止用力过度造成偏瘫侧肩关节脱位。

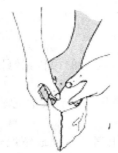

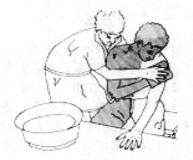

图 6-68　把毛巾放在健侧手上　　　　　　图 6-69　用患侧手清洗健侧上肢

(3) 刷牙、漱口:利用患侧手持牙刷,健侧手挤牙膏、刷牙;也可用健侧手单独完成,操作过程如下。

① 靠近卫生间里的脸盆。

② 打开水龙头将牙杯充满水后关上水龙头并将牙杯放在脸盆里或脸盆旁。

③ 将牙刷放在湿毛巾上或一小块防滑垫上稳定。

④ 用一只手打开牙膏的按钮,然后将牙膏挤到牙刷上。

⑤ 放下牙膏并拿起牙刷刷牙。

⑥ 放下牙刷并彻底地漱口。

3. 进食用餐训练

1) 体位　取半坐位或半卧位。

2) 方法

(1) 坐在桌子前面:如图 6-70。

① 桌子不宜太复杂。

② 尽量使用普通餐具。

③ 准备防滑垫子。

（2）进食：如图 6-71。

① 保持桌子前坐姿正确。

② 偏瘫侧上肢往前抵住桌子。

③ 训练用健侧进食。

（3）吞咽：指导患者细嚼慢咽，防止呛咳。

图中阴影代表偏瘫侧。

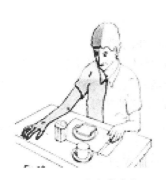

图 6-70　进食前准备

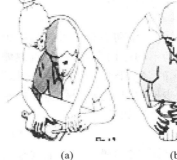
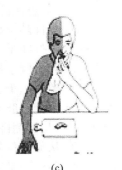

(a)　　　　　(b)　　　　　(c)

图 6-71　进食

4. 床上活动训练

1）桥式运动

（1）患者仰卧于床上，双上肢放于体侧，双腿伸直。

（2）用健腿的足后跟钩起患腿于屈曲位并保持患足平放于床面上。

（3）屈曲健腿并将足稳定地平放于床面上。

（4）双腿屈曲时，保持双膝靠拢并处于中立位。

（5）在双手和双腿的帮助下，腰部肌肉收缩将臀部抬高离开床面，保持至少 10 s，如图 6-72。

2）床上翻身

（1）向患侧翻身：操作过程如下。

① 仰卧于床上，双上肢放于身体两侧，双下肢伸直。

② 用健侧手把患侧上肢和手放于腹部上。

③ 屈曲健侧下肢使足底平放于床面上。

④ 先把头和颈转向患侧。

⑤ 然后将健侧上肢和手伸向患侧，放于床上或者抓住床边护栏。

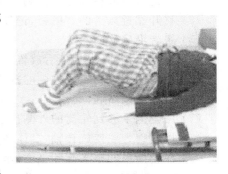

图 6-72　桥式运动

⑥ 再将躯干和腰转向患侧。

⑦ 最后把骨盆和健腿也转向患侧完成全部过程。

（2）向健侧翻身：操作过程如下。

① 仰卧于床上，双上肢放于体侧，双下肢伸直。

② 用健侧手把患侧上肢和手放于腹部。

③ 如果可能用健足跟钩起患腿使其屈曲并保持患足底平放于床上。

④ 先把头和颈转向健侧。

⑤ 然后用健侧手抱住患侧肩膀以帮助患侧上肢转向健侧。

⑥ 再把躯干和腰转向健侧。

⑦ 最后把骨盆和患侧下肢转向健侧完成全部活动。

（3）注意事项如下。

① 不管转向患侧或健侧，都应先转头和颈，然后正确地连续转肩和上肢躯干、腰、骨盆及下肢。

② 确认床边留有足够的空间给患者翻身，以确保翻身后的安全和舒适。

③ 要确保患侧肩膀有足够支撑，而非只拉患侧上肢。

3）卧坐转移

（1）从患侧卧位坐起：操作过程如下。

① 从仰卧位翻回到患侧卧位。

② 用健腿足背钩患腿的足跟，带动患腿尽可能远离于床外，然后分开两腿。

③ 用健侧手撑于患侧肩膀下的床面上，通过伸直健侧上肢把肩和身体从患侧撑起。

④ 健侧躯干肌肉收缩，同时双下肢像钟摆一样下"压"，协同躯干坐到直立位。

⑤ 健侧上肢和手应一步步地向患侧身体靠近，保持平衡直至其能稳定地坐于直立位。

（2）从健侧卧位坐起：操作过程如下。

① 从仰卧位翻向健侧卧位。

② 用健腿足背钩住患腿足跟，带动患腿尽可能地远离床外，然后分开双腿。

③ 先从卧位移动身体，患者即可用健侧手握住床边把身体"拉"起。

④ 患者也可头颈侧屈轻微地抬起健侧肩膀，移动健侧上肢于身体下，然后通过外展和伸直健侧上肢把身体从卧位撑起。

⑤ 患侧躯干肌肉收缩同时双下肢像钟摆一样下"压"，协同躯干坐起到直立位。

（二）转移活动训练

1. 床-椅转移

（1）轮椅应该放在患者的健侧且与床呈 45°角放置。

（2）移开靠近床边的脚踏板，记住转移前一定要刹住车闸。

（3）患者沿床移向轮椅。

（4）将健足稍前，患足稍后放置。

（5）用健侧手够到轮椅内侧的扶手，抓住以提供支撑。

（6）身体前倾站起。

（7）用健侧手够到轮椅的外侧扶手。

（8）以健腿为主要旋转轴，身体转动 135°，从床移进轮椅。

（9）在轮椅里调整平衡和坐姿，坐正。

2. 椅-床转移　与床-椅转移步骤正好相反，但要清楚这次患腿先转动且要均匀负重，否则有跌倒的危险。

（1）转移时不宜太快，通常慢点比较安全。

（2）如果需要帮助转移，帮助者可抓住患者的裤带或控制患者的骨盆。

（3）帮助脑卒中患者转移时，避免抓住并拉其患侧上肢，而应支持患者的患侧上肢以控制身体平衡。

（4）治疗师可通过用自己的膝顶住患者的患膝来稳定。

3. 如厕转移

（1）从床上或椅子上坐起。

（2）独立或用助行器走到厕所。

（3）打开门，走进厕所。

（4）接近座厕，从健侧转身，直到座厕正好位于身后。

（5）抓住扶手提供支持，然后小心地坐到座厕上。

（6）慢慢将身体从一侧转向另一侧，将裤子从臀部脱到大腿中部。

（7）便完后用厕纸从臀部后面由前向后完成清洁。

（8）再次从一侧向另一侧转身，将裤子拉到臀部上。

（9）转到座厕一边够到冲水装置。

（10）冲洗完后转回前面，然后从座厕站起，可拉或撑住扶手。

（11）小心地走出厕所。

4. 洗澡

1）准备洗澡换的衣服

（1）捡所需要的所有衣服。

（2）把衣服拿到浴室。

2）转移到浴室

（1）靠近浴室。

（2）跨过门槛进入浴室。

（3）靠近浴缸/浴椅。

（4）洗完后从浴室出来。

3）准备水

4）入浴，洗澡

（1）脱掉衣服。

（2）坐在浴椅上或移进浴缸里。移进浴缸的过程如下。

① 靠近并站在浴缸外，背对着已放在浴缸上的浴板。

② 小心地坐在浴板上。

③ 抬移双腿，健腿先移进浴缸，患腿要"搬"进浴缸。

④ 当双腿都在浴缸内时，患者应滑到浴缸中央，面对水龙头坐在浴板上。

（3）洗湿身体。

（4）擦洗身体时用长柄刷、带圈毛巾和沐浴球等完成擦身。

（5）沐浴液涂抹完身体后冲洗身体。

（6）用另外一条干毛巾或海绵擦干身体，坐在刚才脱下的衣服上，擦干其臀部。

（7）从浴室出来，安全地坐下，穿上放在床上的衣服。

5）注意事项

（1）把衣服装在一个塑料袋里，到浴室后，患者可将袋子挂在容易拿到的地方。

（2）跨过门槛要十分小心，或在浴室外地板上放地垫来防水外流。

（3）建议患者将洗澡水准备于脸盆或水桶里，而不要直接用花洒，因为水温可能不稳定，特别是用气体热水器。

（4）如果不能给患者提供热水而要其用水壶烧水，应建议使用保温瓶代替水桶将热水带到浴室，以防热水溢出。

（王娟　廖世燕）

References —————————— 参考文献

[1] 励建安.康复医学[M].2 版.北京:科学出版社,2008.
[2] 卓大宏.中国康复医学[M].2 版.北京:华夏出版社,2003.
[3] 李小寒,尚少梅.基础护理学[M].4 版.北京:人民卫生出版社,2006.
[4] 陈立典,陈锦秀.康复护理学[M].北京:中国中医药出版社,2010.
[5] 励建安.康复医学[M].2 版.北京:科学出版社,2015.
[6] 邵水金.实用躯体解剖学[M].上海:上海科学技术文献出版社,2006.
[7] 恽晓平.康复疗法评定学[M].2 版.北京:华夏出版社,2014.
[8] 王玉龙.康复功能评定学[M].北京:人民卫生出版社,2008.
[9] 章稼.康复功能评定[M].北京:人民卫生出版社,2009.
[10] 南登崑,黄晓琳.实用康复医学[M].北京:人民卫生出版社,2009.
[11] 王刚,王彤.临床作业疗法学[M].北京:华夏出版社,2005.
[12] 郭念峰.心理咨询师(基础知识)[M].北京:民族出版社,2011.
[13] 张通.脑卒中的功能障碍与康复[M].北京:科学技术文献出版社,2006.
[14] 方积乾.生存质量测定方法及应用[M].北京:北京医科大学出版社,2000.
[15] 窦祖林.作业疗法学[M].北京:人民卫生出版社,2008.
[16] 付克礼,社区康复学[M].2 版.北京:华夏出版社,2013.
[17] 张天民.针刀医学基础理论[M].北京:中国中医药出版社,2012.
[18] 沈雪勇.经络腧穴学[M].北京:中国中医药出版社,2010.
[19] 燕铁斌.物理治疗学[M].2 版.北京:人民卫生出版社,2013.
[20] 吴敏.康复护理学[M].上海:同济大学出版社,2008.
[21] 廖琳,徐亚林.综合康复疗法对外伤性颅脑损伤患者功能恢复的影响[J].中华物理医学
     与康复杂志,2006,28(2):124-126.
[22] 燕铁斌.康复护理学[M].3 版.北京:人民卫生出版社,2012.
[23] 化前珍.老年护理学[M].3 版.北京:人民卫生出版社,2012.
[24] 王艳梅.老年护理[M].北京:人民卫生出版社,2003.
[25] 马燕兰,侯惠如.老年疾病护理指南[M].北京:人民军医出版社,2013.
[26] 王元姣.康复护理学[M].浙江:浙江大学出版社,2011.
[27] 黄晓琳.燕铁斌.康复医学[M].5 版.北京:人民卫生出版社,2013.
[28] 贾建平,陈生弟.神经病学[M].7 版.北京:人民卫生出版社,2013.
[29] 鲍尔(Eva Bower),史惟,杨红,王素娟.脑瘫儿童家庭康复与管理[M].上海:上海科学

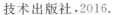

技术出版社,2016.

[30] 张玲芝,周菊芝.康复护理学[M].北京:人民卫生出版社,2008.

[31] 王安民,刘岩峰,王丽华.康复护理[M].武汉:华中科技大学出版社,2012.

[32] 李上,周香凤,任卫东.康复护理[M].武汉:华中科技大学出版社,2013.

[33] 王茂斌.康复医学[M].北京:人民卫生出版社,2009.

[34] 张玲芝.康复护理学基础[M].北京:人民卫生出版社,2014.

[35] 陈立典,吴毅.临床疾病康复学[M].北京:科学出版社,2010.

[36] 蔡文智,马金.康复护理学[M].2版.北京:人民军医出版社,2012.

[37] 陆再英,钟南山.内科学[M].7版.北京:人民卫生出版社,2008.

[38] 聂莉.康复护理学[M].南昌:江西科学技术出版社,2008.

[39] 王茂斌.康复医学科诊疗常规[M].北京:中国医药科技出版社,2012.

[40] 徐军,贾勤.康复护理学[M].北京:科学出版社,2015.

[41] 中华医学会.临床技术操作规范物理医学与康复学分册[M].北京:人民军医出版社,2004.

[42] 朱图陵.残疾人辅助器具基础与应用[M].北京:求真出版社,2010.

[43] 周更苏,李福胜,狄树亭.康复护理技术[M].武汉:华中科技大学出版社,2010.

[44] 于靖.康复护理[M].北京:高等教育出版社,2005.

[45] 郭锐.康复护理技术[M].北京:高等教育出版社,2005.

[46] 戴红,姜贵云.康复医学[M].3版.北京:北京大学医学出版社,2013.

[47] 桑德春,吴卫红,刘建华.物理疗法与作业疗法概论[M].2版.北京:华夏出版社,2013.

[48] 燕铁斌.康复护理学[M].3版.北京:人民卫生出版社,2012.

[49] 黄晓琳,燕铁斌.康复医学[M].5版.北京:人民卫生出版社,2013.

[50] 贾建平,陈生弟.神经病学[M].7版.北京:人民卫生出版社,2013.